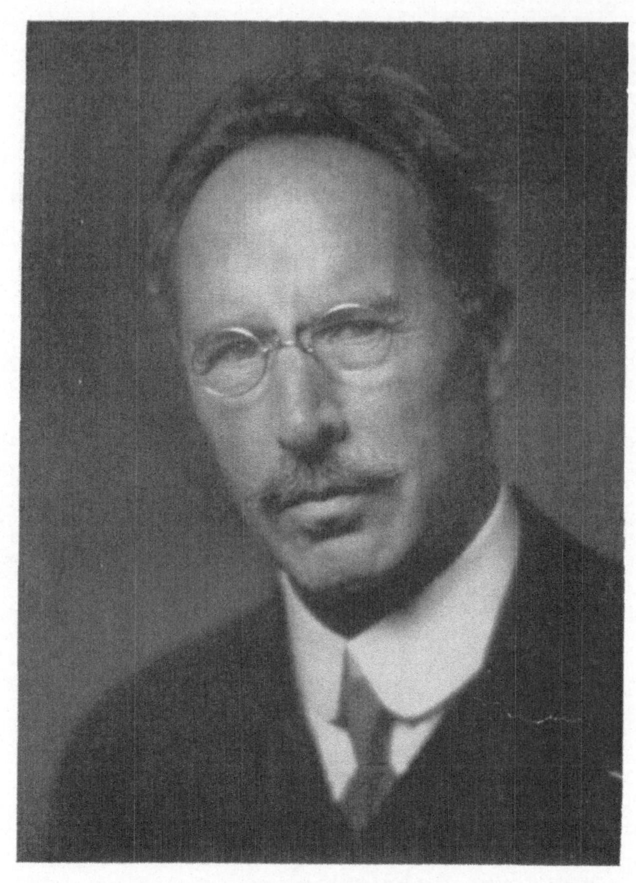

Arnold Durig

Sechste Österreichische Ärztetagung Salzburg

4. bis 6. September 1952

Tagungsbericht

Herausgegeben für die

Van Swieten-Gesellschaft

von

Professor Dr. Leopold Arzt

Mit 47 Textabbildungen

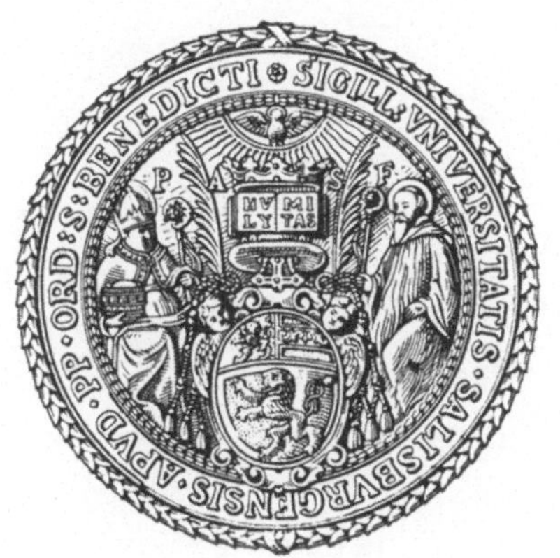

Wien

Springer-Verlag

1953

ISBN-13: 978-3-211-80310-3   e-ISBN-13: 978-3-7091-5065-8
DOI: 10.1007/978-3-7091-5065-8

Inhaltsverzeichnis

Tagungsbericht

4. September 1952

5. September 1952

Seite

6. September 1952

Vorwort

Zum sechsten Mal hat vom 4. bis 6. September 1952 die Van Swieten-Gesellschaft in Salzburg ihre jährliche Tagung abgehalten.

Trotz der schweren Erkrankung des Präsidenten Prof. E. L a u d a war es möglich, das Programm voll abzuwickeln. Kaum halb genesen, hielt Prof. L a u d a auch das Referat des zweiten Hauptthemas „Cortison und ACTH" in einer einzigartigen, tiefschürfenden Weise.

Es ist eine Pflicht der Gesellschaft, Prof. L a u d a für seine beispielhafte Opferbereitschaft den aufrichtigsten Dank abzustatten.

Trotz allen Bemühungen war es nicht möglich, den Sitzungsbericht des Jahres 1952 in einer gekürzten Form den Teilnehmern zu unterbreiten. Damit erklärt sich auch das späte Erscheinen, aber die Schwierigkeiten der Herstellung dieses nun abermals 416 Seiten umfassenden Buches waren in kürzerer Zeit leider nicht zu bewältigen.

Für alle Kollegen, welche an der Sitzung teilnahmen, aber auch für Aerzte, welche den Bestrebungen der österreichischen Aerzteschaft wohlwollend gegenüberstehen, wird der vorliegende Band — wie ich hoffen möchte — eine bleibende, schöne Erinnerung sein.

L. Arzt

Tagungsbericht

4. September 1952

Eröffnungs- und Begrüßungsansprachen

Hr. Prof. Dr. E. L a u d a:

Meine Damen und Herren! Vor Eingang in die Tagesordnung muß ich Ihnen leider mitteilen, daß der von
Ihnen für die heurige Tagung gewählte Vorsitzende, Herr
Hofrat Prof. Dr. Arnold D u r i g, wegen eigener Unpäß-
lichkeit und vor allem wegen der Erkrankung seiner Frau
nicht nach Salzburg kommen konnte, und daß er mich als
Vizepräsidenten ersuchte, an seiner Stelle den Vorsitz zu
führen. Der Ausschuß hat mich denn auch mit der Vertretung Hofrat D u r i g s betraut. Dessen bewußt, Hofrat
D u r i g nicht voll ersetzen zu können, will ich doch mein
Bestes versuchen, unsere Tagung zum guten Ende zu bringen. Als nichtgewählter Vorsitzender glaube ich, mich von
der zur Gewohnheit und der fast zur Pflicht gewordenen
präsidentiellen Ansprache enthoben fühlen zu dürfen.

Als erste Amtshandlung bringe ich an Sie die Bitte
vor, mich zu beauftragen, an unseren verehrten Präsidenten,
Hofrat D u r i g, im Namen der Tagung ein Telegramm mit
den besten Genesungswünschen für das Ehepaar D u r i g
abzusenden. Ihr Beifall gibt mir den Auftrag, den ich effek-
tuieren werde.

Damit eröffne ich die 6. Van Swieten-Tagung der österreichischen Aerzte und heiße Sie, meine Damen und Herren,
herzlichst willkommen, gleichzeitig mit dem Dank, so zahlreich gekommen zu sein. Ich habe die Ehre, im besonderen
zu begrüßen: Herrn Sektionschef Dr. S k r b e n s k y in Ver-

tretung des Herrn Unterrichtsministers Dr. K o l b, Herrn Sektionschef Dr. K h a u m in Vertretung des Herrn Sozialministers M a i s e l, Herrn Landeshauptmann-Stellvertreter H a s e n a u e r in Vertretung des Herrn Landeshauptmanns Dr. K l a u s, den Herrn Bürgermeister von Salzburg, Herrn P a c h e r, Herrn Sanitätsdirektor Hofrat Dr. H e i n z und schließlich die Kollegen aus dem Ausland, aus Deutschland, Holland, Schweden, der Schweiz und den Vereinigten Staaten von Amerika.

Es ist noch meine traurige Pflicht, Sie zu bitten, sich von den Sitzen zu erheben, um unserer Toten dieses Jahres zu gedenken. Wir verloren: Prof. Dr. Rudolf D e m e l, gestorben April 1952; Dr. J. M. F e u r s t e i n, Bregenz, gestorben Juli 1952; Prof. Dr. Theodor H r y n t s c h a k, Wien, gestorben Juli 1952; Dr. Kuno H i l z e n s a u e r, Salzburg, gestorben Mai 1952; Prim. Dr. Arthur N e u d ö r f e r, Hohenems, gestorben Juli 1952; Dr. Fritz P e n d l, Graz, gestorben Juli 1952; Dr. Hans S c h w a c h a, Pöttsching (Burgenland), gestorben August 1952; Dr. Franz S c h l e i m e r, Wien, gestorben Juli 1952.

Ich danke, daß Sie unserer Toten gedacht haben, das Gedenken wird im Protokoll festgehalten werden.

Meine Damen und Herren! Im Jahre 1947 fand unsere erste Tagung österreichischer Aerzte statt, und damals wählte die Gesellschaft v a n S w i e t e n zu ihrem Namensheiligen bzw. zum Schutzpatron oder Patron, und dies bedeutete ein Programm, und zwar das Programm großen guten Arzttums und großer Reformationen, denn v a n S w i e t e n war nicht nur der große Arzt, sondern bekanntlich auch der große Reformator.

Anläßlich der ersten Tagung sagte Prof. D e n k als damaliger Präsident, daß das Gewitter nun vorbei sei und daß es nun aufzubauen hieße, was die Stürme zerstört hätten.

Am heutigen 6. Jahrestag der Gründung der Van Swieten-Tagung müssen wir uns fragen: Hat die Gesellschaft das Versprechen gehalten, hat sie aufgebaut, hat sie sich im Sinne v a n S w i e t e n s bewährt?

Mit Stolz dürfen wir, glaube ich, sagen, daß diese rein österreichische Einrichtung sich bestens bewährte. Man kann die Van Swieten-Tagung aus der österreichischen Medizin nicht mehr wegdenken.

Die guten Leistungen der Tagungen können auch rückblickend aus den Tagungsprogrammen erkannt werden, die einerseits Themen für den guten Praktiker, andererseits im

Sinne des Reformators v a n S w i e t e n alles Neue um-
faßten, welches in die österreichische Medizin aufzunehmen war (wie Antibiotika, Vitamine, Vektorkardiogramm
usw., um nur einige zu nennen).

Auch das Programm unserer heurigen Tagung ist im
Sinne v a n S w i e t e n s bestens gefügt: Welches Thema
entspräche gutem Arzttum mehr, welches Thema wäre „ärztlicher", wenn dieser Ausdruck erlaubt ist, als das Thema
der Bekämpfung des Schmerzes. Und welches Thema interessiert fast alle Sparten der Medizin heute wissenschaftlich
als neue Entdeckung mehr als „ACTH und Cortison"?

Hiermit gehen wir in unser Tagungsprogramm ein.

Hr. Sektionschef Dr. A. K h a u m (Wien):

Herr Landeshauptmann! Hohes Präsidium! Meine Damen
und Herren! Es ist mir eine besondere Ehre, Sie anläßlich der heutigen Eröffnung des Oesterreichischen Aerzte-
kongresses 1952 in Vertretung des Herrn Bundesministers
und im Namen des Bundesministeriums für soziale Ver-
waltung als oberster Gesundheitsbehörde auf das herzlichste
zu begrüßen. Ich freue mich, bei dieser Gelegenheit feststellen zu können, daß dem Rufe der Van Swieten-Gesellschaft, welche sich in dankenswerter Weise wieder der
Aufgabe unterzogen hat, den Oesterreichischen Aerztekongreß
durchzuführen, nicht nur die österreichischen Kollegen aus
allen Bundesländern in großer Zahl gefolgt sind, sondern
daß wir auch heuer wieder zahlreiche Gäste aus dem
Auslande in unserer Mitte willkommen heißen können. Ich
glaube, nicht fehlzugehen in der Annahme, daß dieses große
Interesse, welches der Oesterreichische Aerztekongreß
schon immer in den vergangenen Jahren und auch diesmal gefunden hat, nicht nur der Anziehungskraft Salzburgs
als Kongreßstadt zuzuschreiben ist, sondern vor allem dem
hohen wissenschaftlichen Niveau, welches den Oesterreichischen Aerztekongreß stets ausgezeichnet hat. Dieser Erfolg
ist nicht zuletzt in der klugen Auswahl der Themen für
die Programmgestaltung begründet, die stets das Wesentliche und Aktuelle der medizinischen Probleme in den Vordergrund zu stellen wußte. Auch die Programmgestaltung des
gegenwärtigen Kongresses muß wieder als ganz besonders
gelungen bezeichnet werden. Schon das erste Hauptthema
verdient in dieser Beziehung hervorgehoben zu werden. Was
gibt es tatsächlich fesselnderes für einen Arzt, als die
Erörterung des Themas „Der Schmerz und seine Bekämp-

fung"? Wissen wir doch, daß der Schmerz, von der Natur
als Warner und Wächter bestimmt, zum unheilvollen Be-
herrscher vieler Krankheitsbilder werden kann, so daß die
Schmerzstillung zum Gebot der Stunde wird, ganz zu schwei-
gen von der Linderung der furchtbaren Qualen der Verletzten und Verwundeten im Kriege und bei Katastrophen.
Wer jemals gesehen hat, mit welcher sehnsuchtsvollen Un-
geduld der vom Schmerz Gepeinigte auf seinem Kranken-
lager die Hilfe des Arztes erwartet und mit welchem er-
lösten Seufzer er auf sein Kissen zurücksinkt, wenn das
Mittel oder der Eingriff zu wirken beginnt, der wird mir
beipflichten, daß die Schmerzstillung in solchen Fällen
nahezu zu einer sakralen Handlung werden kann und den
Arzt erst so richtig zum Helfer der Leidenden stempelt. Das
Wissen aber um diese Kunst kann und darf daher kein
Arzt entbehren, und er muß es begrüßen, darüber soviel
wie nur möglich von berufener Seite zu hören. Das aber
verspricht das Programm der heute beginnenden Tagung
in reichstem Ausmaße!

Aber auch das zweite Hauptthema, welches sich mit
den Grundlagen und der Wirkungsweise der neuen Heilmittel Cortison und ACTH befaßt, muß allgemeines ärzt-
liches Interesse erregen, und zwar deshalb, weil wir es hier
mit einer Errungenschaft auf dem Gebiete der modernen
Therapie zu tun haben, die, ähnlich wie die Entdeckung
der Antibiotika, geradezu eine Umwälzung in der Behandlung verschiedener Erkrankungen zu bringen verspricht,
denen seinerzeit nicht oder nur in unzulänglicher Weise
beizukommen war.

Daß, abgesehen von den beiden Hauptthemen, auch
noch eine ganze Reihe anderer mit diesen zusammenhängen-
der und teilweise auch abseits liegender, aber allgemein
wichtiger Fragen besprochen werden, und daß neben dem
Kliniker auch der praktische Arzt zu Worte kommt, über
seine Erfahrungen sprechen und sich Aufklärung holen kann,
ist ein weiterer Vorzug dieser Veranstaltung, die damit
wirklich zu einem Kongreß d e r österreichischen Aerzte wird.

Damit ist eigentlich alles gesagt, was ich von unserem
Standpunkt, ohne den Rahmen einer Begrüßungsansprache
zu überschreiten, zu sagen habe; es bleibt mir nur noch
die angenehme Pflicht, den Veranstaltern für die Durchführung des Kongresses, dessen Auswirkungen sicherlich
manches zur Hebung der Volksgesundheit beitragen werden,
den Dank der Sanitätsbehörde auszusprechen und dem Kongreß den erwarteten reichen Erfolg zu wünschen.

Hr. Landeshauptmann-Stellvertreter Bartholomäus H a -
s e n a u e r:

Hochgeschätzte Teilnehmer am Aerztekongreß! Meine
Damen und Herren! Ich danke für Ihre freundliche Ein-
ladung und für Ihre Begrüßung.

Ich bin in Vertretung des Herrn Landeshauptmann Dr.
K l a u s hier, der sich mit dem Salzburger Landtag auf
einer Reise durch Südtirol befindet. Ich entrichte von ihm
die besten Grüße. Er wird nach seiner Rückkehr am Freitag
abend Gelegenheit nehmen, zu Ihnen zu kommen.

Ich begrüße Sie im Namen der Landesregierung. Es
ist für uns eine große Ehre, daß Sie Ihre Tagung hier in
Salzburg abhalten. Möge dieselbe für Sie als Teilnehmer,
insbesondere aber der leidenden Menschheit zum Segen
gereichen.

Hr. Bürgermeister Stanislaus P a c h e r:

Namens der Landeshauptstadt Salzburg möchte ich vor
allem dem Präsidium der Van Swieten-Gesellschaft bzw. des
Vereines österreichischer Aerzte dafür Dank sagen, daß
Sie auch in diesem Jahr den Kongreß in unserer schönen
Stadt durchführen und damit unserer Fremdenverkehrswirt-
schaft einen wertvollen Beitrag leisten.

Salzburg ist seit mehr als drei Jahrzehnten im Sommer
der künstlerische und gesellschaftliche Treffpunkt aus nah
und fern. Der Begriff „Salzburg", der Begriff seiner „Fest-
spiele", hat in der gesamten kunst- und musikbegeisterten
Welt Gestalt und Antlitz der Stadt angenommen. Gekrönt
von den reizvollen Gaben der Natur, ist unsere Stadt der
Urquell des Schaffens in einer der schönsten Gegenden am
Alpenwestrand, die gerne aufgesucht und bewundert wird.

In der Heimatstadt des großen Meisters der Töne hat
sich auch die darstellende Kunst immer mehr eingefunden.
Zu den großen Leistungen auf dem Gebiete der Musik, der
Oper und des Sprechstückes gesellen sich in zunehmender
Weise seit Jahr und Tag anerkennenswerte, beachtliche und
auch répräsentative Ausstellungen der Maler, Bildhauer und
Graphiker. Die Zahl nationaler und internationaler Kongresse wissenschaftlicher, fachlicher, bildender und erziehe-
rischer Art ist in diesem Jahr zu einer noch nie dagewese-
nen Höhe angestiegen. An die Reihe dieser Veranstaltungen
schließt sich auch Ihr Kongreß an.

Der Einblick in die umfangreiche Tagesordnung Ihrer
wirtschaftlichen und fachlichen Beratungen liefert mir einen

Beweis des tiefgründigen Forschens und des Aufgehens unserer Aerzte in ihrem Beruf. Darin liegt die berechtigte Hoffnung, daß auch dieser Kongreß das Ausland davon überzeugen wird, daß die österreichische Wissenschaft im Rahmen der gegebenen Möglichkeiten ihre Aufgabe erfüllt. Die Errichtung der Blutbank am 6. d. M. ist ein Beweis für die Bereitschaft, zu helfen und zu heilen.

War und ist das große Genie Mozart der Schirmherr für die kulturelle Mission unserer Stadt, so möge einer der großen Pioniere der medizinischen Wissenschaft und der ärztlichen Kunst, Theophrastus Paracelsus, der wiederholt in Salzburg wirkte und hier seine letzte Ruhestätte fand, der Schirmherr der Kongresse der österreichischen Aerzteschaft sein.

In meiner Person dürfen Sie nur den Hausherrn einer großen Gemeinschaft erblicken, der die Aufgabe hat, dafür zu sorgen, die wirtschaftlichen Leiden dieser großen Familie zu lindern und zu beheben. In Verfolg dieser an die Stadtverwaltung gestellten Aufgaben haben wir bereits die äußeren Wunden, die der Krieg dieser Stadt brachte, zu einem großen Teil geheilt, d. h. die Kriegsschäden zum großen Teil behoben.

Wir leiden jedoch noch an anderen Wunden, an der schleichenden Wohnungsnot und an dem Mangel, frei atmen zu können. Beide Krankheiten werden aber kaum ernstlich behoben werden können, solange sich das Viererkollegium nicht einigen kann, das den Patienten Staatsvertrag behandelt.

Ihrer Tagung jedoch möge ein guter Erfolg beschieden sein im Dienste der gesamten Heilkunde und zum Wohle der Menschheit.

In diesem Sinne heiße ich Sie als Bürgermeister der Landeshauptstadt Salzburg herzlich willkommen und wünsche Ihrer Arbeit den größtmöglichen Erfolg.

Hr. Prim. Dr. Wilhelm D e m u t h (Wien):

Herr Präsident, meine verehrten Damen und Herren! Ich freue mich, als Präsident der Aerztekammer beim österreichischen Aerztekongreß der Van Swieten-Gesellschaft wieder eine so große Anzahl hervorragender Forscher des In- und Auslandes als Vortragende und so viele Kollegen als Zuhörer im Namen der österreichischen Aerztekammer begrüßen zu können.

Die Anwesenheit einer so großen Anzahl maßgebender Persönlichkeiten des Staates, der Gesundheitsverwaltung und der medizinischen Wissenschaft gibt mir den Mut, einige Gedanken auszusprechen, die vielleicht den Rahmen eines wissenschaftlichen Kongresses überschreiten. Die Heilkunde läuft durch die moderne Entwicklung Gefahr, so wie vor Jahrzehnten nur einem kleinen Teil der Bevölkerung mit ihren großen Erfolgen zur Verfügung zu stehen. War es in vergangenen Zeiten durch die Kosten, die Krankheit für den einzelnen bedeutete, nicht möglich, daß er sich die entsprechende Behandlung leisten konnte, so sind wir heutzutage auf dem entgegengesetzten Wege zu dem gleichen Resultat gekommen. Es ist eine der größten Errungenschaften der modernen Gesellschaft, daß sie dem einzelnen die Sorge um den finanziellen Aufwand, den die Behandlung einer Krankheit fordert, abgenommen hat.

Die Möglichkeit, kostenlos Behandlung und Medikamente zu erhalten, hat zu einer solchen Ueberinanspruchnahme der vorhandenen Mittel geführt, sei es, daß sie durch staatliche Vorsorge oder durch Versicherungsinstitute bereitgestellt werden, daß sie nicht mehr ausreichen und auf allen Ecken und Enden Sparmaßnahmen erfolgen müssen. Die große Erfahrung, die uns das neue englische Health-System gebracht hat, zeigte uns, daß selbst die Mittel des englischen Weltreiches nicht ausreichten, bei der Begehrlichkeit der Allgemeinheit, den Anforderungen nach Behandlung und Medikamenten zu entsprechen. Die Inanspruchnahme der behandelnden Aerzte und der vorhandenen Gelder durch Bagatellerkrankungen bringen es mit sich, daß für die Therapie ernster Fälle keine Zeit und keine Mittel vorhanden sind.

Die gesetzliche Neuregelung der Sozialversicherung, die in Oesterreich vor der Tür steht, macht es mir zur Pflicht, auf diese Entwicklung aufmerksam zu machen.

Ein zweites Wort noch an unsere staatlichen Stellen: Es ist bestimmt sehr wichtig, für die sportliche Betätigung Geldmittel zur Verfügung zu stellen, aber es ist ebenso notwendig, wenn nicht noch wichtiger, die medizinisch-wissenschaftlichen Forschungsstätten nicht verdorren zu lassen. Denn nur die Verwendung modernster medizinischer Therapiemittel heilt den erkrankten Kampfsportler auf rascheste Weise und macht ihn bei in Ausübung des Sports erhaltenen Verletzungen so rasch als möglich wieder kampffähig.

Der Hauptzweck jedes medizinisch-wissenschaftlichen Kongresses ist die Verbreitung der gewonnenen neuen Er-

kenntnisse, damit sie so rasch wie möglich auch Allgemeingut der ausübenden Praktiker werden. Gerade dieser Kongreß wird durch seine Hauptthemen, moderne Schmerzbekämpfung und neue Heilmittel für weit verbreitete Volks-
krankheiten sehr viel Wichtiges für den Praktiker bringen.
Möge diesem Kongreß ein voller Erfolg auch in dieser
Hinsicht gegeben sein.

Die moderne Narkose und ihre Hilfsmittel

Von

O. Friberg

Stockholm

Meine Ausführungen stützen sich hauptsächlich auf die Erkenntnisse und praktischen Erfahrungen, die ich in Madison, Wisconsin unter der Leitung meines Chefs, Prof. W a t e r s, gewonnen habe. Daran möchte ich noch einige Worte über die Anästhesie bei intrathorakalen Eingriffen anschließen, da ich mich hauptsächlich mit diesem Gebiet befasse.

Jede Anästhesie ist eine Komposition. Der erste Teil dieser Komposition ist die Prämedikation. Darunter verstehen wir die Verabreichung von Medikamenten vor der eigentlichen Anästhesie, noch auf der Station, die keine Bewußtlosigkeit verursachen.

Die Prämedikation sollte vom Anästhesisten gegeben oder verordnet werden. Zu oft wird diese routinemäßig von einem Personal durchgeführt, welches nicht über die nachfolgende Anästhesie informiert ist. Dies gefährdet die Sicherheit der Narkose.

Nach C u l l e n hat die Prämedikation 4 Hauptaufgaben:

1. Psychische Beruhigung und Hypnose,
2. Erhöhung der Schmerzschwelle,
3. Herabsetzung des Grundumsatzes und der Reflexe,
4. Ausschaltung gewisser, unerwünschter Nebenwirkungen des Hauptanästhetikums.

Zur Erreichung dieses Zweckes stehen die folgenden 3 Gruppen von Medikamenten in Anwendung: die Opiate, die Barbitursäurederivate und die Belladonnaderivate. Die beiden ersten haben den Nachteil, daß sie die Atmung dämpfen. Dies hat dazu geführt, daß diese Mittel in Madison in einer bestimmten Art verwendet werden, welche ich später behandeln werde. Zur Beleuchtung der zweckmäßigen Anwendung der Prämedikation ist an dieser Stelle eine kurze Besprechung der Hauptarten der Betäubung nötig. Es gibt nach meiner Meinung zwei und nicht mehr als zwei: die Inhalationsnarkose und die Blockierung nervöser Leitungsbahnen oder lokale Analgesie. In der Narkose ist der Patient bewußtlos, während er bei Anwendung der lokalen Analgesie bei Bewußtsein bleibt. Die lokale Analgesie umfaßt Schleimhautbetäubung, Infiltration und alle Arten von Leitungsanästhesien, inbegriffen die epidurale und die spinale Analgesie. Die heute intravenös und rektal verabreichten Drogen — intravenös die Barbiturate, rektal Avertin und Barbiturate — sind allein nicht imstande, eine Vollnarkose zu gewährleisten. Sie bewirken Schmerzfreiheit und einen gewissen Grad von Muskelerschlaffung, aber sie löschen nicht die Reflexe. Daher sollten sie nur als Basalanästhetika betrachtet werden und der Zustand, den sie beim Patienten hervorrufen, sollte als Basalanästhesie bezeichnet werden. Es besteht ein fließender Uebergang zwischen Prämedikation und Basalanästhesie. Anderseits bedeutet die rektale Aetherapplikation eine „Rektalanästhesie", die intravenöse Aetherapplikation eine echte „intravenöse Anästhesie", denn Aether ist ein wahres Anästhetikum.

Die Prämedikation vor einem lokalen Block jeder Art sollte aus einem Barbiturat bestehen, um eine Hypnose zu erreichen und auch bis zu einem gewissen Grade die konvulsivischen Manifestationen, welche durch die toxische Reaktion des Analgetikums hervorgerufen werden, auszuschalten. Es sollte aus einem Opiat bestehen, um teils bis zu einem gewissen Grad den Block zu vervollkommnen, teils den Patienten gegen die Nadelstiche, die zu einem ausgedehnten Block gehören, weniger empfindlich zu machen. So z. B. beim Paravertebralblock für Thorakoplastik. Außerdem sollte die Prämedikation aus einem Belladonnaderivat, am besten Scopolamin, bestehen, um eine Amnesie des Patienten herzustellen oder zumindest den sehr wertvollen Zustand, welcher im Englischen „lack of concern" genannt wird, zu erreichen.

Nun sollte erwähnt werden, daß bei Kindern bis zu 12 Jahren Atropin an Stelle von Scopolamin verwendet werden sollte, weil die von Kindern vertragene Scopolamindosis zu gering ist, um Vagusreflexe zu verhindern. Auch bei alten Leuten sollte Atropin verwendet werden, da bei diesen oft nach Scopolamin Verwirrungszustände auftreten. Die Altersgrenze wird von den einzelnen Autoren verschieden angegeben. Nach Prof. Macintosh ist sie das 65. Lebensjahr. Prof. Waters gibt Scopolamin selbst bei sehr alten Patienten, bis zum 85. Lebensjahr. Ich persönlich bin für individuelle Dosierung, aber gewöhnlich verwende ich Scopolamin nicht bei Patienten über 75 Jahre. Wenn ein leichtes Inhalationsanästhetikum — z. B. Lachgas — verwendet wird, welches imstande ist, den Patienten in den ersten oder vielleicht in den zweiten Plan des dritten Stadiums zu bringen, so sollte der Patient eine mittlere Dosis eines Opiates bekommen, um den Grundumsatz und die Reflexe herabzusetzen, und außerdem Scopolamin oder Atropin, um die Luftwege trocken zu halten. Bezüglich der Barbiturate muß man die Dauer der Operation in Betracht ziehen. Bei einem langen Eingriff sollte eine mittlere Dosis als Prämedikation gegeben werden und dann zusätzlich intravenöse Dosen einer kurz wirkenden Droge, der Situation der Operation angepaßt. Bei einem kurz dauernden Eingriff läßt man besser die Barbiturate als Prämedikation weg und gibt ein ultra-kurz-wirkendes Barbiturat intravenös.

Verwendet man aber ein stark wirkendes Agens für Inhalationsnarkose, so ist es gut, sich daran zu erinnern, daß das Anästhetikum selbst imstande ist, die ganze Arbeit zu leisten. Es ist nicht nötig, den Grundumsatz herabzusetzen sowie die Schmerzschwelle zu erhöhen. Wichtig aber ist, die Atmung in einem solchen Ausmaß intakt zu zu halten, um eine rasche Inhalation sowie nachher auch eine rasche Exhalation zu erreichen. Bei einer oberflächlichen Aethernarkose ist es Sache des persönlichen Geschmacks, ob eine kleine Dosis eines Opiates gegeben werden soll oder nicht. Bei einer tiefen Aethernarkose sollte niemals ein Opiat verabreicht werden. Eine vollkommen intakte Atmung ist nötig, um die Tiefe der Anästhesie ständig unter genauer Kontrolle zu haben, und den Aether auch mit entsprechender Geschwindigkeit aus dem Kreislauf wieder auszuwaschen. Demgemäß ist der Patient imstande, seine Reflexe rasch wieder zu erlangen, oftmals sogar noch im Operationssaal. Es erweist sich als zweckmäßig, das Opiat am Ende der Operation intravenös zu geben, nämlich dann, wenn der Patient Schmerzen zu empfinden beginnt. Nach meiner Erfahrung ist die intravenöse Verabreichung von Opiaten nicht sehr verbreitet, und dies ist zu bedauern. Jede Art akuter Schmerzen spricht vorzüglich auf intravenöse Gaben von Opiaten an. Sie wirken nahezu plötzlich und der volle Erfolg tritt 15 Minuten nach der Verabreichung ein. Auf diese Art ist auch eine genauere Dosierung möglich.

Wird Cyclopropan verwendet, welches die Atmung einschränkt, so läßt man die Opiate ganz weg. Nur der erfahrene Anästhesist, der viel mit Cyclopropan gearbeitet hat, kann eine kleine Dosis von Opiaten in die Prämedikation einschließen.

Ein Belladonnaderivat jedoch sollte immer vor einem stark wirkenden Anästhetikum gegeben werden, um die Atemwege trocken zu halten.

Vor Aethergaben sind Barbiturate ungeeignet und kontraindiziert, da sie die Larynxreflexe steigern.

Wie aber verhält es sich nun mit dem Patienten, wenn man ihm nur Atropin gibt? Wird er nicht nervös sein oder aufgeregt? Die Antwort darauf ist: 1. daß die Sicherheit des Patienten wichtiger ist als sein augenblickliches persönliches Wohlgefühl; 2. daß die Persönlichkeit des Anästhesisten beruhigend auf den Patienten einwirken soll, wobei ich die Gelegenheit ergreifen möchte, auf die Wichtigkeit von Visiten vor der Operation hinzuweisen. Wie Dr. G i l - l e p s i e sagt, Persönlichkeit ist weder toxisch noch teuer. Als der Professor für Pädiatrie in Stockholm dies hörte, sagte er: Toxisch nein, aber sehr teuer.

Das Opiat sollte 1½ Stunden vor Beginn der Narkoseeinleitung subkutan gegeben werden. Denn dann hat sich der volle sedative Effekt entfaltet und die Dämpfung der Atmung beginnt wieder abzuklingen. Wenn das Opiat zu einem späteren Zeitpunkt gegeben wird, so kommt es zu einer Summation der Wirkung des Opiates einerseits und des Anästhetikums anderseits, und es kann auch als Folge ein Atmungsstillstand mit sekundärem Herzstillstand eintreten. So mancher Todesfall wurde und wird noch heute auf diese Art und Weise verschuldet.

Die geeignetsten Opiate für die Prämedikation sind Morphium und Dilaudid, die geeignetsten Barbiturate Nembutal und Seconal oder Delvinal. Ich habe der Prämedikation deshalb einen so breiten Raum in meiner Besprechung gegeben, weil ich sie für äußerst wichtig erachte.

Nun will ich dazu übergehen, den nächsten Schritt in der modernen Allgemeinanästhesie zu besprechen, nämlich die Verabreichung des Hauptagens. Ganz allgemein gesagt, bedeutet die moderne Anästhesie nicht Anwendung von besonders komplizierten Maschinen oder Verabreichung einer erschreckend großen Zahl neuer Drogen, sondern ihre Aufgabe ist es, in erster Linie das Anästhetikum den verschiedenen Geweben des Körpers mit geringst möglicher Störung der physiologischen Vorgänge zuzuführen. Dazu muß man sich fünf Dinge vor Augen halten:

1. Partialdruck des Anästhetikums und der Respirationsgase, Sauerstoff, Kohlendioxyd, Stickstoff,

2. Respirationsvolumen pro Minute,

3. Permeabilitätsgrad der Alveolarmembran,

4. Zirkulationszeit des Blutes im gesamten Körper und schließlich

5. das Zirkulationsvolumen in den verschiedenen Organen und Körpergeweben.

Das Gehirn hat einen sehr reichlichen Blutzustrom und wird daher sehr schnell mit Anästhetikum gesättigt, während das Fettgewebe infolge schlechter Zirkulation erst nach längerer Zeit abgesättigt wird.

Ich will hier nicht über die Tiefe der Narkose in bezug auf die Angriffspunkte im Zentralnervensystem, nicht über die Merkmale und Stadien der Anästhesie und auch nicht über die für die verschiedenen Operationen nötigen Narkosetiefen sprechen. Aber ich will kurz die Techniken der Anwendung von Inhalationsanästhetika erörtern. Diese sind:

1. offene Tropfnarkose,

2. halbgeschlossenes System mit und ohne Rückatmung,

3. Kohlensäureabsorption in einem „to and fro“ oder in einem Kreissystem.

Alle diese Methoden finden in der modernen Anästhesie Verwendung. Es ist nicht wahr, daß das offene Tropfsystem schlechter oder altmodisch ist. Ich persönlich bin sehr froh, wenn ich in einer Hand die Maske für die offene Tropfnarkose und in der anderen die Aetherflasche habe. Alle Techniken der Inhalationsnarkose sollen die vier Charakteristika aufweisen:

1. die Sauerstoffquelle,

2. Mittel und Möglichkeiten zur exakten Elimination von Kohlensäure.

3. die Möglichkeit der exakten Dosierung von Anästhesiegasen und -dämpfen und

4. einen Verdampfer für flüssige Anästhesieagentien.

Alle flüchtigen Agentien, wie Aether, Chloroform, Chloräthyl und Divinyläther, können im offenen Tropfsystem verabreicht werden. Dieses ist besonders geeignet für Kinder, welche eine große Menge Kohlendioxyd produzieren.

Bei Anwendung eines halbgeschlossenen Systems oder eines
geschlossenen Systems mit Kohlensäureabsorption kann
immerhin eine gefährliche Konzentration von Kohlensäure
entstehen, wenn der Apparat bzw. die Anästhesiemaschine
nicht einwandfrei funktionstüchtig gehalten wird; ja, selbst
bei exaktester Apparatur kann eine Retention von Kohlensäure auftreten, infolge zu schwacher Muskelaktivität z. B.
bei Kindern. Diese haben einfach nicht die Kraft, das Gasgemisch richtig aus den Ventilen hinaus bzw. durch den
Sodalime hindurch zu befördern. Ich will damit nicht sagen,
daß bei Kindern das offene System allein verwendet werden sollte, bei intrathorakalen Eingriffen ist es notwendig,
ein Absorptionssystem einzuschalten. Bei Hasenscharten-
operationen ist ein halbgeschlossenes System ohne Rückatmung geeignet, z. B. das System nach A y r e. Ich will
damit nur betonen, daß ich, wenn immer möglich, das
offene System vorziehe. Das offene System gestattet das
Erreichen jedweder tiefst gewünschten Anästhesie. Die Luft
stellt dabei die Sauerstoffquelle dar und ist gleichzeitig
das Medium, an welches die Kohlensäure abgegeben wird.
Sie muß in und aus der Maske frei strömen können. Darüber hinaus nehmen Aetherdampf und Wasserdampf unter
der Maske ein bestimmtes Volumen ein, so daß die Sauerstoffkonzentration bis auf etwa 15% absinkt. Darum —
und das ist wichtig — sollte Sauerstoff der Inspirations-
luft immer beigefügt werden, nicht nur dann, wenn die
Anästhesie sehr tief wird und die Sauerstoffaufnahme infolge des verminderten Respirationsvolumens absinken
muß. Die Seltenheit des Erbrechens nach offener Tropfnarkose heutzutage gegenüber früher ist hauptsächlich der
Tatsache zuzuschreiben, daß die entgiftende Kraft der Leber
nicht durch Sauerstoffmangel geschädigt wird.

Bei einem halbgeschlossenen System muß ein An-
ästhesieapparat vorhanden sein, aus welchem das Anästhetikum, sei es nun Gas oder Dampf, mit Sauerstoff entnommen wird. Ein Teil oder die ganzen ausgeatmeten Gase
einschließlich der Kohlensäure entströmen in die umgebende
Luft durch das Ausatmungsventil. Bei der Modifikation mit
Rückatmung gelangt ein Teil der ausgeatmeten Gase in
einen Atmungsbeutel und wird von dort wieder eingeatmet.
Bei Verwendung von Rückatmung sollte der Gesamtstrom
der Gase mehr als 6 Liter pro Minute betragen, um dem
Patienten jederzeit genügend Sauerstoff zuzuführen und vor
allem aber die vollständige Ausscheidung der Kohlensäure
zu gewährleisten.

Das halbgeschlossene System eignet sich besonders gut für die Verwendung von Lachgas, weil der Stickstoff auf diese Art gänzlich eliminiert wird und der Patient auf diese Art und Weise mit Lachgas gesättigt wird. Weiter besteht ein Druck, von innen nach außen gerichtet, der so ein Eindringen von Luft in das Gemisch verhindert, was die Anästhesie unwirksam machen würde. Alle flüchtigen Anästhesieagentien könnten auf diese Art und Weise zur Erreichung einer oberflächlichen Narkose dem Patienten zugeführt werden. Aber zur Erreichung einer tiefen Narkose ist dieses System nicht verwendbar, denn das intensiv wirkende Agens strömt immer wieder durch die Ventile aus, und es ist gar nicht zweckmäßig für die Verwendung von Cyclopropan, weil dadurch die Anästhesie viel zu teuer käme.

Bei der Anwendung des geschlossenen oder CO_2-Absorptionssystems — angegeben von Ralph W a t e r s — gibt es kein Entströmen des Gasgemisches. Das Anästhesieagens wird rückgeatmet bei genügender Sauerstoffzufuhr, gewöhnlich 300 ccm pro Minute, und Kohlendioxyd wird von einer chemischen Substanz — in der Regel Sodalime — absorbiert. Dieses System ist absolut dicht. Es hält die Feuchtigkeit zurück und gewährleistet außerdem eine gleichmäßige Temperatur der ausgeatmeten Gase. Es ist ökonomisch, die Explosionsgefahr ist vermindert. Alle Anästhetika können auf diese Weise für alle gewünschten Narkosetiefen verabreicht werden. Es ist jedoch schwierig, in diesem System Lachgas zu verwenden, es eignet sich besonders für Cyclopropan, denn es tritt eine optimale Absorption ein, wenn das Respirationsvolumen etwa das gleiche Ausmaß erreicht wie das Raumvolumen im CO_2-Absorptionsfilter. Die Wirksamkeit der Absorption verringert sich mit zunehmender Geschwindigkeit der Gasströmung durch den Absorptionsfilter.

Bei Allgemeinnarkosen jedweder Art ist es unbedingt notwendig, daß der Luftweg von den Lippen bis zur Alveolarmembran frei ist. Prof. W a t e r s hat immer betont, daß es wichtiger ist, das Kinn des Patienten zu beobachten, als auf die Spritze zu sehen, mit der man intravenöse Barbiturate verabreicht. Von den Problemen, die die Aufrechterhaltung des Luftweges betreffen, möchte ich einiges über die endotracheale Intubation sagen. Sie soll nicht als eine besondere Art der Anästhesie betrachtet werden, die mit einem Glorienschein umgeben oder als magisches Verfahren angesehen wird, sie ist nichts anderes als eine der Methoden, den Luftweg freizuhalten. Immer dann, wenn andere Methoden nicht ausreichen, den Luftweg freizuhalten, ist es gerechtfertigt, manchmal dringend notwendig, einen Tubus in die Trachea einzuführen — z. B. auch während einer Ablatio mammae. Dazu will ich Ihnen folgende Geschichte erzählen: Ein Besucher fragte Prof. M a c i n - t o s h in Oxford, ob er bei Schilddrüsenoperationen eine Intubation anwende. M a c i n t o s h antwortete lächelnd: Gehen Sie in der Regel essen, wenn Sie nach London kommen?

Bei bestimmten Operationen erweist sich ein endotrachealer Tubus als notwendig; so z. B. bei intrathorakalen Operationen, um die Atmung kontrollieren zu können, oder etwa bei Schädel- und Halsoperationen, um den Anästhesisten aus dem unmittelbaren Operationsbereich fernzuhalten. Wahr ist das eine: „die Intubation ist eine schwierige Methode, und die Geschicklichkeit dazu wird erst nach langer Erfahrung erworben", wie G i l l e s p i e sagt. Ich halte es für wichtig, die Technik sowohl für die orale als auch für die nasale Intubation zu beherrschen, besonders die blinde nasale Intubation. Heutzutage kennen wir vielerlei Arten von Narkoseeinleitungen zu Intubationszwecken. Vor kurzem veröffentlichte Dr. Z ü r n aus München darüber in der Zeitschrift Der Chirurg einen ausgezeichneten Artikel. Aber ich teile seine Meinung nicht, wo er sagt, daß eine tiefe Aethernarkose zur Intubation unbedingt notwendig ist, sondern ich glaube, daß der Plan II des dritten Stadiums ausreicht. Immerhin ist es gut, zu lehren, in Aethernarkose zu intubieren.

Nun einige Hinweise zu den verschiedenen Anästhesieagentien.

A e t h e r ist sehr gut bekannt. Trotzdem erscheint es gerechtfertigt, besonders zu betonen, daß er viel wirksamer ist als Cyclopropan, die Konzentration zur Aufrechterhaltung der Narkose beträgt 3·5 bis 4·5%. In anderen Worten, der erhöhte Bedarf an Sauerstoffzufuhr (Sauerstoffkonzentration) stellt keine Indikation für Cyclopropan dar, wie dies oft in Büchern behauptet wird. Aether kann vermittels aller Techniken und Inhalationsmethoden zur Anwendung gebracht werden und gibt eine ausgezeichnete Erschlaffung. In Madison war es allgemein üblich, bei Oberbauchoperationen den Plan IV des dritten Stadiums der Aethernarkose anzuwenden. Ich tue es jetzt noch. Ich glaube nicht, daß sie so gefährlich ist, wie allgemein angenommen wird, vorausgesetzt, man weiß Bescheid über das verminderte Respirationsvolumen, verabreicht reichlich Sauerstoff und kontrolliert die vollständige Elimination der Kohlensäure, indem man die Respiration unterstützt.

C h l o r o f o r m, welches bis vor kurzem als sehr gefährlich betrachtet wurde, ist durch Forschungen durch W a t e r s und seine Mitarbeiter teilweise rehabilitiert worden. Mehr als 1000 Patienten wurden sorgfältig und genau untersucht. In 52% der Fälle wurde eine leichte Dysfunktion der Leber festgestellt, gegenüber 44% von Patienten der Kontrollgruppe, welche Aether, Avertin, Cyclopropan, Nupercain intralumbal sowie Pentothal erhalten hatte. Dagegen bestand kein Unterschied in der Nierenfunktion. Der oft erwähnte Abfall des Blutdruckes wurde, selbst nach mehr als vierstündiger Narkose, nicht beobachtet. Die Kohlensäureabsorptionstechnik wurde ohne Schwierigkeiten angewendet. Im postoperativen Verlauf konnte ein geringgradiges Ansteigen der pulmonalen Komplikationen beobachtet werden, was in gleichem Ausmaße auch für das postoperative Erbrechen gilt. W a t e r s faßt zusammen: Aenderungen in der Konzentration und Tiefe der Anästhesie sollten vorsichtig und langsam durchgeführt werden, um eine Ueberdosierung zu vermeiden. Die Droge ist sehr stark, die Dosis zur Aufrechterhaltung der Anästhesie beträgt 1 bis 1·4%. Die gewöhnlichen Zeichen für die Narkosetiefe sind nicht verläßlich. Auch eine als oberflächlich anzusprechende Anästhesie kann oft eine ausreichende Muskelerschlaffung, selbst für Operationen im Oberbauch, liefern. W a t e r s's Meinung ist, daß das Chloroform nicht verlassen werden sollte, aber seine Anwendung eine große Geschicklichkeit und Erfahrung erfordert. Er fordert sorgfältige Kontrolle der Konzentration und des Sauerstoffgehaltes in der Einatmungsluft und jederzeit die Möglichkeit künstlicher Beatmung, um die Konzentration des Narkotikums in den Lungen augenblicklich erniedrigen zu können.

Ich persönlich benütze Chloroform viel und gerne, besonders für intrakranielle Operationen, weil es nicht explosibel ist.

Auch C y c l o p r o p a n ist 100%ig wirksam. Es ist nicht wahr, daß die mit Cyclopropan erreichbare Erschlaffung für die Oberbauchchirurgie nicht ausreicht, wie oft behauptet wird. Cyclopropan dämpft nämlich die Atmung frühzeitig und es ist daher notwendig, die Atmung zu kontrollieren, um eine ausreichende Konzentration für die erforderliche Muskelerschlaffung zu erzielen. Aber es ist sicherlich weniger wirksam als Aether. Die für den Plan II des dritten Stadiums nötige Konzentration beträgt 12%. Es ist angenehm einzuatmen und wirkt sehr schnell.

Die Reizbarkeit des Herzmuskels wird erhöht, es kommt zur Bradykardie und gelegentlich zu Arrhythmien. Ich halte die Bradykardie für ein Merkmal der Cyclopropananästhesie und glaube, daß, wenn der Puls frequenter ist als 60, der III. Plan des dritten Stadiums noch nicht erreicht ist.

Arrhythmien sollen in erster Linie mit Verminderung der Konzentration im Gasgemisch behandelt werden. Bei gleichzeitigem Gebrauch von Adrenalin kann es zu gefährlicher Herzmuskelschwäche kommen, weshalb man dieses nicht gleichzeitig mit Cyclopropan verwenden soll. Auch soll man Cyclopropan bei nervösen Patienten nicht für die Narkoseeinleitung verwenden, da diese eine hohe Konzentration an endogenem Adrenalin aufweisen. Ich kenne 2 Fälle von Exitus in tabula aus dieser Ursache. Die kapillaren Blutungen, die man bei Cyclopropannarkosen oft sieht, entstehen wahrscheinlich auf Grund der vermehrten Kohlensäurespannung im Blut, die auf die gedämpfte Atmung zurückzuführen ist.

Auf der gleichen Ursache scheint der Blutdruckabfall gegen Ende der Narkose zu basieren, der sogenannte „Cyclopropanschock" oder besser die Cyclopropanhypotension. Mit der Vertiefung der Atmung am Ende der Narkose und der damit einhergehenden vermehrten Abatmung und Ausscheidung der Kohlensäure fällt auch die blutdrucksteigernde Wirkung der Kohlensäure weg und der Blutdruck fällt. Die Lösung dieses Problems scheint in einer langsamen Verminderung der Cyclopropankonzentration gegen Ende der Narkose durch Zufuhr von Lachgas in einem halbgeschlossenen System zu finden sein.

Als Schüler Waters's habe ich Cyclopropan sehr viel verwendet und möchte feststellen, daß seine zweckmäßige Anwendung einer langen Erfahrung bedarf, um damit aber ausgezeichnete Resultate zu erzielen. Werfen Sie die Cyclopropanflasche nicht zum Fenster hinaus, wenn Sie damit immer wieder Schwierigkeiten haben, sondern versuchen Sie es nochmals.

Lachgas ist ein wirkliches, aber schwach wirkendes Narkosemittel. Es ist nicht wahr, daß es hauptsächlich durch Hypoxie wirkt, und es ist nicht wahr, daß es sich mit dem Hämoglobin verbindet. Man erreicht leicht den Plan I und unter günstigen Umständen den Plan II des dritten Stadiums der Narkose. Es soll daher die Reflexerregbarkeit durch eine gute Prämedikation und Basisnarkose in der Weise, wie es vorhin schon besprochen wurde, herabgesetzt werden.

Es ist absolut notwendig, sich darüber im klaren zu sein, wie man nun die intravenösen Barbiturate richtig verabreicht. Ihre Anwendung erscheint berechtigt als Basisnarkose bei Lachgasanästhesie sowie in kleinen Dosen zur Einleitung jedweder Inhalationsnarkose. Nichtsdestoweniger muß man die Narkoseeinleitung mittels Inhalation beherrschen. Die Barbiturate sind gute Hypnotika und setzen die Krampfbereitschaft herab. Sie sind keine Analgetika und Anästhetika. Im Schmerzzustande gegeben, führt ihre Anwendung leicht zu Erregungszuständen.

Nach Einleitung der Narkose mit Barbituraten bis zum Erlöschen des Lidreflexes soll kein Barbiturat mehr gegeben werden, damit die Atmung nicht zu sehr gedämpft wird. Nun wird Lachgas, gemischt mit der physiologisch erforderlichen Sauerstoffmenge, durch 5 bis 10 Minuten zugeführt. Dann kann die Narkose durch weitere Zufuhr von Basalanästhetika bis zur gewünschten Tiefe geführt werden.

Avertin, rektal angewendet, ist ein ausgezeichnetes Basalanästhetikum bei der Lachgasnarkose. Es schafft keine erhöhte Reflexbereitschaft im Larynx, wie dies bei den Barbituraten der Fall ist. Waters behauptet, daß Lachgas an und für sich die Reflexerregbarkeit des Larynx herabsetzt. Durch diese seine Eigenart gestaltet sich tatsächlich der Uebergang vom Lachgas zum Aether fließend und ungestört, ja fließender als der mittels stark wirksamer Agentien, wie Chloräthyl oder Divinyläther.

Nun noch einige Worte über das Hauptproblem der Anästhesie bei intrapleuralen Operationen, das Problem des offenen Pneumothorax. Durch den atmosphärischen Druck im Pleuraraum, in dem normalerweise ein negativer Druck herrscht, kommt es zum Kollaps der Lunge, Mediastinalpendeln, Funktionsstörung des Herzens und der großen Gefäße und dem Zustandsbild der paradoxen Atmung. Das Resultat ist ein schlechter Gasaustausch und ungenügende Zirkulation. Diese eben geschilderten Auswirkungen des offenen Pneumothorax müssen nach Möglichkeit vermieden werden durch künstliche Atmung oder die sogenannte kontrollierte Atmung mittels aktiver Inspiration und passiver Exspiration bei Ausschaltung der eigenen Atmungstätigkeit des Patienten. Darüber bestanden weitgehend heftige Meinungsverschiedenheiten.

Viele Anästhesisten bevorzugen die Spontanatmung und

sagen, daß der venöse Rückfluß zum Herzen beeinträchtigt ist, wenn die Interkostalatmung sistiert. Wir sind derzeit in Sabbatsberg bemüht, dieser Frage nachzugehen. Die Eigenatmung des Patienten kann ausgeschaltet werden durch:

1. Dämpfung des Atemzentrums durch Aether und Cyclopropan; Cyclopropan bis zum Plan II bzw. III des dritten Stadiums. Aether bis zum tiefsten Punkt des III. Planes des dritten Stadiums.

2. Dämpfung des Atemzentrums mit Morphium oder Pentothal.

3. Erzeugung von Akapnie durch kräftige rhythmische Kompression des Atmungsbeutels bei eingeschaltetem Kohlensäurefilter im System.

4. Lähmung der Atmungsmuskulatur durch Curare.

Ich persönlich lähme das Atemzentrum mit Cyclopropan oder die Atmungsmuskulatur mit Curare bei Anwendung von Lachgas als Anästhesieagens.

Südamerikanische Chirurgen haben mir berichtet, daß intrapleurale Operationen bei bestehender Spontanatmung nicht länger als 2 bis 3 Stunden ertragen werden. Zumindest hatten sie vor Anwendung der kontrollierten Atmung Todesfälle am Operationstisch, deren Klärung auf Schwierigkeiten stößt bzw. aussteht. Seit Anwendung der kontrollierten Atmung wurden solche Fälle nicht mehr beobachtet. Ich habe selbst bei der Blalockschen Operation bemerkt, daß der Zustand dieser außergewöhnlich „poor risk"-Patienten sich nach wenigen Minuten zufälliger Spontanatmung sehr schnell verschlechtert. Bei diesen Patienten erweist sich die assistierte oder kompensierte Atmung als schlechter Ersatz, hat keinerlei Vorteile und sollte unter den gegebenen Voraussetzungen überhaupt nicht angewendet werden.

Natürlich kann die kontrollierte Atmung durch manuelle Kompression des Atmungsbeutels zweckmäßig erreicht werden. Wir verwenden jedoch eine mechanische Methode, den Spiropulsator, der nicht ermüdet und einen sehr gleichmäßigen Druck gewährleistet. Außerdem erleichtert er die Arbeit des Anästhesisten bei der gleichzeitigen Durchführung von Bluttransfusionen usw. Mit einiger Erfahrung können die erforderliche Ventilation, die Menge der Sekretion sowie die Narkosetiefe vollkommen beurteilt werden.

Vor kurzem haben wir eine Technik ausgearbeitet, die es uns ermöglicht, durch einen Doppellumenkatheter, der von Dr. Carlens in Sabbatsberg konstruiert wurde, die Probleme der Bronchialsekretion zu beherrschen. Die linke Oeffnung des Katheters kommt in den linken Hauptbronchus zu liegen und das rechte Lumen bleibt, gegen den rechten Hauptbronchus geöffnet, in der Trachea. Dr. Zürn hat unsere Technik im ersten Heft der Zeitschrift Der Anästhesist in deutscher Sprache beschrieben.

Im Laufe der letzten 10 Jahre wurde eine neue Methode der Muskelerschlaffung entwickelt. Statt tiefer Narkose durch ein stark wirkendes Anästhesieagens wird bei nur oberflächlicher Anästhesie mit einem stark oder nur schwächer wirksamen Mittel die Muskelerschlaffung durch Curare erreicht und werden so die Gefahren der tiefen Narkose vermieden. Die Arbeiten über die Pharmakologie und die Verwendung von Curare sind zahlreich. Es gibt eine Anzahl von synthetischen Ersatzpräparaten, die die Nachteile des Curare vermeiden lassen. Aber es ist sehr schwer, die verschiedenen Medikamente klinisch exakt zu beurteilen; das geht aus der Literatur hervor und kann ich auch selbst bestätigen.

Curare blockiert die Impulsübertragung von der cholinergischen Faser zum quergestreiften Muskel und die Uebertragung innerhalb der autonomen Ganglien. Die Reihenfolge der Lähmung ist die gleiche wie die der Erschlaffung beim Gebrauch eines stark wirkenden Anästhetikums. Cullen hat nachgewiesen, daß Curare auch die glatte Muskulatur des Darmes zur Erschlaffung bringt. Curare setzt Histamin frei und kann daher Bronchospasmus und Urtikaria verursachen und die Speichelsekretion vermehren. Es wird vorgeschlagen, durch Antihistaminika diese Komplikationen zu vermeiden. Inhibitoren der Cholinesterase sind Antagonisten des Curare.

Andere Drogen mit muskelerschlaffenden Eigenschaften sind: Myanesin und Myocain. Beide haben zentrale und vielleicht auch geringgradige periphere Wirkung. Myocain wurde in diesem Lande eingehend erforscht und verwendet.

Die durch Myanesin verursachten Komplikationen, lokale Thrombose und Hämoglobinurie sind bei Anwendung von Myocain viel seltener und seine therapeutische Breite ist größer.

Flaxedil hat dieselbe Wirkungsweise wie Curare, es bewirkt Tachykardie. Die Intensität seiner Wirkung beträgt etwa ein Fünftel der des Curare. Bronchospasmus wurde nicht beobachtet.

Decametonium depolarisiert die Endplatte. Es kommt zu einer ausgesprochenen Atemdämpfung bei entsprechender Erschlaffung der Bauchmuskulatur. Die rich-

tige Dosierung ist infolge der Variabilität seiner Wirkung
eher schwierig. Im Laufe des letzten Jahres wurde in Schweden Succinyl-Cholin-Jodid angewendet. Es wurde in Stockholm pharmakologisch und klinisch untersucht. Es depolarisiert die Endplatte. Es zerfällt sehr schnell in Succinyl-
säure und Cholin, welche körpereigene Stoffwechselprodukte
sind. Dies stellt wahrscheinlich den Grund für seine kurze
Wirkungsdauer (nur 4 bis 5 Minuten) und seine geringe
Toxizität dar. Es hat keinerlei Wirkung auf den Blutdruck.
Es kommt auch nicht zur Freisetzung von Histamin. Es
wurde hauptsächlich in Form intermittierender Einzeldosen
angewendet. Ich habe es sehr erfolgreich der intravenösen
Infusion zugesetzt bei Herzoperationen, um eine prolon-
gierte vollständige Respirationslähmung herbeizuführen.
Auch nach hohen Dosen und langer Dauer setzt die Spontan-
atmung sehr rasch wieder ein.

Aus England, wo Succinyl-Cholin-Chlorid
in Verwendung steht, welches eine stabile Lösung darstellt, wird über länger andauernde Respirationslähmungen
berichtet. Die Ursache für diese Komplikation mag möglicherweise in Verunreinigungen zu suchen sein.

Der Gebrauch muskelerschlaffender Mittel bedeutet
zweifellos einen Meilenstein in der Entwicklung der Anästhesie. Ich glaube aber nicht, daß der in Ausbildung
stehende Anästhesist sie von allem Anfang an verwenden soll. Er sollte zuerst die Erschlaffung mittels intensiv
wirkender Anästhesieagentien schätzen lernen und damit
Erfahrungen sammeln. Ich bin glücklich, meine Ausbildung
an einem Ort bekommen zu haben, wo Curare nur sehr
wenig verwendet wurde.

Die intravenöse Procainmedikation hat in den letzten
Jahren vielfach Verwendung gefunden. Procain wirkt als
Analgetikum, Antihistaminikum, Spasmolytikum sowie ähnlich dem Chinidin. Demzufolge findet es Verwendung zur
Analgesie während und nach Operationen sowie bei Verbrennungen und Frakturen, weiter bei allergischen Zuständen, Gefäßspasmen und zur Prophylaxe und Therapie kar-
dialer Arrhythmien während Herzoperationen. Diese seine
Eigenschaften schätzt man besonders während Cyclopropan-
und Chloroformnarkosen.

Bei der Behandlung postoperativer Schmerzzustände
erweist es sich als wertvoll, daß es die Atmung nicht beeinträchtigt. Ich habe es in 0·1- und 0·2%iger Lösung
bei Herzoperationen angewendet, um so das Auftreten von
Arrhythmien zu verhindern. Es hat mir nicht sehr impo-

niert. Ich habe auch Procainamid versucht, von dem behauptet wird, daß es Arrhythmien besser beeinflußt als Procain — das aber keine oder nur geringe analgetische Eigenschaften hat. Auch seine Wirkungsweise hat mich nicht zufriedengestellt, außerdem senkt es den Blutdruck.

In den letzten Jahren wurde ein neues Spezialverfahren entwickelt, die kontrollierte Hypotension. Sie soll durch Herabsetzung der Blutung im Operationsfeld die Arbeit des Chirurgen erleichtern. Hohe Spinalanästhesie oder Drogen, wie z. B. Hexamethonium, wurden zu diesem Zwecke angewendet. Indessen wird in letzter Zeit in der Fachliteratur über ernste Folgeerscheinungen berichtet. Ich betrachte dieses Verfahren als unphysiologisch, ja geradezu schrecklich, und habe es niemals angewendet.

Das Wirkungsfeld des Anästhesisten ist heute nicht nur auf den Operationssaal beschränkt. Er untersucht den Patienten vor der Operation, beurteilt das Risiko und bespricht die Frage der Anästhesie mit dem Patienten und Chirurgen unter Berücksichtigung dreier Faktoren in der Reihenfolge ihrer Bedeutung:

1. Sicherheit des Patienten,
2. bestmögliche Operationsbedingungen für den Chirurgen,
3. Annehmlichkeit für den Patienten.

Im Operationssaal ist er nicht nur verantwortlich für die Anästhesie, sondern auch für Bluttransfusion und Flüssigkeitszufuhr. Auch postoperativ soll er den Patienten überwachen und seinen Zustand kontrollieren. Er soll in engem Kontakt mit dem Chirurgen bleiben, um postoperativen Komplikationen, insbesondere von seiten des Respirationstraktes vorbeugen bzw. diese behandeln zu können. Er soll auch mit der Sauerstoff- und Inhalationstherapie überhaupt betraut sein.

Weil er mit Patienten in bewußtlosem Zustand besonders vertraut ist, bringt er die geeigneten Voraussetzungen mit, die Patienten mit Barbitursäurevergiftungen und ähnlichen Zustandsbildern zu behandeln. Er soll viele Fachgebiete der modernen Medizin beherrschen. Die Erkenntnis, daß die Anästhesie geschickter und erfahrener Experten bedarf, hat sich viel rascher durchgesetzt, als Möglichkeiten vorhanden sind, Aerzte in diesem Fachgebiet auszubilden oder für dieses zu interessieren.

Lassen Sie mich mit einem Ausspruch Prof. Waters's schließen und darf ich ihn in englischer Sprache sagen, um den Klang seiner Worte zu erhalten: "For each patient, who has died from postoperative pneumonia due to irritation of his lungs with the vapour of ether, dozens have died following mechanical obstruction to their air passages. For each patient, whose heart has stopped during anesthesia because of drug effect on the autonomic mechanism which controls it, the hearts of dozens of patients have stopped because the larynx was flooded with vomitus. We ought to worry more about the careful supervision of the breathing of our patient and less about our choice of drugs to prevent pain; more about our own personal knowledge and skill with a particular agent or method and less about how someone else says he gets the best results."

Dazu noch ein Wort Dr. G i l l e s p i e s: "An anesthetic should be scientifically sound and artistically perfect".

Aussprache: Hr. V. O r a t o r und Hr. E. A i g n e r (Wr. Neustadt): Die Pe r i d u r a l a n ä s t h e s i e. Angesichts des eben vom Referenten so eindringlich dargelegten Hochstandes der modernen Narkose sehe ich meine Aufgabe in folgendem: nach eigener Erfahrung darzulegen, in welcher Anzeigenstellung und in welchem Ausmaß uns die Anwendung der Periduralanästhesie (PA.) gerechtfertigt erscheint. In den wenigen Minuten, die mir zustehen, kann ich natürlich nur allgemein-ärztlich Interessantes vorbringen, bezüglich aller Einzelheiten verweise ich auf das Referat, das mein Mitarbeiter, Dr. A i g n e r, am 2. Sitzungstag des 1. Oesterreichischen Kongresses für Anästhesiologie übermorgen hier halten wird.

Die derzeit übliche Plombenmethode der PA. (mit Periston oder Eigenblut) vereinigt in sich die Wirkungen der paravertebralen Leitungsanästhesie und der bekannten Splanchnicusanästhesie; wobei eine entsprechende Prämedikation einen gelinden Dämmerschlaf gewährleistet.

An der Chirurgischen Abteilung in Wr. Neustadt verwendeten wir bisher für die transthorakalen Eingriffe und für die substernalen Strumen die Endotrachealnarkose.

Für die abdominellen Eingriffe erscheint uns aber die PA. bestechende Vorzüge zu bieten. Sie bewirkt:

1. Eine 5—6 S t u n d e n l a n g w ä h r e n d e S c h m e r z - a u s s c h a l t u n g; im Oberbauch ergänzt durch ein die sensiblen Vagusfasern ausschaltendes Depot an der Cardia. Die oben erwähnte Prämedikation sowie intravenöse Novocaingaben postoperativ führen zu einer weitgehenden Ausschaltung auch aller postoperativer Schmerzen.

2. Eine B a u c h d e c k e n e n t s p a n n u n g wie bei völliger Curarisierung.

3. Die vegetative Sympathicusabschaltung bewirkt eine weitgehende S c h o c k a b s c h i r m u n g (insbesondere deutlich bei alten Leuten, kleine Dosen bis 30 mg ausreichend). Hinweis auf

die Arbeiten von C r i l e und F i n s t e r e r. Es tritt in den befallenen Segmenten eine weitgehende Stoffwechselhemmung ein, das Sauerstoffbedürfnis sinkt; trotz auffälliger Einschränkung der Zwerchfellatmung tritt in der Regel keine Hypoxämie auf. Hier liegt wohl die Erklärung für die Tatsache, daß D i e b o l d (Hamburg) eine große Zahl von Lob- und Pneumektomien in PA. glatt durchführen konnte. Dieser geschilderte Zustand gemahnt in manchem an den von Pariser Anästhesisten angestrebten „Künstlichen Winterschlaf" mit Verlangsamung des Zellebens. Zugleich tritt ein gewisser Grad von „gesteuerter Hypotension" auf.

4. Postoperativ treten keine Lungen-, Nieren- oder Stoffwechselkomplikationen auf, da die sonst zu fürchtenden viszeropulmonalen und -renalen Reflexe ausbleiben; besonders wichtig wieder für die alten Patienten.

5. Die stundenlang während Sympathicusausschaltung bewirkt die für den Bauchchirurgen so bedeutungsvolle T o n u s - s t e i g e r u n g   d e s   D a r m e s und lang nachwirkende A n - r e g u n g   d e r   P e r i s t a l t i k.

Deshalb haben wir im letzten Jahr $^9/_{10}$ aller Bauchoperationen (über 18 Jahre) in PA. durchgeführt. Neben dem Frühaufstehen, der Blutbank, modernen Antibioticis und Chemotherapie glauben wir weitgehend ihren Vorzügen die Senkung der postoperativen Letalität zuschreiben zu dürfen. War diese noch vor wenigen Jahren bei 4—5% aller größeren aseptischen Operationen, so ist sie im letzten Jahr unter 2% gesenkt worden.

Freilich müssen einige Voraussetzungen der Anwendung der PA. streng beachtet werden.

a) T e c h n i s c h e   E x a k t h e i t. Auf die Einzelheiten kann ich hier nicht eingehen. Wir müssen zugeben, daß bei etwa 4% der Fälle, vor allem aus anatomischen Gründen, die PA. nicht ausgeführt werden kann.

b) Ausschaltung der K o n t r a i n d i k a t i o n e n: als solche sehen wir derzeit an: extreme Hypo- und Hypertension, extreme Fälle von Kreislaufgefährdung, wie sie im dekompensierten Stadium von Ileus und Peritonitis vorliegen. In vielen Fällen ist es durch entsprechende Schockbekämpfung aber doch möglich, die Patienten zur Operation in PA. fähig zu machen.

c) I n   j e d e m   F a l l   i s t   S c h o c k p r o p h y l a x e durch Infusion und bei allen größeren Eingriffen Transfusion unerläßlich.

d) Man muß gefaßt sein auf v e r e i n z e l t e   A t e m - s t ö r u n g e n. Unter 2300 PA. beobachteten wir 2 zentrale und 2 periphere Atemlähmungen, die aber durch zweckmäßiges Vorgehen (Intubation und Sauerstoffbeatmung) ohne Schaden überwunden werden konnten.

Anhangsweise darf ich in Kürze auf die t h e r a p e u t i - s c h e   B e d e u t u n g   d e r   PA. hinweisen; wir haben sie 250mal angewandt.

a) Besonders zweckmäßig erwies sich die PA. bei der akuten Pankreatitis und bei Nierensteinanfällen, wo sie in vielen Fällen auch zum Steinabgang führte. Manchmal auch wertvoll beim Gallensteinanfall.

b) Sehr zweckmäßig war sie bei eingeklemmten Brüchen von alten Leuten und schlechtem Allgemeinzustand. Die völlige Erschlaffung führte zur Reposition.

c) Vielfältig angewandt und erfolgreich war sie bei postoperativer Darmparese und Darmparalyse.

d) Endlich bei Durchblutungsstörungen der Beine, Embolien, Thrombosen.

Bei aller Anerkennung des Wertes der Endotrachealnarkose glauben wir also, daß sich — insbesondere für die Bauch- und Beckenchirurgie — die Plombenmethode der PA. ihren Platz unter den oben erwähnten Voraussetzungen bewahren wird.

Insbesondere stellen wir die Indikation für die PA. bei Stoffwechselgefährdeten, z. B. Ileus, Peritonitis — wenn noch nicht dekompensiert, Ikterus, Diabetes, Nierenschäden u. ä. —, während bei besonders Herz- und Kreislaufgefährdeten die Endotrachealnarkose unseres Erachtens vorzuziehen ist.

Besteht keine direkte Kontraindikation gegen die PA., ziehen wir diese vor wegen ihrer Vorzüge für den postoperativen Verlauf, günstige Wirkung auf vegetatives System, Peristaltik und Allgemeinzustand.

Hr. A. Lorenz (Wien): Schmerzstillung in der orthopädischen Chirurgie. Schmerzstillung und -linderung haben in der orthopädischen Chirurgie besondere Aspekte und bewegen sich auf zwei voneinander getrennten Bahnen:

1. Schmerzstillung durch Ruhigstellung des erkrankten Gliedes.

2. Schmerzbekämpfung bei operativen Eingriffen.

Die mechanische Ruhigstellung eines erkrankten oder verletzten Körperteiles ist ein so altes medizinisches Hilfsmittel, daß seine Erwähnung überflüssig erscheinen könnte, würde nicht so oft dagegen verstoßen, scheinbar aus Unkenntnis der altehrwürdigen Tatsache. Diese Ruhigstellung ist eine der wichtigsten Grundlagen moderner konservativer Orthopädie.

Für die Knochen- und Gelenktuberkulose hat Adolf Lorenz den ruhigstellenden Gipsverband eingeführt. Von seinen therapeutischen Eigenschaften hier gar nicht zu reden, ist der ruhigstellende Gipsverband vor allem schmerzstillend. Am auffälligsten ist dies oft bei der spezifischen Spondylitis: die Kinder wagen es kaum, sich zu bewegen, vermeiden jede körperliche Möglichkeit eines Stoßes, bei Spondylitis der Halswirbelsäule tragen sie ihren Kopf förmlich zwischen den Händen, stützen ihn beim Sitzen ängstlich in die Hand. Ihre Gesichter tragen den Stempel körperlichen Leidens, und im Gipsverband verschwinden förmlich mit Zauberschlag alle diese Aeußerungen des Schmerzes, der krampfig-ängstliche Gesichtsausdruck weicht dem der erlösenden Schmerzlosigkeit.

Für alle tuberkulösen Gelenkleiden gilt das gleiche.

Für akute Zellgewebseiterung, für Distorsionen, Luxationen und Frakturen, mit Auswahl auch für rheumatische und arthrotische Gelenke ist die Ruhigstellung ebenso therapeutisches Gebot, wobei Schmerzbekämpfung und Therapie miteinander Hand in Hand gehen.

Neuerdings gewinnt die Extensionsbehandlung tuberkulöser Gelenke gegenüber der Ruhigstellung im Gipsverband wieder Raum. Aber in beiden Hinsichten ist die Extension unterlegen. Besonders gilt das für Frakturen, bei denen man ja in Verfolgung des Grundsatzes möglichster Ruhigstellung bis zur theoretischen idealen Fixation durch den Künschner-Nagel gelangt ist.

Jedes Verfahren hat seine Nachteile, der Gipsverband deren bekanntlich übergenug. Uns bleibt nur übrig, durch gut gekonnte und gewissenhafte Technik diese Nachteile möglichst zu bekämpfen.

Allgemeine und örtliche Betäubung zu Zwecken der Operation nimmt in der orthopädischen Chirurgie eine durch Eigenheiten des Faches besondere Stellung ein.

Wir haben bei unseren operativen Fällen es ungefähr zu einem Drittel mit Kindern zu tun, bei denen Lokalanästhesie überwiegend ausgeschlossen ist. Auch Betäubung mit Evipan oder Aequivalenten ist nicht geeignet. 1. wegen der Erregung, wenn nicht gar Ungebärdigkeit der Kinder gegen den Nadelstich, 2. wegen der Schwierigkeit der Dosierung und 3. wegen der Labilität der kindlichen Atmung. Neuerdings versuchen wir Narkose durch Fentothalklisma und Morphium. Wird nicht völlige Schmerzfreiheit dadurch erzielt, so kann mit ein paar Tropfen Aether nachgeholfen werden.

Moderne Narkosemethoden mit Stickoxydul würden erst eine Adaptierung der Apparatur an dem kindlichen Organismus nötig machen. Versuche in dieser Richtung sind meines Wissens in England schon im Gange. Der kindliche Exspirationsdruck sowie das Inspirationsvakuum sind so schwach, daß sie die Gassäule aus dem Röhrensystem weder auszutreiben noch anzusaugen imstande sind, so daß das Kind stets die gleiche Gassäule ein- und ausatmet.

Wenn man nicht allzusehr novarum rerum cupitus ist, genügt bei Kindern immer noch die alte Aethernarkose mit Korb und Tropfflasche. Sie hat vor allem den Vorteil der Dosierbarkeit und der Möglichkeit, blitzrasch zu unterbrechen und Gegenmaßnahmen einzuleiten.

Der Kuriosität halber sei hier noch die Anästhesierung durch Hypnose erwähnt, die sich mir zu kleinen, kurz dauernden Eingriffen einige Male bewährt hat, allerdings bei ausgewählten Fällen und mit Hilfe eines fachmännisch gebildeten Hypnotiseurs.

Die grundsätzliche allgemeine Frage ist: a l l g e m e i n e o d e r ö r t l i c h e B e t ä u b u n g ? Hier ist dem Subjektivismus, der persönlichen Einstellung des Operateurs und vielleicht auch

der Mode in der Orthopädie nicht minderer Spielraum gelassen
wie in der allgemeinen Chirurgie. Die Lokalanästhesie war eine
epochale Erfindung, deren Ruhm nicht durch die Tatsache ver-
dunkelt wird, daß sie unvermeidlich dem Gesetz medizinischer
Mode unterworfen war, von starren Ideologen ergriffen und daher
oft übertrieben wurde. Aber die verbesserte, neue Allgemein-
betäubung beginnt nachgerade der Lokalanästhesie den Wind aus
den Segeln zu nehmen, auch bei stundenlang dauernden chirurgischen Eingriffen an alten und geschwächten Patienten. Der
Operationsschmerz ist ein Unlustgefühl durch Reizung sensibler
Nerven. Ein anderes Unlustgefühl ist die Angst, das klare Bewußtsein, in dem man bei Lokalanästhesie den ganzen langen Gang
einer Operation wach miterleben muß, gesteigert durch alle akusti-
schen Erscheinungen im Operationssaal. Dieses Unlustgefühl ist
gewiß qualitativ geringer als der Schmerz, aber für Patienten mit
labiler Seele kann dieses Unlustgefühl beträchtliche Höhe erreichen.

Die Lokalanästhesie ist nicht unbedingt verläßlich. Weder
für nervöse Patienten noch nervöse Operateure eignet sie sich.
Anfängliche und auch spätere Nadelstiche während der Operation
erzeugen unvermeidlichen Schmerz, den der aufgeregte und auf-
merksame Patient unwillkürlich aggraviert. Für kleine, kurz dauernde
Eingriffe an den Weichteilen verwenden wir in der orthopädischen
Chirurgie Lokalanästhesie mit individueller Auswahl und nach
persönlichem Wunsch der Patienten. Stundenlang dauernde Operationen kennt die orthopädische Chirurgie kaum, höchstens die
geschlossene Einführung eines Künschner-Nagels bei Oberschenkel-
bruch kann wegen der unvermeidlichen zahlreichen Röntgen-
kontrollen oft stundenlang dauern, ebenso wie ein Smith-Petersen-
Nagel bei Schenkelhalsfraktur. Einen solchen Eingriff in lokaler
oder lumbaler Anästhesie zu überstehen, erfordert ebenso starke
Nerven von seiten des Patienten wie des Operateurs. Ideologische
Fanatiker verschließen ihren Sinn gegen die Schmerzäußerungen
des Patienten, welcher diese nicht minder stark empfindet. Es
mag dem Operateur nicht oft bewußt sein, was es heißt, auf
relativ kleiner harter Beckenstütze mit unbeweglich eingeschnallten
Beinen stundenlang ausgespannt zu liegen, vom Gefühl und dem
Geräusch des Hämmerns, Meißelns, Zwickens und Feilens gar nicht
zu reden. Diese spartanische Methode der Schmerzlinderung wird
auch bald durch die modernen Narkosemethoden ersetzt sein. Die
Lokalanästhesie erfährt durch den spezifischen Charakter der
orthopädischen Operationen weitere Einschränkungen: unsere Arbeit
am Knochen, die immer weiter ausgedehnten rekonstruktiven
Operationen am Skelet verbieten aus Gründen der Menschlichkeit
die Lokalanästhesie von selbst. Sobald gemeißelt, gesägt, gebohrt,
kurz orthopädische Zimmermannsarbeit geleistet wird, kommt örtliche Betäubung nicht in Frage. Außerdem verlangen manche orthopädische Operationen Lageänderung des Patienten intra opera-
tionem, das ist ebenfalls bei wachen Patienten ausgeschlossen.

Wenn die geschichtliche Entwicklung umgekehrt abgelaufen
wäre, die Lokalanästhesie zuerst und dann die Allgemeinnarkose
erfunden worden wäre, hätte man den Erfinder der Allgemein-

narkose nicht als den Erlöser der Menschheit von Leiden gepriesen, den Erlöser, der den Patienten das schreckliche Erlebnis der Operation erspart und während der Operation den Schleier schmerzlosen Schlafes über seine Seele breitet?

So fassen wir abschließend zusammen: Für Kinder in der Orthopädie die alte Aether-Tropfnarkose oder moderne Narkose mit modifizierter Apparatur. Für Erwachsene bei Weichteiloperationen mit individueller Auswahl Lokalanästhesie, sonst Stickoxydulbetäubung.

Hr. R. B r i n k m a n n (Groningen): Wenn bei der modernen Anästhesiologie die Ventilation nicht mehr vom Patienten, sondern vom Narkotiseur betrieben wird, übernimmt dieser damit die Verantwortung für ausreichende Oxygenation und Kohlensäureabgabe.

Die Schwierigkeit ist nun, daß beide Funktionen nur ungenügend vom Narkotiseur beurteilt werden können: Reaktionen auf Anoxie sind nicht spezifisch und die Reaktion des Atemzentrums ist hier nicht mehr vorhanden. Die klinische Beobachtung der Zyanose ist ganz unzureichend.

Wenn man anderseits überzeugt ist, daß Hypoxämie auch geringeren Grades bei längerer Dauer vorgebeugt werden soll, und daß Hyperkapnie und auch Hypokapnie erhebliche Gefahr für den Patienten bedeuten kann, ist instrumentelle Ueberwachung dieser vitalen Funktionen während der Narkose geboten.

Klinisch brauchbar dafür sind die von uns entwickelte Zyklop und Karbovisor. Ich werde Sie gerne in Betrieb demonstrieren.

Die Erfahrung über einige Jahre in Groningen hat uns gezeigt, daß Hypoxämie und Hyperkapnie durch Anästhesie nicht oder nur sehr wenig vorkommen dürfen; erreicht wird dies aber nur durch fortwährende instrumentelle Kontrolle beider Funktionen.

Die Vorträge der Herren B o e r é und R i t s e m a v a n E c k beim Anästhesiologenkongreß werden einige klinische Beobachtungen über diese Sachen bringen.

Hr. A. L a u t n e r (Wien): Im Anschluß an die interessanten Ausführungen des Herrn F r i b e r g, worin er das Muskelrelaxans Floxedil erwähnte, erlaube ich mir, auf ein Muskelrelaxans von curariformer Wirkung hinzuweisen, das klinisch und chemisch dem Floxedil entspricht, aber aus einem bestimmten Grund erwähnenswert erscheint, nämlich aus der Tatsache heraus, daß es in Oesterreich selbst hergestellt wird. Es wird von den Heilmittelwerken Wien unter dem Namen S y n t u b i n erzeugt.

Wir verwendeten Syntubin auf der 2. Chirurgischen Abteilung (Leiter: Prof. Dr. M o r i t s c h) des Krankenhauses der Stadt Wien-Lainz bei bisher über 100 großen Bauchoperationen und konnten in allen Fällen eine sehr gute Entspannung erzielen.

Nach Erreichung des analgetischen Stadiums mittels Lachgas-Aethernarkose intubieren wir unter der Wirkung des kurz dauern-

den Muskelrelaxans Lysthenon und geben anschließend Syntubin
in Einzelgaben von 40—80 mg, eine Dosierung, die etwa 10 mg
d-Tubocurarinchlorid entspricht. Wir erreichen dadurch eine jeweils etwa 10—15 Minuten anhaltende Entspannung mit Sistieren
der Spontanatmung.

Wir sahen bei der Anwendung von Syntubin keinerlei unerwünschte Nebeneffekte, welche bei Curare infolge Freisetzung
von Histamin beobachtet werden. Auch eine oftmalige Wiederholung der erwähnten Dosen von 40—80 mg wurde anstandslos
vertragen.

Soll die Wirkung von Syntubin vorzeitig abgebrochen wer-
'den, kann dies durch 2 mg Prostigmin intravenös prompt geschehen.

Wir besitzen also im Syntubin ein Muskelrelaxans österreichischer Provenienz, das sich uns zur Erzielung einer ausreichenden Entspannung bei Bauchoperationen voll und ganz bewährt hat.

Hr. O. R i c c a b o n a (Wien): P e r i d u r a l a n ä s t h e s i e
i h d e r U r o l o g i e. In der Urologie hat die Periduralanästhesie
eine doppelte Bedeutung: einmal als Anästhesie und dann als
Therapie.

Die Anwendung als Anästhesie hat den großen Vorteil, daß
der Narkoseschock völlig wegfällt. Dies bedeutet aber in der
Urologie sehr viel mehr, als es vielleicht in der allgemeinen Chirurgie bedeuten mag, da das Durchschnittsalter eines großen Teiles
der Patienten ein wesentlich höheres ist. So ist es in dieser Art
der Schmerzbetäubung möglich, auch bei Patienten mit hohem
Alter und einem nicht allzu guten Allgemeinzustand, denen eine
Narkose kaum mehr zugetraut werden kann, Eingriffe vorzunehmen, wie Lithtripsie, Elektroresektion, ja auch eine Prostat-
ektomie. Es ist dabei besonders wertvoll, daß die Patienten nach
der Operation gleich frisch sind wie vorher und am nächsten
Tag schon außer Bett gesetzt werden können. Wie die Erfahrung
zeigte, ist dies bei 80jährigen und älteren Patienten auch bei
nur kurz dauernden Vollnarkosen kaum möglich.

Nicht weniger bedeutungsvoll ist die Periduralanästhesie
als Therapie. Indikation dazu sind in erster Linie die Anurien.
So läßt sich eine reflektorische Anurie bei Steinverschluß eines
Harnleiters meist völlig beheben. Auch bei Kristallurie beider
Nieren, wo die Harnleiter nicht sondierbar sind, oder bei reflek-
torischem Versagen der 2. Niere, wenn die erste durch Thrombose, Infarkt oder durch starken Druck von außen außer Funktion gesetzt ist (z. B. bei Hämatom durch Verletzung), lassen sich
schöne Erfolge erzielen. Auch Nephrosen lassen sich manchmal überraschend gut beeinflussen.

Dann sei noch erwähnt, daß in manchen sonst hoffnungs-
losen Fällen zur Schmerzbekämpfung an die Periduralanästhesie
gedacht werden soll. So kann man bei starken Schmerzen bei
einem weit fortgeschrittenen Prostata- oder Blasenkarzinom den

Patienten für mehrere Stunden schmerzfrei machen, wobei man nicht selten beobachten kann, daß die nach Aufhören der anästhetischen Wirkung wiederkehrenden Schmerzen lange nicht mehr so heftig sind als vorher und nun medikamentös leicht zu beherrschen sind.

Die Technik ist schon genauestens beschrieben worden. Die Lokalisation ist dem entsprechenden Segment entsprechend.

Hr. T. A n t o i n e (Wien): Herr O r a t o r hat als einen der Vorteile der Epiduralanästhesie die lange Dauer angegeben, die die Patienten auch Stunden nach der Operation schmerzfrei sein läßt. Damit ist das wichtige Kapitel der postoperativen Schmerzbekämpfung angeschnitten, die ein arges Stiefkind ist. Während wir selbstverständlich nur in einer suffizienten Anästhesie operieren und dem Patienten auch vorher die Angst und Aufregung durch Sedativa nehmen, tun wir nachher herzlich wenig. Niemand kann behaupten, daß die Verabreichung von Analgeticis oder auch Alkaloiden, zumindest in der jetzt gebräuchlichen Form, eine ideale Schmerzbekämpfung ist. Wir haben große Hoffnungen auf das intravenöse Novocain gesetzt. Die Wirkung, die wir sahen, war aber recht bescheiden. Hier harrt noch ein dankbares Feld der Forschung und Bearbeitung. Zur Schmerzbekämpfung bei der normalen Geburt pflichte ich Herrn N a v r a t i l vollkommen bei, daß es nicht e i n e beste Methode gibt. Hier muß sehr individuell vorgegangen werden. Wir verwenden an der I. Frauenklinik seit über 4 Jahren die verschiedensten Methoden, von denen Herr N a v r a t i l gesprochen hat. Uns hat sich die Epiduralplombe nach A n s e l m i n o sehr bewährt, eine Methode, die allerdings der Anstalt vorbehalten bleibt. Die Frage, w e r überhaupt eine Geburtsanalgesie bekommen soll, muß von den Frauen entschieden werden. Es wurde heute von dem „Geburtsmut" gesprochen, der die Patientinnen ohne Analgesie die Geburt erleben lassen will. Solche tapfere Frauen gibt es sicher, aber die anderen sind, glaube ich, in der Mehrzahl. Wir Gynäkologen sind in der Beurteilung der Frage vielleicht etwas zu androzentrisch eingestellt. Es fehlt noch die statistische Arbeit, in der sich die Frauen selbst zu dieser Frage äußern.

Schmerzbekämpfung in der Geburtshilfe

Von

Professor Dr. **E. Navratil**

Graz

In dem Rahmen der mir zur Verfügung stehenden Zeit ist es mir begreiflicherweise nicht möglich, ein heute so umfangreiches Thema wie die Schmerzbekämpfung in der Geburtshilfe auch nur annähernd eingehend abzuhandeln. Meine Ausführungen müssen sich daher nur auf die Besprechung der Schmerzlinderung bei der normalen Geburt beschränken, wobei ich mir außerdem versagen muß, auf Einzelheiten einzugehen.

Im kommenden Jahre können die Bestrebungen, den Geburtsschmerz wirksam und systematisch zu bekämpfen, ein doppeltes Jubiläum feiern. Im Jahre 1853 hat bekanntlich James S i m p s o n bei der Entbindung der englischen Königin erstmalig Chloroform — die narcose à la reine — verwendet und damit die Grundlage für die Entwicklung der Inhalationsanästhesie gelegt. Für die medikamentöse Schmerzbekämpfung wurde sie im Jahre 1903 von v. S t e i n - b ü c h l in der Form der Scopolamin-Morphin-Halbnarkose geschaffen. Wenn demnach auch die Versuche, den Geburtsschmerz zu lindern, alt sind, so ist doch das Problem bis heute noch nicht zufriedenstellend gelöst worden. Dies geht vor allem daraus hervor, daß bisher keine Standardmethode entwickelt werden konnte, so daß die verschiedensten Verfahren und Anästhesiekombinationen angewendet werden, die sowohl ihre Anhänger als auch ihre Gegner haben. Dies wird verständlich, wenn man die Tatsache berücksichtigt, daß jede der Methoden ihre Indikationen und Kontraindikationen besitzt, nur für einzelne Geburtsabschnitte anwendbar ist, keine für Mutter und Kind als absolut unschädlich bezeichnet werden kann und jede eine eingehendere Geburtsbeobachtung erfordert, die eine erhöhte

Belastung von Arzt und Hebamme bedeutet (O. K ä s e r). Trotz der großen Fortschritte, die unzweifelhaft die Schmerzlinderung bei der normalen Geburt im Laufe der letzten Jahrzehnte zu verzeichnen hat, befindet sich auch heute noch das ganze Problem im Stadium der Fortentwicklung, die durch die Einführung immer neuer Methoden und die Anwendung neuer Medikamente und Behandlungskombinationen gekennzeichnet ist.

Wenn man zu dem Problem der Schmerzbekämpfung bei der normalen Geburt vom ärztlichen Standpunkt aus Stellung nehmen soll, muß die Frage nach dem Sinn des Geburtsschmerzes aufgeworfen werden. Den Wehenschmerzen kann keine regulierende und damit für den Geburtenverlauf nützliche Wirkung zugesprochen werden (H. Martius). Ihre Bedeutung liegt vielmehr auf psychologischem Gebiete. Nach F.J.J. B u y t e n d i j k besteht der Sinn „in der hierdurch gegebenen Möglichkeit einer direkten bewußten Teilnahme der leidenden Frau an dem objektiven Werdeprozeß eines neuen Lebens, das sich von dem alten löst, unter Hingabe wirklicher Aufopferung des alten Lebens an und für das neue". Durch das Empfinden des Geburtsschmerzes nimmt die Gebärende „bewußt an der Wirklichkeit eines dramatischen Geschehens" teil. Wenn F. J. J. B u y t e n d i j k sich auf die Aussage von Frauen beruft, für die die Geburtswehen positiven Wert hatten, „in denen sie die Hingabe, das mütterliche Leiden um des Kindes willen bei vollem Bewußtsein durchgemacht haben", so wird man dies als Geburtshelfer nur bestätigen können. Viele Frauen wollen „die Geburt und besonders die Beglückung durch den ersten Kindesschrei erleben" (A. Mayer). Bei dem Problem der Bekämpfung des Geburtsschmerzes spielen demnach psychologische und ethische Fragen, auf die vor nicht zu langer Zeit E. H e l d neuerdings hingewiesen hat, neben rein technisch-geburtshilflichen eine Rolle. Aus dem Gesagten ergibt sich, daß in jedem Falle die Entscheidung, ob bei einer normalen Geburt eine Schmerzbekämpfung durchgeführt werden soll oder nicht, der Kreißenden überlassen werden muß. Dieser Standpunkt ist dann allerdings nicht vertretbar, wenn durch die Schmerzbekämpfung ein günstigerer Verlauf der Geburt bedingt wird, ebenso dann nicht, wenn die Schmerzbekämpfung die unbedingte Voraussetzung für die Durchführung notwendiger geburtshilflicher Maßnahmen darstellt.

Eine der Ursachen für den auch bei uns immer häufiger geäußerten Wunsch der Frauen nach einer Schmerzlinderung bei der normalen Geburt wird von vielen vor allem in der modernen Lebensführung oder — um mit H. Sellheim zu sprechen — in der im Laufe der letzten Jahrzehnte zunehmenden Zuwendung zur Kultur und der damit verbundenen Abkehr von der Natur gesehen, die zu einer anscheinend häufiger vorkommenden Schmerzüberempfindlichkeit führte. Diese ist nicht durch eine Erniedrigung der Reizschwelle, sondern durch eine Aenderung der an und für sich individuell verschiedenen Schmerzreaktion bedingt worden. Die Ursache der Schmerzüberempfindlichkeit liegt in einer „Störung der normalen Verarbeitung seelischer Energien", wie sich E. Held ausdrückt. Auf diesem Wege kommt eine ängstliche Spannung zustande, die zu einem intensiveren Erleben der Schmerzen im allgemeinen und damit auch der Geburtsschmerzen im besonderen führt und auch die Grundlage für das Zustandekommen eines „fehlenden Geburtenmutes" (A. Mayer) abgeben kann. Daß tatsächlich psychologische Fragen bei der Intensität des Erlebens des Geburtsschmerzes eine nicht unmaßgebliche Rolle spielen, zeigen vielleicht am besten die Ergebnisse, die mit der von Grantly Dick Read eingeführten Methode „Natural Childbirth" erzielbar sind. Eine richtige psychologische Behandlung vor und während der Geburt, besonders die Ausschaltung der Angst, machen eine Schmerzlinderungstherapie unter der Geburt unter Umständen unnotwendig oder ermöglichen es, bei vielen Methoden der Schmerzlinderung mit kleineren Dosen auszukommen (O. Käser).

Wenn auch die Schmerzlinderung bei der normalen Geburt ein Teilgebiet der allgemeinen Anästhesiologie bildet, so unterscheidet sie sich doch grundsätzlich von der chirurgischen Anästhesie (Eastmann): Die geburtshilfliche Schmerzlinderung beeinflußt nicht nur das Befinden der Mutter, sondern vor allem auch jenes des Kindes, das sich durch eine besondere Empfindlichkeit seines Atemzentrums gegenüber den verschiedenen verwendeten Medikamenten auszeichnet. Die geburtshilfliche Schmerzbekämpfung muß sich ferner auf die gesamte Geburtsdauer und damit auf viele Stunden erstrecken und darf die Wehentätigkeit, den Geburtenfortschritt und die Nachgeburtsperiode nicht ungünstig beeinflussen. Im Gegensatz zu der Anästhesie der Chirurgie, bei der diese die unbedingte Voraussetzung für die Vornahme des operativen Eingriffes bildet, kann die Geburt ohne eine Schmerzbekämpfung erfolgen. Anästhesiezwischenfälle sind daher hier besonders belastend.

Dementsprechend müßte von einem idealen Verfahren, das zur Schmerzlinderung bei der normalen Geburt eingesetzt wird, die Erfüllung einer Reihe von Voraussetzungen gefordert werden (B. C. L. Lull und R. A. Hingson). Diese wären die absolute Unschädlichkeit für Mutter und Kind, ein technisch einfach anwendbares Verfahren und eine genügend lange vollständige Schmerzausschaltung bei erhaltenem Bewußtsein der Gebärenden. Ferner dürfte auch durch die Anwendung des Verfahrens die Geburt nicht verzögert und die Nachgeburtsperiode und das Wochenbett nicht ungünstig beeinflußt werden, die operativen Geburtsbeendigungen dürfen durch die Anwendung der Schmerzlinderungsverfahren keine wesentliche Erhöhung erfahren. Prüft man die heute gebräuchlichen Methoden der Schmerzlinderung, so erfüllt wohl keine alle diese Bedingungen.

Da die prinzipielle Berechtigung zur Vornahme einer schmerzlindernden Behandlung anläßlich einer normalen Geburt heute wohl kaum mehr Gegenstand einer Diskussion sein kann, erhebt sich die Frage, welche der derzeit anwendbaren Methoden am ehesten den obgenannten Voraussetzungen nachkommt und daher zur Schmerzlinderung herangezogen werden kann. Da alle Methoden, die medikamentöse Analgesie und Amnesie, die Inhalationsanalgesien und die Leitungsanästhesien nicht nur für die verschiedenen Abschnitte der Geburt in Betracht kommen, sondern auch ihre Indikationen und Kontraindikationen haben, erfreuen sich die Kombinationsverfahren einer besonderen Beliebtheit. Für die medikamentöse Analgesie und Amnesie kommen vor allem die Barbiturate, wie Seconal-Natrium, Amythal-Natrium und Pentobarbital-Natrium (Luminal), ferner die Piperidinderivate und das Scopolamin in Betracht. Von den Inhalationsanästheticis sind Lachgas, Trichloräthylen, Chloräthyl und Chloroform zu nennen. Von den Methoden der Leitungsanästhesie sei nur die Pudendusanästhesie mit und ohne Hyaluronidasezusatz erwähnt. Die medikamentöse Geburtsleitung wird vor allem in der Eröffnungsperiode verwendet, die Inhalationsanästhesie in der Austreibungsperiode und die Pudendusanästhesie in der Durchtrittsperiode. Durch die Kombination der verschiedenen Methoden gelingt es, bei einem individuellen Vorgehen, das die Schwangerschaftsdauer, das Ausmaß der Schmerzempfindung und den Stand der Geburt berücksichtigt, eine weitgehende Schmerzlinderung zu erzielen. Für die medikamentöse Analgesie und Amnesie sind in der Tab. 1 die entsprechenden Dosierungen, ebenso wie die Kombinations-

Tab. 1. Medikamentöse Methoden (nach Hingson)

	Beginn und Dauer	Dosierung			Kombinationsmöglichkeiten
Barbiturate		Eventuell weitere Dosen in 1- bis 3stündlichen Intervallen		Gesamtdosis	
z. B. Seconal-Na	E. P.* (A. P.)	0·2—0·3	0·0325—0·2	0·8	
Amytal-Na		0·2—0·4	0·2—0·4	1·0	Inhalations- und leitungsanästhetische Methoden
Pentobarbital-Na		0·1—0·2	0·1—0·2	0·5	
Piperidinderivate z. B. Dolantin (Pethidin, Demerol, Adolan) ...	E. P. (A. P.)	100 mg	Eventuell einmalige Wiederholung nach 4 Stunden	200 mg	
Scopolamin	E. P. (A. P.)	0·4—0·6 mg	Eventuell einmalige Wiederholung nach 4 Stunden 0·25—0·5 mg	1·1 mg	Dolantin, Barbiturate, Inhalationsanästhetica

* E. P. = Eröffnungsperiode; A. P. = Austreibungsperiode.

möglichkeiten angeführt. In der Austreibungsperiode kann bei Anwendung von Barbituraten oder Piperidinderivaten, die in der Eröffnungsperiode verabfolgt wurden, Lachgas oder Trichloräthylen in Anwendung gebracht werden. Gegebenenfalls kann noch zusätzlich für die Durchtrittsperiode ein Pudendusblock in Betracht gezogen werden. Scopolamin wird häufig mit Dolantin kombiniert, auch hier wird die Austreibungsperiode durch Lachgas bzw. Trichloräthylen und die Durchtrittsperiode durch Pudendusanästhesie

Tab. 2. Inhalationsmethoden

	Beginn und Dauer	Apparaturen Anwendungsform	Kombinationsmöglichkeiten
Trichloräthylen z. B.: Trilen, Trinarcon, Trichloran	E. P.* A. P.	Inhalatoren (offenes System) Narcose à la princesse	Medikamentöse und leitungsanästhetische Methoden
Lachgas	D. P.	Dosierungsapparaturen	
Chloräthyl Chloroform	D. P.	In Form der Narcose à la reine	

* E. P. = Eröffnungsperiode;
  A. P. = Austreibungsperiode;
  D. P. = Durchtrittsperiode.

schmerzloser gestaltet. Die Tab. 2 gibt die Kombinationsmöglichkeiten für die Inhalationsmethoden wieder. Von den Inhalationsanästheticis kommen für die Eröffnungs- und Austreibungsperiode Lachgas und Trichloräthylen in Betracht. Chloräthyl und Chloroform werden nur für die Durchtrittsperiode benützt. In der Tab. 3 sind Medikationsbeispiele für die Schmerzbekämpfung, wie sie in der amerikanischen Geburtshilfe verwendet werden, angeführt.

Für die Schmerzlinderung während der normalen Geburt eignen sich vor allem die technisch einfach durchführbaren Verfahren der medikamentösen Analgesie, z. B. Dolantin mit oder ohne Scopolamin oder Scophedal allein (Knaus), eventuell kombiniert mit Lachgas-Sauerstoff oder Trichloräthylen und gegebenenfalls einem zusätzlichen Pudendusblock. Nach O. Käser, F. E. König und M. Etterich konnte mit diesen Methoden in etwa 95% eine genügende Schmerzlinderung erzielt werden.

Tab. 3. Medikationsbeispiele für die Schmerzbekämpfung in der amerikanischen Geburtshilfe
(nach Thomas Rust)

MM $\varnothing$: 4 cm		Austreibungs-periode	Durchtritts-periode
1. Scopolamin .. 0·4 Dolantin .... 0·1 Phenobarbital 0·1 (Luminal) 2. Scopolamin .. 0·6 Dolantin .... 0·1 Phenobarbital 0·3 (Luminal)	Eventuell nach 3 Stunden 0·1 Dolantin	Lachgas	Pudendus-anästhesie

Wir selbst benützen vor allem Trichloräthylen allein oder mit Dolantin, eventuell in Kombination mit einem Pudendusblock bzw. diesen allein. Einschließlich der von E. Wieninger und W. Albrich bereits veröffentlichten Fälle erstreckt sich unsere gute Erfahrung mit dem Trichloräthylen derzeit auf über 300 Fälle. Der von Hosemann und Hickl angegebene Inhalator stellt zweifellos einen wertvollen Fortschritt in der Anwendung des Trichloräthylens dar. Durch den Zusatz von Hyaluronidase läßt sich die Pudendusanästhesie technisch wesentlich einfacher verabfolgen. Wenn auch die Lachgas-Sauerstoff-Analgesie das beste Verfahren unter den Inhalationsmethoden darstellt (Th. Heynemann, O. Käser, C. Müller, Th. Rust u. a.), so kann es doch durch das billigere Trichloräthylen weitgehend ersetzt werden.

Fasse ich zusammen, so kann gesagt werden, daß es zwar heute noch keine allen Ansprüchen entsprechende Methode zur schmerzlosen Entbindung gibt. Anders verhält es sich mit der Schmerzlinderung bei der normalen Geburt. Hier steht uns eine Reihe von Verfahren zur Verfügung, die — insbesondere bei einem individuellen Vorgehen — die in sie gesetzten Erwartungen voll erfüllen.

Literatur: Buytendijk, F. J. J.: Ueber den Schmerz. Aus dem Holländischen übersetzt von H. Plessner. Bern: H. Huber, 1948. — Franken, H.: Die Schmerzbetäubung in der Frauenheilkunde in: Seitz-Amreich: Biologie und Pathologie des Weibes. 2. Aufl. III/3. Berlin und Wien: Urban & Schwarzenberg, 1945. — Held, E.: Schweiz. med. Wschr., 1951: 227. — Heynemann, Th.: Arch. Gynäk, 180 (1951): 15. — Käser, O.: Zur Technik der Schmerzbekämpfung unter der normalen

Geburt. Fortschritte der Geburtshilfe und Gynäkologie. Bibliotheca Gynaecologica. Suppl. ad Gynaecologia I, 1950. — D e r s e l b e: Gynaecologia, 132 (1951): 267. — K ä s e r, O., K ö n i g, F. E. und E t t e r i c h, M.: Gynaecologia, 131 (1951): 257. — M a r t i u s, H.: Lehrbuch der Geburtshilfe, 2. Aufl. Stuttgart: G. Thieme, 1952. — M a y e r, A.: Seelische Krisen im Leben der Frau. München: J. F. Lehmann, 1952. — R u s t, Th.: Schweiz. med. Wschr., 1947: 876. — W i e n i n g e r, E. und A l b r i c h, W.: Wien. klin. Wschr., 1951: 497.

Das postoperative Reaktionssyndrom nach Operationen in Ganglienblockade

Von

Dr. **V. Feurstein**

Salzburg

Mit 1 Abbildung

Unter dem Sammelbegriff der operativen Nachkrankheit kennen wir eine Reihe verschiedenartiger, eng umrissener klinischer Erscheinungsbilder, die pathogenetisch vorwiegend als kreislauf- und atmungsmechanische Folgen des Eingriffes gedeutet werden. Nicht zuletzt wird auch der Art der Anästhesie mehr oder weniger Schuld zugesprochen. Gerade die postoperative Pneumonie wird heute noch häufig als Wertmesser einer guten oder schlechten Anästhesiemethode herangezogen. Zu all diesen Fragen hat aber heute die Anästhesiologie auch selbst etwas zu sagen, die, wie L a b o r i t[1] einmal treffend sagte, „die rein anästhetische Phase überwunden hat" und sich ebensosehr mit der physiologischen und psychogenen Gesamtsituation des Menschen befaßt, wie irgend ein anderes Fachgebiet der Medizin. Sie geht also auch der postoperativen Periode mit dem gleichen Interesse nach wie die Chirurgie und hat vielleicht in einer glücklichen Ergänzung für diesen Weg den Vorteil zu buchen, einer funktionell-physiologischen Forschungsrichtung anzugehören.

So versucht sie nun wenigstens, die Wechselfälle der postoperativen Periode einheitlich zu erfassen und greift zu diesem Zweck in ein anderes Milieu, als das bisher ätiologisch gewohnte.

Von C a n n o n[2] stammt der Begriff der Homeostasie, der Tendenz des Organismus, gegen jeden äußeren Anstoß sein funktionelles Gleichgewicht — sein milieu intérieur nach Claude Bernard — zu erhalten. Die Reaktion auf den gleichgewichtsstörenden Anstoß ist ein gesamtorganisches vegetativ-humoral gesteuertes Phänomen, dem ein fast gesetzmäßiger Reaktionsablauf zugrunde liegt. Operation und Anästhesie sind zweifellos als Anstoß auf das organische Gleichgewicht zu werten — als „stress‘, um mit diesem Begriff die Verwandtschaft des hier besprochenen postoperativen Reaktionssyndroms mit dem allgemeinen Adaptationssyndrom von Selye[3] herauszustellen. Die postoperative Phase steht somit unter dem Zeichen klinisch faßbarer Regulationsvorgänge, unter dem Gesetz eines dynamischen Syndroms, das seine Aufgabe hat, die aus dem Gleichgewicht geworfene lebendige Funktion in seine Ausgangslage zurückzuschwingen. Es ist gleichsam ein nahezu allgemeingültiges Verteidigungsmuster des Organismus, seine Unabhängigkeit gegenüber der Umwelt zu behaupten. In dieser Weise gesehen, läßt sich die operative Nachkrankheit als pathologisch manifeste Erscheinungsform, als Phänotypus eines einheitlichen genotypischen Geschehens deuten. Versuche, dieses Reaktionssyndrom auszuschalten bzw. zu hemmen, sind auch tatsächlich in jüngster Zeit gemacht worden und versprechen in bezug auf die operative Nachkrankheit Erfolg. So hat Laborit[4] den gesamten vegetativ-humoralen Steuerungsapparat im Rahmen der „hibernation arteficielle", der Winterschlafnarkose, medikamentös ausschalten können und den Organismus seines reaktiven Verhaltens beraubt. Damit konnte er operative und postoperative Komplikationen verhindern, die der Arbeitshypothese des Autors entsprechend Niederlagen des Organismus darstellen, in einem auf Gesundheit und Krankheit, ja auf Leben und Tod geführten Unabhängigkeitskampf.

Nun hat im Rahmen der neuzeitlichen Anästhesie die Technik der künstlichen Blutdrucksenkung zur operativen Blutungsverminderung breiteren Boden gewonnen (Enderby[5], Shackleton[6], Kern[7]). Sie beruht auf der Blockade der vegetativen Umschaltstellen mit pharmakologisch selektiv wirkenden Körpern, wie Pendiomid-Ciba, Penta- und Hexamethonium in Kombination mit einer entsprechenden Lagerung des Kranken. Unser Interesse galt neben der Blutungsverminderung im eben ausgeführten Zusammenhang der Frage, inwiefern das postoperative Reaktionssyndrom verändert bzw. gehemmt wird, wenn intraoperativ die Ganglienblockade des vegetativen Systems Anwendung findet. Wir haben zu diesem Zweck zwei Funktionen des adrenergen Systems herausgegriffen, die wohl

im postoperativen Regulationsablauf eine größere, wenn auch
längst nicht die einzige Rolle spielen. Das Verhalten
des Nebennierenmarkes ermaßen wir mittelbar an der
durch Adrenalinausschüttung bedingten Mobilisierung der
Glykogendepots bzw. der daraus folgenden Hyperglykämie.
Wir waren uns dabei wohl bewußt, daß die sogenannte

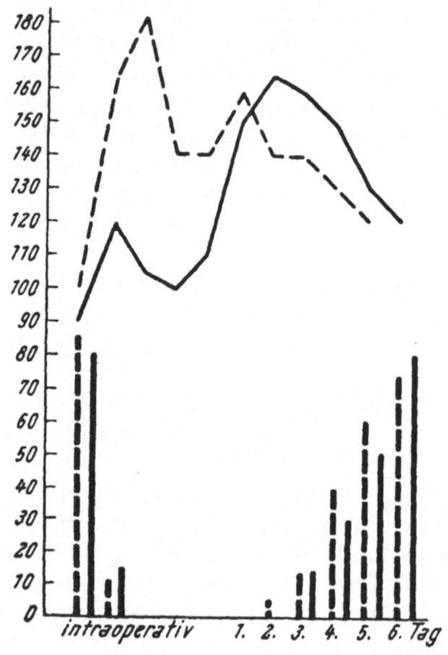

Abb. 1. Blutzuckerkurve (oben), Eosinophilenzahlen (unten) im Rahmen
des Reaktionssyndroms

– – – – – ohne Ganglienblockade; ·············· mit Ganglienblockade
Mittelwerte aus 5 Untersuchungsergebnissen

Narkose oder Operationshyperglykämie nicht allein die Folge
der Adrenalinwirkung ist (S c h o s t o c k [8]), sondern zum
Teil auch anderen Einflüssen unterliegt, worauf noch kurz
zurückgekommen werden soll. Die Reaktion der Nebennierenrinde erfaßten wir über das zahlenmäßige Verhalten
der Eosinophilen im Blut, ein Verfahren, das zur Prüfung
der Rindenfunktion unter ACTH als T h o r n - Test [9] bekannt
ist. Die Untersuchungen wurden an gesunden euthyreoten
Strumapatienten intra- und postoperativ durchgeführt, und
zwar so, daß die eine Gruppe unter gewöhnlichen Bedin-

gungen, die andere unter Ganglienblockade mit Pendiomid-Ciba geprüft wurden. Die graphische Darstellung verzeichnet die aus den Untersuchungen gewonnenen Mittelwerte.

Für die Aufzeichnung der Blutzucker- und der Eosinophilenwerte wurde in der Darstellung das gleiche Ordinatensystem verwendet, so daß die Ordinate in der oberen Hälfte Milligrammprozent, in der unteren absolute Zahlen der Eosinophilen angibt.

Wie zu erwarten, tritt in der ersten sogenannten neurovegetativen Reflexphase unter gewöhnlichen Narkosebedingungen ein steiler Anstieg des Blutzuckers auf, der von der insulären Gegenregulation wohl erfaßt, aber nicht auf sein Ausgangsniveau gesenkt werden kann. In der Folge fehlt auch die negative Nachschwankung, die für die exogene Glukosebelastung so bezeichnend ist. Diese erste Phase steht ganz unter dem Zeichen der adrenergen Notfallsfunktion und findet bei intakter Nebennierenrinde in einem Absturz der Eosinophilen ihren Ausdruck.

Unter der Ganglienblockade ändert sich das Kurvenbild. Wir vermissen die hyperglykäme Spitze der Notfallsfunktion, obwohl der Blutzucker seine Normwerte nicht beibehält, sondern eine positive Schwankung mitmacht. Wie vorher erwähnt, ist das Adrenalin nicht der einzige glukogene Faktor. Unter den von der Nebennierenrinde ausgeworfenen gluko-kortikoiden Hormonen werden Eiweiß und Fettkörper zur Glukoseproduktion herangezogen, wobei die Narkose selbst zu einer verminderten Glukosenutzung führen dürfte. Damit erklärt sich der mäßige Anstieg des Blutzuckers. Als Ausdruck einer neurogenen Markhemmung fehlt aber die dem Adrenalin zu eigene Glykogenbereitstellungsfunktion.

Für die Nebennierenrinde aber gilt diese Hemmung unter Ganglienblockade nicht, wie dies schon eben die leicht hyperglykäme Wirkung der Kortikoide zeigte. Den sicheren Beweis dafür aber erbringt der auch hier eintretende jähe Eosinophilensturz, der manchmal zu einem vollständigen Verschwinden dieser Zellart schon wenige Stunden postoperativ führt.

Diese primäre Reflexphase leitet unmittelbar die zweite Periode des Reaktionssyndroms ein, die endokrin-ergotrope Regulationsphase. Sie wird von den Glukokortikoiden und dem Adrenalin beherrscht. Hyperthermie, Hyperglykämie, Hypertonie, Eosinopenie, Einschmelzung von Proteinen und Fetten, Kochsalzretention unter Kaliumausscheidung, schlaffe

Wundheilung nach C a r r e l als Ausdruck der Fibroblasten-
hemmung sind einige ihrer klinisch faßbaren Auswirkungen.

Mit dem Ausklingen der Ganglienblockade steigt in
dieser Phase der Blutzucker auf seine „reaktive Norm"
an und wird somit in den allgemeinen Reaktionsablauf nach-
gezogen.

Ohne scharfen Uebergang beginnen schließlich um den
fünften postoperativen Tag die mineralo-kortikoiden Hormone sowie die androgenen Körper ein Uebergewicht zu
bekommen, um mit einem, manchmal krisenhaften Umschwung die endokrin-trophotrope Regulationsphase einzuleiten. Normalisierung der Temperatur, Absinken der Blutzuckerkurve, Hypotonie mit Kollapsneigung, Wiederanstieg
der Eosinophilen, Mobilisierung des retikulo-endothelialen
Systems, Förderung der Wundheilung.

Für das postoperative Reaktionssyndrom unter Ganglienblockade haben wir damit in unserem Untersuchungs-
bereich feststellen können:

1. Die Blockade vegetativer Ganglien führt im Bereiche des adrenergen Systems zu einer Markhemmung,
ohne die Funktion der Nebennierenrinde zu beeinflussen.
Entwicklungsgeschichte, wie Innervationsunterschiede dieser
beiden Organanteile lassen bereits ihre getrennte Funktion
vermuten.

2. Nach Abklingen der Blockade tritt die Adrenalin-
Notfallsfunktion voll in Kraft. Sie wird nicht aufgehoben,
sondern lediglich aufgeschoben.

3. Für die beiden endokrinen Phasen der Regulationsvorgänge treten somit keine Veränderungen ein.

Nach diesen Ergebnissen hat die intraoperativ durchgeführte Ganglienblockade auf den postoperativen Verlauf
im vegetativ-humoralen Sinne keinen entscheidenden Einfluß.

L i t e r a t u r : [1] L a b o r i t, H.: Anesthésie et Analgesie,
IX (1952): 1. — [2] C a n n o n: Zit. n. Textbook of Endocrinology,
H. Selye. Acta Endocrinologica Inc., Montreal, 1949. — [3] S e l y e,
H.: Stress, Acta Endocrinologica Inc., Montreal, 1949. — [4] L a -
b o r i t, H.: Anesthésie et Analgesie, VIII (1951): 3. — [5] E n -
d e r b y, H. G. E.: Lancet, I (1950): 1145—1147; Lancet,
261 (1951): 6681, 489. — [6] S h a c k l e t o n, R. P. W.:
Brit. Med. J., 1 (1951): 1054. — [7] K e r n, E.: Der An-
ästhesist, I (1952): 15—19. — [8] S c h o s t o c k, P.: Langenbecks
Arch. und Dtsch. Z. Chir., 271 (1952): 570—579. — [9] T h o r n,
G. W. und F o r s h a m, P. H.: Textbook of Endocrinology, Philadelphia; Saunders Comp., 1950.

Psychologie und Psychotherapie
des Schmerzes*

Von

Professor Dr. **Erwin Stransky**

Wien

Schmerz, dieses so schwer ins Gewicht fallende seelische Erleben, ist etwas, womit gerade der Arzt im besonderen Ausmaße konfrontiert ist. Kein Wunder, daß hierüber ein enorm umfassendes Schrifttum vorliegt, an dem neben Psychologen vor allem Vertreter der verschiedensten ärztlichen Fächer beteiligt sind (vom Vortragenden vielfach zitiert). Unter dem Krankenmaterial des Vortragenden haben, wie ihm Stichproben erwiesen, weit über die Hälfte der Patienten über irgend welche Schmerzen geklagt; in anderen medizinischen Fächern, etwa in der Chirurgie, spielen solche Klagen zweifellos eine noch gewichtigere Rolle.

Man muß unterscheiden zwischen dem Schmerz als einer sinnlichen Empfindungsqualität, dem Schmerz als einer Gefühlsqualität und dem Schmerz in einem höheren abgeleiteten Sinne als sogenanntem Seelenschmerz oder Seelenleid. Es wird darauf hingewiesen, daß die sprachliche Synonymität, wie sie sich in allen Kultursprachen findet, wohl kein Zufall ist, und es ist hier vor allem der zentralen, vermittelnden Funktion des Thalamus und Hypothalamus zu gedenken, wie des näheren ausgeführt wird. Jedoch ist darauf hinzuweisen, daß über dem Thalamus

---

* Ausführliche Darstellung — unter Eingehen auf das wesentliche Schrifttum und eigene Arbeiten — erschienen im Archiv für Psychiatrie, Bd. 190, Heft 1.

noch höhere kortikale Zentren stehen, in denen das Schmerzerlebnis seine spezifisch menschliche Tönung erhält.

Die Lehren v. F r e y s von der Spezifität nicht nur, sondern auch von den spezifischen Sinnespunkten des Schmerzsinnes in Haut und Hornhaut haben weithin Anerkennung, aber auch Gegnerschaft gefunden; es werden vor allem O. F ö r s t e r und L e r i c h e als solche Gegner angeführt. Jedoch wird darauf hingewiesen, daß insonderheit die Tatsache der Gefäß- und Organschmerzen und jene der Schmerzleitung durch das autonome System der Lehre v. F r e y s durchaus nicht absolut widersprechen und mit ihr durchaus vereinbar sind. Zweifellos hat der Schmerz als eine ontogenetisch und wohl, mindestens innerhalb der Warmblüterreihe, auch phylogenetisch alte Empfindungsqualität gleich verwandten anderen Empfindungen (z. B. Juckempfindung) innigere Beziehungen zum Gefühlsleben, ein minder präzisiertes Lokalzeichen und eine stärkere Irradiationstendenz als die höher spezifizierten Sinne; aber darum ist doch an seiner sinnlichen Qualität kein Zweifel, sie ist der Annahme, die in neuerer Zeit auch K r e t s c hm e r nicht ganz abweist, wonach etwa im Sinne S t u m p f s Schmerzempfindung und Schmerzgefühl nicht trennbar seien, entgegen; beide sind trotz gewiß besonders inniger Beziehung phänomenologisch voneinander trennbar. Es ist schließlich noch darauf hinzuweisen, wie an Beispielen illustriert wird, daß sinnliches Schmerzerleben durchaus nicht immer an Unlustgefühl gebunden sein muß, auch nicht unter noch physiologischen Verhältnissen.

Es ist ferner darauf hinzuweisen, daß mindestens die höheren Tiere zweifellos Schmerz empfinden und auch fühlsmäßig offensichtlich darunter leiden. Schmerz erleiden aber im Sinne der Verankerung im historischen Ich und im Prospektiven kann nur der Mensch und nur er vermag sich innerlich dem Schmerz gegenüberzustellen, wie dies von Psychologen und Aerzten (O. S c h w a r z, V. F r a n k l und anderen, die namentlich zitiert werden) mit Recht betont wird.

Die Frage, ob der Schmerz als eine physiologische oder als eine pathologische Erscheinung anzusehen sei, erledigt sich dahin, daß das Schmerzerleben beiderlei zu sein vermag, je nach der Konstellation. Dies leitet hinüber zu der Frage nach der Entelechie des Schmerzes, die, wie das Schrifttum dartut, eine verschiedene Beantwortung findet. Wohl die meisten ärztlichen Autoren (es werden neben S a u e r b r u c h und seinem nichtmedizinischen Mitarbeiter

Wenke noch eine Reihe anderer zitiert) sehen im Schmerz eine Art Wächter („Wachhund") der Gesundheit; dieser Anschauung schließt sich der Vortragende grundsätzlich an; man kann dies von der physiologischen Seite ebenso gut verstehen, wie es anderseits unzweifelhaft ist, daß der Schmerz auch als Warner im Beginn pathologischen Geschehens sehr häufig einem bestimmten Zwecke dient. Daneben darf aber nicht verkannt werden, erstlich, daß es Schmerzen gibt, die solchen Zwecken in keiner Weise dienlich sind oder aber die, wie am Ende jeder Schmerz, sofern er infolge Andauer und Intensität über seine Warnfunktion hinausgeht, als solche eine Gesundheitsstörung bedeuten; und es darf ebensowenig verkannt werden, daß der „Wachhund" nicht selten auch „schläft" (Paradigma: nicht wenige Fälle von Magenkarzinom) oder aber auch „falsch" meldet (etwa im Sinne der Head schen Zonen). Aber es gibt eben im natürlichen Geschehen keine absoluten Wertsetzungen, wie dies ähnlich auch Obersteiner seine Schüler gelehrt hat, und es darf auch an jene Relativitäten nicht vergessen werden, die sich im Arndt-Schulzschen Gesetze ausdrücken.

Außer seiner Entelechie im physiologischen Geschehen und in der Klinik erfüllt jedoch Schmerz in jeder seiner Gestalten noch einen anderen Zweck, was mindestens am Rande auch den medizinischen Psychologen angeht, vor allem den Nerven- und Seelenarzt. Es wird darauf hingewiesen, daß Feuchtersleben und in der Folge Lotze u. a. auf die Bedeutung des Schmerzerlebens für die Formung des Ich in der Ontogenese des Menschen hingewiesen haben. Das Schmerzerleben und die „Haltung" des Ich zum Schmerz (Schilder u. a.) sind aber auch charakterbildnerisch und charakterdiagnostisch von erheblicher Bedeutung. Sowohl die Antike wie das Christentum unterstreichen in ihren Tendenzen die engen Beziehungen zwischen Schmerzerleben, Schmerzerleiden und Ethos. Der Philosoph Scheler sagt mit Recht, ein Leben ohne Schmerz und Leid würde zu metaphysischem Leichtsinn führen. Die kulturschöpferische Bedeutung von Schmerz- und Leiderleben wird unter anderem auch von dem großen Rechtslehrer Ihering unterstrichen.

Referendo und auch unter Hinweis auf eigene Arbeiten des Vortragenden und eigene Thesen desselben wird eine Uebersicht gegeben über die wichtigsten Stellungnahmen in der Schmerzliteratur zu allen diesen abgehandelten Themen (außer den bereits zitierten und anderen Autoren

insonderheit W u n d t, R i b o t, K ü l p e, P i é r o n, K l ä s i,
B u y t e n d i j k, H o f f und S t r o t z k a usw.). In Anlehnung an die grundlegenden Arbeiten von C. W. H e s s, ferner an K l ä s i, O. F ö r s t e r, K a u d e r s u. a. wird auch
unter Bezugnahme auf die Hormonalfunktionen, insbesondere auf die adrenergischen, die Grenzbeziehung zwischen
Seelischem und Körperlichem in dieser Sphäre erörtert (hier
wird unter anderem auch auf B i r k m a y e r und W i n k-
l e r hingewiesen). Auf der anderen Seite wird noch eine andere, über alle grundsätzlichen Unterschiede hinaus bestehende Verwandtschaft aufgezeigt: jene zwischen der auch
vom Referenten (Hinweis auf dessen Abhandlung über das
Angstproblem und andere) grundsätzlich geteilten Anschauung v. F r e y s über den Primat des irgendwie unlustbeton-
ten Erlebens über das Lustbetonte in der Ontogenese (möglicherweise auch in der Phylogenese) und der Lehre vom
Lustprinzip Siegmund F r e u d s und seiner Schule.

Das Schmerzerleiden im metaphorischen Sinne, der
Seelenschmerz, wird besonders behandelt und erörtert,
welche Beziehungen zwischen dem phänomenologisch ja
ganz andersartigen Erleben desselben und dem Erleben
von Schmerzsinnesempfindung und sie eskortierendem
Schmerzgefühl bestehen. Es wird darauf hingewiesen, daß
auch der Seelenschmerz gar nicht selten, unter physiologischen wie unter pathologischen (endogene Depressionen)
Verhältnissen mit einer eigenartigen Schmerzempfindung,
die in der Herzgegend lokalisiert zu werden pflegt, einhergehen kann. Das Zentralrelais des Thalamus einerseits und
von der hormonalen Seite her adrenergisches Wirken in
depressiven Affektzuständen scheinen hier, wie des näheren
ausgeführt wird, eine Mittlerrolle zu spielen und die sprachliche Synonymität irgendwie anatomisch bzw. hormonal zu
unterbauen.

Nach Abhandlung einer Reihe bemerkenswerter pathologischer Schmerzkonstellationen, insbesondere auch bei den
Neurosen und bei einer Reihe von Psychosen — wobei auf
die Möglichkeit einer gewissen Entelechie durch neurotisch
bedingte Schmerzen hingewiesen wird — wird noch darauf
Bezug genommen, daß es auch außerhalb des Gebietes der
Hysterie, der Psychogenie überhaupt pathologisch bedingte
bzw. geformte oder habituelle abnorme Schmerzunteremp-
findlichkeit und Schmerzunempfindlichkeit gibt, teils gewor-
dene, teils auch angeborene. Allüberall da weist der Vortragende teils auf eigene Arbeiten und Befunde, teils auf
solche zumal englischer Autoren hin, die damit konform

gehen. Es wird ferner hingewiesen darauf, daß auch im Bereiche der Rückenmarkssegmente eine gewisse, wenn auch natürlich untergeordnete und unter der Bewußtseinsschwelle verlaufende Schmerzregulation (offenbar die Schmerzleitung mitbetreffend) vor sich geht, was durch Hinweis auf Einzelarbeiten illustriert wird.

Die Psychotherapie des Schmerzes ist eine besonders wichtige Aufgabe des Arztes. Es unterliegt keinem Zweifel, daß seelische Behandlung des Schmerzes möglich, wenn auch nicht selten schwierig ist, und ihre Notwendigkeit springt in die Augen. Hier weist der Vortragende besonders auf die Schule Weizsäcker, auf die Ergebnisse von Pötzl und Schilder, auf eigene Thesen und noch vieles andere hin, hinsichtlich des Seelenschmerzes, dessen Sinnhaftigkeit unterstrichen wird, speziell auch auf die neueren Thesen Frankls; nochmals wird in diesem Zusammenhang an die pädagogische Bedeutung des Schmerzerlebens und seine pädagogische Nutzung erinnert. Von Interesse ist in diesem Zusammenhang nicht zuletzt, daß nicht nur in Zuständen extremer Emotion, etwa in der Kampfsituation, ein Unterschwelligbleiben des Schmerzes statthaben kann — hierüber wird in Anlehnung an psychiatrisch-klinische Erfahrungen auch theoretisch gehandelt —, sondern daß auch auf rein psychotherapeutischem Wege unzweifelhaft organisch unterbaute Schmerzen beseitigt zu werden vermögen, woran eine Reihe von Autoren, so z. B. Kogerer bezüglich des Geburtsschmerzes und Frankl und Strotzka bezüglich des Phantomschmerzes, bestimmte Erwägungen geknüpft haben. Es darf aber nicht außer acht gelassen werden, daß bei der psychotherapeutischen Schmerzbekämpfung der Kontakt mit der Physikotherapie und mit medikamentöser Behandlung nie aufhören darf (Georgi u. a.). In neuester Zeit hat die Hirnchirurgie sich gleichfalls hier eingeschaltet, doch sind die Ergebnisse der Lobotomie bzw. der Topektomie letztlich keine allzu befriedigenden; indes haben sie die These von der phänomenologischen Trennbarkeit der sinnlichen und der affektiven Seite des Schmerzerlebens unterbauen geholfen.

Der Arzt als Psychotherapeut wird unter allen Umständen gut fahren, wenn er, und dies ergibt sich aus den mannigfachen Ausstrahlungen des Schmerzproblems, bei der Schmerzbekämpfung und Schmerzbehandlung, um welche Art Schmerzen es sich auch handeln möge, mit dem wissenschaftlich geschulten Psychologen, mit dem Pädagogen und nicht zuletzt mit dem Priester Hand in Hand geht; mit

Rücksicht jedoch darauf, daß das Problem des Schmerzes und der Schmerzbekämpfung nicht nur ein psychologisch komplexes ist, sondern allüberall auch seine somatischen und klinischen Beziehungen hat, soll er als Arzt die Oberleitung der Behandlung stets sich selbst vorbehalten.

Heilanästhesie

Von

Professor Dr. **F. Mandl**

Wien

Unter Heilanästhesie (HA.) versteht man die Anwendung der Lokalanästhetika zu therapeutischen Zwecken besonders bei Schmerzzuständen, aber auch bei anderen Erkrankungen. Sie hat sich aus der Lokalanästhesie entwickelt und geht auf S p i e s s zurück, der entzündliche Prozesse nach Injektion von Novocain rascher abheilen sah. Er meinte, daß — falls man den sensiblen Nerven ausschalte — eine Entzündung nicht zustande komme oder aber rascher abheile. Er ist als Vater der HA. anzusehen. Seit S p i e s s 1906 über diese Beobachtungen berichtete, hat man dann die Lokalanästhetika zu Heilzwecken sehr häufig aus verschiedener Indikation und mit verschiedener Lokalisation ausgeführt.

Ich selbst habe mich vielfach um .diese Fragen bemüht. So konnte ich schon 1924 bei einem Fortbildungskurs der Medizinischen Fakultät (publiziert in einem Springer-Heft) über die neueren Anwendungsformen des Novocains sprechen. Abgesehen von der systematischen Einführung der therapeutischen paravertebralen Injektion (heute Sympathicusblockade genannt), über welche heute nicht ausführlich gesprochen werden soll, konnte ich damals zeigen, daß man durch intramuskuläre Injektionen von Novocain den Trismus beim Tetanus beseitigen kann, daß man auch einen Tetanus durch eine überdosierte epidurale Injektion bessern und schließlich beheben kann, daß man weiter durch das Tonusgift Novocain die Muskelatrophie nach Verletzungen oder Operationen entsprechend der Theorie von A. W. M e y e r verhindern kann. Ich konnte weiter schon damals bestätigen, daß die Lumbalanästhesie im Sinne von M a y e r (Tübingen) das stärkste Peristaltikum ist, über das wir verfügen.

1928 trat dann H u n e k e auf den Plan und berichtete über ganz unerklärliche Heilerfolge einer Novocain-Koffein-Verbindung „Impletol", welche er intravenös und in Weichteile bei verschiedenen Zuständen erfolgreich injizierte. Ueber diese intravenöse Verabreichung der Lokalanästhetika hat jüngst K r a u c h e r in einer interessanten Monographie alles Wissenswerte berichtet. Rückläufig gesehen und ohne zuviel geschichtliche Daten zu verzeichnen, waren vor und knapp nach dem zweiten Weltkrieg alle Wege der Injektionsmöglichkeit der Anästhetika bereits eingeführt (siehe Tab. 1). Ueber diese kurz und kritisch zu berichten, ist die Aufgabe meines Referates.

T a b e l l e 1

1. In die Weichteile der ganzen Körperoberfläche bis zu den Knochen (S p i e s s)
2. intravenös (H u n e k e)
3. intraarteriell (L e r i c h e)
4. intra- und paraartikulär (F e n t z)
5. intraneural (H ä r t e l)
6. an den sympathischen Grenzstrang und seine Ganglien (L a e w e n-K a p p i s-M a n d l)
7. peridural (D o g l i o t t i-O r a t o r)
8. intralumbal (M a y e r)
9. intrazerebral (M a n d l)

Ich kann nur einige wichtigere dieser Lokalisationsformen heute herausgreifen und etwas genauer betrachten.

Ad 1: Die Injektion der Anästhetika in die Weichteile dürfte die größte praktische Bedeutung haben. Vor allem wird sie bei einer ganzen Reihe von banalen Schmerzzuständen angewendet, für die es keine oder nur eine ungenaue Terminologie gibt. Wir werden einige von ihnen noch erwähnen und wollen zunächst die Erklärungsversuche der Wirkung anführen:

Zunächst entsteht nach der subkutanen Injektion der Anästhetika eine sekundäre Hyperämie im Injektionsbereich, welche leicht mit dem Hautthermometer nachweisbar ist. Nach meinen diesbezüglichen Versuchen mit H e i l i c z e r ist der Grad der Hyperämie und ihre Dauer bei verschiedenen Krankheiten verschieden. Sie ist z. B. bei Thyreotoxikosen anhaltender und intensiver als bei anderen Zuständen. Sie wechselt auch individuell. Bei intramuskulärer Injektion von novocainähnlichen Stoffen kommt es weiter zur Behebung eines lokalen Muskelspasmus. Die Injektion wirkt weiter im Sinne von S p i e s s, die Reizschwelle dämpfend, und kann so den Schmerz nach wiederholten Injektionen zum Schwinden bringen. Es ist weiter anzunehmen, daß im Nerv-Muskelsystem der lokale Gewebschemismus — besonders das Azetylcholin betreffend — verändert wird und eine Veränderung der elektrischen Erregbarkeit innerhalb dieses Systems wurde von einigen Autoren — darunter S c h a e f e r — klar erwiesen. Nicht außer acht lassen dürfen wir schließlich, daß Spritze und Nadel auch imstande sind, in diesem oder jenem Fall psychologisch zu wirken. Damit sind einige klar erwiesene Erklärungsversuche gebracht, die sich auf dem Gebiete der Tatsachen bewegen.

T a b e l l e 2

Bursitis subdeltoidea und Periarthritis humeroscapularis	+ + +
Lumbago und ähnliche Zustände	+ + +
Adduktoren und andere Muskelrisse am Oberschenkel (Sportverletzungen)	+ + +
Seitenbandanrisse am Kniegelenk	+ + +
Schmerzhafte Narben	+ +
Nicht dislozierte Frakturen, welche keiner Belastung ausgesetzt sind	+ +
Epicondylitis humeri	+ +
Wirbelsäulenschmerzen verschiedener Art	+ +
Calcaneus-Sporn	+ +
Gelenkschmerzen verschiedener Genese	+
Herzschmerzen [Angina pectoris, Perikarditis (subkutan präkordial)]	+

Dosierung: 5—10 ccm $^1/_2$%ige Lösung ohne Adrenalinzusatz 2-3-4mal wiederholen. Die Injektion erfolgt am schmerzhaften Punkt, der genau zu erheben ist, subkutan, muskulär und wenn nötig bis an den Knochen.

In Tab. 2 sind einige Krankheiten angeführt, bei denen sich die Weichteil-HA. bewährt hat und der Grad der Wirkung durch Kreuze angemerkt. Die Tabelle erhebt keinen Anspruch auf Vollständigkeit und entspricht persönlicher Erfahrungen:

In der Tabelle finden Sie nur einige wenige Krankheiten, die schmerzhaft sind und deren Terminologie gegeben werden kann. Die Zahl der schmerzhaften Zustände aber, für deren Diagnose wir erzwungene Namengebungen, wie z. B. Tendinitis, Myositis, Fascitis usw., anwenden und bei denen die HA. von Erfolg sein kann, ist natürlich viel größer. Tatsächlich handelt es sich um ein Heilverfahren von großer Anwendungsbreite, das relativ selten versagt. Komplikationen treten fast nie auf und Infiltrate entzündlicher Natur finden wir nach der HA. nur außerordentlich selten. Anderseits kommt es meiner Erfahrung nach im Anschluß an die HA. in ungefähr einem Prozent der Fälle zu einer Exazerbation des Schmerzzustandes, nach dessen Abklingen der Schmerz geschwunden sein kann oder aber bestehen bleibt. Diese Tatsache wird nur selten erwähnt, ist aber praktisch von Bedeutung. Dieser Zustand, der nicht als allergisch und nicht als entzündlich bezeichnet werden kann, ist schwer erklärlich. Manche Individuen zeigen ihn auch bei verschieden lokalisierten Schmerzzuständen immer wieder.

Eine der interessantesten Beobachtungen mit der HA. an die Weichteile mit Novocain bzw. Impletol stammt von Huneke und wird von ihm als Sekundenphänomen bezeichnet. Seine erste Beobachtung ist wert, kurz wiedergegeben zu werden.

Bei einer 40jährigen Patientin mit einer schmerzhaften Schulterarthritis scheitern alle therapeutischen Maßnahmen. 30 Jahre vorher war sie wegen einer Tibiaosteomyelitis operiert worden und die Narbe an der Tibia ist fokusverdächtig. Um letztere schmerzloser zu machen, als ein Nachschub droht, wird die Narbe an der Tibia mit Impletol infiltriert und sofort wird das jahrelang schmerzhafte Schultergelenk schmerzfrei.

In der Folgezeit wurden ähnliche Beobachtungen gemacht und wiederholt wird durch Anästhesie von Narben oder anderen Foci eine Fernstörung rasch und für lange Zeit beseitigt. Ich selbst habe solche Erfolge beobachtet.

Jüngst hat F. Hoff über seine diesbezüglichen Erfolge mit diesem Verfahren berichtet und die Beobachtungen Hunekes bestätigt, ohne auf die Theorie sehr einzugehen, zumal er das Sekundenphänomen für unerklärlich hält.

Nach sorgfältiger Anamnese und sehr exakter Durchuntersuchung des Kranken auf etwaige Foci in Tonsillen, Zähnen oder alten Narben oder Schmerzzonen gelingt es manchmal — aber bei weitem nicht immer — durch Anästhesie derselben, die in einem Gelenk vorhandenen Schmerzzustände sofort „aus der Ferne“ zu beheben. Ganz verworren wird aber das, was bei einem solchen Vorgang wirklich passiert, durch Erklärungsversuche und neue Namengebungen, die oft störend und sinnlos sind.

Das Neuartige des Sekundenphänomens H u n e k e s ist wahrscheinlich das, daß der Fokus nicht entfernt werden muß — ein Vorgang, der doch so häufig therapeutisch wirkt —, sondern daß seine Anästhesie, seine Ausschaltung durch Anästhetika, seine Streuung — wie immer man sich sie vorstellen mag —, sofort oder innerhalb von Stunden zum Schwinden bringt. Und tatsächlich führt die HA. in solchen Fällen nicht immer zu dauernder Schmerzlosigkeit, sondern muß wiederholt werden, weil der Schmerz oft nur allmählich abebbt. Einen solchen Fall beschreiben G r o s s und N o n n e n b r u c h jüngst ausführlich, bei dem immer wieder durch die HA. einer Narbe Fernstörungen am Gelenk beseitigt werden. Als Injektionsort kommen nach H u - n e k e die Tonsillenbogen, Zähne und alte Narben und Schmerzzonen in Frage.

Ad 2: Die Wirkung der intravenösen Novocaininjektion ist heute kaum zu erklären, und so wurde vielfach zu Hypothesen gegriffen, die oft auf schwachen Füßen stehen. K r a u c h e r hat sie in seinem Buche alle erwähnt. Das Tierexperiment ist hier schwer verwertbar oder hat zu widersprechenden Ergebnissen geführt.

Das interne Anwendungsgebiet der intravenösen Injektion ist ein ungeheures, und es wird sich wahrscheinlich erst im Laufe der Zeit herauskristallisieren, was von Wert ist. Ich muß mich auf die Aufzählung der Indikationen beschränken.

Es sei gleich vorweggenommen, daß die intravenöse Novocaininjektion immer wieder auch bei Zuständen Anwendung findet, deren Natur unklar ist und bleibt.

Hierher gehören die sogenannten „vegetativen Betriebsstörungen“, die sogenannte „neurozirkulatorische Dystonie“, die sogenannten „vegetativen Fehlsteuerungen“, die sogenannte „vegetative Ataxie“, alles Erkrankungen, welche heutzutage so oft und leichthin diagnostiziert werden.

Viel zweckmäßiger erscheint es mir doch, nach F. Hoff ganz einfach von vegetativen Regulationen und ihren Störungen zu sprechen, welche H o f f durch Jahre erforscht hat und für die er im Experiment durch das Laboratorium ganz klar Veränderungen im hormonalen Gleichgewicht, im Blutbild, im Mineralstoffwechsel usw. feststellen konnte.

Tab. 3. Intravenöse Heilanästhesie bei inneren
Krankheiten (nach Kraucher, Ratschow)

Indikation	Wirkung
Migräne	+++
Kopfschmerzen (?)	+++
Asthma bronchiale	+++
Ulcus ventriculi et duodeni	++ (!)
Cholecystopathie	++
Neuritis, Myalgien	+++
Lumbago	+++
Ischias	+

Klassifizierung: siehe Tab. 2. Dosierung: siehe Text.

Andere Krankheiten, bei denen die intravenöse Injektion noch Anwendung fand, kann ich an dieser Stelle nur summarisch aufzählen. Vielfach erscheint mir diese Behandlung nicht begründet, schwer erklärbar — aber doch zweifellos von Fall zu Fall wirksam.

Hierher gehören:

gastrische Krisen der Tabiker,

Ernährungsintoxikationen bei Säuglingen (Levesque, 1942), (1 bis 2 ccm, 1%),

Thrombosen der A. centralis retinae,

paroxysmale Tachykardie,

Akroparästhesien,

Ulcus cruris,

verschiedene Schockzustände (auch intrasternal 10 ccm, 1%, Djuvara und Coucou, 1948),

verschiedene allergische Erkrankungen, wie z. B. die Serumkrankheit (State und Wangensteen, 1946) und manche Ekzeme.

Die Dosierung für diese Injektionen ist nach den erwähnten Autoren, die vielfach auch Präparate verwenden, in welchen Zusätze von Koffein enthalten sind: 5 ccm einer ½- bis maximal 1%igen Lösung, welche sehr langsam (innerhalb von zirka 2½ Minuten) injiziert werden soll. Huneke wendet sich gegen jede höhere Dosierung.

Die von Wright vorgeschlagene „Procaineinheit", die recht unverläßlich ist, ist die Menge von 4 mg Procain (Novocain) mal Körpergewicht in 20 Minuten injiziert.

Anwendung der intravenösen HA. bei chirurgischen Erkrankungen: Die häufigste Indikation innerhalb chirurgischer Erkrankungen ist die Behandlung postkommotioneller Kopfschmerzen mit intravenöser Injektion der Novocainsubstanzen. Unter 15 Fällen sahen wir 10mal Erfolge. Unter den unbeeinflußten 5 Kranken wurden 3 nach Stellatuminfiltrationen bald schmerzfrei.

Bei der Buergerschen Krankheit, beim Raynaudschen Syndrom und bei der peripheren Sklerose sahen wir, zum Unterschied von anderen Autoren, fast immer Versager.

Becker glaubt, 7 von 10 Lungenembolien durch intravenöse Novocaininjektionen gerettet zu haben.

Grunerth hat den postoperativen Singultus durch diese Applikation günstig beeinflussen können, während an meiner Station solche Fälle unbeeinflußt blieben. Ebenso soll nach Grunerth die intravenöse HA. die postoperative Darmatonie glänzend beeinflussen.

Auch die reflektorische Anurie soll viel einfacher als durch Sympathicus- oder Splanchnicusblockade durch die intravenöse Novocaininjektion zum Verschwinden gebracht werden können.

Kürzlich hat Rappert vorgeschlagen, die Thrombophlebitis und Phlebothrombose durch intravenöse Transfusion von 200 ccm $1{,}4\%$iger Procainlösung zu beheben. Wir haben in 3 Fällen ein gutes Ergebnis zu verzeichnen und können die Rappertschen Erfahrungen bestätigen.

Einen interessanten Versuch stellt die von F. Allen angegebene Methode dar, allgemeine Schmerzzustände durch hohe Dosen von Novocaindauerinfusionen zu beheben. Die von Allen angegebenen Konzentrationen und Dosierungen erscheinen erschreckend hoch. In manchen Fällen hat er eine 1%ige Lösung verwendet und die höchste Gesamtdosis war in 24 Stunden 20 g Procain. Allen meint, daß solche Quantitäten, welche seinerzeit als ausgesprochen toxisch angesehen wurden, harmlos sind, wenn die intravenöse Infusion sehr langsam fließt. Der Sicherungsfaktor bei so hohen Dosierungen ist der Abbau des Procains innerhalb des Blutes und Gewebes in einigen Minuten, so daß es zu einem kummulativen Effekt nicht kommen kann. In manchen Fällen wurde aber auch rascher infundiert, so daß das Bewußtsein verlorenging. Allen hat sich bei seinem Verfahren vorgestellt, daß die verschiedenen Schmerzformen durch die intravenöse Novocaininjektion dadurch behoben werden, daß das Anästhetikum aus den Gefäßen diffundiert und in die peripheren Nerven eindringt. Dort, wo die Kapillaren permeabler sind, soll diese Diffusion rascher eintreten.

Andere amerikanische Autoren verwenden scheinbar

nicht mit gleichem Erfolg die intravenöse Novocaininjektion, aber jedenfalls zum gleichen Zweck. Die mittlere Dosierung wird angegeben mit: 1 g Procain auf 500 ccm Kochsalzlösung infundiert in 1 bis 1½ Stunden.

Allen verwendet die intravenöse Procaininfusion als Analgesiemethode bei folgenden Zuständen: unerträglicher Pruritus durch schwere Gelbsucht, bei ausgedehnten Verbrennungen, um einen Verbandwechsel zu ermöglichen, außerdem, um den postoperativen Schmerz, welcher Art immer, zu mildern. Auch zu geburtshilflicher Schmerzausschaltung wurde die intravenöse Novocaininfusion verwendet.

Als Warnungszeichen einer Ueberdosierung ist das Auftreten von Konvulsionen sowie das Auftreten einer Zyanose anzusehen.

Ich selbst habe in letzter Zeit versucht, bei 4 Kranken mit schweren Schmerzzuständen Novocain intravenös durch eine Dauertropfinfusion einzuverleiben. In einem Falle handelte es sich um eine Mesenterialvenenthrombose mit unerträglichen Bauchschmerzen, in einem anderen Falle um sehr schwere Schmerzen nach multiplen Rippenfrakturen und in zwei weiteren Fällen um eine periphere Sklerose. In einem dieser letzten Fälle wurden innerhalb von 24 Stunden 4 g Novocain (Procain) in 1200 ccm Kochsalzlösung infundiert. Der Erfolg dieses Verfahrens war absolut nicht überzeugend. Wir hatten den Eindruck von leichter Bewußtseinstrübung, welche die Schmerzen in den Hintergrund rücken ließ. Nach Abschluß der Infusion aber traten die alten Schmerzen wieder in unverminderter Härte auf. Von einem Dauererfolg des Verfahrens konnte also nicht gesprochen werden.

Von amerikanischen Autoren wurden auch weitere Fälle von schweren Schmerzen bei Nucleus pulposus-Hernien behandelt, um die akuten Einklemmungsschmerzen zu lindern. Ferner wurden auch die arteriosklerotische Gangrän sowie Dekubitus und Angina pectoris und Reflexdystrophie in die Indikationsreihe einbezogen.

Ein besonderes Anwendungsgebiet der intravenösen Procaininjektion von größter Bedeutung ist aber im Bereiche der modernen Narkose und Anästhesie gelegen. Burstein beschreibt schon 1940 die außerordentlich wichtige und interessante Wirkung des Procains bei Rhythmusstörungen des Herzens während der Operation. Die intravenöse Novocaininjektion, die Burstein in 1%iger Lösung verwendet, macht den Puls regelmäßig, senkt eine

etwaige Hypertension und läßt das ventrikuläre Fibrillieren
verschwinden. Diese Beobachtung von Burstein wurde
von einer ganzen Reihe von Autoren bestätigt. Es wird
heute immer wieder darauf hingewiesen, daß akute Arrhythmien während ausgedehnter Operationen, besonders aber
während der großen Herzoperationen, am sichersten und
raschesten durch intravenöse Novocaininfusion behoben werden können. Die Bereitstellung des Novocains zu intravenöser Injektion gehört heute bereits zu den selbstverständ-
lichen und unentbehrlichen Vorkehrungen des Anästhesisten (Mohelsky u. a.).

Ad 6: Die Geschichte, Entwicklung, Technik und Indikation zur Sympathicusblockade, über welche ich vor 2 Jahren vor diesem Forum zu sprechen die Ehre hatte, setze
ich als bekannt voraus. Die Indikationen zur Stellatuminfiltration sowie der thorakalen und lumbalen Sympathicusblockade ist eine ungeheuer große, und ich darf auf das
enorme Indikationsgebiet vielleicht aus der letzten Publikation von Mandl und Kubicek hier hinweisen (Wien.
Z. f. inn. Med., 1951).

Die Neuerungen der Sympathicusblockade zu therapeutischen Zwecken sind zunächst:

a) Die Röntgenkontrolle des Sitzes der Injektionsnadel,
welche von White und Gentry eingeführt wurde. Es ist
schwierig, in einer Ebene den richtigen Sitz der Nadel zu
erkennen. Nur große Uebung kann hier die richtige Lage
der Nadel beurteilen.

b) Die Einführung von Zielapparaten hat sich im Bereiche des thorakalen und lumbalen Sympathicus als überflüssig erwiesen, zumal die thorakalen und lumbalen sympathischen Ganglien eine wechselnde Topographie zeigen
(Busch), so daß wir uns von einem Zielapparat in dieser
Gegend aus diesem Grunde kaum eine Sicherung der Methode erwarten können. Der von W. Luze aus meinem
Spital angegebene Zielapparat zur Stellatuminfiltration aber
hat sich außerordentlich bewährt, da die Konstruktion und
Topographie des Ganglion stellatum stabiler ist.

c) Eine neuere Errungenschaft in der Entwicklung der
Sympathicusblockade ist der Versuch, durch sogenannte
Daueranästhetika den Effekt der Sympathicusblockade zu
prolongieren. Von diesen Daueranästhetika verwende ich vor
allem eine 6%ige wässerige Phenollösung, mit welcher
schon Doppler seinerzeit eine perivaskuläre Sympathektomie durchgeführt hat. Rabinovici und ich konnten
an mühevollen Tierexperimenten zeigen, daß nach Phenol-

injektion in die Ganglien die Degeneration rascher auftrat und länger anhielt. Von sonstigen derartigen Mitteln haben sich mir das in Oesterreich hergestellte Raethocain und auch das palestinensische Präparat Prolongan sehr bewährt. Aus meiner Station versucht jetzt G o t t l o b, in genauen Beobachtungen über die Dauer des Anhaltens des H o r n e r schen Symptomenkomplexes die Wertigkeit der Daueranästhetika auszutesten.

d) Eine weitere Neuerung auf diesem Gebiet besteht in der sogenannten Dauersympathicusblockade nach T h o m a s o n und M o r e z, die mit Hilfe eines durch eine Kanüle eingeführten Katheters durchgeführt wird, welcher durch längere Zeit an der Injektionsstelle liegen bleiben kann und durch den ständig Anästhetikum und — um die Infektionsgefahr herabzusetzen — Penicillin an die Ganglien herangebracht wird. Es ist wahrscheinlich, daß durch dieses Verfahren, das aber doch ziemlich kompliziert ist, eine Dauerwirkung der Sympathicusblockade garantiert wird. S t a r l i n g e r hat die Methode in Wien durchgeführt.

Zu den Kontraindikationen bei der Sympathicusblokkade kommt eine außerordentlich wichtige Beobachtung hinzu, und zwar anläßlich der Behandlung einer Phlebothrombose oder Thrombophlebitis. Aus der amerikanischen Literatur wird berichtet, daß in manchen Fällen, wo die angeführten Leiden mit Antikoagulantien behandelt wurden, die nachher durchgeführte Sympathicusblockade zu großen retropleuralen bzw. retroperitonealen Hämatomen geführt hat, welche in einem Prozentsatz der Fälle sogar tödlich verliefen. Antikoagulantien und Sympathicusblockade vertragen sich also nicht.

Damit sind wir bei den Komplikationen des Verfahrens angelangt. Ich selbst habe bei etwa 2500 Blockaden nur einen tödlichen Ausgang durch die Blockade bei einem Asthma bronchiale zu verzeichnen. In diesem Falle wurde der hohe thorakale Sympathicus blockiert. Die Obduktion konnte die Ursache des Todes nicht mehr feststellen.

In einer außerordentlich verdienstvollen Arbeit hat am Deutschen Chirurgenkongreß 1952 Johannes V o l k m a n n über Zwischenfälle bei fast 70.000 Grenzstrangblockaden berichtet, welche er durch Fragebogen bei zahlreichen Kollegen sammeln konnte. Die Störungen betrafen nach V o l k m a n n: 1. das Zentralnervensystem, 2. Pleura und Lunge, 3. den Kreislauf und 4. sonstige Störungen. Auffallend ist die große Zahl der Pleuraverletzungen bei Blockaden des Halsgrenzstranges und des Ganglion stellatum. Nach der

V o l k m a n n schen Zusammenstellung kamen auf 937 Stellatuminfiltrationen 118 Verletzungen der Pleura mit nachweisbarem Pneumothorax. Einen solchen Fall habe auch ich jüngst an meiner Station beobachten können.

Besonders hervorzuheben ist, daß V o l k m a n n in seinem Sammelbericht 53 Todesfälle, d. h. je einen auf etwas über 1000 Fälle, die infiltriert wurden, sammeln konnte. Auch hier zeigt sich, daß der Halsgrenzstrang an erster Stelle puncto der Gefahrenmöglichkeit steht, an zweiter Stelle das Ganglion stellatum und an dritter Stelle der Lendenteil des Grenzstranges. Bei der Untersuchung der Fehler kommt V o l k m a n n darauf zu sprechen, daß an der Spitze der Fehlerquellen mangelhafte Erfahrung des Operateurs vorherrscht. An zweiter Stelle rangiert nach V o l k m a n n der Gebrauch unverträglicher Mittel oder zu hoher Konzentrationen sowie der Zusatz von Suprarenin oder Ueberdosierung. An die dritte Stelle stellt V o l k m a n n das große unbekannte „X". Den Schluß, den man aus den Ausführungen V o l k m a n n s zu ziehen hat, sind: sorgfältige Indikationsstellung, besonders im Hinblick auf das Herz-Kreislaufsystem; keine ambulante Ausführung der Blockade; Verwendungen von Lösungen, die nicht stärker sind als 1/2- bis 1%ig in bezug auf Novocain und keinen Suprareninzusatz enthalten; Verhütung der Infektionsmöglichkeit durch eventuellen Penicillinzusatz.

Ad 9: Die intrazerebrale Anwendung von Chemikalien geht auf M o n i z zurück, welcher sie bei der Behandlung von Psychosen anwendete. Die Infiltration chemischer Substanzen in das Gehirn wurde 1936 von M o n i z und L i m a versucht (absoluter Alkohol). Das Verfahren wurde jedoch von den beiden Autoren wieder aufgegeben, weil die Flüssigkeit im Stichkanal wieder zurückfloß. F i a m b e r t i hat 1937 10%ige Formalinlösung supraorbital in die weiße Substanz des Stirnhirns injiziert. D o n a g i o riet 1939 zu Injektion in den Stirnlappen. Alle diese Stirnhirninfiltrationen wurden anläßlich der Behandlung von Psychosen angewendet.

Seit Januar 1950 habe ich unter bestimmter Indikation die Stirnhirninfiltration mit Novocain bei unbeeinflußbaren Karzinomschmerzkranken als neue Indikation versucht und über diese Methode gemeinsam mit meinen Mitarbeitern P a u l, G y r i und J e l i n e k berichtet. Insgesamt lagen bis 1952 von meiner Station 29 Beobachtungen vor, bei welchen wegen unerträglicher Schmerzzustände das Stirnhirn infiltriert wurde. 16 von diesen 29 Fällen sind

als Erfolg zu bezeichnen, bei 9 Kranken wirkte die Stirnhirninfiltration nicht, bei 4 Kranken traten partielle Erfolge auf oder die Beurteilung war aus verschiedenen Gründen unklar. Im großen und ganzen kann man also sagen,
daß mehr als 50% der Kranken mit unerträglichen Karzinomschmerzen durch die Stirnhirninfiltration günstig beeinflußt wurden. Die verschiedenartigen Probleme, die sich
aus diesen klinischen Befunden ergeben, habe ich zuletzt
in der Wiener klinischen Wochenschrift, 1952, in der Fest-
nummer für Prof. D e n k dargelegt.

Nachdem schon P o p p e r in Wien das Verfahren erfolgreich nachgeprüft hatte, veröffentlicht nun B u c a i l l e
in der Presse médicale, 1952, einen Bericht über die erfolgreiche Stirnhirninfiltration bei 10 verschiedentlich lokalisierten Karzinomen, die inoperabel waren. Alle haben auf
das Verfahren angesprochen. Auch B u c a i l l e sah — was
ich schon beobachten und publizieren konnte —, daß 9 von
10 Kranken ohne Ausfallserscheinungen das Morphin ent-
zogen werden konnte. So hat also das Verfahren in die
europäische Literatur seinen Einzug genommen, was im
Interesse der Kranken erfreulich ist. Doch muß gesagt werden, daß die Wirkung der intrazerebralen Novocaininjektion möglicherweise rein mechanisch durch den Infiltrations-
druck bedingt sein kann, was derzeit an meiner Station
nachgeprüft wird.

Zum Schluß noch ein Versuch zu einer Theorie der
HA., wobei ich vermeiden möchte, mich in eine der neueren Krankheitstheorien zu verspinnen, was sicherlich angenehm berühren wird.

Für die Sympathicusblockade erscheint die Erklärung
der Wirkung relativ simpel. Sie wirkt gefäßdilatierend und
hyperämisierend und krampflösend. Diese Feststellung haben
P a l und ich schon 1924 gemacht und sie wurde später
von L e r i c h e und seiner Schule bestätigt und kann experimentell jederzeit nachgewiesen werden.

Das, was wir heute als HA. bezeichnen, kann eine
neurale oder vasoneurale Therapie sein. Die Behebung des
Schmerzes durch Senkung der Reizschwelle im neuralen
oder neurovegetativen „Störungsfeld" kann durch HA. erzielt werden, wobei auch humorale Vorgänge zur Lösung
des Schmerzzustandes beitragen können. So wird bei einer
schmerzhaften „neurovegetativen Entgleisung" eine „Regulation" erzielt, die den Schmerz an sich und vielfach das
Krankheitsbild behebt. Hierbei spielt das Tonusgift Novocain sicherlich eine Rolle, und ich habe durch das Weg-

lassen der schmerz- und tonuslösenden Novocainkompo-
nente fast immer Versager gesehen. Ich halte den experimentellen Ersatz des Novocains durch Placebos (N. bicar-
bonicum, Kochsalz oder gar Luft) für unwirksam, falls
nicht psychische Momente ausschlaggebend sind.

Die antispasmodische und antiischämische Wirkung des
Novocains und ähnlicher Mittel reicht vielfach zur Erklärung der Wirkung der HA. aus. Daß die HA. vielfach
über das Wirken einer Lokaltherapie hinausgeht und eine
allgemeine Wirkung ausübt, wie sie z. B. G o h r b a n d t
so häufig sah, ist bisher ebensowenig zu erklären, wie
das Sekundenphänomen H u n e k e s.

Daß für diese Beobachtungen aber ganz sinnlose No-
menklaturen konstruiert wurden, haben das Unklärbare
nicht erfaßbarer gemacht, hingegen das medizinische Denken
vielfach so vernebelt, daß ich mit vielen anderen nur wünschen kann, daß diese Namengebungen und Wortverflech-
tungen ebenso rasch aus unserer Literatur wieder verschwinden, als sie in sie eingebrochen sind. Die HA. bleibt
aber jedenfalls eine ganz wunderbare Therapie für banale
und auch seriöse Schmerzzustände verschiedenster Art, und
wir gedenken in Dankbarkeit der Autoren S p i e s s, H u -
n e k e, L e r i c h e u. a., welche sie uns geschenkt haben.

Aussprache: Hr. V. O r a t o r (Wr. Neustadt): Zu der Frage der
Heilanästhesie möchte ich nur einen Punkt herausgreifen, der an
unserer Abteilung in Wr. Neustadt seit $2^1/_2$ Jahren gepflegt wird:
die intravenöse Novocain- bzw. Procaininfusion. G r u n e r t hat
aus der Klinik G o h r b a n d t (Berlin) 1949 ihre Anwendung in
der Chirurgie angeregt.

Wir haben bisher an 380 Patienten etwa 1200 Infusionen
angewandt. Wir setzten jeder Infusion, je nach Art des Patienten,
30—50 ccm 1%iges Procain bei, das innerhalb 1—2 Stunden infundiert wird. Bei mehreren wurden die Dosen auch höher genommen, bis zu 180 ccm 1%iges Procain innerhalb 24 Stunden.
Im allgemeinen waren die Effekte bei Frauen besser als bei den
Männern. Bei ihnen konnte in vielen Fällen jedweder postoperative Schmerz behoben werden.

Erwähnen möchte ich 2 Zwischenfälle: nach Einlaufen von
5—10 ccm Procain kam es jeweils zu einem Frühschüttelfrost und
Zyanose und beginnenden Krampfzuständen. Durch sofortiges Absetzen der Procaininfusion, Gaben von Dolantin oder Barbituraten
konnte der Zwischenfall glatt überwunden werden.

Wir trennen die Anwendung in 3 Indikationsgruppen:

A. Anwendung im postoperativen Verlauf, bei schweren Verbrennungen, zu sonstiger Schockbekämpfung und postkommotionell.

B. Anwendung in der Bauchchirurgie. Wertvoll war sie uns

bei Pankreatitis, bei Urethersteinanfällen und beim paralytischen Ileus, wobei sie regelmäßig einer Periduralanästhesie angeschlossen wurde.

C. Bei Durchblutungsstörungen; bei der frischen Thrombophlebitis, wo wir die guten Erfahrungen von R a p p e r t bestätigen können. Auch bei manchen Fällen von vegetativer Dystonie, z. B. bei Nachbeschwerden nach Cholecystektomie, hat sie sich öfter bewährt.

Auf Grund unserer Erfahrungen können wir die intravenöse Novocain- bzw. Procainanwendung in der Chirurgie empfehlen.

Hr. P. M o r i t s c h (Wien) berichtet über 120 ölige paravertebrale Blocks (ölige Daueranästhesielösung, Depotnovanaest) von guter Wirkung zur Behebung von Durchblutungsstörungen und betont, daß die Injektion weniger zielsicher erfolgen muß als jene mit wäßrigen Lösungen (Retocain) und vergleicht die Injektionen mit einem Kugel- und Schrotschuß.

Die medikamentöse Schmerzbekämpfung

Von

Professor Dr. **O. Schaumann**

Innsbruck

Mit 1 Abbildung

Durch die Arbeiten des Höchster Arbeitskreises[1] in den Jahren 1937 bis 1942 sind zwei neue Klassen relativ einfach gebauter synthetischer Verbindungen mit morphinähnlicher Wirkung chemisch und pharmakologisch erschlossen worden. Dadurch wurde die Lösung eines Problems angeschnitten, um die sich die pharmazeutische Chemie durch Jahrzehnte umsonst bemüht hatte.

Die eine dieser Verbindungsreihen leitet sich vom Ringsystem eines Phenylpiperidins mit einem zentralen quartären C-Atom ab, das auch die analgiphore Gruppe im Morphin ist. Ihr bekanntester Vertreter ist das Dolantin.

Die Verbindungen der anderen Reihe sind basische Diphenylmethane, ebenfalls mit dem charakteristischen zentralen vierfach substituierten C-Atom. In dieser Verbindungsklasse hat das im Jahr 1942 ebenfalls in Höchst synthetisierte Polamidon bisher die größte Bedeutung erlangt (Abb. 1, s. S. 66).

Die folgende Zusammenstellung gibt einen Ueberblick über eine Anzahl von Synonyma dieser beiden wichtigsten Verbindungen aus beiden Reihen, die ja durch die Aufhebung der deutschen Schutzrechte zahlreiche Nachahmungen gefunden haben.

1-Methyl-4-Phenylpiperidin-4-carbonsäureäthylester, D o l a n t i n. Synonyma: Adolan, Alodan, Demerol, Isonipecain, Meperidin, Pethidine, Pantalgine, Amphosedal, Dolantal, Dolosal, Dispadol, Mephedina, Dolvanol, Zentralgin, Sauteralgyl, Antiduol usw.

1-Methyl-4-Phenyl-Piperidine

Basische Di-
phenylmethane

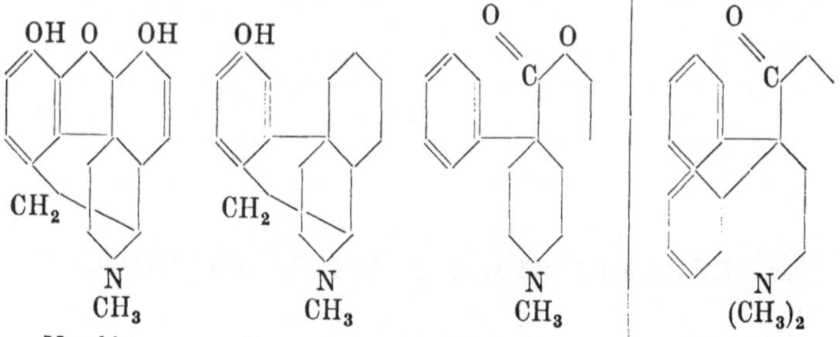

OH O OH   OH

CH_2 CH_2

N   N   N   N
CH_3 CH_3 CH_3 $(CH_3)_2$

Morphin   Dromoran   Dolantin   Polamidon

Abb. 1

6-Dimethylamino-4·4-diphenylheptanon-5, Polamidon.
Synonyma: Methadon, Amidon, Adanon, Dolophine, Mephe-
non, Butalgin, Miadon, Physepton, Heptadon, Heptanal,
Ketalgin.

Schließlich ist es im Jahr 1946 Grewe[2] gelungen,
auch das vollständige, dem Morphin zugrunde liegende
Kohlenstoffgerüst aufzubauen. Von diesen wieder zum
Naturstoff zurückführenden synthetischen Verbindungen ist
das 3-Oxy-N-Methylmorphinan unter dem Markennamen
„Dromoran" in den Arzneischatz eingeführt worden.

Ueber das Schicksal der Verbindungen im Organismus
ist nach Untersuchungen, vor allem mit der Isotopen-
methode, folgendes festgestellt worden[3]. Die Resorption erfolgt rasch und vollständig, wobei bemerkenswert ist, daß
das Polamidon bei subkutaner und peroraler Darreichung
praktisch gleich schnell resorbiert wird, so daß bezüglich der
klinischen Wirkung zwischen beiden Darreichungsarten
kaum ein Unterschied besteht.

Bei der Verteilung im Organismus ist zum Unterschied zu den Narkoticis oder Lokalanästheticis das Fehlen
einer Anreicherung im Zentralnervensystem auffallend.
Schon das deutet darauf hin, daß für die Verbindungen spezifische Angriffspunkte vorliegen müssen, die nur einen ver-
schwindenden Bruchteil der Gesamtmasse des Zentralnervensystems ausmachen. Auf eine spezifische Wirkung deutet
auch ihre große Konstitutionsempfindlichkeit hin — schon
die geringste Veränderung am Molekül kann die Wirkung
aufheben — und die geringe Konzentration der Verbindungen in den Körpersäften bei klinisch wirksamen Dosen, die
1 : 10,000.000 und weniger beträgt.

Die Ausscheidung erfolgt beim Dolantin und seinen Abbauprodukten hauptsächlich durch die Nieren, beim Polamidon vorwiegend durch den Darm. Dies beruht darauf, daß das Polamidon gallenfähig ist, wodurch es einerseits hauptsächlich in den Darmexkrementen erscheint, anderseits seine Ausscheidung verzögert und die Wirkung verlängert wird, da ein Teil aus dem Darm wieder rückresorbiert wird und so eine Art kleinen Kreislaufs durchmacht.

Ein beträchtlicher Teil beider Verbindungen wird im Organismus, vor allem in der Leber, durch Umwandlung in unwirksame Verbindungen entgiftet.

Was die pharmakodynamischen Wirkungen der neuen Verbindungen anbetrifft, so lassen sich diese prinzipiell in zwei Gruppen unterteilen:

1. In spezifische Wirkungen, worunter die zentrale Analgesie und alle mit ihr quantitativ parallel gehenden Wirkungen fallen,

2. in alle anderen Wirkungen, die sich mehr oder weniger auch bei anderen Verbindungsklassen finden und mit der analgetischen Wirkungsstärke nicht parallel gehen. Man kann sie daher als unspezifische Wirkungen zusammenfassen. Hierher gehören vor allem die meisten peripheren Wirkungen.

Eine solche unspezifische Wirkung ist die Lösung eines abnorm gesteigerten Tonus der glatten Muskulatur, eine Wirkung, die man als spasmolytisch zu bezeichnen pflegt. Alle von mir daraufhin untersuchten Verbindungen der Dolantin- und der Polamidonklasse zeigen z. B. am isolierten Darm in mehr oder weniger großem Ausmaß eine solche spasmolytische Wirksamkeit. Sie geht in keiner Weise mit der analgetischen Wirksamkeit parallel und ist daher als unspezifisch zu bezeichnen. So ist z. B. die spasmolytische Wirksamkeit der beiden optischen Isomeren des Polamidons vollkommen gleich, obwohl ihre analgetische Wirksamkeit um das Zehnfache differiert. Morphin und Dromoran sind analgetisch stark wirksame Verbindungen, eine spasmolytische Wirksamkeit besitzen sie dagegen nicht.

Klinische Bedeutung hat die spasmolytische Wirkung in erster Linie beim Dolantin, da nur hier spasmolytisch und analgetisch wirksame Dosen von gleicher Größenordnung sind. Dies sichert dem Dolantin seine speziellen Indikationsgebiete, vor allem bei Schmerzen mit einer spastischen Komponente und in der Geburtshilfe durch Erleichterung der Entfaltung der Cervix.

Während diese sogenannte spasmolytische Wirkung unspezifisch und von der analgetischen Wirksamkeit unabhängig ist, besteht jedoch bei allen bisher geprüften Analgetika von morphinähnlichem Wirkungstypus eine deutliche Parallelität zwischen Analgesie und Hemmung des Peristaltikreflexes[4]. Dies zeigt sich am deutlichsten bei den optischen Isomeren des Polamidons oder des Dromorans; so ist z. B. das 1-Polamidon sowohl was die Analgesie als auch die Peristaltikhemmung betrifft, etwa zehnmal wirksamer als die rechtsdrehende Verbindung, und beim Dromoran fehlt der rechtsdrehenden Verbindung sowohl die analgetische als auch die peristaltikhemmende Wirkung praktisch vollkommen.

Neben dieser auch am isolierten Darm in vitro leicht nachweisbaren hemmenden Wirkung auf den Peristaltikreflex besitzen die morphinähnlichen Analgetika noch eine ganz anders geartete Wirkung auf den Dünndarm in situ des nichtnarkotisierten Hundes. Hier wird auch von den neuen synthetischen Analgetika, wie dies vom Morphin schon lange bekannt ist, bereits bei kleinen Dosen eine ausgesprochene Steigerung von Tonus und Motilität bewirkt. Diese Wirkung ist ebenfalls als spezifisch zu bezeichnen und nach Versuchen von S c o t t und C h e n[5] am gekreuzten Kreislauf auf eine Steigerung des zentralen Vagustonus zurückzuführen.

Auf diese im Tierversuch am Hund beobachtete Tonuserhöhung der Muskulatur des oberen Dünndarms allein wollen verschiedene Autoren die obstipierende Wirkung des Mo und wirkungsverwandter Verbindungen zurückführen, und zwar mit der Begründung, daß hierdurch ein mechanisches Hindernis für die Darmpassage erzeugt würde.

Eine Verzögerung der Kotausscheidung läßt sich auch im akuten Tierversuch tatsächlich nachweisen und geht, wie wir[4] gefunden haben, der analgetischen Wirksamkeit vollkommen parallel.

Ich kann mich jedoch auf Grund unserer Tierversuche und der klinischen Erfahrung mit der Anschauung einer rein spastischen Obstipation nicht befreunden und möchte aus folgenden Gründen doch auch der Peristaltikhemmung einen maßgeblichen Einfluß auf die Darmträgheit zuschreiben. In unseren Versuchen trat eine Hemmung der Defäkation nur in den ersten 3 bis 6 Stunden nach Verabfolgen des Analgetikums ein, um dann von einem vollkommen normalen Stuhlgang gefolgt zu werden. Eine Hemmung der Dünndarmpassage als ursächliches Moment müßte sich sowohl bezüglich des Eintritts als auch der Dauer viel protrahierter auswirken. Ferner zeigt ja auch die klinische Erfahrung, daß vor allem Dolantin eine beruhigende Wirkung auf eine erhöhte Darmtätigkeit, eventuell sogar Koliken ausübt, was sich mit einer Erhöhung von Motorik und Tonus nicht gut vereinbaren läßt.

Die Darmwirkung der morphinähnlichen Analgetika setzt sich bei klinischer Anwendung nach meiner Ansicht aus drei Komponenten zusammen:

1. Einer peripheren krampflösenden Wirkung,
2. einer peripheren peristaltikhemmenden Wirkung,
3. einer zentrogenen Erhöhung von Tonus und Pendelbewegungen.

Aus dem Zusammenspiel dieser drei Faktoren ergibt sich das Endergebnis in folgender Weise: Die akute Hemmung der Peristaltik und die sich später auswirkende Hemmung der Passage in den höheren Darmabschnitten durch die zentral ausgelöste spasmogene Wirkung wird besonders bei chronischem Gebrauch zur Obstipation führen. Dies ist das bekannte Ergebnis beim Morphin.

Beim Polamidon und besonders beim Dolantin wird die dem Morphin fehlende spasmolytische Komponente dem zentrogenen Spasmus entgegenwirken und der Endeffekt somit geringer sein. Dies bestätigt auch die klinische Erfahrung: Bei analgetisch gleich wirksamen Dosen ist die obstipierende Wirkung beim Polamidon und besonders beim Dolantin wesentlich geringer als beim Morphin.

Als spezifische Kreislaufwirkung ist bei allen morphinähnlichen Analgeticis eine Pulsverlangsamung anzuführen, die ebenfalls zentralen Ursprungs ist und der vagotonen Wirkung auf den Darm daher zur Seite zu stellen ist. Sie ist besonders beim Hund ausgeprägt, aber auch bei klinischen Dosierungen festzustellen. Eine unspezifische Wirkung ist dagegen eine periphere, rein muskulär bedingte negativ inotrope und chronotrope Wirkung auf das Herz, die bei hoher Dosierung vor allem dem Polamidon zukommt. Sie spielt bei peroraler oder subkutaner Darreichung keine Rolle, kann dagegen bei rascher intravenöser Injektion hoher Dosen in Erscheinung treten. Man wird daher mit dieser Art der Verabfolgung beim Polamidon vorsichtig sein.

Die allgemeine Toxizität ist — wenigstens beim Tier — die Folge einer Summierung unspezifischer Wirkungen, so daß zwischen Analgesie und Toxizität am Tier im allgemeinen kein Zusammenhang besteht. Dies ist aus der Reihe der Morphinabkömmlinge schon lange bekannt. Hier ist

z. B. das Kodein an der Maus ungefähr $1\frac{1}{2}$mal so giftig
wie Mo, obwohl seine analgetische Wirksamkeit kaum $1/_{10}$
beträgt. Ganz ähnliche Verhältnisse haben wir auch bei den
neuen synthetischen Analgetika. Die Verbindungen der Do-
lantin- und Polamidonreihe sind im Tierversuch im Vergleich zum Mo durchwegs toxischer als man nach ihrer
analgetischen Wirkungsstärke erwarten sollte. Das beste
Beispiel hierfür geben wieder die optischen Isomeren, z. B.
des Polamidon. Obwohl ihre analgetische Wirkung um mehr
als das Zehnfache differiert, ist ihre Toxizität im Tierversuch praktisch gleich gefunden worden.

Für die therapeutische Anwendung am Menschen lassen
diese am Tier gefundenen Toxizitätsverhältnisse keine
Schlüsse zu, da beim Menschen die Toxizität von der atemlähmenden Wirkung beherrscht wird, die der analgetischen
Wirksamkeit ungefähr parallel verläuft, während die Tiere
in dem auf das Lähmungsstadium folgenden Krampfstadium
zugrunde gehen. Manches deutet im Gegenteil gerade darauf
hin, daß Verbindungen, die am Tier infolge ihrer stärkeren
zentralen Erregungswirkung toxischer sind, eben aus diesem
Grund beim Menschen weniger toxisch sind, da sie gewissermaßen gleichzeitig Gift und Gegengift sind. Es hat daher
keinen Sinn, bei diesen Verbindungen aus Tierversuchen
eine therapeutische Breite berechnen zu wollen. Eine tödliche Dosis für den Menschen läßt sich für keine der neuen
Verbindungen bisher auch nur annäherungsweise angeben.

Die chronische Toxizität der neuen Analgetika ist bemerkenswert gering. In diesbezüglichen Versuchen, in denen
Ratten monatelang 0·5 bis 1% Polamidon oder Dolantin
zum Futter zugemischt bekamen, ließen sich keine Organ-
schäden nachweisen. Auch in den Versuchen am Menschen
von Himmelsbach[6] und Isbell[7], in denen freiwillige
Versuchspersonen zum Studium von Gewöhnung und Abstinenzerscheinungen monatelang pro Tag bis zu 6 g Dolantin
bzw. 1 g Polamidon erhielten, konnten trotz genauer Ueberwachung keine organischen Schädigungen beobachtet
werden.

Die Hauptfrage nach der analgetischen Wirkung der
neuen Verbindungen stellt uns gleichzeitig vor das Problem, was eigentlich der Schmerz ist.

Der Schmerz ist in seiner primitivsten Form eine entwicklungsgeschichtlich sehr alte Einrichtung, der so wie den
anderen Sinnesempfindungen die Aufgabe zugewiesen ist,
das Verhalten des Organismus gegenüber der Umwelt zu
regeln. Dem Schmerz fällt dabei die für die Erhaltung des

Lebens wichtige Sonderaufgabe zu, auf Aggressionen einer feindlich gesinnten Umwelt aufmerksam zu machen und möglichst zweckentsprechende Abwehrmaßnahmen zu veranlassen.

Unter Analgesie versteht der Pharmakologe die spezifische Unterdrückung des Schmerzes, ohne daß, wie bei der Lokalanästhesie, die periphere Nervenleitung unterbrochen oder, wie bei der Narkose, die gesamte Großhirntätigkeit ausgeschaltet wird. Für die Analgesie ist charakteristisch, daß nur der Schmerz unterdrückt wird, während der Tastsinn in allen seinen Qualitäten voll erhalten bleibt. Dies spricht bereits vom pharmakodynamischen Standpunkt aus dafür, daß wir im Schmerz eine eigene, vom Tastsinn abzutrennende Sinnesempfindung vor uns haben. Gestützt wird diese Ansicht durch die klinische Beobachtung von Fällen[8], in denen von Geburt an der Schmerzsinn vollständig fehlte, während der Tastsinn vollkommen erhalten war. Man kann also den Schmerz gewissermaßen als sechsten Sinn unseren anderen Sinnesempfindungen an die Seite stellen.

Charakteristisch für die echten Analgetika ist ferner, daß das Ausmaß der Unterdrückung der Folgen eines Schmerzreizes von ihrer Dosierung abhängig ist, was bei den Analgeticis der Antipyretikareihe nicht in dieser, einer Dosis-Wirkungskurve entsprechenden Weise der Fall ist. Bei kleinster Dosierung wird zunächst das subjektive Schmerzerlebnis unterdrückt, bei steigender Dosierung folgen dann die Schmerzempfindung, die unbewußten Schmerzreaktionen und schließlich relativ einfache nozizeptive Reflexe.

Die höchste Form des Schmerzes ist die allein dem Menschen vorbehaltene Transformation der Schmerzempfindung zum Schmerzerlebnis, die parallel geht mit der Fähigkeit des Menschen zur Erkenntnis, mit der Fähigkeit, das Gute, Schöne und Wahre lustvoll zu erleben. Beim Tier bleibt der Schmerz eine einfache Reflexempfindung, welche die zum größten Teil unbewußten Schmerzreaktionen auslöst. Die Hauptaufgabe der klinischen Analgesie besteht nun darin, die letzten Stufen des Schmerzkomplexes, den Uebertritt ins Bewußtsein, vor allem das Schmerzerlebnis, wieder zur einfachen Schmerzempfindung zu reduzieren.

Wie für die halbsynthetischen Morphinderivate schon lange bekannt, besteht auch bei den neuen synthetischen Verbindungen ein enger Zusammenhang zwischen analgetischer Wirksamkeit und depressiver Wirkung auf die

Atmung. Dieser Parallelismus gilt allerdings nur für kleine bis mittlere Dosen; bei höheren Dosen kann die Hemmung der Atmung von der dann durchbrechenden zentralen Erregungswirkung, die beim Tier zum Unterschied vom Menschen die Toxizität bestimmt, aufgehoben oder sogar ins Gegenteil verkehrt werden. Dies ist bei dem relativ schwach analgetisch und daher auch schwach atemlähmend wirkenden Dolantin besonders deutlich ausgeprägt, was ihm neben seiner spasmolytischen Wirkung eine Sonderstellung in der Geburtshilfe einräumt.

Auch in anderer Beziehung besteht ein Parallelismus mit der analgetischen Wirkung. Bereits recht kleine Dosen unterdrücken am Menschen so wie das subjektive Schmerzerlebnis auch die Transformation des Kohlensäurereizes zur subjektiv empfundenen Dyspnoe[9]. Erst viel höhere Dosen unterdrücken dann auch die unbewußte autonome Regulation der Atmung, so wie die unbewußten rein reflektorischen Schmerzreaktionen am Tier.

Dies hat für die Anwendung der Analgetika am Menschen seine Licht- und Schattenseiten. Einerseits kann die Beseitigung einer quälenden Dispnoe eine sogar therapeutisch wichtige Wohltat bedeuten, anderseits besteht durch den Wegfall dieses zu maximaler Anstrengung der Atmung treibenden Angstgefühls die Gefahr des unbemerkten Hineingleitens in eine gefährliche Azidose und Anoxämie, was dann sekundär zu einer Atemlähmung führen kann.

Ungefähr parallel mit der analgetischen und die Atmung dämpfenden Wirkung geht auch die dämpfende Wirkung auf den Hustenreiz, der ja eine Kombination von subjektiver Empfindung und unwillkürlichem Reflex ist.

Eine Folge der analgetischen Wirkung dürfte auch die Hemmung entzündlicher Reaktionen sein, die sich experimentell gegenüber der Senfölchemosis oder dem Ultraviolett-Erithem nachweisen läßt. Auch diese antiphlogistische Wirkung geht der analgetischen Wirksamkeit parallel. Der zentrale Angriffspunkt wird dadurch wahrscheinlich gemacht, daß nur der Eintritt der Entzündung verzögert, eine bereits bestehende aber nicht aufgehoben wird, und daß diese zentralantiphlogistische Wirkung auch Morphin und Dromoran besitzen, die weder histaminolytisch noch peripher lokalanästhetisch wirken.

Der Pharmakologe wird nach Feststellung einer Wirkung seine Hauptaufgabe darin sehen, den Angriffspunkt und Wirkungsmechanismus des betreffenden Pharmakons zu erforschen. Diese Aufgabe ist beim Schmerz dadurch beson-

ders erschwert, daß er in seiner letzten Auswirkung ein sub-
jektives Erlebnis ist und daher alle Untersuchungen am
Menschen mit der Unsicherheit subjektiver Aussagen verknüpft sind. Das Experiment wird sich daher darauf beschränken müssen, die allein objektiv beobachtbare Schmerzreaktion des Tieres als Indikator für die Wirkung zu nehmen.

Nach E b b e c k e[10] ist der Schmerz in allen seinen
auch subjektiven Aeußerungen als Reflex aufzufassen, so
daß alle Gesetzmäßigkeiten, die uns von anderen Reflexen
her bekannt sind, sich auch auf den Schmerzkomplex übertragen lassen. Die Suche nach dem Angriffspunkt der Analgetika wird sich daher darauf erstrecken müssen, den
Punkt zu suchen, an dem dieser Reflex unterbrochen wird.
Bei einem Reflex können wir nun rein schematisch folgende
Teile unterscheiden:

1. Den Reizempfänger,

2. die afferente und efferente Leitungsbahn,

3. das Erfolgsorgan und schließlich

4. die Schaltstelle, in welcher der afferente Reiz in
eine efferente Erregung umgewandelt wird.

Eine Ausschaltung der Reizempfänger durch die Analgetika kann nicht die Ursache für die Unterdrückung des
Schmerzreflexes sein. Wäre dies der Fall, dann müßte die
geringste wirksame Dosis bereits sämtliche Aeußerungen
des Schmerzreflexes unterdrücken. Dies ist nun keineswegs
der Fall. Bereits zur Unterdrückung der Schmerzreaktion
beim Tier sind etwa 50fach höhere Dosen nötig als zur klinischen Analgesie, zur Ausschaltung des Schmerzerlebnisses.

Die afferenten oder efferenten Leitungsbahnen können
ebenfalls nicht die Stelle der Unterbrechung sein, da die
Analgetika zwar eine lokalanästhetische Wirkung besitzen
können, aber nicht müssen. Gerade das Morphin ist lokalanästhetisch unwirksam. Auch im Erfolgsorgan ist der Angriffspunkt mit größter Wahrscheinlichkeit nicht zu suchen,
da im Fall der Unterdrückung des Schmerzerlebnisses nur
dieses, nicht aber die anderen Funktionen der Großhirnrinde
unterdrückt werden.

Es bleibt also nur die Umschaltstelle als möglicher Angriffspunkt übrig. Wir können mit größter Wahrscheinlichkeit annehmen, daß unter der Wirkung der spezifischen
Analgetika an diesen Stellen die unvermindert ankommenden
Schmerzreize nicht mehr oder nur abgeschwächt auf die
efferente Bahn übertragen werden.

Man könnte so mit einem Schlagwort das Morphin und die analog wirkenden Verbindungen als „Ganglienblocker" afferenter Synapsen der Schmerzbahn bezeichnen.

Ein direkter Beweis für diese Hypothese bleibt allerdings noch zu erbringen. Eine gewisse Stütze könnte eine Beobachtung geben, die Gagel[11] vor mehr als 10 Jahren in Wien gemacht hat. Man kann erwarten, daß so wie eine chronische Einwirkung von Lokalanästhetika zu degenerativen Veränderungen der Nervenfasern führt, auch die chronische Anwendung von Analgeticis morphologisch erkennbare Veränderungen ihrer primären Angriffspunkte verursachen. Gagel konnte nun tatsächlich durch langdauernde Anwendung eben subtoxischer Dosen eines Dolantinabkömmlings im Zentralnervensystem als einzige morphologische Veränderung Degenerationserscheinungen an Ganglienzellen der Substantia reticularis nachweisen.

Die Annahme der Schaltstellen als Angriffspunkte der Analgetika könnte auch die zentralwärts zunehmende Empfindlichkeit für ihre Wirkung erklären. Wenn wir uns die Schmerzbahn als eine Kette von hintereinander geschalteten Neuronen mit mehreren zwischengeschalteten Schaltstellen vorstellen, dann könnte die zentralwärts zunehmende Empfindlichkeit nichts anderes sein als eine Summation von Einzelwirkungen auf die einzelnen Schaltstellen. Der Reiz wird von Schaltstelle zu Schaltstelle abnehmen, bis er schließlich unterschwellig wird. Die Natur pflegt ja im allgemeinen im Laufe der Entwicklung wohl a u f zubauen, aber nicht u m zubauen. Es ist nicht anzunehmen, daß das letzte Glied einer Reflexkette einem anderen Wirkungsmechanismus gehorcht als die vorhergehenden.

Die Endstation der Schmerzbahn dürfte beim Tier in der Gegend der hinteren Zentralwindung liegen; beim Menschen tritt hierzu noch das vordere Stirnhirn, in dem der Schmerzreiz schließlich zu dem nur dem Menschen zukommenden Schmerzerlebnis verarbeitet wird.

Daß beim Menschen die Wirkung klinischer Dosen der Analgetika mit einer Hemmung der Fortleitung zum vorderen Stirnhirn und dadurch mit einer Aufhebung der Umformung zum quälenden subjektiven Erlebnis beginnt, ergibt die Aehnlichkeit der Schmerzbefreiung durch die morphinähnlichen Analgetika mit der Wirkung der chirurgischen Unterbrechung der zum Stirnhirn führenden Bahnen, der präfrontalen Leukotomie.

Auch die bei Süchtigen auftretenden psychischen Defekte sind denjenigen bei der Leukotomie recht ähnlich. Sie führen zu einer Veränderung der Persönlichkeit, die auch Süchtige zu asozialen Elementen machen kann, aber ebenso wenig wie die Leukotomie machen muß. Schließlich ist noch bemerkenswert, daß Süchtige nach Leukotomie kein Verlangen mehr nach ihrem Suchtgift zeigen und die subjektiven Abstinenzerscheinungen gemildert werden (Wikler[12]).

Ueber das so wichtige und interessante Kapitel der Sucht und die Stellung der neuen synthetischen Verbindungen in dieser Beziehung ausführlicher zu sprechen, verbietet die beschränkte, mir zur Verfügung stehende Zeit. Bereits Suchtkranke finden auch durch die neuen Verbindungen mehr oder weniger Befriedigung ihres krankhaften Verlangens. Alle hierher gehörigen Verbindungen sind daher als potentielle Suchtgifte („liabel to produce addiction") zu bezeichnen und in den meisten Kulturstaaten auch entsprechenden gesetzlichen Einschränkungen unterworfen. Nach den bisherigen Erfahrungen dürften jedoch die neuen synthetischen Verbindungen auch in dieser Beziehung nicht zu unterschätzende Vorteile gegenüber dem Morphin bieten.

Man darf bei den Erwägungen, ob die Anwendung eines stark wirkenden Analgetikums indiziert ist, auch nicht vergessen, daß die Analgetika über ihre symptomatische schmerzstillende Wirkung hinaus durch Unterbrechung eines Circulus vitiosus ebenso wie bei der sogenannten „Heilanästhesie" auch eine therapeutische Bedeutung für manchen Krankheitsprozeß besitzen, die vielleicht nicht immer voll gewürdigt wird. Man könnte in dieser Beziehung auch von einer „Heilanalgesie" sprechen.

Eine solche gegen die Schmerzursachen gerichtete Wirkung dürfte wohl bei der großen Gruppe der Antalgetica eine maßgebliche Rolle spielen, zu der die schmerzstillenden Mittel aus der Reihe der Antipyretika zu rechnen sind.

Obwohl ihre schmerzdämpfende Wirkung schon lange bekannt und in noch größerem Ausmaß als bei den Analgeticis der Morphingruppe therapeutisch ausgenützt wird, weiß man über ihren Wirkungsmechanismus recht wenig; man begnügte sich bisher meist mit der Aussage, daß durch sie das „Schmerzzentrum" gedämpft wird, ohne darüber Rechenschaft zu legen, was eigentlich dieses Schmerzzentrum sein soll und wie man sich eine Dämpfung dieses Zentrums durch ausgesprochen zentral erregende Mittel vorstellen soll. Diese Verlegenheitserklärung hat ihre Hauptursache darin, daß die tierexperimentelle Bearbeitung dieser Analgetika noch wesentlich schwieriger ist als bei den Analgeticis der Mo-Gruppe. Man hat wohl mit komplizierten und

nicht unangefochten gebliebenen Methoden der Analgesie-
prüfung auch bei den Antipyreticis im Tierversuch eine Erhöhung der Schmerzschwelle gefunden, aber eine einwandfreie Dosis-Wirkungskurve, die bei steigenden Dosen schließlich zu völliger Analgesie führt, ist bei den Antipyreticis
nicht zu erreichen. Dies hat vor allem zwei Ursachen:

Zunächst sind diese Verbindungen zu toxisch, um die
vielleicht doch zu völliger Schmerzfreiheit führende Dosis
zu erreichen. Ihre therapeutische Breite im Tierversuch
ist um ein Vielfaches geringer als diejenige etwa des Mo.
Folgende Ueberlegung wird diese paradox klingende Behaup-
tung verständlich machen: Wir benötigen zur Unterdrük-
kung der allein feststellbaren Schmerzreaktion am Tier
pro Kilogramm etwa die gleiche Dosis wie zur Erreichung
einer klinischen Analgesie für den ganzen Menschen von
etwa 70 kg. Uebertragen wir dieses Verhältnis z. B. auf
das Pyramidon, so würde dies ergeben, daß wir von diesem
pro Kilogramm Tier mindestens 300 bis 500 mg geben müßten, um die Schmerzreaktion zu unterdrücken. Dies ist aber
beim Pyramidon bereits die tödliche Grenzdosis.

Der zweite Grund ist, daß wir bei den Antipyreticis
wahrscheinlich einen ganz anderen Wirkungsmechanismus
vor uns haben. Ein nicht geringer Teil ihrer Wirkung ist
sicher auf ihre entzündungshemmenden und antiexsudativen
Eigenschaften zurückzuführen, also gegen die Schmerzursache gerichtet. Dies bedingt auch ihre fast spezifische
Wirkung gegenüber Schmerzen bei der großen Gruppe der
sogenannten rheumatischen Erkrankungen.

Auf diesem Gebiet sind seit der durch einen glückhaf-
ten Irrtum erfolgten Entdeckung des Antipyrins durch
K n o r r und F i l e h n e die Pyrazolone führend geworden;
Pyramidon und Novalgin sind hier ja alte Bekannte. Die
Behandlung schmerzhafter rheumatischer Erkrankungen mit
großen Dosen von Pyrazolonen gewinnt in jüngster Zeit
wieder steigende Bedeutung, vor allem auch in der Form
des Irgapyrin, einer Kombination von Dimethylaminoantipyrin (Pyramidon) mit Diphenyl-dioxo-butylpyrazolidin, kurz
„Butazolidin“ genannt. Diese Komponente dient im Irga-
pyrin einerseits als Lösungsvermittler und erlaubt so die
Herstellung hochkonzentrierter injizierbarer Lösungen von
Dimethylaminoantipyrin, andererseits wirkt es selbst, wie
D o m e n j o z[13] am experimentellen Oedem der Rattenpfote
zeigen konnte, stark antiexsudativ. In dieser Beziehung über-
trifft es sogar das Cortison und ACTH an Wirksamkeit.
Schließlich verstärkt und verlängert es durch Hemmung der

Ausscheidung, durch seine „Retardwirkung" (Wilhelmi[14]), nicht unwesentlich die Wirkung der Pyramidonkomponente.

Eine medikamentöse Schmerzbekämpfung kann schließlich auch durch die Anwendung tierischer Gifte erfolgen. Die empirischen Erfahrungen von Imkern und die bekannt gewordenen Fälle des völligen Aufhörens bis dahin unbeeinflußbarer chronischer Schmerzen nach zufälligen Bissen von Giftschlangen haben zur versuchsweisen Anwendung von Bienengift und Schlangengiften auch in der Klinik geführt. Obwohl ernsthaft zu nehmende klinische Berichte[15] eine Erfolgsquote von immerhin bis zu 70% ergeben, hat diese Methode der Schmerzbekämpfung nicht die vielleicht verdiente Anwendungsbreite gewonnen.

Daran mögen folgende Umstände schuld sein:

1. Die Wirkung tritt meist nicht sofort, sondern erst bei kurmäßiger Anwendung im Laufe von Tagen ein, um dann allerdings oft tagelang anzuhalten.

2. Es sprechen nicht alle Fälle auf diese Therapie an.

3. Lokale Reizerscheinungen der Injektion sind nicht selten.

4. Schließlich besitzen wir noch keine gefestigten theoretischen Vorstellungen darüber, auf welche Weise hier die analgetische Wirkung zustande kommt und es besteht doch vielfach noch die Ansicht, daß ein Mittel nicht wirken kann, wenn man nicht weiß, warum es wirkt, wie umgekehrt manches Präparat auf Grund einer einleuchtenden Theorie auch dann noch breite Verwendung findet, wenn sich diese Theorie als falsch herausgestellt hat.

Ich glaube, man sollte diese Art der Schmerzbekämpfung, auch wenn vorläufig die theoretischen Grundlagen noch unklar sind, vor allem bei chronischen Schmerzzuständen versuchen. Sie hat in erfolgreichen Fällen die großen Vorteile, von jeder Suchtgefahr frei zu sein und der oft tagelang anhaltenden Wirksamkeit einer einzigen Injektion.

Die Frage, ob es jemals gelingen wird, das ideale Ziel eines stark wirksamen Analgetikums, das von jeder Gefahr eines Mißbrauchs frei ist, zu erreichen, müßte man als Pessimist verneinen, da es kaum eine Wohltat gibt, die nicht gewisse Menschen zum Mißbrauch verleitet. Wenn die Erschließung der neuen Analgetika mit morphinähnlicher Wirkung zur Verdrängung des weit gefährlicheren Morphins aus dem Arzneischatz führen könnte, so wäre dies allein schon als wesentlicher Fortschritt im Kampf gegen den Schmerz zu werten.

Literatur: Ausführliche Literaturangaben bei: Schaumann, O.: Arch. exper. Path. (D.), 216 (1952): 48. — [1] Eisleb, O.: Med. u. Chem., 4 (1942): 213. — Schaumann, O.: Arch. exper. Path. (D.), 196 (1940): 109. — Bockmühl, Ehrhart, G., und Schaumann, O.: Liebigs Ann., 561 (1949): 52. — [2] Grewe, R.: Z. angew. Chem., A/59 (1947): 194. — [3] Leong Way, E., Gimbel, A. J., Kelway, W. P., Ross, H., Chen Yu Sung und Ellisworth, H.: J. Pharmacol. (Am.), 96 (1949): 477; 97 (1949): 222. — Elliott, H. W., Chang, F., Abdou, J. und Anderson, H. H.: J. Pharmacol. (Am.), 95 (1949): 484; 98 (1950): 200. — Plotnikoff, N.: J. Pharmacol. (Am.), 101 (1950): 31. — [4] Schaumann, O., Giovannini, H. und Jochumg, K.: Arch. exper. Path. (D.), 215 (1952): 460. — [5] Scott, C. C., Chen, K. K., Kohlstaedt, K. G., Robbins, E. B. und Israel, F.: J. Pharmacol. (Am.), 91 (1947): 147. — [6] Himmelsbach, C. K.: J. Pharmacol. (Am.), 75 (1942): 64. — [7] Isbell, H., Wikler, A., Eddy, N., Wilson, J. L. und Moran, C. F.: J. amer. med. Assoc., 135 (1947): 888. — [8] Nissler, K. und Parnitzke, K. H.: Dtsch. med. Wschr., 1951: 861. — [9] Remy, D. und Wolsky, H.: Ther. Gegenw., 1950: 41. — [10] Ebbecke, U.: Naturwiss., 34 (1947): 336. — Derselbe: Dtsch. med. Wschr., 1949: 133. — [11] Gagel, O.: Z. Neur., 175 (1943): 522. — [12] Wikler, A., Pescor, M. J., Kalbaugh, E. P. und Angelucci, R. J.: Im Druck. — [13] Domenjoz, R.: Ann. Meet. Amer. Soc. exper. Biol., 1952. — [14] Wilhelmi, G.: Helvet. physiol et pharmacol. Acta: Im Druck. — [15] Literaturübersicht bei: Rottmann, A.: Pharmaz. Industrie, 8 (1941): 309. — Ferner: Körbler: Klin. Wschr., 1934: 1185. — Burkhard, A.: Dtsch. med. Wschr., 1935: 1159. — Niedermeyer, E.: Ther. Gegenw., 1952 (im Druck).

Aussprache: Hr. L. Arzt (Wien): Auf einer Tagung, welche das Thema „Der Schmerz und seine Bekämpfung" behandelt, darf eine besondere Art der Schmerzempfindung, das Jucken, nicht übergangen werden. Leider ist der zur Diskussion über dieses Thema aufgeforderte Fachmann, Prof. Dr. A. Musger, erkrankt. Nachdem ich erst vor wenigen Minuten davon erfahren habe, bin ich nur in der Lage, mit wenigen Worten auf den „Juckreiz und seine Bekämpfung" einzugehen. Diese Notwendigkeit ergibt sich vor allem daraus, daß das Jucken eine Schmerzsensation ist, die wohl zu den allerquälendsten gehört, was jeder bestätigen wird, der selbst, man kann wohl sagen das „Martyrium" eines länger dauernden Juckens durchgemacht hat. Durch zwei Momente ist vielfach das quälende Jucken charakterisiert: durch die vielfach lange Dauer und durch die mit der Intensität immer mehr zunehmende quälende Empfindung.

Die Bekämpfung des kurz dauernden und rasch vorübergehenden Juckreizes kann wohl außer acht gelassen werden, da der Patient darunter ja nur vorübergehend leidet, so daß zur Diskussion vor allem das länger andauernde Jucken gestellt werden

soll. Dabei darf vor allem nicht übersehen werden, daß gerade das
Jucken ein außerordentlich wichtiges Symptom in der Dermato-
logie ist, welches in d i a g n o s t i s c h e r Hinsicht oft entscheidend sein kann. Wenn auch keineswegs übersehen werden
soll, daß wieder die Häufigkeit des Juckreizes bei zahlreichen Hauterkrankungen die Bedeutung dieses Symptoms in diagnostischer
Hinsicht abschwächt, so muß doch der Juckreiz immer der Anlaß
dazu sein, — vor allem, wenn sich keine anderen, mit dem Jucken
in direktem Zusammenhang stehenden Hautveränderungen finden —,
womöglich das Grundleiden festzustellen, welches die Ursache
dieses Juckreizes ist. In praktischer Hinsicht sei darauf verwiesen,
daß ja alle D e r m a t o z o o n o s e n mit einem Juckreiz einhergehen, und daher bei der Häufigkeit dieser Juckursache in allererster Linie an diese Möglichkeit gedacht werden muß. Daraus
erklärt sich aber so manche F e h l d i a g n o s e , welche auf Grund
des subjektiven Juckens und der durch das Kratzen ausgelösten
Kratzeffekte die Veranlassung bietet, an eine exogene Ursache zu
denken und andere Erwägungen über das Zustandekommen des
Juckreizes außer acht zu lassen.

Ein solches praktisches Beispiel ist die nicht so seltene Fehl-
diagnose, welche auf eine Skabies oder auch auf eine Prurigo,
insbesondere wenn Drüsenschwellungen vorhanden sind, lautet,
tatsächlich aber ein Lymphogranuloma Paltauf-Sternberg übersieht.
Denn gerade diese erwähnte Erkrankung beginnt, wie auch andere
Affektionen des hämatopoetischen Systems, nicht so selten mit
dem Symptom des Juckens, und führt dann zu Kratzeffekten. Die
vielfach erst später einsetzenden Lymphdrüsenschwellungen werden
dann als exogen, durch sekundäre Infekte ausgelöst, zu erklären
versucht.

Auf die H ä u f i g k e i t des Juckreizes wurde bereits hingewiesen. Dieser Umstand, im Zusammenhang mit der ebenfalls
bereits erwähnten Verwertung des Juckreizes in diagnostischer Hinsicht führte auch dazu, die Hauterkrankungen in z w e i G r u p -
p e n, juckende und nichtjuckende, einzuteilen.

Eine weitere Untergruppierung der juckenden Hauterkrankungen ergibt sich durch eine Unterscheidung zwischen i d i o p a t h i -
s c h e n und s y m p t o m a t i s c h e n juckenden A f f e k t i o n e n .

Was die B e k ä m p f u n g des Juckens anbelangt, ist es wohl
zweckmäßig, z w e i W e g e zu unterscheiden: externe und interne
Behandlungsmethoden.

Abgesehen von der Beseitigung der Ursache des Juckreizes,
wie die Vernichtung von eventuellen Dermatozoonosen, ist als
externes Antipruriginosum vor allem die K ä l t e zu erwähnen. Zur
Kälteapplikation stehen wieder verschiedene Wege zur Verfügung:
kalte Duschen, kalte Umschläge, lokaler Wärmeentzug durch Einwirkung verdunstender alkoholischer Lösungen. Zur Bekämpfung
des Juckreizes werden vielfach, leider aber nur mit einem recht be-
scheidenen Erfolg, die verschiedensten Sedativa in allererster Linie
herangezogen.

Die internen Antipruriginosa haben durch die Einführung der
Antihistaminpräparate zweifellos eine wesentliche Bereicherung

erfahren. Aus ihrer großen, stets wachsenden Zahl sei nur erwähnt: das Antistin, Pyribenzamin, das Phenergan, Tephorin, Dibendrin u. a.

Auch die physikalische Therapie bietet Möglichkeiten der Juckbekämpfung; einerseits sind es die verschiedensten Strahleneinwirkungen, wie Bucky-Strahlen oder weiche Röntgenstrahlen, aber auch Dauerbäder, vor allem in der Form des Hebraschen Wasserbettes.

Die große Zahl von so differenten Maßnahmen zur Bekämpfung des Juckreizes beweist aber, daß leider ein wirklich souveränes Mittel zur Linderung des Juckreizes nicht zur Verfügung steht, und bestätigt damit einen schon seit langem bekannten Erfahrungssatz.

Schmerzstillung
durch physikalische Therapie

Von

Professor Dr. **J. Kowarschik**

Wien

So wie die Chemotherapie verfügt auch die Physikotherapie über eine Reihe von schmerzstillenden Mitteln, die
zum Teil schon seit Jahrtausenden zur Anwendung kommen.
Dazu gehört d i e W ä r m e. Jeder Laie weiß, daß Wärme
bei Schmerzen der verschiedensten Art, vor allem bei den
sogenannten rheumatischen Schmerzen, wohltuend und
schmerzstillend wirkt. Da Wärme eine aktive Hyperämie
erzeugt, war A. B i e r der Ansicht, daß die Schmerzstillung
durch die aktive Hyperämie bewirkt werde. Damit war jedoch noch nicht erklärt, warum die Hyperämie schmerzstillend wirkt. Die Erweiterung der Gefäße zeigt, daß die
Wärme vagotonisch wirkt, d. h. daß sie den Tonus des
Parasympathicus erhöht bzw. den des Sympathicus herabsetzt. Es dürfte daher die schmerzstillende Wirkung der
Wärme wohl unmittelbar auf eine Beruhigung der erregten
Sympathicusfasern beruhen, die wir ja heute für die
Schmerzleitung verantwortlich machen.

Die Wärme kann in dreierlei Weise zur Anwendung
kommen: 1. als geleitete Wärme, 2. als gestrahlte Wärme,
3. als elektrische Stromwärme in Form der Lang- und Kurzwellendiathermie. Bei der Wärmeleitung besteht ein un-
mittelbarer Kontakt zwischen dem Wärmeträger und dem
Körper, wobei die Wärme nach physikalischen Gesetzen
von dem höher auf den niedriger temperierten Körper
überfließt. Als Wärmeträger dienen uns L u f t, W a s s e r
u n d E r d e. Luft in Form von Heißluft, wie sie von B i e r
zur Behandlung einzelner Körperteile in die Therapie ein-

geführt wurde. Wasser kommt in Gestalt von heißen Umschlägen, Packungen, Duschen oder in Dampfform zur Anwendung. Wenn ich von Erde spreche, so meine ich damit die Behandlung mit Schlamm, Moor und Sand.

Zur Anwendung gestrahlter Wärme dienen uns entweder einzelne große G l ü h l a m p e n nach dem Typ der Solluxlampe oder eine Gruppe von kleineren Lampen in Form der T e i l- u n d V o l l i c h t b ä d e r. Es ist grundsätzlich gleich, ob wir zur Bestrahlung eine Sollux-, Profundus-, Vitalux-, Astraluxlampe oder wie sie immer heißen mögen, verwenden. Ihre Wirkung beruht auf den unsichtbaren infraroten oder Wärmestrahlen. Der Anteil an sichtbaren Strahlen beträgt höchstens 5%, ultraviolette Strahlen sendet keine dieser Lampen aus. Wenn physikalisch festgestellt wird, daß die Strahlen dieser oder jener Lampe 1 oder 2 mm tiefer in die Haut eindringen, so ist das therapeutisch ganz belanglos, weil die Tiefenwirkung nicht auf physikalischem, sondern neuralem Weg über das vegetative Nervensystem zustande kommt und damit praktisch unbegrenzt ist.

Als dritte Form der Wärmeanwendung steht uns die L a n g- u n d K u r z w e l l e n d i a t h e r m i e zur Verfügung. Ich sage Kurzwellendiathermie, weil nirgends in der Welt ein grundsätzlicher Unterschied zwischen Diathermie und Kurzwellentherapie gemacht wird, wie das in den deutschsprachigen Ländern der Fall ist. Die Wirkung beider ist eine rein thermische. Spezifisch-elektrische, das will sagen, nicht auf Wärme beruhende Wirkungen, wurden zwar wiederholt behauptet, aber niemals bewiesen. Wenn ich die Wirkung der Lang- und Kurzwellen als thermisch bezeichne, so heißt das nicht, daß man sie durch einen warmen Umschlag oder eine Solluxlampe ersetzen kann; ist doch die Wirkung eines warmen Umschlages und die einer Solluxlampe schon verschieden.

Bei der Anwendung der Wärme als schmerzstillendes Mittel ist noch wichtiger als die Art der Wärme die S t ä r k e oder I n t e n s i t ä t derselben. Die Anschauung der meisten Laien, aber leider auch die mancher Aerzte, je wärmer desto besser, ist grundfalsch. Durch zu starke Wärmeanwendungen kann bisweilen schwerer Schaden gestiftet werden. Es gibt eine Reihe von Krankheiten, die ausgesprochen wärmeüberempfindlich sind, die auf Wärme hyperergisch reagieren. Dazu gehören alle akuten Entzündungen der Nerven, in erster Linie die Neuritis ischiadica und brachialis. Intensive Wärmeanwendungen, wie

Heißluft und Schlammpackungen wirken im akuten Stadium dieser Erkrankungen ausgesprochen schmerzsteigernd. Große Vorsicht bei der Dosierung von Wärme ist auch bei allen akuten Entzündungen der Haut und Unterhaut geboten. Hat jemand einen Lippen- oder Nasenfurunkel und der Arzt empfiehlt ihm heiße Umschläge und fügt vielleicht noch hinzu, je heißer, desto besser, dann kann es geschehen, daß am nächsten Tag nicht nur die Schmerzen, sondern auch die entzündlichen Erscheinungen beträchtlich zugenommen haben. Häufig kommt es dem Arzt gar nicht zu Bewußtsein, daß seine Therapie die Ursache der Verschlechterung ist. Großes Unheil kann durch eine unzweckmäßige Wärmebehandlung bei Erkrankungen der Gefäße angerichtet werden. Endangiitisch oder arteriosklerotisch erkrankte Gefäße haben ihre Elastizität und damit ihr rasches Anpassungsvermögen an Wärmereize verloren. Wirkt Wärme höheren Grades unvermittelt auf sie ein, dann sind sie nicht mehr imstande, sich entsprechend zu erweitern, wie das gesunde Gefäße tun, sondern sie reagieren paradox, d. h. sie verengern sich und verfallen in einen Krampfzustand. Es gibt kein wirksameres Mittel, um einem Gefäßkranken zu schaden und die vielleicht drohende Gangrän zu provozieren, als die so beliebten wechselwarmen Fußbäder. R a t s c h o w hat sicher recht, wenn er die plötzliche Verschlechterung solcher Erkrankungen in einem Drittel aller Fälle auf eine unzweckmäßige örtliche Wärmeanwendung zurückführt.

In gleicher Weise wie Wärme wirkt auch die K ä l t e unter bestimmten Bedingungen analgetisch. Auch ihre Anwendung ist uralt, geriet aber immer wieder in Vergessenheit, um in den letzten Jahren wieder eine Auferstehung zu feiern. So verwendete man noch vor 50 Jahren den Eisbeutel regelmäßig bei Tonsillitis, Appendizitis, Adnexitis und anderen peritonealen Reizzuständen, bis er später durch Wärmeanwendung verdrängt wurde. Es ist kein Zweifel, daß in manchen Fällen Kälte die Schmerzen günstiger beeinflußt als Wärme. So werden Schmerzen, die durch Brandwunden verursacht wurden, unter dem Einfluß der Kälte augenblicklich vermindert, während sie durch Wärme eine Steigerung erfahren. Aehnliches gilt auch für postoperative Schmerzen und akute, sehr schmerzhafte Zellgewebsentzündungen. Die analgetische Wirkung der Wärme kann bis zur Anästhesie gesteigert werden. So ist die lokale Schmerzbetäubung durch einen Chloräthylspray allgemein bekannt. Interessant ist es, daß man schon im

6*

16. Jahrundert Schnee und später eine Eis-Kochsalzmischung für den gleichen Zweck verwendet hat. In Amerika macht man sich heute die Kälteanästhesie sozusagen in großem Stil zunutze. Wenn man einen Arm $1\frac{1}{2}$ oder ein Bein $2\frac{1}{2}$ Stunden in Eis einpackt, dann sinkt die Gewebstemperatur auch in der Tiefe auf 5 bis 10° C ab, bei welcher Temperatur jede Schmerzempfindung aufgehoben ist, so daß man eine Extremität ohne Anwendung eines sonstigen Anästhetikums völlig schmerzlos amputieren kann.

Auch bestimmten Formen der elektrischen Energie kommt eine schmerzstillende Wirkung zu. Das gilt in erster Linie von dem konstanten galvanischen Strom, der Urform des elektrischen Stromes. Daß der galvanische Strom in vielen Fällen von Neuritis und Neuralgie geradezu spezifisch wirkt, ist seit langem bekannt und wurde selbst von Möbius nicht geleugnet, der der Elektrizität im übrigen nur eine suggestive Wirkung zubilligte. Allerdings tritt die schmerzstillende Wirkung des galvanischen Stromes nur dann in überzeugender Weise in Erscheinung, wenn er technisch richtig mit großflächigen, dick unterlegten Elektroden zur Anwendung kommt. Daß die Schmerzstillung auf dem von Pflüger gefundenen Anelektrotonus beruht, ist ein Irrtum, der schon von W. Erb bekämpft wurde. Die Schmerzstillung kommt ja nicht nur an der Anode, sondern ebenso an der Kathode und dem ganzen Stromweg zustande und ist wohl auf die Wanderung der Ionen und die dadurch bedingte Aenderung des Ionenmilieus zurückzuführen, durch die es zu einer Aenderung des vegetativen Tonus kommt. Auch den Hochfrequenzfunken und Hochfrequenzeffluvien kommt eine schmerzstillende Wirkung zu, die dem durch sie gesetzten Hautreiz zuzuschreiben ist.

Damit sind wir bei der Hautreiztherapie angelangt, die eine der wirksamsten Methoden der Schmerzbekämpfung darstellt und seit undenklichen Zeiten in der verschiedensten Form mit bestem Erfolg geübt wird. Erst dem therapeutischen Nihilismus in der Mitte des vorigen Jahrhunderts blieb es vorbehalten, dieses wertvolle empirische Wissensgut über Bord zu werfen, und zwar nur deshalb, weil man sich die schmerzstillende Wirkung der Hautreize nicht erklären konnte. Das aber, was man nicht weiß, ist keine Wissenschaft. Heute wird die Hautreiztherapie wohl wieder geübt, jedoch nicht in dem Ausmaß, das ihrer therapeutischen Bedeutung entspricht.

Zu den ältesten Hautreizmethoden gehört das Schröpfen. Bekanntlich unterscheidet man ein blutiges und ein unblutiges Schröpfen. Zu der letzten Art verwende ich einen Schröpfkopf in Form einer Glasglocke, die einen Ansatz mit einem kurzen Gummischlauch trägt, an den eine Luftsaugpumpe angeschlossen wird. Durch die Luftverdünnung wird die Haut in die Glocke eingesaugt, wobei sie sich gleichzeitig dunkelrot verfärbt. Der Sog soll so stark sein, daß es zu Hautblutungen oder zur Bildung kleiner Bläschen kommt.

Zu den mechanischen Hautreizmethoden müssen wir auch die Massage zählen, besonders in jener Form, die wir als Reflexzonenmassage bezeichnen. Dabei werden die Haut und die Unterhaut mit den Fingerspitzen unter Druck und Zug gesetzt. Behandelt man in dieser Weise bestimmte schmerzhafte Hautstellen (Headsche Zonen), so kann man nicht nur den Hautschmerz beseitigen, sondern auf dem Reflexweg gleichzeitig auch tiefer sitzende Schmerzen. Daß man durch eine Massage der Haut auch Fernwirkungen auf die Funktion innerer Organe ausüben kann, war schon Hippokrates bekannt.

Aber nicht nur der Hautmassage, sondern auch der tiefergreifenden Muskelmassage kommt eine ausgesprochene schmerzstillende Wirkung zu. Wer jemals an sich selbst erlebt hat, wie unter der geübten Hand eines Masseurs der heftige Schmerz einer Lumbago oder anderer Myalgie in Minuten verschwindet, wird daran nicht zweifeln.

Ein ausgezeichnetes Mittel, einen wirksamen Hautreiz zu setzen, besitzen wir in den ultravioletten Strahlen, wie sie die Quarzlampe (Höhensonne) liefert. Bei Abdeckung der übrigen Körperfläche wird ein Hautstück in dem Ausmaß von etwa 13 × 13 cm so intensiv bestrahlt, daß nach 24 Stunden ein hellrotes intensives Erythem entsteht, wozu bei einem Lampenabstand von 60 cm eine Zeit von 6 Minuten genügt. Auf diese Weise kann man neuralgische, neuritische oder myalgische Schmerzen in kürzester Zeit beseitigen oder wenigstens bessern. Von L. Freund wurden solche Ultravioletterytheme auch bei Stenokardie empfohlen.

In früheren Zeiten scheute man sich nicht, auch ungleich stärkere Hautreize zu setzen, da nicht zu verkennen war, daß mit der Stärke des Reizes auch seine schmerzstillende Wirkung zunimmt. Hautreize dieser Art sind die mit dem Ferrum candens erzeugten Brandschorfe. Welches Vertrauen man zu dieser Behandlungsmethode hatte, zeigt am besten der Ausspruch des Hippokrates, der in seinen Aphorismen sagt: „Was das Brennen nicht heilt, muß als unheilbar angesehen werden." Dazu möchte ich bemerken, daß auch heute noch in Frankreich das Glüheisen bei sonst unstillbaren Schmerzen, wie z. B. lanzinierenden Schmerzen der Tabiker zur Anwendung kommt und daß B i e r vor einigen Jahren neuerdings den Thermokauter als schmerzstillendes Instrument empfohlen hat.

Röntgentherapie des Schmerzes

Von

Professor Dr. **R. Pape**

Wien

Beobachtungen über eine schmerzlindernde Wirkung von Röntgenbestrahlungen sind alt. G o c h t beschrieb schon 1897, also 2 Jahre nach der Entdeckung der Strahlen, Besserungen von 2 Fällen mit schweren Trigeminusneuralgien, G r u n m a c h 1899 ähnliche Erfolge bei Gesichts- und Interkostalschmerzen. Unter den älteren Autoren sind L. F r e u n d, B e l o t, D e l h e r m, B e c l e r e, H o l z k n e c h t und andere große Namen der Radiologie zu nennen. Frühzeitig wurde auch erkannt, daß nicht nur Lokalbestrahlungen, sondern auch Rückenmarksbestrahlungen von Erfolg seien (F r e u n d, Z i m m e r n, C o t t e n o t). Freilich waren die Erfolge unterschiedlich, zum Teil in Abhängigkeit von der Art der Erkrankung und häufig nur passager. Uebereinstimmend wurde aber angegeben, daß eine bald nach der Bestrahlung auftretende Schmerzsteigerung der Schmerzlinderung vorausgehe. In der Folgezeit haben verschiedene Autoren (A. M ü l l e r, K r a u s u. a.) die Provokation einer Schmerzreaktion geradezu als notwendige Voraussetzung für den Heilerfolg angesehen, worauf wir noch zurückkommen.

Wir werden uns mit den Fragen zu beschäftigen haben:

1. Auf welche Weise wirken die Röntgenstrahlen bei Schmerzen?

2. Bei welchen Schmerzzuständen ist es zweckmäßig, Röntgentherapie anzuwenden?

3. Welche Dosierung und Bestrahlungstechnik kann empfohlen werden?

Da den Strahlenwirkungen sehr komplexe Vorgänge zugrunde liegen, ist es zweckmäßig, verschiedene wichtige Kategorien gesondert zu betrachten, es sind dies:

I. der Wund- und Entzündungsschmerz,

II. die Neuralgien,

III. Gefäßschmerzen,

IV. die Schmerzen bei Tumoren und Granulationsgeschwülsten.

I. Beim Wund- und Entzündungsschmerz
haben wir als auslösende Ursache vor allem Oedem-
bildung, Sekretstauung, Hyperämie, zellige Infiltrate und
nervöse Reizzustände in Betracht zu ziehen. Daß die Ex-
sudatbildung schon mit sehr schwacher Röntgendosie-
rung vermieden werden kann, zeigten zunächst die klinischen Beobachtungen französischer Autoren (Daniel,
Huguet), mit denen unsere eigenen Erfahrungen übereinstimmen, dann aber auch experimentelle Untersuchungen, z. B. Vergleiche bestrahlter und unbestrahlter Tiere
bei artefizieller Pneumonie. Alle Formen von Exsudation
— serös, eitrig, hämorrhagisch — sind aber nach G. Ricker
an den Gefäßtonus und die Zirkulation gebunden. Erweite-
rungen des Kapillargebietes bei gleichzeitig verzögerter
Durchströmung (prästatische Hyperämie) verbinden sich mit
Exsudation. Untersuchungen von Neumayr und Thurnher zeigten nun, daß die Kapillarpermeabilität durch
schwache Röntgenbestrahlungen nachweisbar verändert wird,
und zwar soll kleinsten Dosen eine kapillardichtende
Wirkung zukommen, während schon oberhalb 25 r eine
Zunahme der Kapillardurchlässigkeit gefunden wurde. Allerdings haben bei pathologischer Kapillarpermeabilität auch
noch höhere Dosen einen günstigen Einfluß.

Wenn auch von den meisten Radiologen einem durch
die Strahlen ausgelösten Zerfall von Exsudatzellen bei der
Entzündungsbestrahlung die größte Bedeutung beigemessen
wird, wies doch schon Glauner darauf hin, daß nicht
selten die analgesierende Wirkung der Bestrahlung
dem Abklingen der Entzündung vorausgehe und sieht
darin einen Hinweis auf die primäre Bedeutung des nervalen Faktors, wobei die autonomen Nervenendigungen
im Entzündungsgebiet und vor allem die Uebergänge des
Nervengewebes und des Reflexorgans, z. B. die Kapillar-
wände, die empfindlichen Teile darstellen sollen.

In ähnlichem Sinne sprechen die Tierversuche von
Nemenow, der bei direkter Strahleneinwirkung auf das
freigelegte Gehirn bzw. die Medulla oblongata eine Beeinflussung der bestrahlten Zentren erkennen konnte. Dabei

ließ sich zunächst ein Stadium der Uebererregung, dann ein nachfolgendes, lange anhaltendes Stadium verminderter Erregbarkeit unterscheiden. Auch die Versuche von Langer mit isolierter Bestrahlung von Vagus und Sympathicus ergaben ähnliche Resultate.

Wir selbst haben mit unseren Mitarbeitern nach Bestrahlung des Zwischenhirns beim Menschen Blut- und Stoffwechselreaktionen feststellen können. Der Umstand, daß schon von einem kleinen Hirnfeld aus Dosen, herab bis zu etwa 5 r, solche Reaktionen auslösen, spricht unseres Erachtens gleichfalls für die Dominanz des nervösen Faktors, denn ein Zellzerfall kann bei dieser Bestrahlung des Gehirns kaum in Betracht gezogen werden.

Strauss erörterte schon 1926 die Bedeutung der Ionenverschiebung bei der Strahlenwirkung auf das Nervengewebe und warf die Frage auf, ob es sich nicht um rein funktionelle Vorgänge handle, die sich einem histologischen Nachweis entziehen. Auch Gilbert würdigt die Bedeutung des intermediären Faktors und rechnet die antalgisch-sedative Bestrahlung der funktionellen Röntgentherapie zu.

Welche Zustände sind es nun, die wir in der Gruppe des Wund- und Entzündungsschmerzes als Indikationen der Röntgentherapie besonders hervorheben möchten?

Als einfachstes Beispiel sei der Schmerz bei traumatischen Gelenkergüssen angeführt, deren Resorption durch die Bestrahlung mit schwächster Dosierung beschleunigt wird. Einige Autoren haben auch bei Glaukom ein rasches Schwinden der Schmerzen nach der Bestrahlung beschrieben. Eine günstige Indikation stellen die meisten Arten von Zahnschmerzen, vor allem der Dolor post extractionem und die Periodontitis dar. Doch sei betont, daß die Röntgenbehandlung niemals einen zahnärztlich-chirurgischen Eingriff ersetzt, sondern nur adjuvierend angewendet werden kann. Die Strahlenempfindlichkeit ist dabei oft außerordentlich hoch und nötigt zu vorsichtigster Dosierung.

Weniger bekannt ist, daß die Sinusitis der Nasennebenhöhlen eine günstige Anzeige darstellt, bei der wir häufig schon nach wenigen Bestrahlungen mit 5 bis 10 r einen Rückgang der Schmerzen feststellen. Auch bei der Otitis und Mastoiditis werden Erfolge angegeben. Wir selbst haben darüber nur geringe, allerdings meist günstige Erfahrungen. Dasselbe gilt für einige Fälle von chronischer und subakuter Osteomyelitis bei Erwachsenen und Kindern, bei denen wir nach überaus vorsichtiger Bestrahlung eine Rückbildung der Schmerzen beobachteten. Ausgezeichnet wirkt die Bestrahlung vor allem bei sämtlichen Formen von P a n a r i t i u m, wie überhaupt bei allen äußeren Infekten, z. B. Furunkeln der Oberlippe, akuter und subakuter Paronychie, Hidrosadenitis, aber auch die Schmerzzustände bei Mastitis und — was weniger bekannt ist — bei der M a s t o p a t h i e lassen sich gut beeinflussen.

Ebenso stellen die Schmerzen bei den degenerativen G e l e n k e r k r a n k u n g e n eine günstige Indikation dar, wie seit den Anfängen der Röntgentherapie bekannt ist. Die meisten Autoren bevorzugten dabei Dosen von 50 bis 200 r. Wir haben in mehr als 500 Fällen überwiegend kleinste Dosen von 1 bis 20 r angewendet. Ein Vergleich der Erfolgzahlen ergibt, daß für eine gewisse, aber nicht große Zahl von Fällen höhere Dosen erforderlich sein dürften, wahrscheinlich solche Fälle, bei denen chronisch entzündliche Gewebswucherungen beseitigt werden müssen oder bei denen die Strahlenempfindlichkeit sehr herabgesetzt ist. Wir pflegen, wenn die schwache Serie keinen Erfolg brachte, die Dosis zu steigern. In der überwiegenden Zahl von Fällen erreichen wir aber den therapeutischen Erfolg mit niedrigen Dosen. Heikler ist die Bestrahlung bei akuten oder chronischen r h e u m a t i s c h e n Arthritiden, doch lassen sich auch hier bemerkenswerte Erfolge in manchen Fällen erzielen, wobei das Schwinden der Schmerzen ein Frühsymptom darstellt (siehe unten). Hingewiesen sei auch auf die meist günstig ansprechenden periarthritischen Prozesse, wie z. B. die E p i k o n d y l i t i s, bei der wir äußerst selten genötigt waren, höhere Dosen zu geben, sowie Fälle von C a l c a n e u s s c h m e r z mit und ohne Spornbildung und T e n d o v a g i n i t i s.

In diesem Zusammenhang sei auch auf eine der Ursachen für ein V e r s a g e n d e r S t r a h l e n b e h a n d l u n g hingewiesen.

Während im allgemeinen Sehnenscheidenergüsse gut beeinflußbar sind, hatten wir bei einem chronischen Fall mit kleinen wie mit intensiven Dosen nicht den geringsten Erfolg. Schließlich wurde operiert. Dabei zeigte sich ein sehr stark e i n g e d i c k t e r sulziger Inhalt. Es ist verständlich, daß ein derartiges Exsudat nicht mehr resorbiert werden kann, auch wenn die Durchblutung günstig modifiziert wird. Wahrscheinlich kommt dazu noch, daß infolge der lang dauernden Entzündung die Wand schwer verändert ist, so wie bei gewissen Fällen von Pneumothorax die verdickte Pleura Luft und Exsudat nicht mehr resorbiert.

Schließlich möchten wir noch die Schmerzen bei der Polyarthritis im Hinblick auf die B e s t r a h l u n g s m e t h o d e besprechen. Bei akuten entzündlichen Gelenkergüssen kann eine vorsichtige Bestrahlung günstig wirken, häufig besteht aber eine außerordentlich hohe Strahlenempfindlichkeit und vor allem wird das Grundleiden nicht beeinflußt. Hier öffnet sich nun die Möglichkeit einer i n d i r e k t e n Strahlentherapie, wobei wir bisher drei Angriffspunkte näher prüften: die Fokalbestrahlung, die Zwischenhirnbestrahlung und die Nebennierenbestrahlung. Von allen drei Stellen aus, denen wir eine auf den polyarthritischen Prozeß einwirkende übergeordnete Rolle zuerkennen müssen, konnten wir bei einem Teil der Fälle gewisse Effekte beobachten.

So ließ sich z. B. durch Tonsillenbestrahlung in einigen Fällen zunächst eine Schmerzreaktion an den kranken Gelenken, im Laufe einer vorsichtig und konsequent durchgeführten Strahlenbehandlung aber schließlich zugleich mit dem Rückgang der Tonsillitis *auch ein Schwinden der artikulären oder neuralgischen Schmerzen beobachten.

Auch vom Zwischenhirn aus konnte eine günstige Beeinflussung mancher Fälle von Polyarthritis erzielt werden. Als Wirkungsmechanismus hat man sich wohl eine vom Zwischenhirn auf die Hypophyse und die Nebennierenrinde sich erstreckende Beeinflussung hauptsächlich auf dem h o r m o n a l e n Wege vorzustellen. Erwähnt sei, daß auch andere Autoren mit ähnlichen Versuchen Erfolg hatten, so G r e i n e r t, der über Nebennierenbestrahlungen mit Kleinstdosen berichtete. Unsere Mitarbeiter S e y s s und W i t t haben schon 1950 gezeigt, daß nach derartigen Zwischenhirnbestrahlungen im Stoffwechsel des Arthritikers ähnliche Vorgänge ablaufen und Harnbefunde nachweisbar werden, wie nach C o r t i s o n behandlung. S c h o l l und S e y s s berichteten auch über Stoffwechseluntersuchungen nach Zwischenhirndosen. Die dabei in Erscheinung tretenden, wellenförmig verlaufenden Reaktionen im Gesamtvegetativum können anscheinend auch mit anderen Methoden nachgewiesen werden. So kommen phasenförmige Aenderungen des elektrischen Hautwiderstandes im sogenannten E l e k t r o d e r m a t o g r a m m (R e g e l s b e r g e r) nach schwachen Bestrahlungen zum Ausdruck (P a p e und Z a c h sowie P a p e - B r a n t n e r - J a s k y). Nach der allgemeinen Anschauung, die auf E p p i n g e r s Permeabilitätspathologie zurückgeht, verbinden sich mit diesen elektrischen Widerstandsänderungen regelmäßig Permeabilitätsänderungen der Z e l l m e m b r a n e n.

Wir haben uns diese theoretischen Abschweifungen erlaubt, weil wir glauben, daß dadurch klarer wird, wie die sehr komplizierten Vorgänge, die jede einzelne Bestrahlung regionär und auch im Gesamtkörper auslöst, ineinandergreifen. Wir erkennen die Bedeutung des n e r v a l e n F a k - t o r s, der sich mit hormonalen Stoffwechseländerungen, Verschiebungen im Ionengleichgewicht, zirkulatorischen Vorgängen, Permeabilitätsänderungen an den Gefäßen und vielleicht auch an den Zellmembranen verbindet.

II. Die Neuralgien.

Bei der Bedeutung der nervalen Reaktion nach der Bestrahlung erscheint es nicht überraschend, wenn wir auch bei neuritischen und neuralgischen Schmerzen mit schwächsten Bestrahlungen Erfolge erzielen. Unsere Zahlen halten sich in den von anderen Autoren angegebenen Erfolgsgrenzen, die sowohl in den einzelnen Indikationen als auch bei den einzelnen Autoren — wenn man auch geringe Besserungen mitrechnet — zwischen 44 und 80% schwanken (Tabelle). Nach Z i m m e r n sind die Ischialgien am günstigsten, die Gesichtsneuralgien am wenigsten zu beeinflussen. Aehnlich äußerten sich M a r b u r g und S g a - l i t z e r.

Während auch bei diesen Indikationen früher hohe Dosen bevorzugt wurden, empfahl schon 1934 Sgalitzer schwache Bestrahlungen mit 25 bis 50 r. In neuerer Zeit haben S t u t t e und V o g t grundsätzlich möglichst geringe Dosen und Anpassung an die Akuität des Prozesses gefordert. Meist wurden von diesen Autoren 25 r gegeben. Auch sie beschreiben ein bisweilen zu beobachtendes Aufflackern, dann aber eine rasche Rückbildung der auf diese Weise „angefrischten Neuritis". Wir selbst fanden uns gerade bei der Neuritis oft veranlaßt, bei noch kleineren Dosen als sonst zu bleiben.

So haben wir u. a. eine Patientin vorgestellt, bei welcher zuerst von einem Radiologen bei einer Plexusneuralgie mit Dosen von 60 r eine so heftige Schmerzsteigerung ausgelöst worden war, daß die Behandlung abgebrochen werden mußte. Nachdem wir einige Bestrahlungen mit Kleinstdosen vorgenommen hatten, besserte sich der Zustand, so daß die Kranke wieder ihren Verrichtungen nachgehen konnte.

Aehnlich verlief ein Fall von Trigeminusneuralgie, bei dem wir durch Dosen von 50 r schwere Schmerzanfälle auslösten, unter Kleinstdosen aber dann Schmerzfreiheit erzielten, die seit Jahren anhält.

Tab. 1. Neuralgien

	Autor	Fälle	Gebessert	Nicht gebessert	Ohne Nachricht
Trigeminusneuralgien	Eigene	27	13	5	9
	Glauner	59	31 (52%)	20	8
	Rüsken	308	223 (70%)	85	
Okzipitalneuralgien .	Eigene	6	5	1	
Plexus brachialis ...	Eigene	12	9	3	
Ischialgie	Eigene	11	7	4	
	Glauner	17	9	3	5
	Rüsken	101	62 (62%)	39	
	Böhme und K. Franke	65	52 (80%)	13	
	Gilbert und Farch...	90	60 (66%)	30	
Diverse Neuralgien..	Eigene	15	7	4	4
	Gilbert und Farch...	65	29 (44%)	36	
Summe...........	Eigene	71	41 (57%)	17	13
	Andere Autoren	705	466 (66%)	226	13
Allgemein.........			44 bis 80%		

Die vorübergehende Schmerzzunahme
nach der Bestrahlung könnte bei Anwendung der allgemein üblichen Dose durch eine Zerfallswirkung auf die
Entzündungszellen erklärt werden. Ihr Vorkommen auch
nach kleinsten Dosen spricht aber eher für einen nervalen
Vorgang mit passagerer Steigerung der sympathikotonen
Erregungslage. Doch tritt dieses Symptom nicht regelmäßig
auf, sondern steht anscheinend in Abhängigkeit von dem
Wilderschen Ausgangswertgesetz. Wir haben uns stets bemüht, Schmerzreaktionen nach Tunlichkeit zu vermeiden

und damit gute Erfahrung gemacht. Wir teilen daher nicht die Anschauung, daß die Hervorrufung von Reaktionsschmerzen eine unbedingte Voraussetzung eines günstigen strahlentherapeutischen Erfolges sei, wie von vielen Autoren angenommen wird. Wir glauben vielmehr, daß für den Erfolg und Verlauf der Behandlung in erster Linie die Art der Erkrankung und der Zustand des kranken Gewebes selbst maßgebend sind. Bezüglich der Trigeminusneuralgie haben, wie erwähnt, Stutte und Vogt darauf hingewiesen, daß akute Prozesse bei Allgemeininfektion oder bei Entzündungen der Nachbarschaft gut ansprechen, hingegen die idiopathischen Formen — meist mit Veränderungen im Ganglion Gasseri verbunden — vielfach therapieresistent sind oder höhere Dosen benötigen. Als besonders ungünstig werden von allen Untersuchern jene Fälle angesehen, bei denen bereits chirurgische Eingriffe erfolglos vorgenommen wurden. Es ist daher empfehlenswert, die Strahlenbehandlung stets vor dem chirurgischen Eingriff zu versuchen. Anderseits sei darauf hingewiesen, daß wir seit einigen Jahren zeitweilig eine Patientin mit Trigeminusschmerzen behandeln, bei der schon Teilresektionen des Nerven vorgenommen worden waren, ohne durchgreifenden Erfolg. Diese Patientin konnte durch schwächste Dosierung mit einigen wenigen r bisher immer wieder von ihren Schmerzen befreit werden, wenn natürlich auch von keiner Heilung gesprochen werden darf. Nach Nemenow soll unter Umständen durch eine zentralangreifende Bestrahlung eine Steigerung, durch eine Lokalbehandlung aber eine unmittelbare Herabsetzung des Schmerzes ausgelöst werden. Dies ließe daran denken, daß bei lokalen Bestrahlungen die desensibilisierende Wirkung überwiegt, während bei einer zentralen Einwirkung die erwähnten, phasenförmig ablaufenden Reaktionen auch eine vorübergehende wellenförmige Schmerzaktivierung hervorrufen könnten. Der Bestrahlungstechnik und Dosierung kommt somit Bedeutung zu. Wir halten vor allem die individuelle Beobachtung und entsprechende Anpassung für wichtig. Im allgemeinen geben wir 2 bis 3 Bestrahlungen in der Woche und bevorzugen kleine Serien mit 6 bis 8 Bestrahlungen, mit einigen wenigen r beginnend, nur selten über 20 r gesteigert.

Manchen unerwünschten Reaktionen und manchen Versagern würden wir mit mehr Verständnis gegenüberstehen, wenn wir immer die pathophysiologischen Vorgänge und den pathoanatomischen Befund klar beurteilen könnten.

Denn die Strahlentherapie läßt nur dort guten Erfolg erwarten, wo sie die schmerzauslösende Ursache beeinflußt. Aus den Erfolgsangaben der verschiedenen Autoren ergibt sich, daß Besserungen von Neuralgien durch die Röntgenbehandlung bei mehr als der Hälfte bis etwa zwei Drittel der Fälle erzielt werden. Da das Verfahren risikolos ist, besonders wenn es mit geringster Dosierung durchgeführt wird, glauben wir, es allgemein empfehlen zu können.

Große Bedeutung kommt dabei auch dem Vorhandensein von okkulten Streuherden zu, die nicht selten eine Ursache für Rezidivschmerzen abgeben. Wo also die Behandlungseffekte nur passagerer Natur bleiben, ist die F o k u s s u c h e besonders wichtig und kann hier auch bis zu einem gewissen Grad durch die R ö n t g e n m e t h o d e unterstützt werden (P a p e). Die Herdentfernung — wenn ein solcher vorhanden ist — stellt wohl stets die Voraussetzung für ein befriedigendes Behandlungsergebnis dar, welche Therapie auch immer zur Anwendung kommen mag.

III. Kürzer fassen können wir uns bezüglich der v a s -
k u l ä r b e d i n g t e n S c h m e r z z u s t ä n d e. Es war vor allem die französische Schule (D e l h e r m und B e a u, Z i m m e r n und C o t t e n o t u. a.), die sich mit diesen Fragen eingehend befaßte. Bei der C l a u d i c a t i o intermittens wird einerseits die Nebennierenbestrahlung empfohlen (Z i m m e r n und C o t t e n o t), anderseits die paravertebrale zervikale bzw. dorsolumbale Bestrahlung. Schmerzen und auch trophische Störungen sollen zurückgehen.

Wir selbst verfügen nur über einige Beobachtungen von Beeinflussung nächtlich auftretender Krampfschmerzen in den Händen und Beinen. Wir wandten Zwischenhirnbestrahlungen mit Dosen von 5 bis 10 r an, in letzter Zeit auch kombinierte Bestrahlungen von Nebennieren und vertebralen Segmenten.

Großes Interesse beanspruchen die Mitteilungen über Bestrahlungserfolge bei A n g i n a p e c t o r i s. G i l b e r t berichtete 1936, daß in etwa 50% Erfolge zu erzielen waren. Von M a r c h a l, ferner von B e a u werden noch günstigere Zahlen angegeben. Die Bestrahlungen erfolgten gewöhnlich regionär-präkordial oder segmentär-paravertebral. Nach G i l b e r t soll das Ganglion stellatum mitbestrahlt werden. Kürzlich berichtete H e n s e l, daß er mit Kleinstdosenbestrahlung der Nebennieren in 25 Fällen, die infolge stenokardischer Beschwerden arbeitsunfähig geworden waren und sich bis dahin therapieresistent erwiesen hatten, Wiederherstellung der Arbeitsfähigkeit erzielte.

Im weiteren Sinne kann man hier auch die Röntgenbehandlung bei Erfrierungen anführen. Schon Holzknecht betonte, daß man dabei mit Schwachbestrahlung vorzügliche Erfolge habe. Am Beispiel der Erfrierungsschäden lassen sich gut die Grenzen des Verfahrens abschätzen. Wo etwa bereits schwere Grade der Erfrierung mit Nekrose eingetreten sind, kann nur mehr die Zirkulation der Umgebung beeinflußt werden, während die bereits eingetretene Nekrose irreparabel ist. Diese an sich selbstverständliche Betrachtung sei angeführt, weil im Urteil über die Röntgentherapie häufig mögliche und unmögliche Effekte nicht genügend scharf auseinandergehalten werden.

Ganz kurz sei auch auf die Röntgenbehandlung der Migräne hingewiesen. Von manchen Autoren (Schüller, Glauner) wurde über Erfolge berichtet. Wir selbst sahen an einzelnen wenigen Fällen sehr widersprechende Ergebnisse. Es scheint uns aber ein Versuch bei allen derartigen Fällen gerechtfertigt, wenn vielleicht auch nur ein kleiner Teil der Kranken darauf reagiert. Wir haben schwache Zwischenhirn- und Nebennierenbestrahlungen gegeben.

IV. Was schließlich die wohl überwiegend mechanisch bedingten Schmerzen bei Metastasen und Granulationsgeschwülsten anbelangt, so ist hier wohl die intensive lokale Bestrahlung nach wie vor die Methode der Wahl. Simonson wies schon 1913 auf den raschen Rückgang der Schmerzen nach der Bestrahlung maligner Tumoren, vor allem primärer Art, hin. Hier darf vielleicht auch erwähnt werden, daß 1911 Kienböck und Decastello das Schwinden von Knochenschmerzen bei Leukämie beschrieben. Die Reduktion des pathologischen Infiltrates spielt dabei die maßgebende Rolle, doch dürften bei der mitunter überraschend früh eintretenden Schmerzlinderung bei malignen Tumoren auch die Durchblutung und die nervale Komponente Bedeutung haben, während die Reduktion des malignen Gewebes gewöhnlich erst in den späteren Stadien der Behandlung sich auswirkt. Neben der regionären Intensivbestrahlung wird man bei ausgedehnten Metastasen zusätzlich oder ausschließlich auch die Allgemeinbestrahlung in Betracht ziehen, wobei wir glauben, mit 5 bis 10 r schon jene Wirkungen auf das Vegetativum zu erzielen, die eine Besserung des Allgemeinzustandes herbeiführen und vielleicht eine rasche Progredienz des Leidens hintanhalten. Heilig hat über gute Erfolge mit etwas höheren Allgemeindosen berichtet. Sehr bekannt sind die Mitteilungen von Mallet zu diesem Thema, der trotz der kleinen Einzeldosen auch Rückbildung von Herden beobachtete.

W. Teschendorf, der als erster die Ganzkörperbestrahlung vor 25 Jahren in die Röntgentherapie einführte, empfiehlt neuerdings Viertelbestrahlungen des Körperstammes bei Lymphogranulom mit Dosen von 25 bis 50 r, im Jahr etwa 40 Bestrahlungen, bei Metastasen mitunter aber noch viel zahlreichere Einzelsitzungen.

Diese Aufstellung erhebt keinen Anspruch auf Vollständigkeit. So könnte man einwenden, daß Hinweise auf die Röntgentherapie bei Ulcus ventriculi oder beim Kolikschmerz fehlen. Aber diesbezüglich fehlen uns persönliche Erfahrungen und die Angaben der Literatur scheinen noch nicht genügend geklärt.

Zusammenfassend glauben wir sagen zu können, daß die Röntgentherapie bei den meisten Schmerzzuständen adjuvierend, oft aber auch für sich allein angewandt werden kann. Die Schmerzlinderung tritt meist rasch auf und ist im allgemeinen nicht an die hohen Dosen gebunden. Dieser Umstand zeigt, daß die sich abspielenden Vorgänge der funktionellen Röntgentherapie zugehören, wobei die Desensibilisierung nervöser Reizzustände mit Normalisierung der Durchblutung und Wiederherstellung des gestörten intermediären Gleichgewichtes vorherrschend ist.

Literatur: Beau: Zit. n. Gilbert. — Daniel: J. Radiol. et Électrol., 1938: 353; 1939: 289; 1946: 27. — Delherm: Nouv. Traite d'Él.-Rad. Paris: Masson & Cie., 1951. — Delherm und Beau: Strahlenther., 52 (1934): 629. — Driak und Pape: Z. Stomat., 47 (1950): 291. — Eppinger: Permeab.path., Wien: Springer-Verlag, 1949. — Freund, L.: Wien. klin. Wschr., 1907: 1611. — Gilbert: J. Radiol. et Électrol., 28 (1947): 343. — Derselbe: Strahlenther., 57 (1936): 303. — Glauner: Entzündungsbestr. Stuttgart: G. Thieme, 1951. — Greinert: Dtsch. Gesundh.wesen, 6 (1951): 1014. — Gocht: Zit. n. Gilbert. — Heidenhain und Fried: Verh. dtsch. Röntgen-Ges., 15, 1924. — Heilig: Radiol. Austria, 4 (1951): 127. — Hensel: Wien. med. Wschr., 1952: 473. — Huguet: Radiother. antiinflammat. Paris: G. Doin, 1947. — Jüngling: Allg. Strahlenther. Stuttgart: F. Enke, 1938. — Kienböck und Decastello: Zit. n. Simonson. — Kraus: Med. Klin., 1935, 23: 492. —

Marchal: Zit. n. Gilbert. — Müller, A.: Münch. med. Wschr., 1926: 1915. — Nemenow: Strahlenther., 53 (1935): 473. — Neumayr und Thurnher: Strahlenther., 84 (1951): 297; 86 (1952): 207. — Dieselben: Wien. Z. inn. Med., 32 (1951): 275. — Pape: Acta Neuroveget., 3 (1951): 474. — Derselbe: Wien. med. Wschr., 1951: 942. — Pape, Brantner und Jasky: Strahlenther. (im Druck). — Pape und Gölles: Radiol. Austria, 6 (im Druck). — Dieselben: Wien. med. Wschr., 1952. — Dieselben: Strahlenther., 81 (1950): 565. — Pape und Meininger: Radiol. Austria, 2 (1949): 145. — Pape, Pendl und Seyß: Strahlenther., 84 (1951): 449. — Dieselben: Wien. med. Wschr., 1951: 95. — Pape und Seyß: Strahlenther., 80 (1949): 121. — Dieselben: Wien. Z. inn. Med., 32 (1951): 214. — Pape und Zach: Wien. klin. Wschr., 1952, 25: 451. — Regelsberger: Med. Klin., 1949, 26. — Ricker, G.: Pathol. als Naturwissenschaft. Berlin: Julius Springer, 1924. — Scholl und Seyß: Wien. Z. inn. Med., 32 (1951): 266. — Schüller: Wien. klin. Wschr., 1933: 1058. — Seyß und Witt: Radiol. Austria, 4 (1951): 147. — Sgalitzer und Marburg: Strahlenther., Sonderbd. 15, 1930. — Simonson: Strahlenther., 2 (1913): 192. — Strauß: Lehrb. d. Strahlenther. von Meyer. Wien: Urban & Schwarzenberg, 1926. — Stutte und Vogt: Strahlenther., 78 (1949): 161. — Teschendorf, W.: Strahlenther., 26 (1927): 720; 1952 (im Druck). — Wilder: Wien. klin. Wschr., 1936, 49: 1360. — Zimmern, Cottenot und Chavany: Strahlenther., 53 (1935): 523. — Zimmern und Cottenot: Soc. radiol. méd. France, 3 (1912): 256. — Zimmern und Chavany: Paris: Masson & Cie., 1930.

Aussprache: Hr. Doz. Dr. E. Leinzinger (Graz): Herr Pape hat im Anwendungsbereich der Röntgentherapie des Schmerzes unter anderem auch die Mastopathie erwähnt. Da die Mastopathie sowie die Gynäkomastie als Symptome hormonaler Störungen aufgefaßt werden müssen, sind beide besonders der paradoxen Hormontherapie zugänglich. Die lokale oder auch parenterale Applikation von männlichem Sexualhormon scheint nach unseren Erfahrungen an Stelle oder neben der Röntgentherapie empfehlenswert. Wohl aber möchte ich eine andere Erkrankung der Brustdrüse wegen ihrer Bedeutung für den praktischen Arzt in diesem Zusammenhang nennen, die eine wichtige Indikation für die Röntgentherapie darstellt: nämlich die beginnende Brustdrüsenentzündung. Die Röntgenschwachbestrahlung der Frühmastitis im Wochenbett muß heute als Methode der Wahl anerkannt werden, wenn sie nur genügend frühzeitig, d. h. beim Auftreten der ersten Entzündungserscheinungen angewendet wird. Sie wirkt auf die schmerzhaft gerötete Brust nicht nur entzündungshemmend, sondern meist auch schlagartig schmerzstillend. Für den Verlauf der Mastitis puerperalis ist der Zeitpunkt der Röntgenschwachbestrahlung von entscheidender Bedeutung. Bei frühzeitiger Bestrahlung kommt es meist zum Ab-

klingen der Entzündung und damit zur Heilung, bei verspäteter
Röntgentherapie zur Abszedierung. Schmerzlindernd bei der Brustdrüsenentzündung wirkt auch die Saugglocke im Sinne der Bier-
schen Stauung. Durch das Vakuum in der Glocke kommt es zur
temporären Hyperämie in der erkrankten Brustdrüse. Da der
Gebrauch der Saugglocke leider wenig bekannt oder in Vergessenheit geraten ist, möchte ich dieses ausgezeichnete schmerz- und
entzündungshemmende Physikotherapeutikum in diesem Rahmen
neuerlich in Erinnerung bringen.

Die Chirurgie der Schmerzbekämpfung

Von

Professor Dr. **H. Krayenbühl**

Zürich

Mit 1 Abbildung

Die Chirurgie der Schmerzbekämpfung ist eine symptomatische Therapie, welche versucht, überall dort mit neurochirurgischen Methoden unerträgliche Schmerzzustände zu beheben, wo die medizinischen, physikalischen und allgemein chirurgischen Maßnahmen versagen, die Schmerzursache zu beheben. Ist die Schmerzursache bekannt, wie beispielsweise bei Malignomen, bei narbigen Veränderungen, bei postinfektiösen Prozessen, wie der postherpetiformen Neuralgie und der Tabes dorsalis, oder ist die Schmerzursache nicht bekannt, wie bei den idiopathischen Neuralgien, bei der Kausalgie oder beim Phantomschmerz, in beiden Fällen versagen leider nicht allzu selten die verschiedensten Therapien derart, daß die Schmerzzustände für den Kranken unerträglich werden und daß jetzt neurochirurgische Maßnahmen ergriffen werden müssen.

Die Chirurgie des Schmerzes beruht auf unseren Kenntnissen der funktionellen Neuroanatomie, welche sich folgendermaßen kurz zusammenfassen läßt:

I. Neuroanatomische Vorbemerkungen

Die Schmerzimpulse werden in drei Etappen (Relais) von der Körperperipherie des Rumpfes und der Gliedmaßen hirnwärts geleitet. Die erste Etappe wird durch das periphere Neuron gebildet mit Endigung der Schmerzleitung im Hinterhorn des Rückenmarks. Wir wissen nach den Forschungen von Ranson, Sheehan u. a., daß die marklosen Fasern der hinteren Wurzeln die Schmerzempfindung vermitteln und in der Lissauerschen Randzone

enden. Nach Fulton hat die Anwendung des Kathoden-
strahloszillographen es Clark, Huyghes und Gasser
ermöglicht, anzunehmen, daß der diffuse, nicht lokalisierte
Schmerz mit den marklosen Nervenfasern zusammenhängt,
währenddem der lokalisierbare Schmerz mit feinen markhaltigen Nervenfasern vereinigt ist. Mit anderen Worten
würde in Anlehnung an Head die phylogenetisch ältere,
protopathische Schmerzkomponente vorwiegend in den
myelinfreien, dünnen C-Fasern, die jüngere epikritische
Schmerzkomponente in den kleinen markhaltigen B-Fasern
geleitet. Die C-Fasern sind zum Teil sympathischen, zum
Teil anderen Ursprungs und zum Teil sind Fasern dieser
Gruppe afferent. Die Fasern der hinteren Wurzeln um-
fassen sowohl jene der peripheren Nerven als auch jene
des sympathischen Nervensystems, welche die Spinalnerven
über die Rami communicantes albi erreichen. Allgemein
wird angenommen, daß die Schmerzempfindung von den
Eingeweiden über das paravertebrale sympathische Gan-
gliensystem geleitet wird, währenddem die Schmerzimpulse
von den Gliedmaßen zur Hauptsache über das spinale System und nur zum kleinsten Teil über den perivaskulären
sympathischen Nervenplexus führen.

Die zweite Etappe wird durch das zweite Schmerz-
neuron gebildet, dessen Axone nach Foerster und
Gagel von großen Zellen der grauen Substanz des Hinterhorns des Rückenmarks ausgehen. Die Fasern steigen auf,
kreuzen bereits ein Segment höher via vorderer Kommissur
des Rückenmarks und bilden zusammen mit den Fasern
der Temperaturempfindung den erstmals von Edinger
1889 beschriebenen Tractus spinothalamicus oder antero-
lateralis, der im Nucleus ventralis posterior des Thalamus
opticus endet. Die Fasern erfahren im Tractus spinothalamicus eine Umschichtung, sogenannte „lamination", derart,
daß die sakralen Nervenfasern lateral, die lumbalen und
thorakalen Fasern in einer intermediären Zone und die
zervikalen Fasern im medialen Abschnitt des Traktus verlaufen (Walker, Hyndman und Van Epps) (Abb. 1).
Diese Lamination wird auch beim Durchtritt durch das Mesencephalon innegehalten. Die kaudalen Fasern verlaufen lateral und dorsal, die kranialen medial und ventral. Es ist
wahrscheinlich, daß ein sehr kleiner Teil der Fasern nicht
kreuzen und infolgedessen im homolateralen Traktus auf-
steigen. French und Peyton haben darauf hingewiesen,
daß außerdem gewisse Abnormalitäten bestehen. Ferner ist
hier zu erwähnen, daß nach einseitiger Großhirnhemisphär-

ektomie auf der Körpergegenseite die Schmerzempfindung nicht erloschen ist, ein weiterer Hinweis dafür, daß nicht alle Schmerzbahnen im Rückenmark zur Gegenseite kreuzen.

Die Endigung des Tractus spinothalamicus im Thalamus opticus ist von Le Gros Clark und Walker abgeklärt worden. Die somatotopische Eingliederung des Traktus im ventralen und basalen Abschnitt des Nucleus ventralis posterior thalami ist erwiesen. Hier erfolgt die Integration nicht nur zwischen der epikritischen und proto-

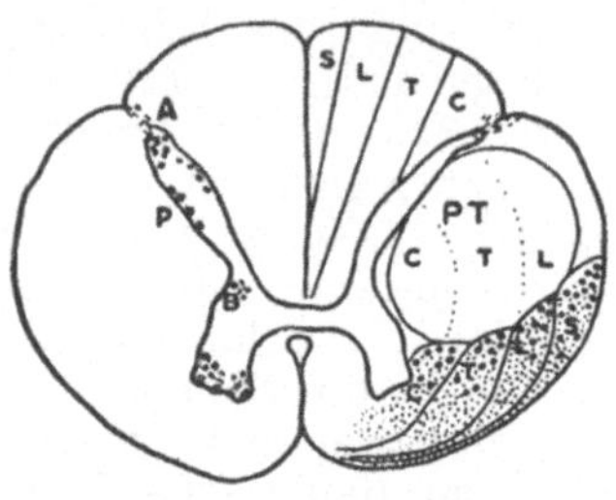

Abb. 1. Querschnitt des Rückenmarkes in der Cervicalebene zur Veranschaulichung der schichtweisen Anordnung „Lamination“ des spinothalamischen Systems (punktiert) und des Hinterstranges. Stockwerke: C: cervical; T: thorakal; L: lumbal; S: sakral. Man beachte, daß die schichtweise Anordnung im Vorderseitenstrang umgekehrt vom Hinterstrang erfolgt. PT: Pyramidenbahn. A: apikale Gruppe großer Ganglienzellen des Hinterhorns. B: basale Gruppe großer Ganglienzellen des Hinterhorns. P: pericornuale Gruppe großer Ganglienzellen des Hinterhorns

pathischen Schmerzkomponente, sondern auch zwischen der Schmerz- und der übrigen Sensibilität. Von dieser dritten Etappe gehen die Impulse zur Hauptsache in den Gyrus postcentralis, welcher der Sitz der zentralen Repräsentation des Schmerzes darstellt. In der Körperfühlsphäre der hinteren Zentralwindung wird der Schmerz lokalisiert und bewußt. Die topognostische Schmerzempfindung ist an sie geknüpft. Vom Thalamuskern aus lassen sich aber noch weitere dritte Neurone vorwiegend der protopathischen Schmerzkomponente verfolgen, beispielsweise solche, die zu anderen Thalamuskernen, auch der Gegenseite (sogenanntes interlamináres Thalamussystem) ziehen, dann solche, welche mit dem Hypothalamus und schließlich mit der Präfrontalregion in Verbindung stehen. Hassler hat gezeigt, daß sich die Fasern des mittleren Thalamuskerns geordnet zum

Pol, zur Basis und zur Konvexität des Stirnlappens verfolgen lassen. Diese Verbindungen machen uns die Wand-
lung der Schmerzempfindung zum Schmerzgefühl mit dem
betonten „Ich-Erlebnis" verständlich und bilden die Grundlage für die weiter unten noch zu besprechende präfrontale Leukotomie.

In ähnlicher Weise erfolgt die Schaltung der drei
Neuronen der sensiblen Hirnnerven. Die Schmerzimpulse
vom Gesicht, der Mundhöhle, des Pharynx und des äußeren Gehörganges, des Ohres und des Larynx führen über
die afferenten Bahnen des Trigeminus, Intermedius, Glossopharyngeus und Vagus zum Hirnstamm, wo sie nach den
Forschungen von B r o d a l und F a l c o n e r alle in der
Radix descendens n. trigemini gesammelt werden. S j ö q v i s t
hat gezeigt, daß die Faserung in der absteigenden Trigeminuswurzel kaudalwärts eine dichtere wird, und daß die
maxillomandibulären Fasern den dorsalen und die ophthalmi-
schen Fasern den ventralen Anteil einnehmen. Das zweite
Neuron nimmt seinen Ausgangspunkt von Zellen der absteigenden Trigeminuswurzel. Seine Achsenzylinder kreuzen
den Hirnstamm, verlaufen im lateralen Abschnitt des gegen-
überliegenden Lemniscus medialis und vereinigen sich im
Mittelhirn mit dem Tractus spinothalamicus, um ebenfalls
im N. ventralis posterior des Thalamus opticus zu enden.
Von hier führt die dritte Etappe zur Hirnrinde.

II. O p e r a t i v e B e h a n d l u n g s m e t h o d e n v o n
S c h m e r z z u s t ä n d e n

Sie bezwecken entweder eine vorübergehende oder
eine definitive Ausschaltung der Schmerzbahnen. Es kann
nicht mit genügend Nachdruck darauf hingewiesen werden, daß in der Erreichung dieses Zieles der Kranke stets
einen mehr oder weniger großen Sensibilitätsausfall in Kauf
nehmen muß. Da dieser vor dem operativen Eingriff nicht
vorhanden war, wissen wir nicht, wie der Kranke auf einen
solchen in psychischer Hinsicht reagieren wird. Es muß
deshalb grundsätzlich empfohlen werden, den Kranken auf
die Folgeerscheinungen entweder aufmerksam zu machen
oder ihn an dieselben anzugewöhnen durch temporäre Anästhesierung mit Injektionen eines Analgetikums.

An allgemein anerkannten Methoden stehen uns heute
zur Verfügung: die Novocain-Alkoholblockade, die Neurektomie, die Rhizotomie, die Sympathektomie, die Traktotomie, die Gyrektomie und die präfrontale Leukotomie.
Außer diesen Standardmethoden bedürfen der Vollständig-

keit halber die Elektrokoagulation des Ganglion Gasseri nach der Methode von Kirschner und die Elektrothalamotomie von Spiegel und Wycis der Erwähnung.

1. Die Novocain-Alkoholblockade

kann im allgemeinen nur als eine Methode der vorübergehenden Schmerzausschaltung betrachtet werden. Sie ist für uns ein wertvoller Indikator dafür, ob die nachfolgende operative Nervenausschaltung Erfolg bringen wird oder nicht. Führt eine korrekt sitzende Blockade eines bestimmten Nerven nicht zum Ziel, so wird auch die operative Nerivendurchtrennung erfolglos sein. Als Prinzip der Alkoholinjektion in einen sensiblen Nerven hat zu gelten, daß vorgängig der Injektion der Nerv mit einem Analgetikum (Novocain, Procain usw.) ausgeschaltet werden muß. Dadurch wird einerseits das Territorium der zu erzielenden Anästhesie geprüft und anderseits wird eine schmerzlose Alkoholinjektion ermöglicht. Die klassische Anwendung dieser Methode findet sich bei der Behandlung der idiopathischen Trigeminusneuralgie (Schloesser, Harris). Sie gibt vorzügliche Resultate, jedoch nur bei der Neuralgie im Bereich des 2. und 3. Trigeminusastes. Sie sollte nicht zur Ausschaltung einer Ophthalmicusneuralgie verwendet werden, da die Alkoholinjektion in den N. ophthalmicus bei seinem Eintritt in die Orbita den in nächster Nähe gelegenen N. oculomotorius allzusehr gefährdet. Mit der Injektionstechnik von Harris, welche wir routinemäßig anwenden, wird durch das Foramen ovale der N. mandibularis und bei tieferem Eingehen das ganze Ganglion Gasseri und durch das Foramen rotundum der N. maxillaris ausgeschaltet. Dogliotti hat eine Injektionstechnik ausgearbeitet, mit welcher retroganglionär die hintere Trigeminuswurzel ausgeschaltet werden kann. Diese Methode hat den Vorteil des Verhütens einer Keratitis neuroparalytica, birgt aber wesentliche Gefahren in sich, weshalb sie sich nicht allgemein eingebürgert hat.

Die paravertebrale Novocain- oder Procainblockade mit nachfolgender Alkoholinjektion findet gelegentlich Anwendung bei der Behandlung der Interkostalneuralgie. Sie bleibt oft unbefrieligend, weil das Spinalganglion meistens nicht getroffen wird. Sie ist aber von eminenter Bedeutung in der Behandlung zahlreicher, schmerzhafter Sympathicusaffektionen (traumatische und vaskuläre), worauf insbesondere Leriche immer wieder aufmerksam gemacht hat. Das Novocain wirkt bei dieser

Schmerzausschaltung nicht als ein Anästhetikum, sondern als ein Sympathikolytikum. Es hat zunächst einen sympathikolytischen, dann aber auch einen parasympathikolytischen Effekt (H a z a r d , F r o m m e l). Die paravertebrale Injektion gibt nach M a n d l, S w e t l o w , L e r i c h e , W h i t e und B l a n d zum Teil ausgezeichnete Resultate in der Behandlung von Schmerzzuständen bei Angina pectoris. W h i t e will aber diese Behandlungsmethode nur in fortgeschrittenen Fällen angewandt wissen.

Die s u b a r a c h n o i d a l e I n j e k t i o n mit absolutem Alkohol, wie sie von D o g l i o t t i 1921 angegeben worden ist, ermöglicht die Ausschaltung einer oder mehrerer Nervenwurzeln, sei es im Bereich des Dorsalmarks, sei es im Bereich der Cauda equina. Die Injektion ist schmerzlos und ruft im Moment derselben ein Wärmegefühl im Bereich des Versorgungsgebietes der auszuschaltenden Nerven hervor. Wegen der Gefahr einer spinalen Schädigung mit Blasen- und Mastdarmstörungen bleibt diese Therapie für Kranke mit kurzer Lebenserwartung reserviert. Ausgezeichnete Resultate gibt sie in der Behandlung schmerzhafter Kontrakturen in fortgeschrittenen Fällen von Querschnittslähmung verschiedenster Ursache (posttraumatisch, intramedullärer Tumor, multiple Sklerose) (G u t t · m a n n).

2. D i e N e u r e k t o m i e.

Die Durchtrennung eines peripheren Nerven hat eine beschränkte Anwendung, weil die peripheren Nerven im allgemeinen gemischte Nerven sind, also motorische und sensible Fasern enthalten. Die Exairese des N. supra- und infraorbitalis zur Behandlung der Trigeminusneuralgie ist heute größtenteils verlassen, da sie nur zu sehr kurz dauerndem Erfolg führt. Dasselbe trifft nach unserer Erfahrung bei der E r t l schen Umklammerungsmethode zu. G r a n t h a m und S e g e r b e r g geben allerdings für die Exairese eine durchschnittliche Schmerzfreiheit von 32·2 Monaten an. Die Resektion eines peripheren Nerven ist jedoch von Bedeutung bei der Entfernung eines schmerzhaften Neuroms im Amputationsstumpf, von peripheren in Narbengewebe eingebetteten Nerven, beispielsweise eines Interkostalnerven an der Stelle einer Empyemdrainage, oder des N. cutaneus femoris lateralis in der Behandlung der Meralgia paraesthetica. In allen diesen Fällen wird eine vorgängige Novocain-Alkoholblockade des Nerven über die Tunlichkeit des operativen Eingriffes entscheiden.

3. Die Rhizotomie.

Die Durchtrennung der sensiblen Nervenwurzel findet ihre Anwendung vor allem bei der Neuralgie des N. trigeminus und N. glossopharyngeus sowie einzelner Spinalnerven. Die partielle oder subtotale Durchtrennung der sensiblen Trigeminuswurzel ist heute die neurochirurgische Standardmethode in der Behandlung der idiopathischen Trigeminusneuralgie, sei es die Durchtrennung der Fasern des zweiten oder dritten Astes, sei es die Durchtrennung der Fasern beider Aeste. Die Methode schont absichtlich die Fasern zum Ramus ophthalmicus, um eine Keratitis neuroparalytica zu vermeiden. Für gewöhnlich kann auch die motorische Wurzel geschont werden. Der extradurale Zugang nach der temporalen Methode von F r a z i e r ist die Methode der Wahl. In letzter Zeit wird von zahlreichen Autoren auch der intradurale temporale Zugang gewählt, wodurch die gelegentlich auftretende Fazialislähmung infolge Traktion am N. petrosus superficialis major vermieden werden kann. Ob die Dekompression der Trigeminuswurzel und des hinteren Abschnittes des Ganglion Gasseri durch breite Spaltung der Dura über der Pyramidenspitze mit Durchtrennung des Sinus petrosus superior zwischen zwei Clips ohne Trigeminotomie, wie dies kürzlich P a l l e T a a r n h ø j angegeben hat, zur Erreichung von definitiver Schmerzfreiheit genügt, bleibt abzuwarten. R o w b o t h a m empfiehlt die fraktionierte Durchtrennung des ersten und zweiten Trigeminusastes nach der Methode von F r a z i e r mit gleichzeitiger Durchtrennung der A. meningea media und Neurektomie des N. petrosus superficialis major als eine recht erfolgversprechende Therapie bei schwerster Migräne. Der okzipitale, von D a n d y angegebene Zugang zur Nervenwurzel im Kleinhirnbrückenwinkel hat infolge größerer technischer Schwierigkeiten und Operationsgefahren wenig Anklang gefunden. In den seltenen Fällen von Trigeminusneuralgie mit Betroffensein des ersten Astes kommt entweder die retroganglionäre Durchtrennung der ganzen sensiblen Trigeminuswurzel oder die Traktotomie der Radix descendens n. trigemini nach der Methode von S j ö q v i s t in Frage. Bei der ersteren Methode ist die Gefahr der Keratitis neuroparalytica recht groß. Sie kann beinahe immer gemeistert werden durch passageres Anbringen eines Uhrglasverbandes, durch eine vorübergehende Tarsorhaphie oder mit einer hohen zervikalen Sympathektomie (D o t t). Die relativ seltene, meistens im höheren Alter auftretende postherpetiforme Ophthalmicusneuralgie erfährt keinerlei Beeinflussung durch eine Wurzeldurchtrennung. Hier versagt auch die Traktotomie. Von einigen Autoren wird die präfrontale Leukotomie empfohlen. Uns hat sich am besten die ausgiebige Denervation der Galea durch Anlegen eines großen frontalen Haut-Muskellappens mit Durchtrennung sämtlicher Nerven und Gefäße bewährt, der brennende Schmerz im Auge bleibt jedoch unbeeinflußt. Die Elektrokoagulation des Ganglion Gasseri nach der Methode von K i r s c h n e r hat sich gegenüber der in geübten Händen wesentlich sichereren und ungefährlicheren temporalen Methode von F r a z i e r im allgemeinen nicht durchzusetzen vermocht.

In jüngster Zeit wurden in der Behandlung der idiopathischen Trigeminusneuralgie verblüffende Resultate von F i e l d s und H o f f mit der intramuskulären Verabreichung von hohen Dosen kristallinischen Vitamin B_{12} (1000 µg, zwei- bis dreimal wöchentlich über Perioden von 4 bis 8 Wochen) mitgeteilt. Ob dadurch tatsächlich die operative Trigeminustherapie in Frage gestellt werden wird, erscheint mir zur Zeit allerdings fragwürdig. Die Durchtrennung des N. glossopharyngeus vor seinem Eintritt in den Hirnstamm mit dem subokzipitalen intraduralen Zugang ist die neurochirurgische Standardmethode in der Behandlung der Glossopharyngeusneuralgie.

Die s p i n a l e R h i z o t o m i e, bei welcher die hintere Wurzel infolge ihrer dorsalen Lage zum Ligamentum denticulatum identifiziert wird und bei welcher die mit den Spinalwurzeln verlaufenden Gefäße geschont werden müssen, findet bisweilen Anwendung in der Behandlung umschriebener Interkostalneuralgien. Nach A r m o u r wurde die posteriore Rhizotomie 1888 durch Sir W. H. B e n n e t t erstmals ausgeführt. Diese Operation ist aber vor allem mit dem Namen von O. F o e r s t e r verbunden, auf dessen Vorschlag K ü t t n e r 1908 diese an der 7. bis 10. Thorakalwurzel bei einem Kranken mit tabischen, gastrischen Krisen mit Erfolg durchgeführt hat. Später hat es sich allerdings gezeigt, daß diese Therapie zu recht häufigen Mißerfolgen führt. Außerdem wurde, allerdings mit nicht eindeutigem Erfolg, von L i n d g r e n und O l i v e c r o n a, W h i t e und B l a n d die hintere Rhizotomie der oberen fünf thorakalen Wurzelpaare in der Behandlung der Angina pectoris ausgeführt. Kausalgische und tabische Zustände, Phantomschmerzen und die postherpetiforme Interkostalneuralgie werden durch die Rhizotomie nicht beeinflußt. In der Behandlung der letzteren hat uns die ausgiebige Denervation des betroffenen Hautbezirkes durch Anlegen eines großen Hautlappens einen gewissen Erfolg gebracht, den wir aber nicht so optimistisch beurteilen möchten, wie dies in ihrer kürzlichen Publikation A b b o t t und M a r t i n tun.

4. Die Sympathektomie.

Ihre Technik ist durch die Anzahl der Wurzeln und Ganglien bestimmt, welche ausgeschaltet werden müssen. Ich beschränke mich auf Prinzipielles, da mir eine größere persönliche Erfahrung fehlt. Posttraumatische Schmerzzustände, wie die Kausalgie von Weir M i t c h e l l, kommen hier vor allem in Frage. Die Ausschaltung brennender Schmerzen bei ausgesprochener Hyperpathie wird erreicht im Bereich der oberen Extremität mit der zerviko-thorakalen prä- oder postganglionären Sympathektomie mit Einschluß der 2. und 3. Thorakalganglien. Ausnahmsweise führt dieser Eingriff zu einem günstigen Resultat in der Behandlung atypischer Gesichtsneuralgien (W h i t e). Im Bereich der unteren Extremität werden die schmerzhaften Zustände in Zehen, Füßen und Beinen durch eine ausgiebige lumbale Sympathektomie mit Einschluß der 2. und 3. Lumbalganglien ausgeschaltet. Die Sympathektomie ist außerdem ein wichtiger Eingriff zur Behebung viszeraler Schmerzzustände geworden. Günstige Behandlungserfolge der Angina pectoris, besonders bei jüngeren Patienten, sind insbesondere von L i n d g r e n und O l i v e c r o n a, W h i t e und B l a n d, A d s o n und S v i e n berichtet worden. Hingegen ist auch die Sympathektomie ohne jeglichen Einfluß auf Phantomschmerzen.

5. Die Traktotomie des Tractus spinothalamicus.

Diese wird in Höhe des Rückenmarks, der Medulla oblongata und des Mittelhirns ausgeführt. An Bedeutung steht an weitaus erster Stelle die

a) C h o r d o t o m i e, die Durchtrennung des Tractus antero-lateralis oder spinothalamicus im Bereich des Rückenmarks. Sie wurde erstmals von S p i l l e r vorgeschlagen, von M a r t i n 1912 ausgeführt, ungefähr 2 Jahre später unabhängig davon ebenfalls von F o e r s t e r und T i e t z e vorgenommen und in der Folge besonders von F r a z i e r empfohlen zur Behebung von Schmerzzuständen verschiedenster Ursachen im Bereich des Rumpfes und der Extremitäten. Der Eingriff hat Verlust der Schmerz- und Temperaturempfindung bei Erhaltenbleiben aller anderen Funktionen zur Folge. Er wird entweder ein- oder doppelseitig durchgeführt, und zwar für die Ausschaltung der Schmerzempfindung in den unteren Extremitäten und am Rumpf in Höhe des 2. und 3. thorakalen Segmentes, für die Ausschaltung des Versorgungsgebietes des Plexus brachialis in Höhe des 1. Zervikalsegmentes, also zwischen den austretenden 1. und 2. Zervikalwurzeln, kontralateral des Schmerzsitzes. Wird der Eingriff einseitig durchgeführt, so ist er für gewöhnlich von keinen unangenehmen Spätfolgen begleitet. Immerhin wird auf der Seite der Durchtrennung Herabsetzung des Schwitzens und bei zervikaler Chordotomie ein ipsilaterales Hornersches Syndrom beobachtet. Wird der Eingriff doppelseitig durchgeführt, so bleiben Störungen der Miktion, der Defäkation und der Sexualfunktion zurück. Um ein günstiges Resultat zu erzielen — am besten in Lokalanästhesie und unter konstanter neurologischer Kontrolle —, ist nach K a h n und P e e t, W h i t e und Mitarbeitern, F a l c o n e r und nach unseren eigenen Erfahrungen wichtig, daß die Inzision in den Tractus antero-lateralis tief und ausgiebig erfolgt, allerdings unter Schonung des vordersten medialen Abschnittes des Rückenmarks mit Einschluß der vorderen Spinalarterie und der für die Sphinkterenfunktion wichtigen Nervenbahn. Bei doppelseitiger Chordotomie ist die zweite Inzision ein Segment höher oder tiefer im Verhältnis zur ersten zu setzen.

Wenn auch das unmittelbare Operationsresultat meistens ein ausgezeichnetes ist, so darf doch nicht verschwiegen werden, daß sich in einem gewissen Prozentsatz der Fälle die Sensibilität und damit auch der Schmerzzustand mehr oder weniger wieder einstellt. Wir können die Feststellungen von P e e t, S j ö q v i s t, F a l c o n e r u. a. bestätigen, daß sich gelegentlich im Verlaufe von Monaten das Höhenniveau der Sensibilitätsstörung senkt oder daß sich die Intensität des Sensibilitätsausfalles aufhellt, was mit dem Wiederauftreten der Schmerzzustände einhergeht. Nach S j ö q v i s t können postoperative Parästhesien auftreten, welche an den Typus der Anaesthesia dolorosa erinnern. Diese Mißerfolge bei technisch einwandfrei durchgeführter Chordotomie dürften darauf hinweisen, daß gewisse Anomalien der Schmerzbahn im Rückenmark bestehen. In dieser Beziehung ist der von F r e n c h und P e y t o n mitgeteilte Fall von einseitiger zervikaler Chordotomie mit Schmerzauslöschung auf der gleichen Körperhälfte bemerkenswert.

Die Chordotomie gibt nach den Erfahrungen von White
und Mitarbeitern, Falconer und Lindsay sehr befriedigende Resultate bei Phantomschmerzen. 6 Fälle der
letzteren Autoren wurden durch eine hohe zervikale Chordotomie geheilt, wobei in einem Fall die postoperative Be-
obachtungsdauer 7 Jahre beträgt. In diesem Zusammenhang
muß darauf hingewiesen werden, daß die von Russell
angegebene ausgezeichnte Behandlungsmethode der wiederholten, d. h. täglichen Perkussion des Amputationsstump-
fes und -neuromes die Operationsindikation bei Phantomschmerzen stark eingeengt hat. Daß die tabischen Krisen
durch die Chordotomie günstig beeinflußt werden, ist wohl
allgemein anerkannt. Hingegen ist der Erfolg bei postherpeti-
former Interkostalneuralgie und arthritischen Hüftgelenk-
schmerzen fragwürdig (Sjöqvist).

b) Die medulläre und mesencephale Traktotomie. Die Durchtrennung des Tractus spinothalamicus
in der Medulla wurde 1941 von Schwartz und O'Leary
zur Behebung von Schulter- und Nackenneuralgien und
in Höhe des Mesencephalon 1938 von Dogliotti angegeben. Es gebührt das Verdienst Walker, die Grundlage und Technik der mesencephalen Traktotomie ausgebaut zu haben. Er hat gezeigt, daß die Schmerzfasern in
dieser Höhe nicht im Lemniscus medialis, sondern lateralis verlaufen. Die Operation hat theoretisch eine Hemi-
analgesie der kontralateralen Körperhälfte zur Folge. Obwohl Walker in 14 Fällen nur einen Todesfall angibt,
sind die technischen Schwierigkeiten doch so groß, daß
die Anwendung dieser Therapie nur in äußerst seltenen
Fällen in Betracht gezogen werden dürfte. Die Befunde von
Walker sind im übrigen weiterhin interessant, als die
Sensibilitätsausfälle oft gering sind und zur Hauptsache
den Arm und die obere Brustpartie betreffen. Hierüber
hat auch Guiot berichtet.

6. Traktotomie der absteigenden Trigeminuswurzel.

Die Durchtrennung der intramedullären, absteigenden
Trigeminuswurzel hat Verlust der Schmerz- und Temperaturempfindung im Gesicht zur Folge bei Erhaltenbleiben der
Berührungsempfindung. Der Eingriff ist der Chordotomie
nicht analog zu setzen, da er das primäre und nicht das
sekundäre Neuron betrifft und der Sensibilitätsausfall auf
der homolateralen und nicht kontralateralen Gesichtshälfte
gesetzt wird. Die 1938 von Sjöqvist angegebene Ori-

ginalmethode hat insofern eine Aenderung erfahren, als
jetzt allgemein die absteigende Trigeminuswurzel 4 mm kaudalwärts des unteren Endes des 4. Ventrikels durchtrennt
wird (F a l c o n e r). In dieser Höhe liegt die Wurzel oberflächlich und bildet mit ihrem Kern das Tuber cinereum der
Anatomen. Die Durchtrennung hat vollständige Analgesie
und Thermanästhesie in den oberen zwei Dritteln des Gesichts, recht häufig aber auch des ganzen Gesichts zur
Folge und läßt als unangenehme Komplikation die bei der
Originalmethode nicht allzu selten zu beobachtende homo-
laterale Gliedmaßenataxie vermissen. Der Vorteil dieser Methode ist die Unversehrtheit der Berührungsempfindung und
damit des Kornealreflexes und infolgedessen auch das Ausbleiben einer Keratitis neuroparalytica. Recht häufig bemerken die Kranken subjektiv den Sensibilitätsausfall nicht,
weil die Berührungsempfindung erhalten ist. Diese intradurale Operation im Bereich der hinteren Schädelgrube und
der Medulla oblongata birgt ein wesentlich größeres Ope-
rationsrisiko in sich als die Rhizotomie der sensiblen Trigeminuswurzel. Ich teile die Auffassung von F a l c o n e r,
S j ö q v i s t, H o r r a x, A d s o n u. a., daß diese Methode
in besonderen Fällen anzuwenden ist, insbesondere bei
jungen Patienten, bei Ophthalmicusneuralgie, in seltenen
Fällen von doppelseitiger Trigeminusneuralgie, bei multipler
Sklerose mit Trigeminusneuralgie und bei Schmerzzuständen
im Gesicht und Hals bei malignen Tumoren, welche die Ausschaltung nicht nur des Trigeminus, sondern auch des
Glossopharyngeus und der oberen zervikalen Wurzeln erforderlich machen.

7. T h a l a m o t o m i e.

Dieser Eingriff wurde erstmals von S p i e g e l und
W y c i s 1949 angegeben und ausgeführt. Mit Hilfe eines
Stereoencephalotoms, das sich an den H o r s l e y - C l a r k e -
schen stereotaktischen Apparat anlehnt, werden umschriebene Läsionen im Thalamus mit Hilfe der Elektrokoagulation gesetzt, welche mehr oder weniger schwere sensible
Ausfallserscheinungen in den Gliedmaßen und am Rumpf
zur Folge haben. B a u d o i n und P u e c h sowie T a l a i -
r a c h und Mitarbeiter berichten über ermutigende Resultate,
speziell bei Schmerzen nach Herpes zoster ophthalmicus.
Auch hier dürften nur ganz ausgefallene Fälle mit untrag-
baren Schmerzzuständen in Frage kommen, welche mit
den übrigen operativen Methoden nicht zu beeinflussen
sind. An unserer Klinik wurde ein solcher Eingriff von

M. Monnier vor ½ Jahr bei einer 57jährigen Frau mit unerträglicher Kausalgie im rechten Arm bei schwerster zervikaler Spondylose und Spondylarthrose durchgeführt, nachdem physikalische Therapie während Jahren, Novocainblockaden, zervikale Dekompression und die Gyrektomie des linken Armzentrums zu keinem befriedigenden Erfolg geführt hatten. Die Elektrokoagulation des linken Thalamus opticus führte zu einer rechtsseitigen Analgesie und Anästhesie mit schwerer Störung der Bewegungsempfindung und einer beträchtlichen rechtsseitigen motorischen Hemiparese. Die präoperativen Schmerzen im rechten Arm waren verschwunden, dafür traten neue Schmerzen im rechten Bein auf. Auch diese heroische Intervention ist meines Erachtens nicht als befriedigend zu bezeichnen.

8. Umschriebene Rindenexzision der Postzentralregion, die postzentrale Gyrektomie.

Diese Therapie wurde 1944 von de Gutiérrez-Mahoney erfolgreich zur Behebung von Phantomschmerzen in der oberen Extremität ausgeführt. Seither sind zahlreiche Publikationen von Echols und Colcough, Horrax und Stone veröffentlicht worden. Unsere eigenen Erfahrungen decken sich mit denjenigen dieser Autoren, daß die Resultate zum Teil sehr befriedigend, zum Teil aber enttäuschend sind. Dies dürfte wohl mit der Tatsache zusammenhängen, daß die Schmerzperzeption und das Schmerzerlebnis nicht ausschließlich an die Postzentralregion, an die Körperfühlsphäre, sondern noch an weitere Rindengebiete gebunden ist. Mit Walker sind wir deshalb der Auffassung, daß in sehr vielen Fällen von Phantomschmerzen neben dem organischen auch ein psychogener Faktor zu berücksichtigen ist. Bartsch betont mit Recht, daß das sekundäre Krankheitsbild des fixierten Phantomschmerzes beim Altamputierten aus einem Hintergrund des pathologisch veränderten Gesamtorganismus resultiert. Damit kommen wir zur letzten operativen Behandlungsmethode unerträglicher Schmerzzustände, der

9. präfrontalen Leukotomie.

Die Psychochirurgie gegen „unbehandelbare" Schmerzen hat eingesetzt, seit 1946 Freeman und Watts Schmerzfreiheit bei schwerer organischer Erkrankung mit der präfrontalen Leukotomie erzielten. Seither haben sich eine große Literatur und zahlreiche Spielarten der operativen Technik entwickelt, welche ich gemeinsam mit meinem Mitarbeiter Stoll anläßlich des 4. Internationalen

Neurologenkongresses 1949 in Paris zusammengestellt habe. Der Eingriff verändert die subjektive Einstellung des Kranken zum Schmerz, die „innere Spannung" wird gelöst. Unsere Erfahrungen, die sich seither durch weitere Mitteilungen in der einschlägigen Literatur bestätigt haben, gehen dahin, daß Heilerfolge mit dieser Methode nur bei gleichzeitiger eindrücklicher Wesensveränderung des Kranken erreicht werden können, und daß bei langer Lebensdauer Rückfälle die Regel sind. Deshalb muß die Indikation sowohl für die Leukotomie als auch die Topektomie sehr eng gezogen werden. Sie kommt auf alle Fälle nur bei Kranken mit geringer Lebenswartung in Frage.

Zusammenfassung

All die erwähnten, dem heutigen Stand unserer neuroanatomischen und neurophysiologischen Kenntnisse angepaßten und nach bestimmter Anzeigestellung anzuwendenden operativen Maßnahmen bleiben für uns Aerzte insofern enttäuschend, als sie keine kausale Therapie, sondern, um mit M a n d l zu sprechen, eine „Minuschirurgie" darstellen. Und diese Enttäuschung ist um so größer, als es sich leider oft um Maßnahmen handelt, das kaum mehr zu ertragende Schicksal unheilbarer Kranker nur zu lindern. Glücklicherweise findet sich aber doch eine genügend große Gruppe heftigster Schmerzzustände, wie die Trigeminusneuralgie, die Kausalgie und der Phantomschmerz, nach deren erfolgreichen Behandlung noch ein langes, erfolgreiches Leben in Aussicht steht. Infolgedessen müssen wir bestrebt bleiben, mit dem operativen Eingriff einerseits die Ausfallserscheinungen auf ein Minimum zu reduzieren und anderseits das Operationsresultat, wenn immer möglich, erfolgreich und bleibend zu gestalten. Der Erfolg unseres Handelns wird nur dann befriedigend sein, wenn der Kranke auf denselben psychisch vorbereitet wird, was durch eine offene und taktvolle präoperative Aufklärung des Kranken und seiner nächsten Umgebung zu erreichen ist.

L i t e r a t u r : A b b o t t, K. H. und M a r t i n, B. C.: Surgical treatment of postherpetic neuralgia by subdermal denervation. Neurology, 1 (1951): 275—282. — A d s o n, A. W. und S v i e n, H. J.: Relief of pain by neurosurgical procedures. Arch. Surg. (Am.), 65 (1952): 139–149. — B a r t s c h, W.: Pathogenetische und therapeutische Erwägungen zum Phantomschmerzproblem des Amputierten. Aerztl. Wschr., 1952, 27: 622—626. — B a u d o i n, A. und P u e c h, P.: Sur quelques essaies de thalamotomie 4e Congr. Neurol. Internat., 2 (1949): 44. — B r o d a l, A.: Central course of afferent fibres for pain in facial, glossopharyngeal and

114 H. Krayenbühl:

vagus nerves. Arch. Neur. (Am.), 57 (1947): 292—306. — C l a r k, D. A., H u g h e s, J. und G a s s e r, H. S.: Afferent funktions in the group of nerve fibres of slowest conduction velocity. Amer. J. Physiol., 114 (1935): 69—76. — C l a r k, W. E. L e G r o s: Functional localization in the thalamus and hypothalamus. J. ment. Sci., 82 (1936): 99—118. — D a n d y, W. E.: The treatment of trigeminal neuralgia by the cerebellar route. Ann. Surg. (Am.), 96 (1932): 787—793. — D o g l i o t t i, A. W.: Traitement des syndromes douloureux de la périphérie par l'alcoolisation subarachnoidienne des racines postérieures à leur émergence de la moelle epinière. Presse méd., 39 (1921): 1249. — D o g l i o t t i, M.: First surgical sections in man, of the lemniscus lateralis (Pain-Temperature Path) at the brain stem, for treatment of diffused rebellious pain. Anaesth. a. Analg., 17 (1938): 143—145. — E c h o l s, D. H. und C o l c o u g h, J. A.: Abolition of painful phantom foot by resection of sensory cortex. J. amer. med. Assoc., 134 (1947): 1476 bis 1477. — F a l c o n e r, M. A.: Intramedullary trigeminal tractotomy and its place in the treatment of facial pain. J. Neur., Neurosurg. Psychiatr., 12 (1949): 297—311. — D e r s e l b e: The relief of intractable pain by surgery. Post-Graduate med. J., 27 (1951): 605—612. — F a l c o n e r, M. A. und L i n d s a y, J. S. B.: Painful phantom limb treated by high cervical chordotomy: Report of two cases. Brit. J. Surg., 33 (1946): 301—306. — F i e l d s, W. S. und H o f f, H. E.: Relief of pain in Trigeminal Neuralgia by crystalline Vitamin B_{12}. Neurology, 2 (1952): 131 bis 139. — F o e r s t e r, O. und G a g e l, O.: Die Vorderseitenstrangdurchschneidung beim Menschen. Z. ges. Neur. u. Psychiatr., 138 (1932): 1—92. — F r a z i e r, C. H.: Subtotal resection of sensory root for relief of major neuralgia. Arch. Neur. (Am.), 13 (1925): 378 ff. — F r e e m a n, W. und W a t t s, J. W.: Pain of organic disease relieved by prefrontal lobotomy. Lancet, 1 (1946): 953 ff. — F u l t o n, J.: Physiologie des Nervensystems. Stuttgart: F. Enke, 1952. — G r a n t h a m, E. G. und S e g e r b e r g, L. H.: An evolution of palliative surgical procedures in trigeminal neuralgia. J. Neurosurg., 9 (1952): 390—394. — G u i o t, G.: Actualités de Neurochirurgie. Paris: G. Doin & Cie., 1948. — de G u t i é r r e z - M a h o n e y, C. G.: The treatment of painful phantom limb by removal of post-central cortex. J. Neurosurg., 1 (1944): 156—162. — H a r r i s, W.: Neuritis and Neuralgia. London: Clay, 1926. — H a s s l e r, R.: Ueber die Thalamus-Stirnhirn-Verbindungen beim Menschen. Nervenarzt, 19 (1948): 9—12. — H o r r a x, G.: Experiences with cortical excision for relief of intractable pain in extremities. Surgery (Am.), 20 (1946): 593—602. — D e r s e l b e: Neurosurgery. A historical Sketch. Springfield, Ill.: Ch. C. Thomas, 1952. — H y n d m a n, O. R. und V a n E p p s, C.: Possibility of differential section of the spinothalamic tract. Arch. Surg. (Am.), 38 (1939): 1036—1053. — K a h n, E. A. und P e e t, M. M.: The Technique of anterolateral cordotomy. J. Neurosurg., 5 (1948): 276—283. — K r a y e n b ü h l, H. und S t o l l, W. A.: Psychochirurgie bei unerträglichen Schmerzen. Acta Neurochir., 1 (1950): 1—41. — L é r i c h e, R.: Traitement de la douleur par la méthode sympathique. 4e Congr. Neurol. Internat., 1 (1949): 141—146. — Lindgren, I. und Olivecrona, H.: Surgical treatment of Angina pectoris. J. Neurosurg., 4 (1947): 19—39. — Mandl, F.: Weitere Erfahrungen mit der paravertebralen Injektion bei der Angina pectoris. Wien. klin. Wschr., 1925, 38: 759—760. — Ranson, S. W.: Non-medullated nerve fibres in the spinal nerves. Amer. J. Anat., 12 (1911): 67—87. — Derselbe: The structure of the spinal ganglia and of the spinal nerves. J. comp. Neur. (Am.), 22 (1912): 159—175. — Rivers, W. H. R. und Head, H.: A human experiment in nerve division. Brain, 31 (1908): 323—340. — Rowbotham, G. F.: The surgical treatment of migraine. 4e Congr. Neurol. Internat., 1 (1949): 147—152. — Russell, W. R.: Painful amputation stumps and phantom limbs. Treatment by repeated percussion to the stump neuromata. Brit. med. J., 1 (1949): 1024—1026. — Schwartz, H. G. und O'Leary, J. L.: Section of the spino-thalamic tract in the medulla with observations on the pathway for pain. Surgery (Am.), 9 (1941): 183—193. — Sheehan, D.: Some problems relating to the dorsal spinal nerve roots. Yale J. Biol. a. Med. (Am.), 7 (1935): 425—440. — Sjöqvist, O.: Studies on pain conduction in the trigeminal nerve. Acta psychiatr. et neur., 17 (1938): 1—139. — Derselbe: Surgical section of pain tracts and pathways in the spinal cord and brain stem. 4e Congr. Neurol. Internat., I (1949): 119—132. Paris: Masson & Cie., 1949. — Spiegel, E. A. und Wycis, H. T.: Physiological and psychological results of thalamotomy. Proc. Soc. Med., Lond., Sect. of Psychiatry, 42 (1949): 84—92. — Stone, T. T.: Phantom limb and central pain. Relief by ablation of a portion of posterior central cerebral convolution. Arch. Neur. (Am.), 63 (1950): 739 bis 748. — Swetlow, G. J.: Paravertebral alcohol block in cardiac pain. Amer. Heart J., 1 (1926): 393—412. — Taarnhøj, P.: Decompression of the trigeminal root and the posterior part of the Ganglion as treatment in trigeminal neuralgia. Preliminary Communication. J. Neurosurg., 9 (1952): 288—290. — Talairach, J., Hecaen, H., David, M., Monnier, M. und de Ajuriaguerra, J.: Recherches sur la coagulation thérapeutique des structures sous-corticales chez l'homme. Rev. Neur., 81 (1949): 1—24. — Walker, A. E.: The spinothalamic tract in man. Arch. Neur. (Am.), 43 (1940): 284—298. — Derselbe: Relief of pain by mesencephalic tractotomy. Arch. Neur. (Am.), 48 (1942): 865—880. — White, J. C. und Bland, E. F.: The surgical relief of severe angina pectoris: Methods employed and end results in 83 patients. Medicine, 27 (1948): 1—42. — White, J. C., Smithwick, R. H. und Simeone, F. A.: The Autonomic Nervous System, 3rd ed., S. 274. New York: Macmillan Co., 1952. — White, J. C., Sweet, W. H., Hawkins, R. und Nilges, R. G.: Anterolateral cordotomy: Results, complications and causes of failure. Brain, 73 (1951): 346—367. — Wycis, H. T. und Spiegel, E. A.: Thalamotomy and mesencephalotomy: Neurosurgical aspects (including treatment of pain). N. Y. J. Med., 49 (1949) (pt. 2): 2275—2277.

8*

Aussprache: Hr. Prim. Dr. D. W. K r ü g e r (Bad Ischl):
I s t   d i e   L e u k o t o m i e   a l s   E i n g r i f f   z u r   S c h m e r z -
b e k ä m p f u n g   z u   v e r a n t w o r t e n ? Wenn ich im Anschluß
an die Ausführungen von Herrn K r a y e n b ü h l zur Leukotomie
bei Schmerzzuständen noch einmal Stellung nehmen darf, dann
deshalb, weil die Meinungen über dieses spezielle Thema noch
immer geteilt sind, das Studium ·der Literatur beim besten Willen
keine klare Linie erkennen läßt und dementsprechend natürlich
immer wieder die Frage der Zweckmäßigkeit der Leukotomie bei
Schmerzen aufgeworfen wird. Sie haben soeben die Ansicht
K r a y e n b ü h l s gehört: er schränkt die Indikation zur Leukotomie bei Schmerzzuständen weitestgehend ein. Auf der anderen
Seite aber gibt es zahlreiche Autoren, die mit der Leukotomie gute
Resultate erzielt haben: bis zu 66%!! Wir müssen also bestrebt
sein, uns allmählich ein möglichst klares Bild darüber zu verschaffen, ob die Leukotomie — ·speziell bei Schmerzzuständen —
nun tatsächlich das gehalten hat, ·was sich der eine oder andere
— zumindest im Anfang — ·von ihr versprochen hatte; damit
wird sich auch zwangsläufig ergeben, ob und in welchen Fällen
die Leukotomie zu verantworten ist.

Die Tatsache, daß ein Leukotomierter eine veränderte Einstellung seinem früheren Schmerzerlebnis gegenüber an den Tag
legt, daß er sich für seinen Schmerz nicht mehr interessiert, diese
zweifellos richtige Beobachtung mag zunächst ·bestechend wirken;
bekanntlich veranlaßte sie F r e e m a n, die Leukotomie bei Schmerzzuständen systematisch durchzuführen. Dieses zunächst Bestechende
verliert aber doch an Gewicht, ·muß uns zumindest nachdenklich
stimmen, wenn wir uns überlegen: Läßt sich ein derart elementares
Ereignis wie der Schmerz auf ·die Dauer oder, vielleicht besser, für
längere Zeit durch die Leukotomie ·in den Hintergrund drängen,
und zum andern: wie steht es mit den psychischen Veränderungen,
welcher Grad an psychischen Veränderungen muß erreicht werden,
um das Schmerzerlebnis in Schach zu halten!? Mit der letzten
Fragestellung nehme ich bereits vorweg, daß mit der Leukotomie
eine Schmerzbeeinflussung ohne gleichzeitige psychische Veränderungen nicht möglich ist; deshalb halte ich es auch für wichtig,
gleich jetzt zu betonen bzw. daran zu erinnern, daß es natürlich
ein himmelweiter Unterschied ist — und zwar vor allem für die
nächste Umgebung des Kranken —, ob ich bei einem Geisteskranken mit der Leukotomie krankhafte Impulse beseitige, oder
ob ich einen Schmerzgeplagten, aber Geistesgesunden leukotomiere!

Wir haben in den letzten Jahren bei 20 Patienten wegen heftigster, qualvoller Schmerzzustände verschiedener Genese bei gleichzeitiger völliger Arbeitsunfähigkeit die Leukotomie durchgeführt.
Wir haben eine Gruppe nur rechts, eine weitere Gruppe nur links
und schließlich eine dritte Gruppe beiderseits leukotomiert. Die
Beobachtungszeiten betragen mehrere Jahre, sofern die Patienten
nicht früher an ihrem Grundleiden verstorben sind, jedenfalls
ausreichend, um ein Urteil abgeben zu können. Ohne auf Einzelheiten näher eingehen zu können, ergibt sich eindeutig, daß,
gleichgültig, ob wir einseitig rechts oder links oder beidseitig

leukotomieren, daß es praktisch immer zu Schmerzrezidiven kommt; es ergibt sich weiterhin eindeutig, daß bei den linksseitig Leukotomierten, noch deutlicher bei den beidseitig Operierten, zwar eine Schmerzbekämpfung zu erzielen ist, aber nur für einige Wochen auf Kosten bleibender, im allgemeinen ausgeprägter psychischer Veränderungen!

Hier möchte ich auf die offenbar wenig bekannten Untersuchungen von Chavagny-Woringer aufmerksam machen, die von der Beobachtung ausgingen, daß diejenigen Hirntumoren, die auffallend häufig keinerlei Kopfschmerzen verursachen, im wesentlichen Stirnhirntumoren sind. Beide Autoren kommen an Hand eines umfangreichen Materials von Stirnhirntumoren zu dem Ergebnis: je stärker der Kopfschmerz, desto geringer das psychische Syndrom und: je geringer der Kopfschmerz, desto stärker ist das psychische Syndrom ausgebildet! Das heißt also: bestimmte Stirnhirntumoren lösen eine Art „spontane Leukotomie" aus! Die Autoren sprechen von einer „concomitance habituelle de l'analgésie et des troubles de la personnalité".

Wir müssen also feststellen, daß ein so elementares Ereignis wie der Schmerz durch die Leukotomie für längere Zeit nicht gebannt werden kann, d. h. also, daß der Kranke nicht mehr spontan über seine Schmerzen klagt. Wenn man sich auf den Standpunkt stellt, es genüge die Beseitigung der angstbetonten Spannung, um die Schmerzzustände tragbarer zu gestalten, so ist dies eine Ansicht, über die man ohne Frage diskutieren kann. Wir knüpfen ja damit an die Tatsache an, daß sich gerade die Angst- und Zwangszustände durch die Leukotomie außerordentlich gut beeinfulssen lassen, und zwar, was in unserem Zusammenhang von besonderem Interesse ist, bereits mit der einseitigen, rechtsseitigen, gezielten Leukotomie. So ist ohne Frage einem unserer Schmerzkranken, den wir jetzt seit 2 Jahren beobachten, mit der rechtsseitigen Leukotomie außerordentlich geholfen worden. Ob aber der großen Zahl von Schmerzgeplagten mit der Beseitigung der angstbetonten Spannung, der ängstlichen Erregung gedient ist, möchte ich bezweifeln, ist zumindest fraglich.

Wenn wir zum Schluß die Frage beantworten wollen: ist die Leukotomie als Eingriff zur Schmerzbekämpfung zu verantworten?, so müssen wir die Kranken mit kurzer Lebenserwartung von denen mit längerer Lebenszeit trennen. Für die ersteren mit kurzer Lebenserwartung ist die beidseitige Leukotomie im allgemeinen abzulehnen, wenn auch gelegentlich einmal zu verantworten; man soll aber nicht vergessen, daß das Morphium in den letzten Wochen schließlich auch segensreich wirkt!, nicht nur für den Kranken, sondern auch für seine nächste Umgebung! Man kann nicht von den Angehörigen eines Leukotomierten verlangen, daß sie angesichts des bevorstehenden Todes nun auch noch der völlig veränderten Psyche Verständnis entgegenbringen sollen; die gleichzeitig geänderte Einstellung dem Schmerzerlebnis gegenüber wird ja von den Angehörigen unter dem Eindruck der psychischen Veränderungen gar nicht so bewertet, wie wir vielleicht glauben möchten! Bei Kranken, deren Lebensende ungewiß ist, insbesondere dann, wenn eine organische Erkrankung nicht sicher erkennbar ist, kann man eine beidseitige Leukotomie überhaupt nicht verantworten. Hier ist die rechtsseitige Leukotomie eventuell zu erwägen, wenn keine psychogene Ueberlagerung, keine Süchtigkeit vorliegt, anderseits — wie betont — Angst- und Depressionszustände im Vordergrund stehen. Die psychischen Veränderungen sind bei den rechtsseitig Leukotomierten im Gegensatz zu den beidseitig Leukotomierten außerordentlich gering, praktisch nicht ins Gewicht fallend.

Zusammenfassend möchte ich also feststellen: die Hoffnungen, mit denen wir an die Leukotomie zur Schmerzbekämpfung herangegangen sind, haben sich nicht erfüllt; nur bei einigen wenigen Kranken ist die Methode zu verantworten. Unsere Erfahrungen stimmen also mit denen Krayenbühls im wesentlichen überein.

5. September 1952

———

Die Pathologie der Hypophyse und ihre Beziehungen zu den Nebennieren

Von

Professor Dr. **G. Liebegott**
Wuppertal

Die zentrale Stellung der Hypophyse im Kreise der inkretorischen Organe ist seit langem bekannt. Schon Jahrzehnte vor der Darstellung der verschiedenen Hypophysenhormone durch die Biochemie und der Kenntnis ihrer Wirkungen im Organismus hatten die Beobachtungen der Pathologie gezeigt, daß z. B. bestimmte Geschwülste des Hirnanhangs zu schweren Veränderungen der äußeren Gestalt des Geschwulstträgers, zu Störungen seines gesamten Inkretsystems, seines Stoffwechsels und unter Umständen sogar seiner Psyche führen können. Solche Erfahrungen veranlaßten zunächst die Morphologie, den inkretorischen Funktionen der Hypophyse nachzugehen. Die dadurch gewonnenen Erkenntnisse wurden insbesondere in den vergangenen 30 Jahren wesentlich erweitert und erfuhren dann ihre entscheidende Ausdeutung durch die Forschungsarbeiten der modernen Biochemie und der experimentellen Pathologie. Dies gilt vor allem für die Beziehungen zwischen Hypophyse und Nebennierenrinde, deren Aufklärung in den letzten 15 Jahren entscheidende Fortschritte gemacht hat, allerdings auch heute noch nicht abgeschlossen ist. Trotzdem will ich versuchen, dieses Teilproblem der Pathologie der Hypophyse vor Ihnen als Klinikern zu entwickeln, zumal die Ergebnisse dieser Forschungen schon Eingang in die moderne Therapie gefunden haben, für deren Erfolg oder

Mißerfolg im Einzelfall die Kenntnis der theoretischen Grundlagen von größter Bedeutung ist.

Die Hypophyse besteht, wie Sie wissen, aus zwei entwicklungsgeschichtlich und strukturell völlig verschiedenen Teilen. Der Hypophysenvorderlappen, die Adenohypophyse, entwickelt sich wie der mit ihr vereinigte Zwischenlappen aus dem Mundbuchtektoderm. Der Hypophysenhinterlappen dagegen, die Neurohypophyse, geht aus dem Neuralrohr, und zwar aus einer Ausstülpung des späteren Zwischenhirnbodens hervor. Während auch die reife Neurohypophyse über den Hypophysenstiel mit den Kernen des Hypothalamus durch Nervenfasern verbunden bleibt, besitzt die Adenohypophyse keine Nervenverbindungen mit dem Zwischenhirn. Die Adenohypophyse besteht aus nur durch Kapillaren und feine Bindegewebsfasern voneinander getrennten Epithelhaufen, die histologisch im wesentlichen aus 3 verschiedenen Zellarten aufgebaut sind (R o m e i s, 1940):

1. Die inkretorisch inaktiven Hauptzellen mit kaum gefärbtem Zytoplasma, die 52% der Gesamtzahl der Vorderlappenepithelien betragen (R a s m u s s e n, 1929) und die die Mutterzellen der anderen Zelltypen darstellen,

2. die α-Zellen oder Eosinophilen mit eosinophil gekörntem Zytoplasma, die vorwiegend in der Mantelschicht des Vorderlappens gelegen sind und 37% der Gesamtzellen ausmachen, und

3. die β-Zellen oder Basophilen mit tiefblau gefärbten Granula im Zellplasma, die in der Hauptsache im Kern der Adenohypophyse liegen und etwa 11% des Gesamtzellbestandes betragen.

Von den zahlreichen, aus Extrakten des Vorderlappens gewonnenen Hormonen sind bisher nur 6 rein und in kristallisierter Form dargestellt worden (A b d e r h a l d e n, 1952). Zu diesen gehört das kortikotrope Hormon oder ACTH (A n s e l m i n o und Mitarbeiter, 1933, C o l l i p und Mitarbeiter, 1933), das von den basophilen Zellen (BZ.) gebildet wird und die Nebennierenrinde (NNR.) stimuliert. Das ACTH reguliert damit nicht nur Bildung und Abgabe der Rindenhormone und die Bereitstellung der Vorratsstoffe für die Hormonbildung in der NNR., sondern es bewirkt auch, falls erforderlich, eine Vergrößerung des hormonbildenden Rindenparenchyms. Die Abgabe von ACTH aus dem Hypophysenvorderlappen wird bestimmt durch den Rindenhormonspiegel des strömenden Blutes (V o g t, 1947, S a y e r s, 1949, F i n e r t y, 1949). Sinkt der Hormongehalt des Blutes unter den Durchschnittswert ab, erfolgt die Ausschüttung von ACTH, steigt er über den Durchschnittswert an, geht die Abgabe des Kortikotropins aus dem Hypophysenvorderlappen zurück oder sistiert.

Im Gegensatz zum Nebennierenmark, das vom Sympathicus abstammt und von diesem auch innerviert wird, hat die NNR. wie die Adenohypophyse keine Verbindung mit dem Nervensystem. Wie Ihnen bekannt ist, unterscheiden wir an der NNR. seit langem histologisch 3 verschiedene Schichten: die Zona glomerulosa, die Zona fasciculata und die Zona reticularis. Das der NNR. über die Kapselgefäße zugeführte Blut durchströmt markwärts die zahlreichen zwischen den Epithelsäulen gelegenen Kapillaren, in die die Hormone abgegeben werden, und fließt dann nach Aufnahme der Markinkrete, des Adrenalins (T a k a m i n e, A l d r i c h, 1901) und des Arterenols (H o l t z, 1947) über die Venen des Nebennierenmarkes ab. Das für die Rindenzelle charakteristische Merkmal ist der Gehalt ihres Zytoplasmas an Lipoiden, d. h. an Neutralfetten, Cholesterinestern und freiem Cholesterin, die histochemisch als feinste Tropfen bzw. polarisationsoptisch als feinste Kristalle nachweisbar und mit chemischen Methoden qualitativ und quantitativ erfaßbar sind. Diese Fette und Lipoide stellen, wie wir heute wissen, die Vorratsstoffe für die Hormonbildung in der NNR. dar. Aus dem Cholesterinvorrat bildet die Rindenzelle jeweils nur soviel Hormon, als dem augenblicklichen Bedarf des Organismus entspricht (V o g t, 1944). Aus dem Vorrat an Cholesterinestern werden dann das freie Cholesterin, aus den Neutralfetten wiederum die Cholesterinester ergänzt (S o n d e r h o f f, 1937, B l o c h, 1942, S r e r e, 1948, P i n c u s, 1951, B u t e n a n d t, 1951, H a i n e s, 1951). Eine größere Hormonstapelung, die etwa mit histochemischen Methoden nachweisbar wäre, ist damit in der NNR. nicht zu erwarten. Zu Aussagen über den Funktionszustand der Rinde ist deshalb für den Morphologen ihr Gehalt an Vorratsstoffen für die Hormonbildung von ganz besonderem Wert.

Von der NNR. werden, wie die Biochemie in den vergangenen zwei Jahrzehnten gezeigt hat (S w i n g l e und P f i f f n e r, 1930, K e n d a l l, 1934, 1937, 1945, R e i c h s t e i n, 1936, 1937, 1938, 1943), 28 verschiedene Steroidhormone gebildet, die ihrer Wirkung nach in 3 Gruppen eingeteilt werden können. Die Mineralokortikoide, dazu gehört das Desoxycorticosteron, regulieren den Salzstoffwechsel und Wasserhaushalt, die Glukokortikoide, darunter das Cor-

tison, greifen in den Kohlenhydrat-, Eiweiß- und Fettstoff-
wechsel ein. Die androgenen Wirkstoffe als 3. Gruppe spielen insbesondere unter pathologischen Bedingungen eine
wichtige Rolle. Entsprechend der traditionellen zonalen
Gliederung der Rinde war man bestrebt, die einzelnen Zonen
jeweils mit der Produktion einer der genannten Hormon-
gruppen zu identifizieren (V i n e s, 1939, G r o l l m a n, 1936,
D e a n e und G r e e p, 1946, 1948, A p p l e g a r t h, 1949,
D u c o m m u n, 1949, u. a.). Die Untersuchungen von S o n -
n e n b e r g (1951) mit radioaktivem ACTH, das im kurz-
fristigen Versuch nur in den inneren Rindenschichten nachweisbar war, sowie andere morphologische Phänomene
(L i e b e g o t t, 1952) weisen aber darauf hin, daß die für
den gewöhnlichen Stoffwechsel des Organismus notwendigen Rindenhormone, und zwar die Gluko- u n d die Mineralokortikoide, möglicherweise sogar die Prägstoffe, in der
inneren Rindenhälfte als der Funktionsschicht der Rinde
gebildet werden, wobei der jeweilige Hormonbedarf des
Organismus auch die qualitative Leistung der Rinden-
epithelien bestimmt. Für diese Ansicht spricht unter anderem auch die Tatsache, daß die NNR. von außen zugeführte Desoxykortikoide in Corticosteron umzuwandeln vermag (H a y a n o, 1949, S a v a r d, 1950). Die äußere Hälfte
der Zona fasciculata ist dagegen eine Reserveschicht, auf
die der Organismus bei größeren Anforderungen sofort zu-
rückgreifen kann.

Wenn ich nun zur Pathologie übergehe, so darf ich
einleitend die histologischen Elementarphänomene an Hypophyse und NNR. herausstellen, die uns auf Grund morpho-
logischer Beobachtungen zu Aussagen über die Funktion
dieser beiden Organe berechtigen. An den BZ. des Hypophysenvorderlappens kennen wir folgende Phänomene:

1. Die Abnahme der basophilen Granula, eventuell mit
Zellverkleinerung, sowie die Zunahme der Vakuolen im
Zytoplasma der Basophilen als Ausdruck einer akut gestei-
gerten Abgabe von ACTH.

2. Die Hypertrophie und Hyperplasie der BZ. als Zeichen einer chronischen Funktionssteigerung. Damit verbunden ist häufig eine Einwanderung von BZ. in den Hinterlappen der Hypophyse.

3. Die Abnahme der Zellgröße und Verminderung der
Zellzahl mit Verlust der basophilen Granula und mit Kernpyknosen als Ausdruck einer kortikotropen Inaktivität des
Vorderlappens. Das Auftreten sogenannter C r o o k e - Zellen
(1935) mit der Entwicklung hyaliner Schollen und stärkster

Vakuolisierung des Zytoplasmas der BZ. wird ebenfalls als Zeichen einer Einschränkung der Hormonbildung in den BZ. gewertet (Kepler, 1945).

4. Der Untergang der BZ. mit Kern- und Plasmadegeneration, starke Zellabnahme, unter Umständen fast völliger Schwund der basophilen Zellen und eine sekundäre Bindegewebsvermehrung im Hypophysenvorderlappen als Ausdruck einer Involutionsatrophie.

An der NNR. kennen wir 4 histologische Elementarphänomene, auf die sich die Pathologie zur Beurteilung der Rindenfunktion stützen kann:

1. Die Entwicklung von Lichtungen in der Zona fasciculata, das Auftreten von Vakuolen und hyalinen Tropfen in den Rindenzellen.

2. Die Lipoidentspeicherung der NNR.

3. Die Rindenhyperplasie.

4. Die Rindenatrophie.

Während die beiden ersten Phänomene Ausdruck einer akuten Beanspruchung der NNR. sind, sind Hyperplasie und Atrophie Folge einer chronischen Belastung des Organs. Zur Aufklärung dieser Rindenveränderungen haben vor allem die experimentellen Untersuchungen von Selye und von Tonutti entscheidend beigetragen.

Die von Selye und seinen Mitarbeitern seit dem Jahre 1936 durchgeführten experimentellen Untersuchungen haben gezeigt, daß die NNR. auf die verschiedenartigsten Belastungen in gleicher Weise reagiert, daß also die Antwort der Rinde auf solche Reize während des von ihm sogenannten Allgemeinen Adaptationssyndroms vollkommen unspezifisch ist. Dabei ist es gleichgültig, ob die Belastung den Körper als ganzes oder nur seine Teile trifft, ob die Belastung in einem Muskeltraining, in einer Aenderung der Körpertemperatur, in einem Infekt, in einem Blutverlust oder in einer Störung des Salzstoffwechsels und Wasserhaushaltes besteht. Entscheidend für die unspezifische Reaktion und damit das histologische Bild der NNR. sind allein Stärke und Dauer einer solchen Belastung und der dadurch ausgelösten Ausschüttung von ACTH aus dem Hypophysenvorderlappen. So führt eine akute Belastung in der ersten Phase des Selyeschen Syndroms, der sogenannten Alarmreaktion, zur Fett- und Lipoidentspeicherung der NNR. Paßt sich der Organismus durch Erhöhung seiner Leistung dem Belastungsreiz an, kommt es im Stadium der Resistenz zur Hyperplasie der NNR. mit verstärkter Lipoidspeicherung. Diese Widerstandsanpassung kann schließlich bei länger an-

haltender Belastung in das Stadium der Erschöpfung mit
Rindenatrophie übergehen. Das Stadium der Erschöpfung
mit völligem Lipoidschwund in der NNR. tritt aber auch ein,
wenn infolge der Stärke des einwirkenden Reizes eine Anpassung des Organismus gar nicht erfolgen kann. Diese experimentellen Befunde wurden von zahlreichen anderen
Forschern bestätigt (Sayers 1948, Dosne 1941, Tonutti 1942, Pichotka 1943). Dabei wurde aber betont,
daß sich die Rindenhyperplasie auch allmählich einstellen
und die Erschöpfung der Rindenfunktion auch ohne Gegen-
reaktion der Rinde eintreten kann.

An der NNR. des Menschen finden wir unter den verschiedensten Belastungen dem Experiment analoge morphologische Veränderungen. Bei akuten Belastungen beobachten wir als Ausdruck der gesteigerten Hormonabgabe unter
anderem das Auftreten fettfreier Vakuolen in den Rindenzellen
und als wesentlichstes Merkmal die Abnahme der Rinden-
fette, insbesondere der doppeltbrechenden Lipoide. Diese
Rindenveränderungen sehen wir beim Menschen nach schweren Blutverlusten, nach Kollaps aus verschiedener Ursache,
in der Basedowkrise infolge einer allgemeinen Stoffwechselsteigerung, nach erhöhter Muskelarbeit, nach Verbrennung
und allgemeiner Unterkühlung, bei den akuten Infektions-
krankheiten und bei Erkrankungen, die zur Hypochlorämie
führen, wie die Dysenterie des Erwachsenen und die alimentäre Intoxikation des Säuglings. Für die akuten In-
fektionskrankheiten haben wir 1944 durch gleichzeitige
chemische Untersuchungen der Nebennieren die histochemischen Befunde zu unterbauen versucht und dabei eine starke
Senkung der Gewichtswerte für die Nichtsterinfette und die
Cholesterinester, eine geringere für das freie Cholesterin
festgestellt. Für die experimentelle Hypochlorämie haben
Eger (1938) sowie Frey und ich (1948) die gleichen morphologischen Befunde an der NNR. erhoben. Darüber hinaus
hat Zittel (1950) auf meine Anregung in Uebereinstim-
mung mit dem histologischen Befund bei der chemischen
Untersuchung der Nebennieren eine starke Senkung der Werte
für die Nichtsterinfette und die Cholesterinester festgestellt.
Die aus den chemischen und morphologischen NNR.-Befun-
den zu schließende stark vermehrte Hormonabgabe unter
einer akuten Belastung des Organismus wird noch dadurch
gestützt, daß in der 1. Phase des Anpassungssyndroms im
Harn vermehrt 17-Ketosteroide bzw. Kortikoide ausgeschieden werden (Weil, 1939, Forbes, 1942, Pfeffer und
Staudinger, 1952).

An der Hypophyse finden wir bei einer akuten Belastung des Organismus eine Degranulierung der BZ. mit starker Zunahme der Vakuolen als Ausdruck einer vermehrten Abgabe von ACTH, das seinerseits die Ausschüttung der Rindenhormone veranlaßt. Diese Veränderungen an den BZ. während der Alarmreaktion sind experimentell nach akuter starker Unterkühlung (B a i l i f f, 1938, H a l m i, 1950, R a s q u i n, 1951), im akuten Hungerversuch (D'A n g e l o, 1948) sowie nach akuter Stoffwechselerhöhung durch Thyroxinzufuhr (T u c h m a n n - D u p l e s s i s, 1951) gezeigt worden. An der Hypophyse des Menschen finden sich analoge Veränderungen, z. B. nach traumatischem tödlichem Schock. Die aus den morphologischen Befunden zu schließende starke Ausschüttung von kortikotropem Hormon nach einer starken Belastung wird durch die experimentellen Untersuchungen von S a y e r s (1949) gestützt, der nach Verbrennungskollaps eine erhebliche Abnahme des ACTH-Gehaltes der Hypophyse um 35% feststellte.

Die zweite Phase des Selyeschen Allgemeinen Adaptationssyndroms, das Stadium der Resistenz, kommt dann zustande, wenn es dem Organismus möglich ist, sich der pro-trahierten Reizeinwirkung anzupassen. Die Folge der damit verbundenen chronischen Erhöhung der Rindenfunktion ist die Hyperplasie der NNR. mit starker Lipoidspeicherung. Alle Belastungen, die primär eine Alarmreaktion auslösen, führen bei länger dauernder Einwirkung zur Rindenhyperplasie, um schließlich im Stadium der Erschöpfung in die Rindeninsuffizienz überzugehen. Eine chronische allgemeine Stoffwechselsteigerung im Tierexperiment, etwa bei allgemeiner Unterkühlung, nach Zufuhr von Thyroxin oder thyreotropem Hormon, nach Verbrennungen und chronisch gesteigerter Muskelarbeit hat ebenso eine Rindenhyperplasie zur Folge, wie wir sie beim Basedowkranken und im chronischen Hungerzustand als Folge einer erhöhten Umwandlung von Eiweiß und Fett in Kohlenhydrate oder in der Schwangerschaft beobachten können.

Die gleichen Beziehungen bestehen zwischen NNR. und Herzmuskel bei chronischer Ueberbelastung des Herzens. Kürzlich haben R o g e r s und R i c h t e r (1948) festgestellt, daß Wildratten ein wesentlich höheres NNR.-Gewicht haben als die domestizierten Tiere der gleichen Art. Anderseits ist schon länger bekannt, daß Wildtiere im allgemeinen ein höheres Herzgewicht besitzen als ihre in Gefangenschaft lebenden Artgenossen. Wir haben den Untersuchungsergebnissen von R o g e r s die entsprechenden Herz-

gewichte für die Wildratte (H e s s e, 1921) hinzugefügt und
dabei festgestellt, daß schon unter physiologischen Bedingungen eine eindeutige Korrelation zwischen NNR.-Gewicht
und Herzgewicht insofern 'besteht, als dem erhöhten Herzgewicht des Wildtieres ein erhöhtes NNR.-Gewicht entspricht.

Für die menschliche Pathologie sind diese Beobachtungen deshalb besonders bedeutungsvoll, weil seit langem
schon ein Zusammenhang zwischen Hypertonie und NNR.
angenommen wurde (G o l d z i e h e r, 1931, v. L u c a d o u,
1935, 1936, R i n e h a r t, 1941). Wir haben 1943/44 zur Klärung der Zusammenhänge zwischen NNR. und chronischer
Herzüberbelastung die Nebennieren von Fällen mit hypertonischem und nicht hypertonischem Herzfehler unter Berücksichtigung von Kompensation und Dekompensation
planimetrisch, histologisch und chemisch untersucht und
dabei folgendes festgestellt: Bei kompensiertem hypertonischem Herzfehler (genuine und renale Hypertonie) mit deutlich erhöhtem Herzgewicht steigt das Rindengewicht einer
Nebenniere von normal 4·02 auf 6·00 g an. Histologisch fand
sich in diesen Fällen als wesentlichstes Merkmal eine vermehrte Speicherung von Fettsubstanzen, insbesondere von
doppeltbrechenden Lipoiden. Die chemische Untersuchung
ergab eine wesentliche Zunahme der Nichtsterinfette von
508 auf 761 mg, die Cholesterinester blieben etwa im Bereich der Norm, während die Werte für das freie Cholesterin
etwas höher lagen als normal. Wir haben daraus geschlossen, daß beim hypertonischen Herzfehler im Stadium der
Kompensation ein Ueberfunktionszustand der NNR. mit
Rindenhyperplasie besteht als Folge des durch den gesteigerten Stoffwechsel des hypertrophierten Herzmuskels erhöhten Hormonbedarfs. Die in der Nebenniere des Hyper-
tonikers häufig zu findenden Rindenadenome verschiedenster Größe haben wir als eine besondere Abart der Anpas-
sungshyperplasie der NNR. gedeutet. F i s h e r und H e w e r
in Bristol, R o g e r s und W i l l i a m s in Boston und G i a m-
p a l m o in Genua kamen 1947 auf Grund ihrer Untersuchungen am menschlichen Untersuchungsgut zum gleichen Ergebnis.

Unsere Befunde an den Nebennieren beim hypertonischen Herzfehler wurden inzwischen auch experimentell bestätigt. R a t h e r in San Franzisko sowie D e a n e in Boston
fanden 1951 bei der renalen Hypertonie der Ratte mit chronisch erhöhtem Blutdruck und erhöhtem Herzgewicht eine
wesentliche Hyperplasie der NNR. Wir selbst sind in soeben

abgeschlossenen Versuchen dieser Frage ebenfalls experimentell nachgegangen (1952). Bei künstlicher Perforation der Aortenklappe mit nachfolgender Aorteninsuffizienz fanden wir beim Kaninchen 5 bis 8 Monate nach der Operation neben einer Hypertrophie der linken Herzkammer mit Zunahme des Herzgewichts eine erhebliche Hyperplasie der NNR. mit starker Fett- und Lipoidspeicherung, zum Teil sogar mit Entwicklung kleinster Rindenadenome. Für eine erhöhte Rindenfunktion bei chronischer Ueberbelastung des hypertrophierten Herzmuskels sprechen auch die Untersuchungsergebnisse von Pfeffer und Staudinger (1952), die bei Bluthochdruckkranken eine Erhöhung der Kortikoidausscheidung im Urin feststellten. Die Deutung der NNR.-Hyperplasie als Folge und nicht als Ursache der Hypertonie wird auch von klinischer Seite (Hoff, 1951) vertreten.

Mit der Hyperplasie der NNR. im Stadium der Resistenz des Selyeschen Syndroms verbunden ist eine Hypertrophie der basophilen Zellen des Hypophysenvorderlappens mit starker Zunahme der Zellzahl als Ausdruck der erhöhten Bildung von ACTH. Dies ist im Experiment von Selye (1947) für die verschiedensten Arten einer chronischen Belastung des Organismus gezeigt worden. In unseren eigenen Experimenten mit künstlicher Aorteninsuffizienz und sekundärer Herz- und NNR.-Hypertrophie haben wir eine wesentliche Zunahme der Zahl der BZ. im Hypophysenvorderlappen gegenüber der Norm festgestellt.

In der menschlichen Pathologie haben Berblinger schon 1919, später Hoeppli (1922), Kraus (1923) u. a. beim genuinen Hochdruck mit Herzhypertrophie eine Vermehrung der BZ. im Hypophysenvorderlappen gefunden und sie ursächlich mit der Hypertonie in Verbindung gebracht. Diese Basophilenvermehrung wurde aber auch bei renaler Hypertonie (Berblinger, 1919/20, 1929, Kraus und Traube, 1928, Ahlström, 1935, Mosinger, 1949, Dardin, 1951) und bei nicht hypertonischem Herzfehler (Kraus, 1928) beobachtet. Cushing wies dann 1932 auf die ursächliche Bedeutung einer Einwanderung von BZ. in den Hypophysenhinterlappen beim Hochdruck hin. Diese Befunde von Cushing wurden zum Teil bestätigt (Meessen, 1935, Berblinger, Marcano, 1935), von anderer Seite aber nicht gestützt (Gräf, 1938, Koch, 1938, Beck, 1952). Von unserem heutigen Wissen her über die Zusammenhänge zwischen chronischer Ueberbelastung des Herzens und NNR.-Hyperplasie dürfen wir sagen, daß die

Basophilenvermehrung in der Adenohypophyse bei hypertonischem und nicht hypertonischem Herzfehler — und wahrscheinlich auch die Einwanderung von BZ. in den Hinterlappen — Folge der chronischen Funktionserhöhung der NNR. und damit des erhöhten Bedarfes an ACTH sind. Für diese Deutung spricht, daß weder beim Normaltier (D o u g h e r t y, 1948), noch beim Tier mit experimenteller renaler Hypertonie (G r o l l m a n, 1951) durch Zufuhr von ACTH eine Blutdrucksteigerung zu erzielen war und daß im Blutplasma von Patienten mit hypertonischem Herzfehler eine wesentliche Erhöhung des ACTH-Spiegels festgestellt wurde (J o r e s, 1935, B o r n s t e i n, 1950).

Der NNR.-Hyperplasie ist die Atrophie der Rinde gegenüberzustellen. Eine Involutionsatrophie sehen wir an der NNR. nach allen chronischen Belastungen, die im dritten Stadium des Allgemeinen Adaptationssyndroms zur E r s c h ö p f u n g der NNR. und damit zur Rindeninsuffizienz führen. So geht z. B. die Rindenhyperplasie im Gefolge einer chronischen Ueberbelastung des Herzmuskels in eine sekundäre Atrophie über. Das haben unsere Gewichtsbestimmungen an den Nebennieren solcher Fälle mit einem Absinken des Rindengewichts auf 4·09 g bei den dekompensierten hypertonischen Herzfehlern und auf 3·92 g bei den nicht hypertonischen Herzfehlern gezeigt. Damit verbunden ist histologisch ein Schwund der Vorratsstoffe für die Hormonbildung in der NNR. Die chemische Analyse der fettlöslichen Substanzen, insbesondere der Sterine, hat ergeben, daß bei den dekompensierten Herzfehlern, vor allem bei den dekompensierten nicht hypertonischen Herzfehlern die Werte für die Nichtsterinfette, für die Cholesterinester und für das freie Cholesterin wesentlich gegenüber der Norm herabgesetzt sind. Wir haben daraus geschlossen, daß im Stadium der Dekompensation nicht mehr die normale Menge von Rindenwirkstoffen gebildet wird und daß die Unterfunktion der NNR. als eine wesentliche Mitursache für die Dekompensation des chronisch überbelasteten Herzmuskels zu werten ist, insbesondere infolge einer Erschwerung der für den Stoffwechsel des hypertrophierten Herzmuskels notwendigen Phosphorylierungen (1944).

Im Stadium der Erschöpfung der Rindenfunktion finden sich an der Hypophyse schwere Veränderungen: Degranulierung, Kernpyknosen, exzessive Vakuolisierung und Auflösung der BZ., starke Abnahme ihrer Zahl, unter Umständen sogar mit völligem Schwund und sekundärer Bindegewebswucherung. Eine solche Involutionsatrophie als Folge der NNR.-Erschöpfung ist im Experiment bei chronischer Unterkühlung (Bailiff, 1939), chronischem Hungern (D'Angelo, 1948) und chronisch-emotionellen Reizen (Schunk, 1951), für den Menschen bei chronischem Morbus Basedow (Kraus, 1923) und insbesondere bei der Addisonschen Krankheit, z. B. nach Zerstörung beider Nebennieren durch chronische Tuberkulose oder Krebsmetastasen, gezeigt worden (Kraus, 1923, 1927, 1928, Berblinger, 1929, Crooke, 1935, Meessen, 1935, Herlant, 1938, Moretti, 1950). Infolge des Rindenschwundes geht bei Addison-Kranken die Ausscheidung von Glukokortikoiden stark zurück (Talbot, 1945). Bemerkenswert ist in diesem Zusammenhang die Beobachtung von Meessen (1935), der in Frühfällen von Addisonscher Krankheit eine Einwanderung von BZ. in den Hinterlappen, in den späteren Stadien dagegen nur noch die Reste dieser Einwanderung in Form von Pigment nachweisen konnte.

Dem Morbus Addison analoge Hypophysenveränderungen sehen wir im Tierexperiment nach beiderseitiger Adrenalektomie (Grollman, 1935, Reese, 1939, Koneff, 1941, Tuchmann-Duplessis, 1951). Mit dem Basophilenschwund im Hypophysenvorderlappen verbunden ist ein starkes Absinken des ACTH-Gehaltes der Hypophyse (Tuchmann-Duplessis, 1951), und zwar um 80% (Sayers, 1949). Auch diese Befunde weisen auf die kortikotrope Unterfunktion des Hypophysenvorderlappens infolge sekundärer Rückbildung der BZ. hin.

Eine Involutionsatrophie der NNR., wie sie als Folge einer chronisch gesteigerten Mehrleistung zu beobachten ist, kann aber auch dann eintreten, wenn umgekehrt das der Rinde übergeordnete kortikotrope Hormon dem Organismus nicht mehr zur Verfügung steht. Das klassische Beispiel hierfür ist die Rindenatrophie nach experimenteller Hypophysektomie (Smith, 1927). An dieser Involution der Rinde, die durch Zufuhr von ACTH wieder rückgängig gemacht werden kann (Anselmino, 1934, Reiss, 1936, Sarason, 1943, Simpson, 1943), ist in erster Linie die Funktionsschicht der Rinde, in geringerem Grade aber auch die äußere Rindenzone beteiligt (Feldman, 1951). An der NNR. des hypophysektomierten Tieres bleiben, wie Selye (1937) und insbesondere Tonutti (1942, 1950, 1951) gezeigt haben, die Veränderungen aus, die beim Normaltier nach akuter Belastung während der Alarmreaktion als unspezifische Wirkung des zentral angreifenden Belastungsreizes zu beobachten sind. Die gleiche NNR.-

Atrophie mit dem Ausbleiben jeglicher Rindenveränderungen nach Belastung konnten wir kürzlich auch beim Menschen 8 Wochen nach Hypophysektomie beobachten, bei dem aus therapeutischen Gründen die normale Hypophyse operativ entfernt worden war. Darüber hinaus werden nach Hypophysektomie die Rindenveränderungen vermißt, die beim Normaltier als unspezifische Wirkung eines Reizes, z. B. nach Injektion einer mehrfach tödlichen Dosis von Diphtherietoxin, eintreten. Mit dem Wegfall des Hypophysenvorderlappens, d. h. des ACTH, und der damit verbundenen funktionellen Ruhigstellung der atrophierten NNR. sinkt auch die Durchblutung des Organs auf ein Minimum ab, so daß die spezifische Toxinwirkung am Kapillarsystem der NNR. garnicht mehr zur Wirkung kommen kann.

Das der experimentellen Hypophysektomie entsprechende Beispiel in der menschlichen Pathologie ist das von S i m m o n d s (1913) entdeckte Krankheitsbild der hypophysären Kachexie, das sich nach Zerstörung des Hypophysenvorderlappens durch verschiedenste Ursachen einstellt. Neben einer hochgradigen Atrophie der NNR. findet sich als Folge des gleichzeitigen Ausfalls der übrigen Vorderlappenhormone eine zunehmende Atrophie der Gonaden, der Schilddrüse und der Epithelkörperchen (S e x t o n, 1950). In diesem Zusammenhang darf ich auf die von F a l t a (1913) beschriebene multiple Blutdrüsensklerose hinweisen, die durch eine langsam fortschreitende Sklerose des Hypophysenvorderlappens und der übrigen Inkretdrüsen gekennzeichnet ist (D i e t r i c h, 1941, R o t t e r, 1947) und wahrscheinlich in jedem Falle in die Simmondssche Kachexie ausgeht.

Die Veränderungen der NNR., wie wir sie als Folge von akuten und chronischen Belastungen dargestellt haben, können auch durch Z u f u h r v o n A C T H hervorgerufen werden. Dies ist im Tierexperiment mehrfach gezeigt worden (T e p p e r m a n, 1943, S a y e r s, 1947, 1948, D e a n e und G r e e p, 1947, B e r g n e r und D e a n e, 1948, Y o f f e y, 1949, H o b e r m a n, 1950) und geht auch aus den Erfahrungen der menschlichen Pathologie nach therapeutischer Anwendung von ACTH hervor. Nach kurzfristiger Gabe von ACTH sehen wir an der NNR. histologisch das für die Alarmreaktion charakteristische Bild, aus dem auf eine erhöhte Hormonabgabe aus der NNR. zu schließen ist. Bei der chemischen Untersuchung der Nebennieren von Verstorbenen mit akuten Infekten, die mit ACTH behandelt worden waren, haben wir aber darüber hinaus einen erheblich

stärkeren Absturz der Werte für die Cholesterinester und
das freie Cholesterin festgestellt, als wir in unseren früheren Untersuchungen (1944) bei ähnlichen Todesfällen
ohne vorausgegangene ACTH-Behandlung gesehen hatten.
Durch die ACTH-Behandlung mit der aus den chemischen
Untersuchungsergebnissen ersichtlichen starken Anregung
der NNR. wird der Todeseintritt in solchen Fällen um Tage
hinausgeschoben. Der Tod erfolgt dann schließlich an einer
Erschöpfung der Rindenfunktion, d. h. an einer akuten
NNR.-Insuffizienz.

Die länger dauernde Einwirkung von ACTH mit einer
chronischen Aktivierung der NNR. führt zur Rindenhyperplasie. In der hyperplastischen Rinde ist aber in diesen
Fällen im Gegensatz zur Rindenhyperplasie nach chronischen Belastungen eine Stapelung der Vorratsstoffe für die
Hormonbildung wegen der erhöhten Hormonproduktion und
-abgabe unter der ACTH-Wirkung nicht mehr möglich. Die
Rindenhyperplasie nach ACTH wird durch amitotische
und mitotische Kernteilung in kurzer Zeit hervorgerufen und
bildet sich nach Absetzen des ACTH in etwa 9 Tagen wieder
zurück (S o k o l o f f, 1951). Eine Rindenhyperplasie durch
ACTH ist sowohl im Tierexperiment (A n s e l m i n o, 1934,
I n g l e, 1938, D e a n e und G r e e p, 1947, G r e e p und
D e a n e, 1947, B e r g n e r und D e a n e, 1948, Y o f f e y,
1949, F e l d m a n, 1951) als auch an der menschlichen
Nebenniere gezeigt worden (S p r a g u e, 1950, O'D o n n e l l,
1951, S o k o l o f f, 1951, L i e b e g o t t, 1951). Unter der
ACTH-Wirkung kommt es beim Menschen gleichzeitig zu
einer vermehrten Ausscheidung aller 3 Gruppen der NNR.-
Hormone im Harn, ein Befund, der darauf hinweist, daß
durch das kortikotrope Hormon die Bildung der Gluko- u n d
der Mineralokortikoide in der NNR. angeregt wird (J o n e s,
1949, F e l d m a n, 1951, O'D o n n e l l, 1951).

Die kurzfristige Z u f u h r v o n R i n d e n h o r m o n e n, sei
es Desoxycorticosteron oder Cortison, hat trotz zusätzlicher
akuter Belastung eine Normalisierung des NNR.-Bildes mit
starker Speicherung von Vorratsstoffen in der Rinde zur
Folge, da durch das zugeführte Rindenhormon die Hormonbildung in der NNR. und seine Ausschüttung aufgehoben
oder doch wesentlich eingeschränkt wird.

Die chronische Z u f u h r von Rindenhormonen (S e l y e,
1940, F r a n k e, 1940, S a r a s o n, 1943, K n o w l t o n,
1947, G r e e p, 1947, M i l l e r, 1949, W o o d b u r y, 1950,
C h e n g, 1950, O v e r z i e r, 1950, H a l l, 1951, I n g l e,
1938, W e l l s und K e n d a l l, 1940, G r e e p, 1949, W i n-

ter, 1950, Stebbins, 1950, Seifter, 1950, Higgins, 1951) führt dagegen zur Atrophie der Rinde, die die Funktions- und die Reserveschicht betrifft. In der menschlichen Pathologie sind solche Rindenatrophien nach langer Gabe von Cortison bekannt geworden (Shick, 1950, Proctor, 1950, Sprague, 1950, Laqueur, 1950, O'Donnell, 1951, Liebegott, 1952). Die mit der Atrophie verbundene starke Speicherung von doppeltbrechenden Lipoiden, insbesondere — wie unsere chemischen Untersuchungen in solchen Fällen gezeigt haben — von freiem Cholesterin, geht darauf zurück, daß diese Vorratsstoffe für die Hormonbildung nicht mehr verbraucht werden. Solche Patienten scheiden trotz der Rindenatrophie im Urin große Mengen von Kortikoiden aus (Pfeffer und Staudinger, 1952), die dem zugeführten Cortison entstammen.

Im Zusammenhang mit der Wirkung von ACTH und Cortison auf die NNR. sind die Rindengeschwülste, und zwar Rindenadenome oder -karzinome, von Bedeutung, die entsprechend der normalen Rindenfunktion im Uebermaß Glukokortikoide bilden und dadurch zum Morbus Cushing führen. Das klinische Bild dieser Krankheit mit Stammfettsucht, Vollmondgesicht, Striae an Bauchdecken und Oberschenkeln, Hypertonie mit Herzhypertrophie und hypertonischer Arteriosklerose, Hyperglykämie und Osteoporose ist allgemein bekannt. Im Harn scheiden solche Patienten vermehrt Kortikosteroide aus (Talbot, 1945, Walters und Sprague, 1949). Da nicht selten von diesen Geschwülsten gleichzeitig auch männliche Prägstoffe vermehrt gebildet werden, ist in solchen Fällen mit Cushing-Syndrom verknüpft das kortiko-androgene Syndrom, so daß sich bei Frauen die Zeichen der Virilisierung einstellen mit starker Ausscheidung von 17-Ketosteroiden (Walters und Sprague, 1949, Landau, 1951). Cushing hat 1932 als Ursache des nach ihm benannten Krankheitsbildes ein basophiles Adenom des Hypophysenvorderlappens angesehen, das über eine vermehrte Ausschüttung von kortikotropem Hormon zur Rindenhyperplasie führt. In manchen Fällen wurde eine diffuse Wucherung der BZ. im Hypophysenvorderlappen hierfür verantwortlich gemacht. Diese Annahme von Cushing ist dann später mit dem Nachweis eines erhöhten ACTH-Spiegels im Blut solcher Kranker tatsächlich auch bestätigt worden (Jores, 1935, 1945, Bornstein, 1950). In der Folge wurde aber gezeigt, daß nur in 56% dieser Erkrankungsfälle ein basophiles Adenom des Hypophysenvorderlappens nach-

weisbar ist (M a l a g u z z i - V a l e r i, 1941). In den anderen
Fällen fand sich entweder nur eine diffuse Hyperplasie
oder aber ein Tumor der NNR. Wir selbst verfügen über
zwei entsprechende Beobachtungen. In dem einen Fall,
einem 49jährigen Mann, fand sich eine diffuse und knotige
Rindenhyperplasie beider Nebennieren, im andern Fall,
einer 56jährigen Frau, lag ein NNR.-Karzinom vor. In beiden
Fällen war eine exzessive Speicherung von doppeltbrechenden Substanzen im gewucherten Rindengewebe nachweisbar.

Der Wiener Kliniker Julius B a u e r (1930) hatte schon
zwei Jahre vor C u s h i n g die Ansicht vertreten, daß die
Ursache dieses Krankheitsbildes ein Adenom der NNR. ist.
Die späteren Erfahrungen haben ihm also Recht gegeben.
Für seine Ansicht von der ursächlichen Bedeutung der
NNR.-Geschwülste für die Entstehung der Cushingschen
Krankheit sprechen auch die klinischen Erfahrungen der
letzten Jahre, nach denen sich infolge lang dauernder therapeutischer Anwendung von ACTH oder Cortison das gleiche
Krankheitsbild entwickeln kann (K e n d a l l, 1937, S p r a-
g u e, 1950). Somit können wir heute sagen, daß die Cushing-
sche Krankheit entweder durch einen gutartigen oder bös-
artigen Tumor oder durch eine diffuse Hyperplasie der NNR.
verursacht wird. Die diffuse Hyperplasie der NNR. kann
allerdings sekundär durch ein übergeordnetes basophiles
Adenom der Hypophyse ausgelöst werden.

Für den Kliniker ist die Tatsache von Bedeutung, daß
sich in Krankheitsfällen mit inkretorisch-aktiven NNR.-
Tumoren an der nicht erkrankten Nebenniere eine der
Cortisonatrophie analoge Involution der NNR. einstellt.
Durch die Ueberfunktion des Tumors mit einem ständig erhöhten Rindenhormonspiegel im Blut wird die Ausschüttung
von ACTH aus dem Hypophysenvorderlappen unterdrückt,
so daß die gesunde Nebenniere atrophiert. Solche Kranke bedürfen deshalb nach operativer Entfernung der Rinden-
geschwulst in jedem Falle noch der Zufuhr von Rindenhormon, bis sich die atrophische NNR. der gesunden Seite
unter der Wirkung des nun wieder zur Ausschüttung ge-
langenden ACTH erholt hat.

In Fällen von Cushingscher Krankheit hatte C r o o k e
schon 1935 an den basophilen Zellen des Hypophysenvorderlappens außerhalb des Adenoms eine Zellhypertrophie
mit Schwund der Granula, starker Vakuolisierung und
hyaliner Schollenbildung des Zytoplasmas festgestellt. Entgegen C r o o k e u. a. (M e l l g r e n, 1947) hat K e p l e r
(1945) diese Veränderungen an den BZ. als gegenregulatori-

sche Einschränkung der ACTH-Bildung bzw. -abgabe gedeutet, bedingt durch die Ueberfunktion der NNR. Diese
Auffassung findet ihre Bestätigung durch die Beobachtungen von L a q u e u r (1950), der beim Menschen nach Corti-
son-Behandlung und dadurch ausgelöste NNR.Atrophie eine
Umwandlung der BZ. des Hypophysenvorderlappens in
Crooke-Zellen nachweisen konnte, und durch die experimentellen Untersuchungen von T u c h m a n n - D u p l e s s i s
(1951), der bei der Ratte nach Zufuhr von Desoxycorticosteron und von Cortison dieselben Veränderungen an
den Basophilen fand. Gleichzeitig konnte er in den Hypophysen dieser Tiere einen stark erhöhten ACTH-Gehalt
nachweisen.

Nach Darstellung der Pathologie des Hypophysen-
Nebennierensystems unter den verschiedensten Belastungen des Organismus und bei verschiedenen krankhaften Zuständen erhebt sich nunmehr die Frage, ob das R e a k t i o n s -
s y s t e m H y p h o p h y s e - N N R. autonom oder ob diesem System ein zentrales Regulativ übergeordnet ist. Auch hierfür
finden wir in der menschlichen Pathologie entsprechende
Hinweise.

Aus der Pathologie der angeborenen Mißbildungen ist
das Bild der Anencephalie mit völligem Defekt des Hirn-
schädels und des Großhirns seit langem bekannt. Bei diesen
Mißgeburten wird, da das Großhirn fehlt, auch der Hypophysenhinterlappen nicht angelegt. Der vom Mundbuchtektoderm abstammende Hypophysenvorderlappen ist dagegen normal entwickelt (K i y o n o, 1925, M o e r i, 1951).
Mit dieser Mißbildung des Zentralnervensystems beim
Anencephalen ist nun gesetzmäßig verbunden eine Nebennierenhypoplasie. Histologisch ist die Rinde dieser auffallend kleinen Nebennieren aber ganz entsprechend der
Rinde des normalen Neugeborenen aufgebaut, sie stellt also
eine NNR. en miniature dar. Trotz Vorhandensein des
Hypophysenvorderlappens kommt in diesen Fällen die NNR.
nicht zu voller Entfaltung, offenbar deshalb nicht, weil
durch Ausfall des Zwischenhirns im normal entwickelten
Hypophysenvorderlappen nicht genügend oder kein ACTH
gebildet wird. Für diese Deutung sprechen die Befunde von
H u m e (1949, 1950), der im Experiment durch Zerstörung
der Hypothalamus die ACTH-Abgabe aus dem Hypophysenvorderlappen unterbinden, durch Zufuhr von Hypothalamus-
extrakten aber wieder normalisieren konnte. Der Hypophysenvorderlappen würde nach diesen Experimenten, da
Nervenverbindungen zwischen Hypothalamus und Hypo-

physenvorderlappen nicht bestehen, humoral vom Zwischenhirn gesteuert.

Andere Beobachtungen der Pathologie der Mißbildungen berechtigen zu weiteren Schlüssen. Bei angeborener Encephalo-Meningocele mit schwerem Hydrocephalus internus und fast völligem Schwund des Großhirns fanden wir, obwohl hier Stammhirn, Zwischenhirn und Hypophysenhinterlappen erhalten waren, ebenfalls eine Nebennierenhypoplasie. Diese der Anencephalen-Nebenniere entsprechende Hypoplasie wurde schon 1890 von Z a n d e r bei einer anderen Hirnmißbildung, der Hemicephalie, beschrieben. Solche Beobachtungen deuten darauf hin, daß auch der Hirnrinde bei der Regulation des Zwischenhirn-Hypophysen-NNR.-Systems eine gewichtige Rolle zufällt. In diesem Sinne sprechen auch die klinischen Erfahrungen über andere, uns schon bekannte, psychisch bedingte und krankheitsauslösende Störungen des inkretorischen Systems, wie z. B. der psychisch bedingte Morbus Basedow oder die psychisch ausgelöste Amenorrhoe der Frau.

Ich habe mich bemüht, einen Ueberblick über die Pathologie des Hypophysen-Nebennierensystems zu geben und auf die Beziehungen dieses Systems zum Zentralnervensystem hinzuweisen. Ich hoffe gezeigt zu haben, daß die Pathologie vielfache Anregungen zur Klärung der vorhandenen Probleme gegeben hat. Die Lösung der zuletzt angeschnittenen und zugleich schwierigsten Frage ist aber der Zukunft vorbehalten und wird nur durch eine Zusammenarbeit aller Disziplinen der Medizin und der Biologie möglich sein. Zudem bin ich selbst aber zutiefst davon überzeugt, daß die theoretische Medizin, und insbesondere die Pathologie, in ihren Bemühungen um neue Erkenntnisse nur dann fruchtbar sein kann, wenn sie ständig in engster Fühlung mit der klinischen Medizin bleibt.

L i t e r a t u r : A b d e r h a l d e n , R.: Die Hormone. Berlin: Springer-Verlag, 1952. — A n s e l m i n o , K. J., H o f f m a n n , F. und H e r o l d , L.: Klin. Wschr., 1933: 1944; 1934: 209. — B a i l i f f , R. N.: Amer. J. Anat., 62 (1938): 475. — B a u e r , J.: Wien. klin. Wschr., 1930: 583. — D e r s e l b e : Klin. Wschr., 1933: 1553; 1935: 361. — B e c k , Ch.: Beitr. path. Anat., 112 (1952): 150. — B e n n e t t , W. A.: Amer. Assoc. of Pathologists a. Bacteriologists 48. Cleveland 1951. — B e r b l i n g e r , W.: Zbl. Path., 30, 1919/20. — D e r s e l b e : Virchows Arch., 275 (1929): 230; 309 (1942): 302. — D e r s e l b e : Schweiz. med. Wschr., 1943, 24: 1159. — C r o o k e , A. C.: J. Path. a. Bacter., 41 (1935): 339. — C r o o k e , A. C. und Russell, D. S.: J. Path. a. Bacter., 40 (1935): 255. — C u s h i n g , H.:

Bull. Hopkins Hosp., Baltim., 59 (1932): 137. — Derselbe:
Amer. J. Path., 10 (1934): 145. — D'Angelo, S. A., Gordon,
H. S. und Charipper, H. A.: Endocrinology, 42 (1948): 399. —
Dardin, V. J. und Dan Feriozi: Med. Ann. Distr. Columbia
(Am.), 20 (1951): 527. — Dietrich, W.: Virchows Arch., 307
(1941):566. — Finerty, J. C. und Brisen-Castrejon: Endocrino-
logy, 44 (1949): 293. — Foggie, W. E. und Montgomery, G. L.:
Edinbgh med. J., 41 (1934): 29. — Forbes, W.: J. Path., 59
(1947): 137. — Germuth, F. G., Nedzel, G. A., Ottinger,
B. und Oyama, J.: Proc. Soc. exper. Biol. a. Med. (Am.), 76
(1951): 177. — Golden, A., Bondy, P. K. und Shelden,
W. H.: Proc. Soc. exper. Biol. a. Med. (Am.), 74 (1950): 455. —
Gräf, J.: Beitr. path. Anat., 101 (1938): 109. — Grollman, A.
und Firor, W. M.: Amer. J. Physiol., 112 (1935): 310. —
Halmi, N. S.: Endocrinology, 47 (1950): 289. — Heilmeyer,
L.: Ref. Internat. Hämatologenkongreß, Rom 1951. — Herlant,
M.: C. r. Soc. Biol., 129 (1938): 55. — Hoeppli: Frankf. Z.
Path., 26 (1922): 22. — Hume, D. M.: J. clin. Invest. (Am.),
28 (1949): 790. — Hume, D. M. und Wittenstein, G. Y.:
Proc. Clin. ACTH, Conf. Blakiston, Philadelphia 1950. — Hyman,
G. A., Ragan, C. und Turner, J. C.: Proc. Soc. exper. Biol.
a. Med. (Am.), 75 (1950): 470. — Kehrer, E.: Erg. inn. Med.,
55, 1938. — Koch, H.: Beitr. path. Anat., 101 (1938): 123. —
Kraus, E. J.: Virchows Arch., 247 (1923): 421. — Derselbe:
Beitr. path. Anat., 78 (1927): 283. — Kraus, E. J. und Traube,
O.: Virchows Arch., 268 (1928): 315. — Kraus, E. J.: Frankf.
Z. Path., 52 (1938): 255. — Laqueur, G. L.: Science, 112
(1950): 429. — Liebegott, G.: Beitr. path. Anat., 109 (1944):
93. — Derselbe: Die Pathologie der inkretorischen Regulationen. Die Nebennieren. Fiat Rev. German Science 1939—1946,
General Pathology II. Wiesbaden: Dieterich, 1948. — Derselbe:
lVerh. dtsch. Ges. Path., 34 (1950): 304. — Derselbe:
Siehe Heilmeyer, L., 1951. — Derselbe: Erscheint in Beitr.
path. Anat. — Malaguzzi-Valeri: Zit. n. Marx, H.: Handb.
inn. Med., VI (1941): 1. — Marcano: Klin. Wschr., 1935: 1525.
— Mellgren, J.: Acta path. et microbiol. scand. (Dän.), 25
(1947): 284. — Meessen, H.: Beitr. path. Anat., 95 (1935): 39.
— Moeri, E.: Acta endocrin., 8 (1951): 259. — Moretti, J.:
Arch. De Vecchi (Firenze), 14 (1950): 831. — Mosinger, M.:
Trincao, R., Firmo, O. und Novo, J.: C. r. Assoc. Anat., 55 (1949):
292. — Rasmussen, A. T.: Proc. Soc. exper. Biol.
a. Med. (Am.), 26 (1929): 424. — Rasquin, Pr.:
J. exper. Zool., 17 (1951): 317. — Reese, J. D., Koneff, A. A.
und Akimoto, M. B.: Anat. Rec. (Am.), 75 (1939): 373. —
Romeis, B.: Innersekret. Drüsen II. Hypophyse, Handb. mikr.
Anat. VI. Berlin: Springer-Verlag, 1940. — Sayers, G.: J. clin.
Endocrin. 9 (1949): 656. — Sayers, G. und Cheng, Chi-Ping:
Proc. Soc. exper. Biol. a. Med. (Am.), 70 (1949): 61. — Seifter,
J., Ehrich, W. E., Begany, A. J. und Warren, G. H.: Proc.
Soc. exper. Biol. a. Med. (Am.), 75 (1950): 337. — Selye, H.:
The physiology and pathology of exposure to Stress. Montreal,

Canada: Acta Juc. Medical Publishers, 1950. — Derselbe: Textbook of Endocrinology. Montreal: Acta Endocrinol. Univ. de Montreal, 1947: 837. — Derselbe: Med. Welt, 1951: 1, 46, 81. — Derselbe: Endocrinology, 49 (1951): 197. — Severi, L. und Levorato, M.: Arch. De Vecchi, 1 (1939): 438. — Sexton, D. L., Morton, R. F. und Saxton, J.: J. clin. Endocrin., 10 (1950): 1417. — Siegmund, H.: Dtsch. med. Wschr., 1948, 33. — Sokoloff, L., Sharp, J. T. und Kaufman, E. H.: Arch. int. Med. (Am.), 88 (1951): 627. — Taylor, A. B., Albert, A. und Sprague, R. G.: Endocrinology, 45 (1949): 335. — Tonutti, E.: Klin. Wschr., 1950: 137. — Derselbe: Dtsch. med. Wschr., 1951: 1041. — Derselbe: Regensburger Jb. ärztl. Fortb., 2 (1951): 154. — Derselbe: Endokrinologie, 28 (1951): 1. — Tuchmann-Duplessis, H.: Presse méd., 1951: 1749. — Derselbe: Bull. microsc. appl. Sér. 2, 1 (1951): 136. — Zander, R.: Beitr. path. Anat., 7 (1890): 439. — Zittel, X.: Noch unveröffentlicht, siehe Liebegott, G., 1950. — Ausführliche Literaturangaben zur Pathologie der Nebennieren siehe Liebegott, G.: Ref. in Verh. dtsch. Ges. Path., 36, 1952.

Cortison und ACTH

Von

Professor Dr. E. Lauda*

Wien

Unter Hinweis auf ältere Literatur, besonders auf die Arbeit von Fazekas in Acta medica Szeged 1943, in der die einschlägigen älteren Publikationen zu finden sind, wird einleitend gezeigt, daß die beiden Hormone schon früher in den Händen von Experimentatoren waren und daß auch die gegenseitigen Beziehungen zwischen ACTH und Cortison ebenso wie die Physiologie der NNR, und zwar sogar im Sinne des neuesten Stress-Konzeptes von Selye, wenigstens im Tatsächlichen schon lange Zeit bekannt waren. Daß es bei den differentesten Belastungen des Organismus, wie u. a. bei Arbeit, Infekt oder Intoxikation zu einer NNR-Hypertrophie kommt, wie es Selye in der Stress-Theorie proklamiert, ist ebensowenig neu wie die Unterteilung der NNR-Hormone in Mineralo- und Glukokortikoide. Das „adrenotrope" oder „interrenotrope" Hormon des Hypophysenvorderlappens, welches Collip, Anderson und Thomson 1933 hergestellt hatten, ist unser ACTH! Auch eine Reihe anderer Autoren hatten das gleiche Hormon in Händen und kannten die Beziehung zur NNR. Selyes Verdienst bleibt es aber, die bekannten Beziehungen Hypophyse-NNR weiter ausgebaut und auf Grund des Studiums des „Adaptationssyndroms" als erster eine, wenn auch angreifbare Erklärung für die Heilwirkung des Cortisons bei rheumatischen Erkrankungen gegeben zu haben, vor allem aber, daß er als erster das physiologische Grundgesetz aussprach, daß jede längere Belastung des Organismus („Stress") über die Hypophyse zur NNR-Reaktion führt, ein Gesetz, an dem alle früheren Untersucher vorbeigegangen waren.

---

* Autoreferat.

Die neue Forschungsrichtung, die beiden Hormone betreffend, nahm ihren Ausgang einerseits aus dem chemischen Laboratorium, anderseits von einer Beobachtung am Krankenbett und deren klinischen Bearbeitung.

In voller Würdigung der großen Leistungen der Chemie, des Chemikers K e n d a l l und seiner Schule, die biologisch wahrscheinlich hoch wirksame Steroide synthetisierten, und hierbei, noch ohne sich mit Nebennierenhormonen zu beschäftigen, zur Darstellung des Cortisons, des wichtigsten Glukokortikoids, und überdies zur Darstellung anderer Compounds gelangten, die, wie sich später herausstellte, eine außerordentliche antirheumatische Heilwirkung hatten, und in besonderer Hervorhebung der klinischen Beobachtungsgabe H e n c h s, der von der einfachen klinischen Beobachtung ausging, daß ein schwerer chronischer Gelenkrheumatismus durch eine interkurrente Hepatitis wesentlich gebessert würde, und der diese Beobachtung zu der Erkenntnis ausbaute, daß eine Substanz X im normalen Organismus produziert werden müsse, welcher diese Heilwirkung zukäme, wird der Forschungsweg der beiden Wissenschaftler, der sein krönendes Ziel im Cortison und der Erkenntnis seiner Heilkraft für zum Teil bisher unheilbare Krankheiten erreichte, kritisch besprochen. Man kann nicht daran vorbeigehen, daß die Cortisonsynthese K e n d a l l s um der Synthese willen noch ganz ohne Beziehung zu rheumatischen Krankheiten erfolgte, und daß gerade zur Zeit, als H e n c h erkannte, daß der normale Organismus eine Substanz produzieren müsse, die den Rheumatismus heilen könne, gerade eine ausreichende Versuchsmenge des synthetisch hergestellten, biologisch wahrscheinlich sehr wirksamen Stoffes zur Verfügung stand, um dieses Steroid, welches damals als eines der Glukokortikoide der Nebenniere erkannt war, an einem Fall von chronischer Arthritis therapeutisch zu versuchen. Der Forschungsweg war also vom Zufall begünstigt, er war ungewöhnlich und wenig aussichtsreich, er würde kaum ein zweites Mal Erfolg haben. Dennoch sind die Entdeckungen der beiden Forscher Großtaten.

Heute ist die Steroidchemie der NNR-Hormone so weit erforscht, daß es bekannt ist, welche Struktur und Formel das Steroid haben muß, um bestimmte Heilwirkungen zu erzielen. Alle NN-Steroide haben das gemeinsame Grundgerüst: den Zyklopentan-Phenantren-Ring. Ein antirheumatisches Steroid muß nach heutigem Wissen haben:

1. eine Ketogruppe an C 3,
2. eine Keto- oder eine Hydroxylgruppe an C 11,
3. eine Ketogruppe an C 20,
4. eine Hydroxylgruppe an C 17 oder C 21 und
5. eine Doppelbindung zwischen C 4 und C 5.

Das Desoxycorticosteronazetat (Reichstein DOCA), dem die Ketogruppe in C 3 und C 11 und die Hydroxylgruppe in C 17 oder C 21 fehlen, hat keinerlei antirheumatische Eigenschaften.

Zwischen Mineralo- und Glukokortikoide bestehen große funktionelle Unterschiede, eine scharfe Trennung in funktioneller Hinsicht ist aber nicht möglich, da sich ihre funktionellen Eigenschaften überschneiden. Der angebliche Antagonismus zwischen Gluko- und Mineralokortikoid, Cortison und DOCA, wie ihn auch Selye trotz aller Einschränkungen immer noch zu scharf behauptet, scheint nicht gut haltbar zu sein.

Das gegensätzliche und vielleicht sogar zum Teil antagonistische funktionelle Verhalten der Mineralo- und Glukokortikoide ist vielleicht am besten damit illustriert, daß Selye jene als prophlogistische Kortikoide (Cp), diese als antiphlogistische (Ca) bezeichnete, wobei er seinen Standpunkt, anpassend an Einwände, dahin modifizierte, daß man sich seines Erachtens daran halten müsse, daß Glukokortikoide nur insofern antiphlogistisch seien, als sie entzündliche Reaktionen zu verhindern suchten, während die prophlogistischen bestehende entzündliche Reaktionen nur verstärkten. Nach Selye käme es auch weniger auf die absoluten Werte als auf das Verhältnis Cp/Ca an.

Das ACTH, jenes Hypophysenvorderlappenhormon, welches die NNR zur Sekretion des Cortisons anregt, löst im Organismus dementsprechend die gleichen Reaktionen aus wie Cortison selbst. Die geringen Funktionsunterschiede zwischen Cortison und ACTH sind mehr quantitativer als qualitativer Art. Geringe Wirkungsunterschiede in der Praxis sind im Einzelfall auch darauf zurückzuführen, daß völlig reine ACTH-Präparate noch nicht existieren und andere Hypophysenvorderlappenhormone daher jeweils mitspielen können.

Die Wirkung des Cortisons im Einzelfall muß individuell verschiedene Wirkung schon deshalb zeigen, weil die Wirkung von dem jeweils im Blut bereits kreisenden Eigencortison des Individuums mit abhängig ist. Die ACTH-Wirkung wird ferner ganz davon abhängen, ob die NNR des Individuums Cortison gespeichert hat oder nicht. Die

Messung der „adrenocortical reserve“ wird durch verschiedene Vorproben vorgenommen (Thorn-Test usw.). Bei lang dauernder Cortison- und ACTH-Zufuhr wird die Cortisoneigenproduktion gehemmt. Die NNR atrophiert unter andauernder Zufuhr von Cortison. Schon Thaddea hat dies seinerzeit an Hand zahlreicher Literaturangaben festgehalten. Die Reizung der Hypophyse zur ACTH-Abgabe geschieht durch Epinephrin (Hinweis auf die elegante Versuchsanordnung McDermotts). ACTH wird wahrscheinlich von den basophilen Zellen des Hypophysenvorderlappens gebildet.

Die Cortisonwirkungen betreffen u. a. den Mineralstoffwechsel in mehrfacher Hinsicht; die Einzelheiten werden besprochen. Auf die thymolytische (Thymus-lytische) und lympholytische Wirkung hat Selye als erster hingewiesen. Er beobachtete im Tierversuch im Rahmen eines Adaptationssyndroms eine Atrophie des Thymus und ein Schwinden allen lymphadenoiden Gewebes. Cortison hat also eine vernichtende Potenz gegen lymphatisches Gewebe, und dies erklärt die Therapieerfolge mit Cortison bei der lymphatischen Leukämie. Die nahe Verwandtschaft des NNR-Hormones mit den Sexualhormonen macht die tumorizide Wirkung des Cortisons verständlich, die sich allerdings nur bei den malignen Tumoren des lymphatischen Gewebes deutlich manifestiert, wie beim Lymphosarkom und der Lymphadenose. Die Annahme, daß Cortison zur Therapie der Hodgkinschen Krankheit Verwendung finden könne, weil es den Mutterboden des Granuloms, das lymphatische Gewebe, zerstört, erscheint wenig befriedigend.

Was die therapeutische Anwendung des Cortisons anlangt, so wird im allgemeinen festgehalten, daß es u. a. bei rheumatischen Arthritiden, akuten und chronischen Formen, bei den Colagen-Krankheiten, Dermatomyositis, Periarteriitis nodosa, Lupus erythematodes diss., ferner bei allergischen Krankheiten, auch bei unspezifischen Entzündungen, wie bei verschiedenen Colitiden, auch bei der Colitis ulcerosa, ferner bei Nephrosen, Krankheiten, die alle angeblich eine Indikation zur Cortisontherapie darstellen sollen, in Einzelfällen, die allen bisherigen Erfahrungen nach als unheilbar oder als einer Therapie kaum mehr zugänglich gegolten hatten, an das Wunderbare grenzende Behandlungserfolge zeitigt; es sind dies jene Erfolge, welche dem Cortison und ACTH die Bezeichnung eines Wundermittels eingetragen haben. In der Mehrzahl der Fälle bringt das Cortison aber nur einen flüchtigen, oft nur ephemeren Erfolg. Unter bestimmten Bedingungen gibt es aber doch

Dauererfolge, wie die Dauerheilung eines eigenen Falles
von Rheumatismus fibrosus beweist. Die bis heute vorliegenden Mitteilungen über Cortisonerfolge bei den verschiedenen Krankheiten reichen nicht aus, um über die Indikationen und die Behandlungsaussichten ein abschließendes
Urteil zu fällen. Gilt dies sogar auch für die chronischen
Arthritiden, so gilt es in viel höherem Ausmaß bei anderen
Krankheiten, wie bei der Colitis ulcerosa, der Dermatomyositis oder der Periarteriitis nodosa, über die gerade da
und dort der eine oder andere Fall beschrieben ist. Die
in den Ankündigungen der pharmazeutischen Industrie angegebenen Indikationen für die Cortisontherapie sind also
mit Vorsicht aufzunehmen. Freilich bleibt es richtig, daß
diese Indikationen doch so weit richtig sind, daß, zumindest
in Einzelfällen, sogar überraschende Erfolge erwartet werden können, was um so mehr besagt, als es sich um meist
sonst unbeeinflußbare, oft unheilbare Krankheiten handelt.

Die Durchsicht der vorliegenden Literatur über klinische Cortisonerfolge ist zweifellos enttäuschend. Auf alle
Einzelheiten kann nicht eingegangen werden. Die eigenen
Erfolge bei der Colitis ulcerosa, die in allen Uebersichten
über angeblich erfolgreich behandelbare Krankheiten figu-
riert, entsprach in keiner Weise den Angaben. Bei allerdings
nur 6 Fällen erlebten wir nur einmal einen flüchtigen geringen Erfolg. Beim Asthma bronchiale sieht man vorerst
oft oder zumeist scheinbar gute Resultate, immer aber erlebt man nach Aussetzen des Cortisons Rezidiven. Selbst
bei den chronischen Arthritiden ist wenigstens der Durch-
schnittserfolg enttäuschend. Entgegen dem seinerzeitigen Versprechen von H e n c h kann die rheumatische Endokarditis
nicht sicher verhindert werden. Unter anderem ergaben
die Beobachtungen von C o s t e und D u r y an 50 Fällen,
daß es zur Zeit noch zweifelhaft sei, ob der Ablauf der
rheumatischen Karditis durch die Hormonbehandlung wesentlich verkürzt sein kann, sicher aber sei doch bei frühzeitiger Behandlung ein milderer Verlauf der Gesamterkran-
kung und damit eine bessere Prognose zu erwarten. Nach
H e n c h wird es noch jahrelanger Erfahrung bedürfen, ehe
die Entscheidung über die Beeinflussung der rheumatischen
Karditis durch Cortison gefallen sein wird. Bei aller Enttäuschung hinsichtlich regelmäßiger Erfolge kann aber
nicht übersehen werden, daß mit Cortison bei manchen
chronischen Arthritiden an das Wunderbare grenzende Erfolge beobachtet werden können, wenn auch selten, und
daß die Autoren einig seien, daß gelegentlich rheumatische

Endokarditiden durch Cortison doch verhindert werden dürften, und daß unter Cortison wenigstens ein milderer Verlauf derselben erwartet werden darf.

Nach S e l y e handelt es sich bei den Adaptationskrankheiten, wie dem Gelenkrheumatismus, pathogenetisch um ein relatives Ueberwiegen des prophlogistischen bzw. um einen relativen Mangel an antiphlogistischem Hormon. Die Hormontherapie, die das Gleichgewicht zwischen Ca und Cp wieder herstellt, wäre demnach eine ätiotrope. Die Cortisontherapie kann aber nach allen bisherigen Erfahrungen eine ätiotrope Therapie nicht sein, und damit fällt die S e l y e - sche Theorie des Rheumatismus als Ausdruck eines Hyperkortikoidismus mit Ueberwiegen des prophlogistischen Hormones über das antiphlogistische.

Schon die nicht regelmäßigen und nicht immer ausgezeichneten Erfolge dieser angeblichen ätiotrop-kausalen Cortisontherapie lassen diesbezüglich Zweifel aufkommen. Schwerer aber ist der Einwand, daß die Cortisontherapie offenbar erfolgreich ist, ob es sich nun um einen echten Rheumatismus handelt oder nicht. Von den meisten Untersuchern wurde in den Erfolgsstatistiken nicht einmal zwischen rheumatischen und nicht rheumatischen chronischen Arthritiden oder zwischen primär oder sekundär chronischem Gelenkrheumatismus unterschieden, obwohl sie in ihrem Wesen different sind. Eine ätiotrope Therapie hätte Unterschiede im Behandlungserfolg aufzeigen müssen. Cortison zeigt sich aber nicht nur bei Arthritiden, sondern sogar auch bei Arthrosen scheinbar annähernd gleich wirksam, also bei Abnützungskrankheiten der Gelenke auf degenerativer Grundlage! Und H e i l m e y e r hatte mit Cortison sogar bei Gelenktuberkulose Erfolg. Und wenn ein Malum coxae senile, eine akute rheumatische Polyarthritis, eine chronische rheumatische Polyarthritis, eine Gutta pauperum und auch eine Spondylarthrose auf das gleiche Mittel annähernd gleich gut ansprechen, dann kann die jeweilige Therapie nicht ätiotrop sein!

Zur Erklärung der Cortisonerfolge bei den rheumatischen Gelenkaffektionen könnte man die antiallergische Wirkung des Cortisons heranziehen. Die Erfolge bei so differenten Gelenkaffektionen lassen aber doch annehmen, daß der Wirkungsmechanismus in allen Fällen der gleiche ist, und diese Ueberlegung drängt schließlich zur Vorstellung einer lokalen unspezifischen Wirkung auf das erkrankte Gelenk, vergleichbar einer Wirkung der feuchten Wärme oder der Diathermie. Die Hemmung der Entzündung, wie

sie bei Cortisonwirkungen vielfach gezeigt wurde, kann
als Erklärung der Cortisonwirkung für die Gelenkaffektionen nicht angenommen werden, denn Cortison hemmt, wie
eine Analyse der bisher vorliegenden Beispiele zeigt, nur
eine reaktive proliferative Granulations-, Bindegewebs- und
Narbenentwicklung.

Während für die Cortisonwirkung bei der akuten Polyarthritis die antiallergische (und antiinflammatorische?) lokale Wirkung des Cortisons in Betracht kommt, liegt das
Problem bei den chronischen Polyarthritiden vor allem bei
der zauberhaften Wirkung des Cortisons auf chronisch rheu-
matisch-arthritisch-fibrös ankylosierte Gelenke bzw. auf die
Narben nach abgelaufener Entzündung. Hier muß die Erklärung wahrscheinlich in einer antifermentativen Wirkung
des Cortisons gesucht werden, wobei das beeinflußte Fer-
ment die Hyaluronidase zu sein scheint. Ein Hinweis hierfür scheint darin gegeben, daß die gleich gute und prompte
Salizylwirkung beim akuten Gelenkrheumatismus auch über
die Hyaluronidase geht, wie schon lange bekannt ist. Der
Gedanke ist vielleicht um so naheliegender, als die Hyaluronidase im Serum des Rheumatikers vermehrt ist. Die
Hyaluronidase verursacht bei ihrer Einwirkung auf die Hyalu-
ronsäure eine Permeabilitätsstörung des Bindegewebes und
eine Verminderung der Viskosität der Synovialflüssigkeit.
Beides findet sich bei der akuten Polyarthritis. Durch Salizyl
und ebenso auch durch Cortison wird die schädlich vermehrte Hyaluronidase wieder gehemmt bzw. ausgeschaltet,
d. h. es wird die Permeabilitätsstörung, die sich auf alles
Bindegewebe und auch vor allem auf die Kapillaren und die Sy-
novia der Gelenke bezog, wieder behoben und die Viskosität der Synovialflüssigkeit wieder normalisiert.

Die Beziehung Cortison — Infektion kann dahin zusammengefaßt werden, daß nach den bisher vorliegenden
Resultaten und bisherigen Erfahrungen verläßliche Aussagen, zumal allgemeiner Art, noch nicht erlaubt sind. Um-
fangreichere Erfahrungen müssen abgewartet werden.

Die Aktivierung einer noch nicht völlig abgeheilten,
wenn auch derzeit scheinbar ruhenden Tuberkulose muß
aber, wie viele Beobachtungen und eigene Erfahrung beweisen, befürchtet werden. Man wird wohl überhaupt alle
cortisonbehandelten Patienten mit Hinsicht darauf dauernd
im Auge behalten müssen, daß eine beliebige Infektion
unter Cortison aktiviert, aber durch die Besserung des
Allgemeinbefindens und durch die damit gegebene Ver-
schleierung des Infektes nicht erkannt werden könnte.

Cortison- und ACTH-Therapie
der Hautkrankheiten

Von

Professor Dr. **St. Wolfram**

Linz a. d. Donau

Bereits kurze Zeit nach den ersten Mitteilungen von
H e n s c h und K e n d a l l über die dramatische Wirkung
von ACTH und Cortison bei chronischen Arthritiden folgten
die ersten Berichte über fast ebenso günstige Beeinflussungen einer der schwersten, ebenfalls meist mit Gelenkerscheinungen einhergehenden Hautkrankheit, des Erythematodes acutus. Seither sind diese beiden Mittel von einer
ganzen Reihe von Autoren bei Hautkrankheiten verschiedener Art versucht worden, so daß ein gewisser, wenn
auch nur vorläufiger Ueberblick über Erfolge und Mißerfolge, Indikationsstellung, Dosierung, Nebenerscheinungen
und Kontraindikationen möglich ist.

Ueber die Grundlagen und die Theorie der Cortison-
und ACTH-Therapie haben meine Vorredner bereits ausführlich gesprochen, so daß ich darüber nichts weiteres zu
sagen habe. Die Wirkungen von ACTH und Cortison sind
so zahlreich, daß sie in ihrer Gesamtheit heute noch nicht
vollständig überblickt werden können. Nach T h o r n, M a c h,
C a r l i s l e und S p r a g u e lassen sie sich in 6 Gruppen
einteilen:

1. Wirkungen auf das endokrine System,

2. Stoffwechselwirkungen,

3. neuromuskuläre Wirkungen,

4. zytologische Wirkungen,

5. immunbiologische Wirkungen,

6. enzymatische Wirkungen.

Die objektiven Grundlagen zur Beurteilung der Wirkung von ACTH und Cortison sind der Eosinophilensturz, der Anstieg der Harnsäure und der 17-Ketosteroidausscheidung.

Die Erkrankung, bei der ACTH und Cortison am meisten verwendet wurden, sind der Erythematodes acutus und die fast gleichschweren Formen des Erythematodes chronicus cum exacerbatione acuta et subacuta. Diese Erkrankungen sind fast immer lebensbedrohlich und vor der jetzt zu besprechenden Therapie war auch ein Mittel, das einen sicheren Einfluß ausübt, absolut unbekannt. Bei beiden Erkrankungen herrscht über Aetiologie und Pathogenese keine Klarheit. Sie gehören zu den schwersten das Leben akut bedrohenden Hauterkrankungen. Die Frage, Infektion oder nicht, ist gerade so ungeklärt, wie die bisher angenommenen Zusammenhänge mit der Tuberkulose, die aber jetzt nicht mehr im Vordergrunde des Interesses stehen. Es dürfte am wahrscheinlichsten sein, daß es sich um besondere Reaktionsformen bei verschiedensten Infekten im Sinne einer hyperergischen Entzündung handelt, wobei endokrine Einflüsse eine maßgebende Rolle spielen dürften. In diesem Sinne könnte das fast ausschließliche Vorkommen bei Frauen gedeutet werden. Die bisherige Behandlung konnte weder mit Sulfonamiden noch mit Antibioticis eindeutige und reproduzierbare Erfolge erzielen. Für die Einordnung des Erythematodes acutus in das System der Kollagenosen sprechen triftige Gründe, während das Libman-Sacksche Syndrom wohl nur einen übergeordneten Begriff darstellt, der mit dem Erythematodes nicht zu identifizieren ist.

Die Behandlung eines Erythematodes acutus mit ACTH oder Cortison bessert selbst schwerste Krankheitsbilder in geradezu dramatischer Weise. S o f f e r und andere Autoren fanden schnelles Schwinden der Allgemeinerscheinungen, vor allem des Fiebers und der Gelenkbeschwerden (ebenso B r u n s t i n g). Die Hauterscheinungen gehen langsamer zurück, schneller die Schleimhauterscheinungen, gute Beeinflussung der erhöhten Blutsenkung, Besserung der organischen Psychosen. Nicht beeinflußt werden die Nierenkomplikationen, die Erythematodeszelle, die Anämie, die Leukopenie und die Thrombozytopenie (D o e p f n e r 5 Fälle). Die meisten Autoren geben an, daß nach Absetzen des Medikamentes bald der alte Zustand wieder aufgetreten sei. Es wurden auch Verschlechterungen nach Absetzen des Medikamentes beobachtet. Von 21 Fällen kamen bereits 5 ad exitum. T h o r n beobachtet 6 Fälle. Nach ihm soll der weitere Verlauf vor allem von den eingetretenen System-

schäden abhängen. Nach P l o t z ist die Wirkung überragend,
aber nur temporär. E l k i n t o n erzielte in einem Falle mit
niedriger Dosierung einen Dauererfolg, H e k e l e und P r o s
s e r ebenfalls einen bereits ein Jahr anhaltenden Erfolg.
Auch H e i l m e y e r sah deutliche Besserungen.

G o e t z weist darauf hin, daß die Erfolge nur vorübergehender Natur sind. Von 6 Fällen von H e n s c h und
Mitarbeitern war nur ein guter Erfolg. S o f f e r und Mitarbeiter berichten über 14 Patienten. Die Hauterscheinungen schwinden langsam, die Besserung des Allgemeinbefindens ist gewöhnlich sehr schnell, bei ACTH schneller als
bei Cortison. Von 2 ad exitum gekommenen Patienten
waren die gleichen histologischen Befunde zu erheben wie
bei unbehandelten. Nach Schwinden der akuten Erscheinungen soll eine Erhaltungsdosis gegeben werden, daß akute
Exazerbation vermieden wird.

Untersuchungen über das Verhalten der Bluteiweißkörper bei Erythematodes unter ACTH und Cortison haben
ergeben, daß die Bluteiweißkurven sich weitgehend normalisieren. In 36 Fällen von Erythematodes unter ACTH und
Cortison konnten die L. e.-Zellen bei 15 von 16 akuten
Fällen gefunden werden (F l o o d und Mitarbeiter). C a r e y
H a r w e y und H o w a r d behandelten 12 Fälle, davon 8 mit
ACTH und 4 mit Cortison. Sie beobachteten dramatische
Besserungen. Die Dosierung von ACTH betrug 835 bis
3040 mg, von Cortison 1100 bis 2650 mg. 2 Fälle kamen
ad exitum, einer an Sepsis, einer an Urämie.

L i c h t f e l d schlägt ebenfalls eine etwas höhere Dosierung von Cortison vor, und zwar: 1. Tag 3mal 100 mg;
2. Tag 2mal 100 mg; 3. Tag 1mal 100 mg, bis zur deutlichen Besserung fortsetzen; dann jeden 2. Tag 100 mg
oder 3mal wöchentlich je 100 mg. Wenn mehrere Behandlungsserien notwendig sein sollten, so ist zwischen ihnen
eine Pause von 5 bis 6 Wochen einzuschalten. Während
der Behandlung wird empfohlen, NaCl und Flüssigkeitseinschränkung sowie Gewichtskontrolle wegen der Möglichkeit des Auftretens von Oedemen. Außerdem eiweißreiche
Kost, bei Diabetikern muß das Insulin vermehrt werden!
Nebenwirkungen: Alkalose, deshalb 2 bis 4 g Kaliumchlorid
pro Tag. Wunden heilen verzögert. Kontraindikation: Herzund Niereninsuffizienz, Psychosen und Osteoporose.

Von anderen Nebenwirkungen wird berichtet: Häufig
eine Hypertonie im Gegensatz zu anderen Erkrankungen,
dann muß man sofort die Dosierung vermindern. Vielleicht
sind die Nierenveränderungen dafür verantwortlich zu

machen. Weitere Nebenerscheinungen: Oedeme, Psychosen auf Basis einer prämorbiden Persönlichkeit. Erregungszustände durch plötzliches Absetzen des Mittels sollen durch wöchentlich 10 mg Oestrogen verhindert werden. Größere Stickstoffverluste können durch 1mal wöchentlich 25 mg Testoviron vermieden werden. Was die Dosierung anlangt, so entsprechen 100 mg ACTH 250 mg Cortison, daher 40 mg ACTH 100 mg Cortison. Dosierung: 100 bis 150 mg ACTH pro die auf 3 Tagesdosen verteilt. Von Cortison 300, dann 200, dann 100 als Dauerdosis; Dosierungen unter 50 mg sind wirkungslos. Der klinische Effekt ist bei ACTH schneller als bei Cortison, bei ACTH schon nach 12 Stunden zu bemerken, bei Cortison erst nach 2 bis 3 Tagen.

Zusammengefaßt: In jedem Fall schnelle Rückbildung der subjektiven und objektiven Erscheinungen. Bei der Obduktion verstorbener Fälle ergibt sich aber kein Unterschied zwischen unbehandelten und behandelten Fällen. Beide Mittel können den tödlichen Ausgang der Erkrankung im allgemeinen nicht aufhalten. Vielleicht am ehesten bei sehr frühzeitiger Anwendung und Vermeiden eines irreparablen Systemschadens. Beide Mittel sind zur Zeit die einzigen, die fast stets einen, wenn auch nur temporären Erfolg und damit eine Verlängerung des Lebens zu erreichen imstande sind.

Zusammengefaßt kann also gesagt werden, daß sowohl ACTH als auch Cortison beim Erythematodes acutus die bisher einzigen Mittel sind, welche das so schwere Krankheitsbild in rascher Zeit bessern können, vor allem den Allgemeinzustand, ohne daß damit aber mit Sicherheit auch nur mehr als eine vorübergehende Besserung zu erwarten ist.

Die zweite Erkrankung, bei welcher ACTH und Cortison in Anwendung gebracht worden sind, ist die Dermatomyositis, die ja sowohl klinisch als auch theoretisch dem Erythematodes nahesteht. S u z m a n n und R u d o l f haben in einem Fall einer akuten Dermatomyositis durch 860 mg ACTH vollständige Erscheinungsfreiheit erzielen können, ebenso wesentliche Besserungen E t t l , L e o n h a r t s - b e r g e r und W o l f r a m. W o l f r a m sah auch eine Besserung sowohl der Haut- als auch der Muskelbeschwerden bei einem älteren Fall von Dermatomyositis nach 960 mg Corticotropin. Aehnliches berichtet L o h m e y e r, nach 300 bis 600 mg ACTH bereits nach 3 Tagen wesentliche Besserung. Kleinere Dosen, öfter gegeben, sollen besser wirken als große Dosen. Auch K o l l e r erwähnt die Dermatomyositis als Indikation für ACTH und Cortison. Nach Goetz hängt der Erfolg der Behandlung vom Alter der Erkrankung ab. Die Rückbildung der Hauterscheinungen und die Besserung des Allgemeinbefindens sind günstiger, wenn die Skeletmuskulatur noch nicht zu stark affiziert ist. Tappeiner hatte aber in 2 Fällen keine so günstigen Resultate.

Eine weitere Erkrankung, bei welcher ACTH und Cortison versucht wurden, ist die Gruppe der Pemphiguserkrankungen. Tappeiner hatte keine überzeugenden Erfolge, Benson Kennon und Mitarbeiter berichten über die Behandlung von Pemphigus und anderen bullösen Dermatosen. Davon 2 Todesfälle, 5 Remissionen und Rückfälle. 2 Fälle von pemphigusähnlichen Erkrankungen zeigten völlige Remissionen, doch ist die Zugehörigkeit dieser beiden Fälle zum echten Pemphigus nicht sicher. Die Epidermolysis bullosa wird nicht beeinflußt.

Brodthagen, Reymann und Schwartz berichten über einen Fall von Pemphigus vegetans, der vollständig symptomfrei wurde, während ein Fall von Pemphigus vulgaris zwar eine Remission aufwies, aber dann ein Rezidiv bekam. Auch nach anderen Autoren spricht der Pemphigus gut an, aber die Rezidive lassen sich nicht verhindern. Auch Goetz ist der Ansicht, daß die blasenbildenden Dermatosen wechselnd beeinflußt werden, die eigentliche zur Blasenbildung führende Ursache wird nicht beeinflußt, bei den behandelten Pemphigusfällen kommt es zur vorübergehenden Besserung. Letzten Endes aber führt das Leiden zum Tode. Combes behandelte 6 Fälle mit Cortison, 2 zeigten komplette und dramatische Remissionen und waren einige Monate erscheinungsfrei, 1 kam ad exitum. 3 Fälle wurden nicht beeinflußt.

Die Mycosis fungoides wurde ebenfalls dieser Behandlung unterzogen. Tulipan berichtet über einen Fall, der nach 6mal 25 mg Besserung des Juckreizes zeigte, eine Art Euphorie aufwies und 6 Pfund an Gewicht zunahm. Nach einer Woche war die Besserung aber wieder geschwunden. Schuppli berichtet über zwei Fälle; in einer Dosierung von 100 mg täglich konnte eine sehr aktive Wirkung auf die spezifischen Granulationen beobachtet werden. Es entstand aber ein septisches Zustandsbild. Ein Fall einer Mycosis fungoides mit Erythrodermie und spezifischen Tumoren zeigte nach 2mal täglich 100 mg ACTH nach 30 Tagen schlagartige Besserung mit guter Besserung des Allgemeinbefindens, Abschwellung der Lymphknoten,

Einschmelzen der Tumoren und Rückbildung der Erythrodermie. Gerade diese Beobachtung würde die Behandlung dieser so schwer zu behandelnden Erkrankung mit ACTH und Cortison als aussichtsreich erscheinen lassen. Die durch Zerfall der Tumoren entstehenden Ulcera blieben allerdings bestehen, wie dies ja für die ACTH- und Cortisonwirkung charakteristisch ist. Bei der Rückbildung der Erythrodermie kam es zu einer Melanodermie. Es zeigte sich aber auch in diesem Falle, daß nach Absetzen der Therapie eine rapide Verschlechterung und der Exitus letalis auftrat.

Die Behandlung der Psoriasis mit ACTH und Cortison erstreckt sich vor allem auf die Psoriasis arthropatica. Die bisherigen Erfahrungen ergeben folgendes Bild: Die Gelenkbeschwerden werden gebessert, die Hauterscheinungen nicht. Auch K o l l e r betont, daß nur die Dermatosen, die mit Gelenkbeschwerden einhergehen, gebessert werden. Nach K a l k o f f bewirken 380 bis 450 mg ACTH in 8 bis 10 Tagen eine rasche Besserung der Schmerzen und ein Abschwellen der Gelenke. Hauterscheinungen heilten erst in 60 Tagen ohne Lokalbehandlung mit Hyperpigmentierung ab. Besonders hervorzuheben sind die schlagartigen Einwirkungen auf die Nagelveränderungen. Das plötzliche Einsetzen läßt sich besonders schön am Nagel am Uebergang vom Gesunden zum Kranken feststellen. Es setzt sich das Gesunde vom Kranken mit einer Querfurche ab. Nach H a g g e n m ü l l e r beruht die Cortisonwirkung auf einer Beeinflussung des Hyaluronidasesystems. Nach G o e t z sind die Behandlungsergebnisse bei der Psoriasis arthropathica nicht eindeutig. Manchmal heilen nur die Hauterscheinungen, manchmal nur die Gelenkbeschwerden.

Die Neurodermitis wurde ebenfalls mit ACTH und Cortison behandelt. So berichtet T h e r o n G. R a n d o l p h über 4 Fälle, bei denen in 1 bis 2 Tagen eine rasche Besserung mit Rückbildung des Juckreizes und der Hautveränderungen zu beobachten war. Ueber andere Hauterkrankungen liegen nur sehr spärliche Berichte vor. Die verschiedenen Formen der Sklerodermie wurden teils gebessert, teils sind sie unbeeinflußt geblieben. Auch die Periarteriitis nodosa konnte teilweise gebessert werden. Dagegen bewährte sich die Behandlung bei schweren allergischen Zuständen, z. B. schwerster allergischer Urtikaria, schwersten allergischen Ekzemen, bei den verschiedenen Formen der exfoliativen Dermatitis. In allen diesen Fällen kam es zu dramatischen Besserungen. Auch exfoliative Erythrodermien sprachen gut an, und es ist mit großer Wahrscheinlichkeit anzunehmen, daß es sich dabei um solche auf Basis einer Ueberempfindlichkeitsreaktion handelt. Ebenso sprechen gut an die Dermatitiden durch Medikamente, z. B. Gold.

Sheldon, Cunnings und Evans haben die Wirkung von ACTH und Cortison bei den experimentellen Hautreaktionen bei Tbc. von Meerschweinchen untersucht und festgestellt, daß sie nicht imstande sind, diese zu unterdrücken. Dubois Ferrera untersuchte die Infektionsgefahr nach prolongierter ACTH- und Cortisonbehandlung und fand eine Hemmung der Wundheilung, ungünstigen Einfluß auf die Tuberkulose und in einem Fall von Lymphogranulomatose die Entwicklung einer Septikämie. Es handelte sich um eine Schädigung des Abwehrmechanismus gegen Infekte. Die Einwirkung von ACTH und Cortison auf mesenchymales Gewebe untersuchten Plotz, Howes, Wallace, Blunt, Meier, Rajan; an Fällen von Patienten mit offenen Wunden und Granulationsgewebsbildung wurde eine Herabsetzung der Reaktionsmöglichkeit des Gewebes beobachtet. Heilmeyer und Mitarbeiter studierten die Wirkung von ACTH und Cortison bei Tbc. und fanden Absinken der Eosinophilen, Hemmung künstlicher Hautentzündungen durch Formalin, unspezifische entzündungshemmende Faktoren, Abnahme der Drüsentumoren bei chronischer Lymphadenose. Zeller, Randolph und Rollins berichten über den Einfluß von ACTH auf direkte und indirekte Hautteste. Sie fanden bei Heufieberkranken die positiven Hautteste ebenso wie positive Uebertragungsversuche unbeeinflußt, dagegen ein Absinken der Gewebseosinophilie. Randolph und Rollins fanden Besserung von Bronchialasthma und Heufieber durch Cortison in einer Dosierung von 250 mg, die Besserung hielt noch durch 3 Wochen an. Auch alimentäre Ueberempfindlichkeiten konnten gebessert werden, interstitielle Keratitis konnte bei frühzeitiger Anwendung in 48 Stunden zur Rückbildung gebracht werden. Turner und Holländer untersuchten den Einfluß von Cortison auf experimentelle Syphilis. Bei einer Dosis von 1·5 bis 3·0 mg pro Kilogramm Tiergewicht kam es nach 48 Stunden zu einer Verkleinerung der Syphilome, die Dunkelfelduntersuchung ergab das Vorhandensein von sehr vielen sehr gut beweglichen Spirochäten. Bei einem Teil der Tiere war die WaR. im Titer niedriger als bei den Kontrolltieren. Die Spirochäten blieben penicillinempfindlich. Cortison verändert den Reaktionsablauf. Es kommt zu einer Vermehrung der Hyaluronidase und zu einer Vermehrung der Pallidae. Es bestehen auch Beziehungen zur Bildung der WaR.-Reagine. Bei Luetikern soll Cortison nur bei strengster Indikationsstellung oder am besten gar nicht gegeben werden.

Die Nebenerscheinungen sind: Akneiforme Eruptionen mit Komedonen, Trockenheit der Gesichtshaut, Hyperpigmentierungen, purpurartige Striae, Hirsutismus, Mondgesicht, verzögerte Wundheilung, Abflachung von sekundären Keloiden, Erscheinungen, die teilweise dem Morbus Cushing entsprechen und im ganzen eine stimulierende Wirkung auf das Nebennierenrindensystem. Die Wirkung bei den Kollagenosen ist begründet in einer Aenderung des Stoffwechsels der betreffenden Gewebszellen.

Auf einem Gebiete scheint aber die Cortison- und ACTH-Therapie eine besonders günstige Wirkung zu entfalten, und das ist die Behandlung der Verbrennungen. So berichtet H. A d a m s über die Anwendung von ACTH bei ausgedehnten Brandwunden bei Kindern. In 3 Fällen trat unter ACTH eine deutliche Besserung ein. Die Hauttransplantate heilten gut an. P. O. G r a s s w e i l e r teilte 3 Fälle von ernsten Verbrennungen, behandelt mit Cortison, mit. Bei einem Patienten mit schweren Verbrennungen, 70% der Körperoberfläche, wurden 23 Tage insgesamt 2750 mg Cortison gegeben, er erholte sich trotz der Schwere der Verbrennung ungewöhnlich rasch. Dagegen kamen zwei Kinder mit ausgedehnten Verbrennungen ad exitum. Auch G o e t z gibt an, daß in manchen Fällen bei ausgedehnten Verbrennungen unter der Wirkung beider Hormone eine ungewöhnlich rasche Besserung auftrat, daß aber anderseits man die Wirkung beider Hormone in bezug auf die Resistenzverminderung gegenüber sekundären Infektionen im Auge behalten muß.

Wenn wir die bisherigen Erfahrungen über die Anwendung von Cortison und ACTH in der Therapie der Hautkrankheiten zusammenfassen, so können wir folgendes feststellen: Beide Hormone schalten die Krankheitsnoxe nicht aus, sondern schwächen oder unterdrücken die krankheitsbedingenden Reaktionsvorgänge und damit die Krankheitssymptome. Daher ergibt sich, wie M i e s c h e r betont hat, eine zweifache Bedeutung dieser Hormonbehandlung: Bei einem akuten Krankheitsgeschehen mit zeitlich bedingtem Ablauf kann die Unterdrückung der Symptome in manchen Fällen Dauerfolgen verhindern. Bei den Dermatosen haben wir es in der Regel mit chronischen Affektionen zu tun, und hier wirken beide Hormone vor allem im Sinne einer oft sogar lebensrettenden Entlastung, die dem Organismus

Zeit läßt, die zur Heilung notwendigen Abwehrreaktionen in Gang zu bringen.

Aus diesem Grunde erscheint die Kombination der Cortison- und ACTH-Behandlung mit Antibioticis oder anderen bewährten, dem entsprechenden Fall angepaßten Mitteln in vielen Fällen angezeigt. Die Hormone greifen in einen Gleichgewichtszustand ein, ihre Wirkung ist reversibel.

Die Frage, welches der beiden Mittel gegeben werden soll, ist im einzelnen Fall oft nicht zu entscheiden. ACTH erhält die Funktion der Nebennierenrinde, Cortison führt bei längerem Gebrauch zu deren Atrophie. Eine Cortisonperiode soll deshalb nicht länger als 4 bis 6 Wochen dauern. M i e s c h e r schlägt eine abwechselnde Behandlung vor.

In USA. wurde beobachtet, daß einzelne Fälle erst nach sehr hohen Dosen (600 mg Cortison oder 200 mg ACTH) günstig beeinflußt werden, doch müssen diesbezüglich weitere Erfahrungen abgewartet werden. Vielleicht lassen sich auf diesem Wege einzelne bis jetzt wenig beeinflußbare Krankheitsbilder einer Besserung zuführen.

Der Einfluß von ACTH und Cortison auf den Kohlehydratstoffwechsel

Von

Dozent Dr. **Hans Siedek**

Wien

Mit 2 Abbildungen

Die am längsten bekannte Stoffwechselwirkung der Nebenniere ist die auf den Kohlehydratstoffwechsel (P o r ges, B r i t t o n und S i l v e t t e). Bei der Isolierung und Synthetisierung der verschiedenen Steroide der Nebenniere kam man aber zur Erkenntnis, daß nicht jeder dieser Stoffe den gleichen Effekt auf den Kohlehydratstoffwechsel hat. So fand man eine besonders intensive Wirkung bei den Steroiden, die in der 11-Stellung Sauerstoff enthalten wie das Kompound E und F von K e n d a l l und bezeichnete sie als Glukokortikoide, während den Desoxykortikoiden keine wesentliche Wirkung zukommen soll. Allerdings ist diesen Ansichten widersprochen worden, so vor allem von V e r z a r, und man muß heute annehmen, daß auch den sogenannten Mineralokortikoiden eine gewisse Wirkung auf den Kohlehydratstoffwechsel eigen ist, gelingt es doch bekanntlich sowohl im Tierversuch als auch beim Menschen, durch Desoxykortikosteron allein die Kohlehydratstoffwechselstörung bei Nebennierenausfall auszugleichen. Die Glukokortikoide zeichnen sich jedoch durch ihre besonders intensiv und rasch einsetzende Wirkung aus. Sie fördern praktisch an allen Stellen den Zuckerumsatz, so den Aufbau zu Glykogen, aber auch den Abbau und besonders die Neubildung von Zucker aus Nichtkohlehydraten. Die gleiche Wirkung kommt dem kortikotropen Hormon der Hypophyse, dem ACTH, zu. ACTH und Cortison sind Antagonisten zu Insulin hinsichtlich ihrer Tendenz, die Aus-

wertung der Kohlehydrate in der Peripherie zu reduzieren
und die Glykoneogenese zu fördern. Der Insulinbedarf wird
unter diesen Hormonen gesteigert. Der Blutzucker geht in
die Höhe und es kommt zu einer Vermehrung der Zuckermetaboliten, so z. B. der Brenztraubensäure und der Milchsäure im Blut. Diese Wirkung hält einige Stunden an. Viel
intensiver wird jedoch der Blutzuckeranstieg, wenn man
zu gleicher Zeit Glukose verabreicht. Man erhält so besonders unter ACTH eine typisch diabetische Kurve, wobei
noch nach 4 Stunden der Ausgangswert nicht erreicht ist.
Unter Cortison fanden wir gemeinsam mit Hein-Sekula
keine so typischen diabetischen Kurven, überhaupt besteht
ein gewisser Unterschied in der Wirkung von Cortison und
ACTH, obwohl vielfach angenommen wird, daß ACTH nur
durch die Ausschüttung von Cortison wirksam wird. Allerdings hat man heute im ACTH noch keineswegs das reine
Hypophysenhormon zur Verfügung. Von mancher Seite wird
behauptet, daß sich mit ACTH oder Cortison ein ausgeprägter Diabetes erzeugen läßt, wenn man die Stoffe lange
genug appliziert (Rose, Conn, Thorn und Mitarbeiter).
Die Gefahr einer Diabetesentstehung ist aber nach zahlreichen anderen Untersuchungen (Holten und Lundbeck, Conn u. a.) keineswegs groß, so daß man auch bei
lang dauernder Hormonbehandlung einen Diabetes nicht
zu befürchten hat. Wohl sieht man bei einer solchen Therapie unter Glukosebelastung vorübergehend eine diabetische Stoffwechsellage, der Nüchternblutzucker bleibt jedoch
meist normal. Auch bei Diabetes mellitus, schwere Fälle
ausgenommen, kommt es unter ACTH nicht zu einer wesentlichen Verschlechterung des Zustandes, obwohl eine vermehrte Glykosurie zu beobachten ist. Aber die gefürchtete
Ketose bleibt aus. Cortison und ACTH verringern nämlich
die Blutketone (Kinsell, Fajeus und Conn u. a.).
Aber nicht nur bei Diabetes kommt es unter ACTH und
Cortison zu einer mehr minder starken Glykosurie, auch
bei Normalpersonen kann es zur Zuckerausscheidung durch
den Harn kommen, ohne daß der Blutzucker die normale
Nierenschwelle von 180 mg% überschreiten muß. Die Nierenschwelle für Glukose wird demnach durch ACTH und
Cortison herabgesetzt (Ingle, Sala u. a.).

Wir interessierten uns aber außer für Glukose auch
für das Verhalten von anderen Monosacchariden unter den
Hormonen, wie Lävulose und Galaktose. In jüngster Zeit
ist der Stoffwechsel dieser Stoffe weitgehend geklärt und
die besondere Eigenheit der Lävulose dargestellt worden.

Lävulose wird durch eine eigene Fruktokinase (L e u t - h a r d t und T e s t a) phosphoryliert und damit eine Stufe im Kohlehydratabbau umgangen, ihr Umsatz ist von Insulin unabhängig, es kommt zu raschem Abbau, aber auch zur beträchtlichen Glykogenbildung in der Leber und die Zuckermetaboliten Brenztrauben- und Milchsäure entstehen in großer Menge. Wie wir schon berichtet haben (H e i n - S e k u l a und S i e d e k) steigt unter Cortison und ACTH die Blutlävulose nach intravenöser Belastung weniger hoch an. Es kommt zu einer beträchtlichen Lävulosurie, die das physiologische Maß bei den gewähl'en Mengen (20 g Lävulose intravenös) weit überschreitet. Die Lävuloseclearence steigt mit abfallenden Blutlävulosewerten beträchtlich an. Die niedrige Lävulosekurve nach ACTH und Cortison ist aber nicht nur durch eine vermehrte Harnausscheidung zu erklären, es kommt zu gleicher Zeit auch zu einem vermehrten Umsatz, ersichtlich aus der Blutzuckerkurve, die höher ist, als der Summierung der reinen Lävulosebelastungskurve und der Cortisonkurve entspricht. Bei den Brenztraubensäure- und Milchsäurekurven sieht man aber keinen wesentlichen Unterschied zwischen reiner Lävulosebelastung und Zusatz von Cortison bzw. ACTH, obwohl beide Hormone für sich allein ebenso wie die Lävulose die Zuckermetaboliten deutlich zum Anstieg bringen. Wir bezogen dieses Verhalten auf eine Zurückdrängung der Glykoneogenie durch Lävulose, neuestens wurde sogar eine Hemmung des Eiweißabbaues durch Lävulose in vitro nachgewiesen.

Untersuchungen über die Beeinflussung der Galaktose durch Cortison und ACTH verliefen ähnlich den Lävuloseuntersuchungen (Abb. 1 a). Auch hier machte sich die stärkere Ausscheidung im Harn bemerkbar, die bei Galaktose bekanntlich normalerweise schon viel höher ist als bei Lävulose, und weiter die niedrigere Blutgalaktosekurve. Auch bei der Galaktose ist demnach die Nierenschwelle, soweit man überhaupt von einer solchen sprechen kann, gesenkt, die Galaktoseclearence erhöht. Der dabei relativ geringe Blutzuckeranstieg spricht gegen eine stärkere Beeinflussung des normalen Galaktoseumsatzes durch Cortison bzw. ACTH.

Besonders interessant erschien uns der Einfluß der Hormone auf den pathologisch veränderten Galaktosestoffwechsel zu sein. Ein Fall von Serumhepatitis (Abb. 1 b) zeigt einen beträchtlichen Abfall der pathologisch erhöhten Blutgalaktose, die Galaktoseausscheidung wird dabei kaum stärker als normalerweise unter Cortison, in der 6. und 7. Stunde wird die Ausscheidung sogar geringer.

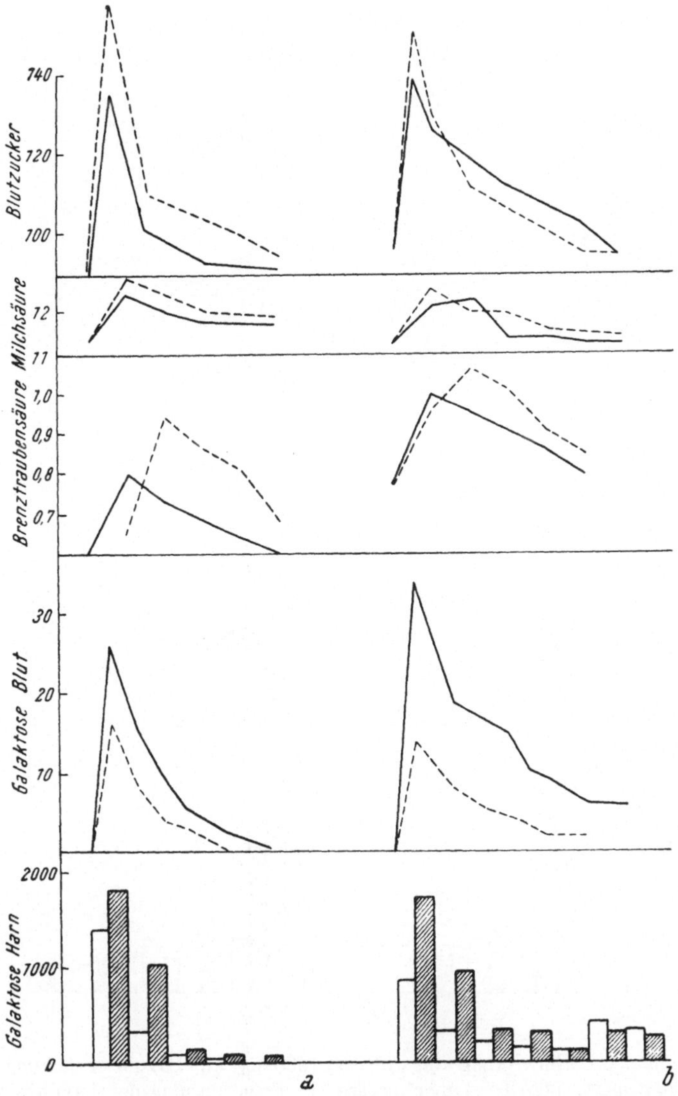

Abb. 1. Die Wirkung von 20 g Galaktose intravenös (———) und
von 20 g Galaktose + 300 mg Cortison bzw. 30 mg ACTH (— — — —)
auf Blutzucker, Milchsäure, Brenztraubensäure und Blut- und Harn-
galaktose; a: bei Gesunden, b: bei Hepatitis (mg%, Milligramm
pro Stunde)

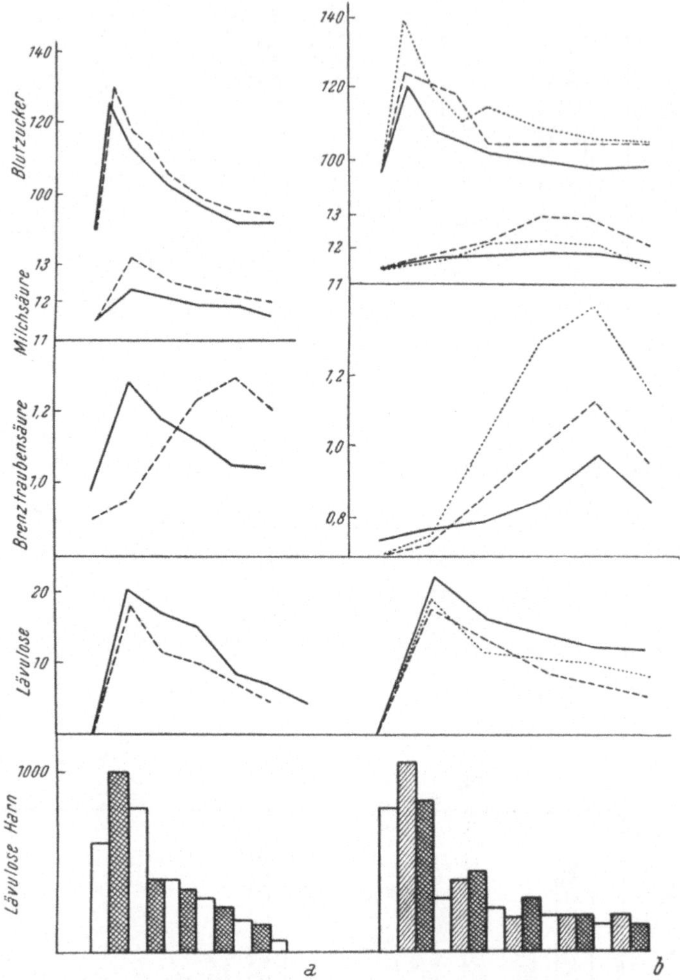

Abb. 2. a: Einwirkung von Cortison (300 mg) auf Lävulosebelastung (20 g intravenös) bei Lebercirrhose; b: Beeinflussung der Lävulosebelastung (20 g intravenös) bei Morbus Addison durch 30 mg ACTH (.......) und 300 mg Cortison (_ _ _ _ _), Blutzucker, Milchsäure, Brenztraubensäure, Lävulose im Blut in mg%, Lävulose im Harn in Milligramm pro Stunde. Zeiteinteilung durch weiße Säulen (je 1 Stunde) gegeben

Die Blutzuckerkurve steigt unter zusätzlicher Cortisonbelastung weniger hoch an und zeigt einen steileren Abfall. Man kann also sagen, daß Cortison den pathologisch veränderten Galaktosestoffwechsel normalisiert, eine Tatsache, die gut mit den klinischen Erfahrungen übereinstimmt, daß besonders Leberparenchymschäden durch Cortison günstig beeinflußt werden. Die Wirkung auf den Galaktosestoffwechsel ist aber nicht spezifisch. Auch durch Lävulosegaben läßt sich die Galaktoseauswertung steigern (S c h n e i d e r b a u e r), weniger, wenn man zur gleichen Zeit Glukose verabreicht (M o s e l e y und C h o r n o c k). Es kommt also vor allem auf das Zucker- bzw. Zuckermetabolitenanbot beim Galaktoseumbau an, was neue Erkenntnisse über die Galaktoseepimerisierung wohl verständlich erscheinen lassen (C a p u t t o, T o p p e r und S t e t t e n). Auch eine pathologisch veränderte Blutlävulosekurve zeigt unter Cortison eine Besserung, wie Abb. 2a beweist; es wird sogar die Ausscheidung im Harn wesentlich geringer und die pathologisch veränderte Blutzuckerkurve nähert sich der Norm. Schließlich sei noch der Lävulosestoffwechsel bei einem schweren Addisonkranken geschildert (Abb. 2b), und zwar sowohl unter gleichzeitig verabreichtem Cortison als auch ACTH. Die Harnausscheidung ist und bleibt pathologisch, dagegen wird der äußerst flache Abfall der Blutlävulose steiler. Die Brenztraubensäure, die unter Lävulose sehr verspätet und wenig ansteigt, zeigt einen viel rascheren und höheren Anstieg. Auffallend ist, daß dem ACTH bei einem Krankheitszustand mit anscheinend komplettem Nebennierenausfall noch eine Wirkung, allerdings geringer Intensität zukommt. Bei Nebenniereninsuffizienz verläuft also auch der Lävulosestoffwechsel pathologisch und läßt sich durch Cortison bessern.

Diese kurzen Skizzen, denen ein umfangreiches Untersuchungsmaterial zugrunde liegt, sollten die große Bedeutung von ACTH und Cortison im Kohlehydratstoffwechsel darlegen, deren Mechanismen noch sehr im Dunkeln liegen. Besonders beachtenswert erscheint uns dabei die große Aehnlichkeit der Lävulose mit dem Cortison bzw. ACTH in der Wirkung auf den Kohlehydratstoffwechsel. Der Fruchtzucker führt ebenso wie beide Hormone zu verstärktem Zuckeraufbau und Abbau, zu einer besonderen Vermehrung der Zuckermetaboliten und so zu einer Verminderung der Ketonkörper.

Mit diesen gemeinsamen Eigenschaften sehen wir gemeinsame Vorteile in der Medizin verbunden, so eine besondere entgiftende Wirkung, eine Steigerung der körperlichen Leistungsfähigkeit und ein therapeutischer Effekt bei Leberparenchymschäden.

Literatur: Caputto, Leloir und Paladini: J. biol. Chem. (Am.), 184, 1950. — Conn: J. Labor. a. clin. Med. (Am.), 33 (1948): 651. — Fajeus und Conn: J. clin. Endocrinol., 11 (1951): 450. — Hein-Sekula und Siedek: Wien. klin. Wschr., 1952, 22: 391. — Holten und Lundbeck: Scand. J. clin. Labor. Invest., 2/4 (1950): 317. — Inle: J. clin. Endocrinol., 10 (1950): 1312. — Kinsell, Margen, Michael und Partridge: Armours res. conf., 1950: 308. — Leuthardt und Testa: Helvet. chim. Acta, 33 (1950): 1919. — Moseley und Chornock: J. clin. Invest. (Am.), 26 (1947): 184. — Schneiderbauer: Wien. med. Wschr., 1951: 101, 192. — Topper und Stetten: J. biol. Chem. (Am.), 193, 1951. — Thorn und Mitarbeiter: New Engld J. Med., 242 (1950): 783.

Nebennierenrindenwirkstoffe und Mineralstoffwechsel

Von

Dr. E. Rissel

Wien

Die Kenntnis von der Wirkung der Nebennierenrindensteroide auf die Stoffwechselvorgänge im menschlichen Körper hat durch die Forschung im letzten Jahrzehnt eine wesentliche Bereicherung erfahren. Kendall in USA. und Reichstein in der Schweiz, die sich jahrelang mit der Analyse und der Synthese der wirksamen Substanzen der Nebennierenrinde beschäftigten, haben an der Entwicklung dieses Wissensgebietes den Hauptanteil.

Eines der wirksamsten Steroide der Nebennierenrinde ist das Desoxykortikosteron, die Substanz Q nach Reichstein, von dem 1940 Verzar und Mitarbeiter und Thorn und Mitarbeiter zeigen konnten, daß es imstande ist, epinephrektomierte Tiere dauernd am Leben zu erhalten. Die klinischen Erfolge dieser Substanz beim Morbus Addison sind allgemein bekannt und können als Beispiel einer gelungenen Substitutionstherapie bezeichnet werden.

Beim Morbus Addison wird der gestörte Mineralstoffwechsel durch das Desoxykortikosteron, welches als Glykosid oder Azetat verwendet wird, praktisch vollkommen normalisiert, der Natriumverlust wird ausgeglichen und der Kaliumüberschuß abgegeben. Man muß aber dazu noch bemerken, daß Kalium und Natrium sich im Stoffwechsel dabei nicht äquimolekular vertreten. Das Natrium spielt eine wichtige Rolle bei allen osmotischen Regulationsvorgängen im menschlichen Körper, bei der Steuerung des Wasserhaushaltes und der Gewebsreaktion, hauptsächlich in Gemeinschaft mit dem Natriumkarbonat. Das Kalium ist stoffwechselmäßig eng mit den Kohlehydraten verbunden.

Man darf daher das Desoxykortikosteron nicht als das „mineralstoffwechselregulierende Hormon" an sich bezeichnen, da die Beeinflussung der beiden Ionen in verschiedenen Systemen erfolgt.

Die Beeinflussung des gestörten Mineralstoffwechsels durch das Desoxykortikosteron wird aber nicht nur beim Morbus Addison deutlich, sondern auch bei anderen Erkrankungen, die ähnliche, wenn auch bei weitem nicht so ausgeprägte Störungen aufweisen. So wissen wir, daß z. B. die Veränderungen im Wasserhaushalt und Ionenmilieu bei der Hepatitis contagiosa durch Desoxykortikosteron günstig beeinflußt werden und therapeutische Möglichkeiten ergeben.

Von Wichtigkeit ist die Tatsache, daß man bei allen Insuffizienzzuständen der Nebennierenrinde das Desoxykortikosteron nur unter strenger Kontrolle der Kochsalzzufuhr geben darf, um allzu große Natriumchloridretentionen zu vermeiden, denn diese sind es, die zum Auftreten von Blutdrucksteigerungen und Oedemen führen können, und nicht die Verabreichung von Desoxykortikosteron an sich. Das Auftreten von Hochdruck und Oedemen ist ein sicheres Zeichen dafür, daß im Verhältnis zur zugeführten Desoxykortikosteronmenge zuviel Kochsalz gegeben wurde, ein Faktum, auf das besonders V e r z a r hingewiesen hat.

Lange Zeit hindurch war das Desoxykortikosteron das bekannteste und auch wirksamste Hormon der Nebennierenrinde und erst die Darstellung des Cortisons hat ein neues Nebennierenrindensteroid in den Blickpunkt medizinischen Interesses gerückt. Wie epochemachend die Entdeckung des Einflusses des Cortisons auf die mesenchymalen Veränderungen bei den verschiedensten Erkrankungen war, ist ja allgemein bekannt. Chemisch unterscheiden sich das Desoxykortikosteron und das Cortison nur durch eine O-Gruppe am C 11 und eine OH-Gruppe am C 17. Trotz dieses relativ gering erscheinenden Unterschiedes in der chemischen Struktur ist die Wirkung des Cortisons von der des Desoxykortikosterons verschieden. Das Cortison hat nur eine relativ geringe Wirkung auf den Mineralstoffwechsel, man nimmt sie mit ungefähr $^1/_{50}$ der Wirkung des Desoxykortikosterons an. Das Cortison erhöht den Eiweißumsatz und führt zur Glykogenanreicherung, offenbar durch Förderung der Glykogenbildung aus Aminosäuren und durch die Hemmung der peripheren Insulinwirkung.

Es gibt allerdings auch Forscher, so z. B. V e r z a r, die die Meinung vertreten, daß kein prinzipieller Unterschied in der Desoxykortikosteron- und Cortisonwirkung bestünde, sondern daß dieser Unterschied nur durch die Schnelligkeit und das Ausmaß der Reaktionen gegeben sei.

T h o r n und J e n k i n s sind in letzter Zeit dafür eingetreten, das Cortison wegen seiner Wirkung auf den Kohlehydrat- und Eiweißstoffwechsel zur Unterstützung des Desoxykortikosterons in die Therapie des Morbus Addison einzuführen, um eine noch bessere körperliche und geistige Leistung bei diesen Kranken zu erreichen.

In der letzten Zeit hat auch ein anderes, noch weniger bekanntes Steroid der Nebenniere, die Substanz S nach R e i c h s t e i n, mehr an Interesse gewonnen, weil man sich unter anderem vorstellte, daß dieser Stoff eine Vorstufe des Cortisons sein könnte und durch eine biochemische Oxydation in der Nebenniere zum Dihydrocortison, dem Kompound F K e n d a l l s umgewandelt werden kann, wie dies experimentell P i n c u s, H e c h t e r und Mitarbeiter zeigen konnten. Das Kompound F ist übrigens die einzige Substanz, die in wesentlicher Menge im strömenden Blut nachgewiesen werden kann, manche Autoren treten dafür ein, daß sie das eigentliche wirksame Prinzip der Nebennierenrindensteroide sei.

Klinische Erfahrungen über die Wirkung der Substanz S beim Menschen bestehen fast noch keine. Der Schweizer Neurologe B i n s w a n g e r hat die Substanz S im Verein mit Ascorbinsäure zur Therapie der Alkohol- und Alkaloidsucht verwendet und gute Erfolge gesehen. Experimentell haben M e i e r und G r o ß und Mitarbeiter diese Substanz im Vergleich zum Desoxykortikosteron und Cortison gesetzt und eine, wenn auch geringe zelluläre Wirkung feststellen können. Wir haben die Wirkung dieser Substanz auf den menschlichen Stoffwechsel untersucht und haben folgende vorläufige Befunde erheben können, die ich Ihnen ihrer Erstmaligkeit halber kurz referieren möchte.

Die Aminosäureausscheidung im Harn konnte bei einer Dosierung von 100 mg Substanz S* pro die nicht wesentlich beeinflußt werden. Auch die Nierenfunktion, geprüft mit Kreatininclearance und die extrazelluläre Flüssigkeit blie-

---

* Der Firma Ciba, Basel und Wien, sei an dieser Stelle für die Ueberlassung von Cortison, Percorten und Substanz „S" besonders gedankt.

ben im wesentlichen unverändert. Die übrigen Ergebnisse möchte ich Ihnen kurz an Hand einiger Kurven erläutern (Demonstration).

Z u s a m m e n f a s s e n d   muß man nach dem heutigen Stand unserer Kenntnisse über die Wirkung der Nebennierenrindensteroide das Desoxykortikosteron als den Hauptregulator des Mineralstoffwechsels ansprechen. Die Wirkung des Cortisons im Stoffwechsel betrifft mehr den Eiweiß-, Fett- und Zuckerstoffwechsel. Die Wirkung der Substanz S, die sicher im biologischen Milieu besteht, kann heute noch nicht präzisiert werden, man kann ihr aber nach unseren Erfahrungen vielleicht eine Mittelstellung zwischen dem Desoxykortikosteron und dem Cortison einräumen, die man auch nach der Konstitutionsformel annehmen könnte.

Extrazelluläre Flüssigkeit und Nebennierenrindenhormone

Von

Dr. **H. Ellegast**

Wien

Mit 4 Abbildungen

Die Beeinflussung des Wasserhaushaltes war eine der ersten Funktionen der Nebennierenrinde, die erkannt und durch experimentelle Untersuchungen belegt wurde. Bluteindickung, Verminderung des Plasmavolumens und eine Abnahme der extrazellulären Flüssigkeitsmenge sind Befunde, die man regelmäßig bei Addisonkranken fand. Jedoch erschienen der Wasser- und Natriumverlust bei Nebennierenrindeninsuffizienz größer, als man sie auf renaler Basis hätte erklären können. Außerdem war die Beobachtung Harrops auffallend, daß er einen schon im Kollaps befindlichen Addisonkranken allein mit Nebennierenrindenextrakt ohne zusätzliche Verabreichung von Flüssigkeit und Elektrolyten wesentlich bessern konnte. Schließlich fanden zahlreiche Autoren bei Addisonkranken trotz der allgemeinen Austrocknung wasserreiches Muskel-, Leber- und Hautgewebe sowie flüssigkeitsreiche rote Blutzellen. Diese Beobachtungen legten die Annahme nahe, daß es sich bei der Nebennierenrindeninsuffizienz nicht nur um einen Flüssigkeitsverlust, sondern auch um eine Verschiebung der Körperflüssigkeiten handle. Als man nun im DCA eine chemisch definierte Substanz gefunden hatte, die vor allem die Ausfallserscheinungen hinsichtlich des Wasser- und Mineralstoffwechsels bei adrenalektomierten Tieren verhindern konnte, schien auch der Einfluß dieses Wirkstoffes auf die Verteilung der Körperflüssigkeiten von Bedeutung zu sein. Während die Untersuchungen bezüglich der Blutmenge,

des Wasser- und Mineralstoffwechsels bei Nebennieren-
rindenhormonen recht zahlreich sind, gibt es nur wenige
Untersuchungen über die Verteilung der Körperflüssigkeiten.
Gaudino und Levitt fanden in Tierexperimenten bei
Nebennierenrindeninsuffizienz eine Abnahme der extrazellulären, hingegen eine Zunahme der intrazellulären Flüssigkeitsmenge, nach DCA-Behandlung von Normalhunden
eine Steigerung der extrazellularen bei Abnahme der intrazellulären Flüssigkeitsmenge. Nebennierenrindenextrakt veränderte im Gegensatz dazu die extrazelluläre Flüssigkeitsmenge nicht, vermehrte aber das Gesamtwasser. Blood-
worth untersuchte ebenfalls in Tierexperimenten den
akuten Effekt der Nebennierenrindenhormone auf die Verteilung der Körperflüssigkeiten und fand dabei einen geringen, nicht signifikanten Anstieg der extrazellulären Flüssigkeitsmenge unter DCA und ACTH, jedoch eine deutliche
Zunahme nach Nebennierenrindenextrakt. Hinsichtlich der
Plasmamenge fanden beide Autoren keine wesentlichen Veränderungen. An einer größeren Zahl von Patienten wiesen
Mach und Odier einen Anstieg des Thiozyanatraumes
während der Behandlung mit DCA nach.

Nach der Darstellung des Cortisons und der heute
sichergestellten Unterscheidung der Nebennierenrindenhormone in Mineralo- und Glukokortikoide schien uns die
Wirksamkeit derselben auf die Verteilung der Körperflüssigkeiten von Interesse, zumal behauptet wurde, daß die
Glukokortikoide auf die Natrium- und Chlorretention nur
$^1/_{50}$ der Wirksamkeit der Mineralokortikoide besitzen und
auch in Tierexperimenten eine verschiedene Wirksamkeit
von DCA und Nebennierenrindenextrakt auf die Verteilung
der Körperflüssigkeiten gefunden wurde. Anderseits ist aus
der Klinik die Möglichkeit des Auftretens von Oedemen bei
Cortisonbehandelten bekannt.

Wir haben nun im Rahmen der Untersuchungen über
die Stoffwechselwirkungen der Nebennierenrindenhormone,
die wir an der I. Medizinischen Universitätsklinik in Wien
unter Anleitung von Herrn Prof. Lauda durchgeführt haben, die extrazelluläre Flüssigkeitsmenge bei Patienten, die
mit DCA, Cortison oder der Substanz „S" von Reichstein behandelt wurden, bestimmt. Für die Ueberlassung
dieser Präparate sind wir der Firma Ciba in Basel zu Dank
verpflichtet. Es wurde die extrazelluläre Flüssigkeitsmenge
bestimmt, da erfahrungsgemäß bei diesem Teil der Körperflüssigkeiten die Mengenveränderungen am deutlichsten hervortreten. Eine gleichzeitig durchgeführte genaue Gewichts-

kontrolle und Wasserbilanz ergaben einen groben Ueberblick hinsichtlich der Gesamtwassermenge. Vor und nach
10- bis 14tägiger Behandlung mit Nebennierenrindenhormo-
nen wurden die Plasmamenge mit Kongorot nach Heilmeyer sowie die extrazelluläre Flüssigkeitsmenge nach
der Thiozyanatmethode in der Modifikation nach Roller
bestimmt. Wir wissen auf Grund zahlreicher Literaturangaben und eigener Untersuchungen, daß der Thiozyanatraum
dem extrazellulären Raum in streng anatomischem Sinn

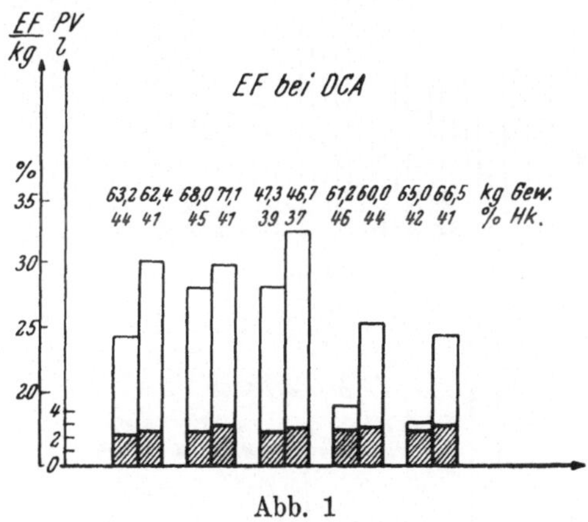

Abb. 1

nicht entspricht. Er ist aber beim Einzelindividuum recht
konstant und der Nachweis relativer Aenderungen daher
verwertbar. In der letzten Zeit haben wir bei einigen Fällen auch die Bestimmung des Gesamtwassers mit der Anti-
pyrinmethode mit durchgeführt.

Abb. 1 zeigt die Versuchsergebnisse bei 5 Patienten
mit Gastritis, Duodenalulkus oder Hepatitis, die durch
10 Tage bei normaler Kost mit täglich 10 mg öligem DCA
behandelt wurden. Man sieht eine deutliche, statistisch als
höchstwahrscheinlich bezeichnete Zunahme der extrazellulären Flüssigkeitsmenge. Auch die Plasmamenge zeigt eine
Vermehrung, der Hämatokrit wird niedriger. Das Gewicht
hat sich während der Behandlung nicht wesentlich geändert.
Auch die Gesamtwassermenge wies keine Aenderung auf.

Abb. 2 gewährt Einblick in die Untersuchungsergebnisse
bei 13 mit Cortison behandelten Patienten. Es wurden 10 bis
14 Tage lang täglich 100 mg Cortison, am ersten Tag

150 mg und am letzten 300 mg, bei Normalkost gegeben.
Die Kranken hatten meist Polyarthritis, Fall 6 eine rheumatische Purpura und Fall 10 eine lymphatische Leukämie.

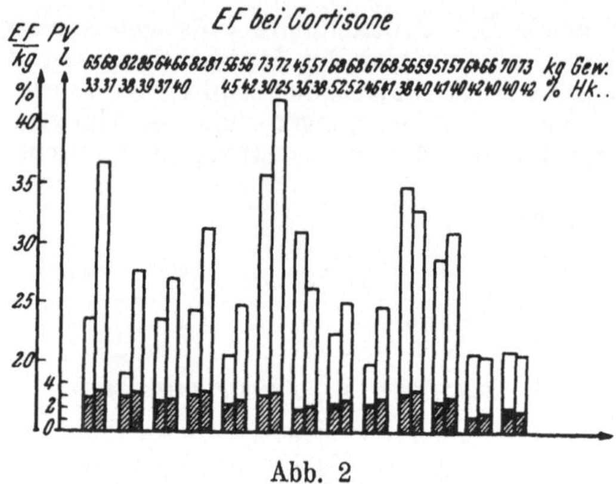

Abb. 2

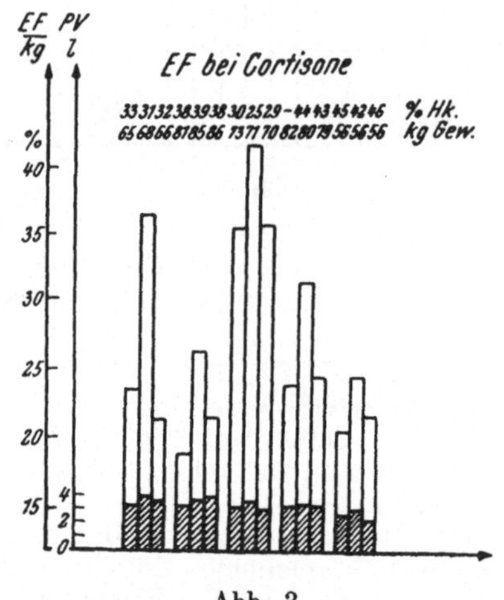

Abb. 3

Hier zeigt sich, daß der Thiozyanatraum im Laufe der Behandlung an Größe zunimmt, jedoch in geringerem Ausmaß
als nach DCA; auch ist diese Zunahme statistisch nicht
gesichert. Das Plasmavolumen und der Hämatokrit sind
kaum verändert. Hingegen findet sich fast bei allen Patien-

ten eine deutliche Gewichtszunahme, die einerseits auf die bei Cortison bekannte Appetitvermehrung und größere Nahrungsaufnahme, anderseits vielleicht auch auf eine Gesamtwassermengenzunahme zurückgeführt werden kann, zumal da 3 Patienten während der Behandlung klinisch faßbare Oedeme aufwiesen. Diese Beobachtung würde auch mit den experimentellen Ergebnissen von G a u d i n o und L e v i t t, die eingangs erwähnt wurden, übereinstimmen.

Nach Absetzen des Medikamentes erreichten die veränderten Größen wieder ihre Ausgangswerte.

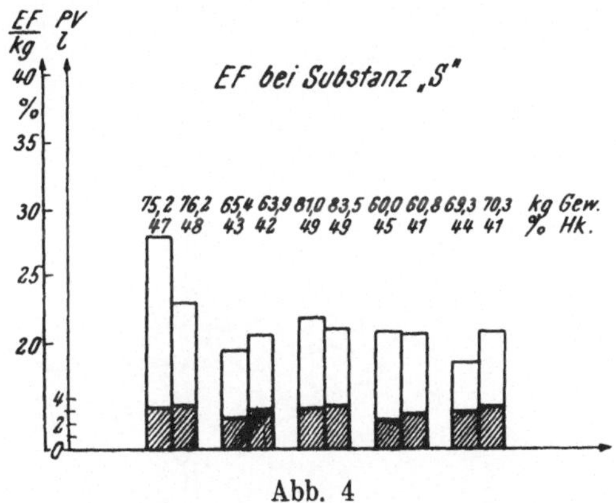

Abb. 4

Unter Anwendung derselben Versuchsanordnung erhielten 10 Patienten täglich 60 mg, später 5 Patienten täglich 100 mg der Substanz „S" von R e i c h s t e i n. Weder bei der niedrigen, noch bei der höheren Dosierung erhielten wir deutliche Veränderungen hinsichtlich der Plasmamenge oder des Thiozyanatraumes. Auch das Körpergewicht wurde durch diese Behandlung nicht wesentlich beeinflußt.

Zusammenfassend ergibt sich aus unseren Untersuchungen, daß der Thiozyanatraum unter DCA deutlich, unter Cortison weniger und unter Substanz „S"-Behandlung nicht zunimmt. Die Veränderungen hinsichtlich der Plasmamenge, die im Sinne einer Vermehrung und Blutverdünnung gefunden wurden, sind zu gering, um Schlußfolgerungen zu erlauben. Bei der Vermehrung des Thiozyanatraumes dürfte es sich vorwiegend um eine Verschiebung innerhalb der Körperflüssigkeiten, zum geringen Teil, besonders bei Cortison, auch um eine Vermehrung des Gesamtwassers handeln. Die Vermehrung der extrazellulären Flüssigkeitsmenge nach DCA und Cortison ist einerseits durch eine nachgewiesene Natriumretention auf osmotischer Basis zu erklären, anderseits vielleicht als direkte Wirkung der Nebennierenrindenhormone auf die Zelle, die selbst in die Verteilung der Körperflüssigkeiten eingreift, um ihren intrazellulären Druck zu erhalten.

Beeinflussung der Nierenclearance durch Nebennierenrindenwirkstoffe

Von

Dr. **E. Deutsch**

Wien

Mit 4 Abbildungen

Im Verlaufe der Addisonschen Krankheit kommt es neben anderen Stoffwechselstörungen zu typischen Veränderungen des Wasser- und Elektrolythaushaltes, die vor allem durch W a s s e r - u n d N a t r i u m v e r l u s t und K a l i u m - r e t e n t i o n charakterisiert sind[1]. Diese gehen mit typischen Veränderungen einzelner Partialfunktionen der Niere, wie V e r m i n d e r u n g der F i l t r a t i o n s l e i s t u n g, der D u r c h b l u t u n g, der F i l t r a t i o n s f r a k t i o n, des Tm_G und Tm_D, der R ü c k r e s o r p t i o n v o n W a s s e r und N a t r i u m und einer v e r m e h r t e n R ü c k r e s o r p - t i o n v o n K a l i u m einher. Diese Veränderungen können durch Nebennierenrindenextrakte, aber auch durch DCA und Cortison normalisiert werden[2,3]. Ueber die Wirkung dieser Stoffe bei normalen Tieren und insbesondere beim normalen Menschen sind jedoch nur wenige Untersuchungen mit widersprechenden Ergebnissen bekannt[4-9].

Methodisch wurde so vorgegangen, daß bei den akuten Versuchen die Partialfunktionen der Niere in 2 Perioden bestimmt, dann 50 mg Desoxycorticosteron als Glukosid intravenös injiziert und nach 20 Minuten die Nierenfunktion wieder in 2 Perioden untersucht wurde. Bei den chronischen Versuchen wurde die Nierenfunktion in 4 Perioden bestimmt, dann durch 10 bis 14 Tage 10 mg DCA ölig oder 100 mg Cortison intramuskulär verabreicht und dann die Nierenfunktion nochmals in gleicher Weise untersucht. Die Ergebnisse, die jeweils bei einer Gruppe von Patienten erhalten worden waren, wurden nach den Grundsätzen der Varianzanalyse ausgewertet.

1. Nach intravenöser Injektion von 50 mg DCA kam es bei Normalpersonen (Abb. 1, A) zu einer geringfügigen S t e i -

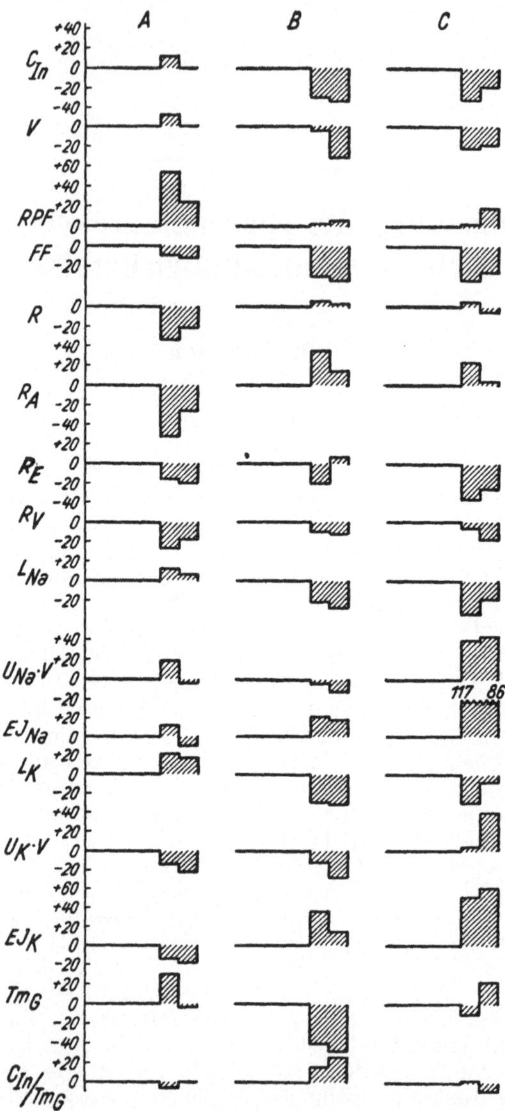

Abb. 1. Wirkung von 50 mg DCG intravenös. A Mittelwert von 3 Normalfällen, B Patientin mit labiler Hypertonie, C Patient mit chronischer Nephritis mit nephrotischem Einschlag. Abszisse: Zeit nach der Injektion, Ordinate: prozentuale Aenderung gegenüber der Vorperiode. C_{In}: Glomerulusfiltrat bestimmt mit Inulin, V: Harnmenge, RPF: Plasmadurchströmung der Niere, FF: Filtrationsfraktion, R: Gesamtwiderstand, R_A: Widerstand des Vas afferens, R_E: Widerstand des Vas efferens, R_V: Widerstand der Venen, L: Load, U: ausgeschiedene Menge, EJ: Exkretionsindex von Natrium bzw. Kalium. Tm_G: maximale Rückresorptionsfähigkeit des Tubulus für Glukose

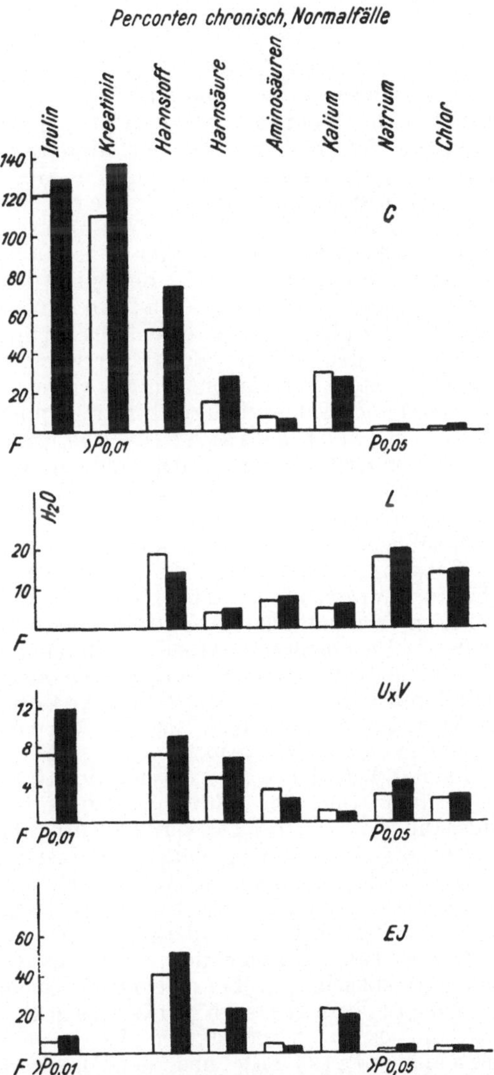

Abb. 2. Chronische Verabreichung von DCA an normale Versuchspersonen. C: Clearance in ccm/min, L: Anbot an den Tubulus bei Harnstoff, Harnsäure und Aminosen in mg/min, bei Natrium und Chlor in meq/min, bei Kalium in meq/min $\times$ 10, U_xV: ausgeschiedene Menge von Harnstoff in mg/min, Harnsäure und Aminosäure in mg/min $\times$ 10, bei den Elektrolyten in meq/min $\times$ 10, EJ: Exkretionsindex in Prozent, F: Ergebnis der statistischen Auswertung, keine Angabe, insignifikantes Ergebnis, oder Angabe von $P_{0,05}$, $P_{0,01}$ bzw. $P_{0,001}$. Leere Säulen vor Verabreichung des Medikamentes, volle Säulen nach Behandlung

gerung der Filtrationsleistung, der ausgeschiedenen Flüssigkeitsmenge und der Durchblutung, während die Filtrationsfraktion abnahm.
Die Bestimmung des Widerstandes der Nierengefäße nach
Goméz zeigte eine deutliche Abnahme des Gesamtwiderstandes, die in erster Linie auf eine Verminderung
des Widerstandes im Vas afferens zurückzuführen ist. Dies erklärt auch die Steigerung der Durchblutung
bei Zunahme der Filtrationsleistung. Bezüglich der Elektrolytausscheidung zeigte sich, daß die Natrium ausscheidung
zunächst eine Zunahme, dann eine Abnahme erfährt.
Da das Angebot an den Tubulus (Load) nur wenig zunimmt,
sind die beobachteten Verschiebungen vorwiegend auf entsprechende Veränderung der tubulären Rückresorption zurückzuführen. Die Kaliumausscheidung nahm infolge
vermehrter Rückresorption deutlich ab, obwohl
das Load zunahm. Das Tm_G nahm vorübergehend
zu, das Verhältnis C_{In}/Tm_G blieb unverändert als Zeichen
einer gleichmäßigen Beeinflussung der tubulären und glomerulären Leistung. Anders verhielt sich eine Patientin mit
einer labilen Hypertonie (Abb. 1, B). Hier kam es zu
einer deutlichen Verminderung der Filtrationsleistung und der
ausgeschiedenen Harnmenge, während die Durchblutung fast
unverändert blieb. Infolgedessen sank die an sich erhöhte
Filtrationsfraktion auf normale Werte ab. Der Gesamtwiderstand der Niere nahm geringfügig zu, der Widerstand
des Vas afferens zeigte jedoch eine deutliche Zunahme, der des Vas efferens eine Abnahme, wodurch die Verminderung der Filtrationsleistung ihre Erklärung erfährt. Die Natriumausscheidung nahm etwas,
die Kaliumausscheidung stärker ab. Das Tm_G sank
stark ab, so daß der Quotient C_{In}/Tm_G anstieg als Zeichen
einer stärkeren Beeinflussung der tubulären
Leistungsfähigkeit als der glomerulären.
Dieses Verhalten kann Ursache des Auftretens einer vorübergehenden Glukosurie sein. Bei einem Patienten mit chronischer Nephritis mit nephrotischem Einschlag
(Abb. 1, C) kam es zu einer starken Verminderung
der Filtrationsleistung und der ausgeschiedenen
Flüssigkeitsmenge. Die Durchblutung stieg etwas an, wodurch die an sich verminderte Filtrationsfraktion noch weiter
absank. Der Gesamtwiderstand der Nierengefäße veränderte
sich nur wenig, während der Widerstand des Vas afferens
anstieg und der des Vas efferens eine starke Verminderung
erfuhr. Es kam zu einer starken Ausscheidung von

Natrium und Kalium durch Verminderung der tubulären Rückresorption. Das Tm_G zeigte keine sicher verwertbaren Veränderungen.

2. Bei chronischer Verabreichung von Percorten an Normalpersonen durch etwa 10 bis 14 Tage kam es nur bei einer Versuchsperson zu einer Blutdruckzunahme um 15 mm Hg, bei den anderen blieb der Blutdruck unverändert, Körpergewicht und Wasserausscheidung im Volhardschen Wasserversuch zeigten keine Veränderung. Salz- und Wasserzufuhr waren frei. Die Filtrationsleistung (Abb. 2) und die ausgeschiedene Wassermenge zeigten eine deutliche Zunahme, die Harnstoffclearance und die ausgeschiedene Harnstoffmenge nahmen zu. In gleicher Weise verhielt sich die Harnsäure. Die Aminosäureclearance zeigte eine geringfügige Abnahme. Die Kaliumausscheidung nahm insignifikant ab, während die Natriumausscheidung eine deutliche Zunahme aufwies. Die Chloridausscheidung verhielt sich annähernd gleich wie die Natriumausscheidung. Alle Veränderungen sind auf eine Aenderung der tubulären Aktivität zurückzuführen, da das Load überall unverändert bleibt.

3. Bei einer Gruppe von 9 Patienten mit Hepatitis epidemica kam es bei chronischer Anwendung von DCA zu keiner sicheren Veränderung des Blutdruckes oder des Körpergewichtes, die Wasserausscheidungsfähigkeit im Volhardschen Wasserversuch wurde gebessert, das Bilirubin zeigte, abgesehen von 3 Fällen, eine deutliche Abnahme, obwohl nur ganz frische schwere Hepatitisfälle zu diesen Untersuchungen Verwendung fanden. Die Kost war salzarm und fett- und fleischfrei. Die Filtrationsleistung erfuhr keine Veränderung, die ausgeschiedene Flüssigkeitsmenge nahm jedoch infolge Verminderung der Rückresorption signifikant zu. Die Harnstoffclearance zeigte eine deutliche Zunahme, ebenso der Exkretionsindex, während die tatsächlich ausgeschiedene Menge nur wenig zunahm, die Plasmakonzentration absank. Die Harnsäureclearance und Ausscheidung nahmen ab, wohl als Folge der fleischfreien Ernährung. Die Aminosäureclearance und Ausscheidung zeigten eine signifikante Zunahme. Clearance, ausgeschiedene Menge und Exkretionsindex von K, Na und Cl zeigten eine signifikante Zunahme, während das Load bei sämtlichen untersuchten Substanzen unverändert blieb. Es

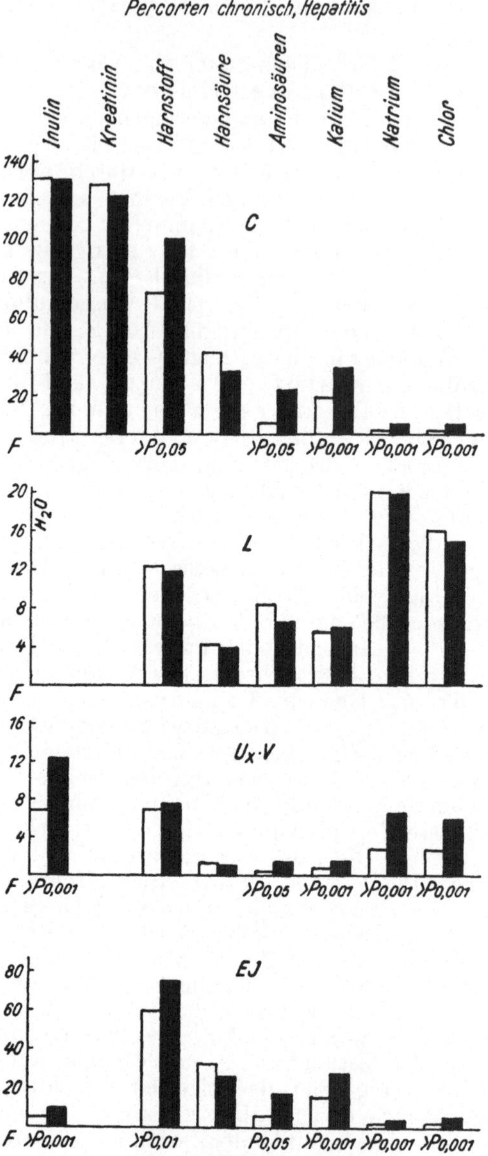

Abb. 3

Chronische Verabreichung von DCA an Patienten mit Hepatitis epidemica. Legende siehe Abb. 2

kann daraus geschlossen werden, daß alle Veränderungen auf eine Veränderung der Tubulusfunktion zurückzuführen sind (Abb. 3).

4. 10 Patienten mit P o l y a r t h r i t i s erhielten durch 10 bis 14 Tage täglich 100 mg C o r t i s o n intramuskulär bei freier Salz- und Wasserzufuhr. Der B l u t d r u c k zeigte k e i n e sichere Veränderung, das G e w i c h t nahm infolge der Besserung des Appetits e t w a s z u. Die F i l t r a t i o n s - leistung zeigte eine geringfügige Z u n a h m e, besonders bei gleichzeitiger Glukosebelastung. Die Kreatininclearance wies hingegen eine Abnahme auf. Während vor Cortison Kreatinin und Inulin einen gleichen Ausscheidungsmodus aufwiesen, scheint Kreatinin unter Cortison rückresorbiert zu werden. Die Durchblutung zeigte eine geringfügige Zunahme. Die H a r n s t o f f c l e a r a n c e nahm deutlich, die Ausscheidung nur insignifikant z u. Die H a r n s ä u r e c l e a r a n c e nimmt nach den Untersuchungen von G e y e r und H e i n[10] deutlich z u. Die Kaliumausscheidung zeigte eine signifikante Abnahme, während die N a t r i u m - und C h l o r i d a u s - s c h e i d u n g u n v e r ä n d e r t blieb. Das Tm_G zeigte bei den Einzelfällen recht beträchtliche Veränderungen, die jedoch von Fall zu Fall entgegengesetzt verliefen, so daß der Mittelwert keine Veränderung erfuhr. Hingegen zeigte der Quotient C'_{In}/Tm_G in der Regel eine Zunahme, welche eine Erklärung für das Auftreten einer Glukosurie in einzelnen Fällen darstellt (Abb. 4).

Zusammenfassend läßt sich feststellen, daß die F i l t r a t i o n s l e i s t u n g u n d d i e D u r c h b l u t u n g d e r N i e r e d u r c h DCA w i e C o r t i s o n i n g l e i c h e r W e i s e im Sinne einer S t e i g e r u n g b e e i n f l u ß t wird. Im Vordergrund der Veränderungen steht jedoch die Beeinflussung der t u b u l ä r e n A k t i v i t ä t. Sowohl DCA wie Cortison sind imstande, Wasser- und Elektrolythaushalt wie das Tm_G zu beeinflussen. Ob eine Retention oder eine Ausscheidung erfolgt, hängt — wie ein Vergleich unserer Ergebnisse mit denen der Literatur zeigt — vorwiegend von der A p p l i k a t i o n s d a u e r und vom Z u s t a n d d e s P a t i e n t e n ab. Der Ablauf beider P h a s e n erfolgt am schnellsten nach DCG, langsamer nach DCA und am langsamsten nach Cortison, die A u s s c h l ä g e sind nach DCA am größten, nach Cortison flach.

Für die Behandlung der N i e r e n e r k r a n k u n g e n kann man aus diesen Untersuchungen ableiten, daß der Versuch einer Behandlung der genuinen N e p h r o s e n mit Cor-

tison und ACTH möglich ist. Hingegen ist bei akuter und
chronischer Nephritis und auch bei chronischer Nephritis

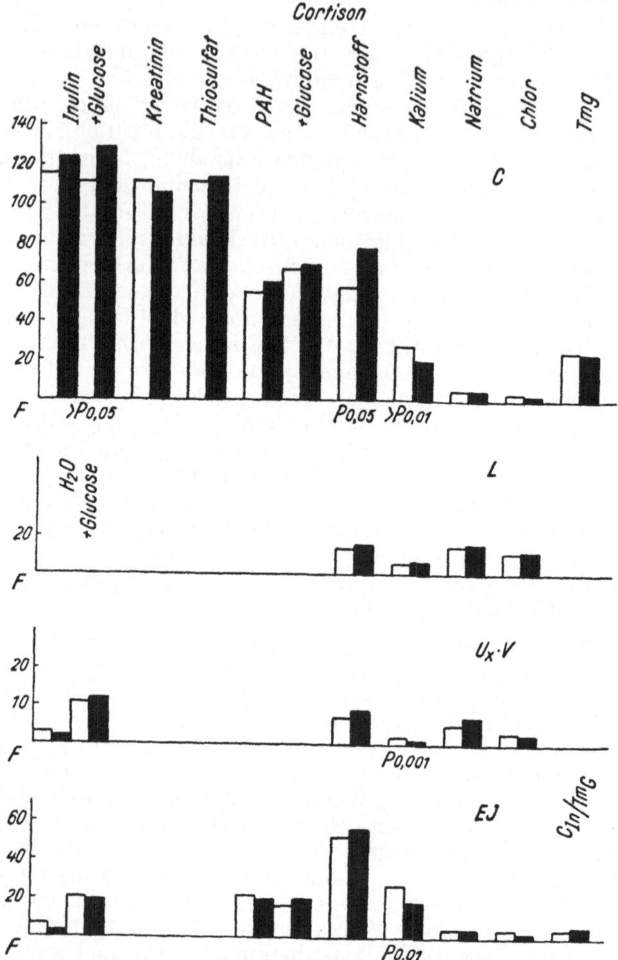

Abb. 4. Chronische Verabreichung von Cortison. Legende wie in
Abb. 2; + Glukose bedeutet Inulin- bzw. PAH-Clearance während
der Glukosebelastung. FF Filtrationsfraktion

mit nephrotischem Einschlag kein Erfolg zu erwarten. Es
scheint vielmehr eine Cortisonbehandlung aller Fälle, bei

denen eine **Hypertonie**, eine **Infektion** oder eine **Reststickstoffsteigerung** besteht, kontraindiziert zu sein.

Literatur: [1] Soskin, Z. S.: Medicine (Am.), 28 (1949): 371. — [2] Smith, H.: The Kidney. Oxford Press, 1951. — [3] Justin-Besançon, L., Lamotte, M., Lamotte-Barillon, S. und Barbier, P.: Bull. Acad. nat., 116 (1952): 149. — [4] Green, D. M., Johnson, A. D., Bridges, W. C., Lehman, J. H., Gray, F. und Farah, A.: Endocrinol., 46 (1950): 338. — [5] Green, D. M., Farah, A. und Klemperer, W. W.: Endocrinol., 47 (1950): 281. — [6] Fourman, P., Barter, F. C., Albright, F., Dempsey, E., Carroll, E. und Alexander, J.: J. clin. Invest. (Am.), 29 (1950): 1462. — [7] Ingbar, S. H., Kass, E. H., Burnett, Ch. H., Relman, A. S., Burrows, B. A. und Sisson, J. H.: J. Labor. a. clin. Med. (Am.), 38 (1951): 533. — [8] Ingbar, S. H., Relman, A. S., Burrows, B. A., Kass, E. H., Sisson, J. H. und Burnett, C. H.: J. clin. Invest. (Am.), 29 (1950): 824. — [9] Ingbar, S. H., Kass, E. H., Burnett, Ch. M., Relman, A. S., Burrows, B. A. und Sisson, J. H.: Proc. Sec. ACTH Conference, I (1951): 100. — [10] Geyer, G. und Hein-Sekula, M.: Klin. Med., 1951, 6: 497.

Einfluß der Nebennierenwirkstoffe auf den Stoffwechsel der Leber

Von

Dr. A. Beringer

Wien

Wie aus den Untersuchungen von F o r s g r e n , H o l m -
g r e n und M ö l l e r s t r ö m hervorgeht, wird bei den ge-
fütterten Versuchstieren der Leberglykogengehalt zu verschiedenen Tageszeiten unterschiedlich angetroffen, wobei
im Zeitpunkt der Glykogenzunahme ihr Fettgehalt geringer
vorgefunden wird als während der Periode des Glykogen-
schwundes. Mit den Schwankungen im Leberglykogengehalt
ändert sich auch die Größe der Leberparenchymzellen und
die Weite der Gefäßkapillaren im Leberacinus.

Diese tagesrhythmisch bedingten Aenderungen im Stoffwechsel der Leber werden nach der Auffassung von F o r s -
g r e n , wie mir jüngst M ö l l e r s t r ö m persönlich mitteilte,
auch heute noch als unbeeinflußbar angesehen. Die Ursache
des Leberrhythmus ist bisher unbekannt. Es geht aus den
Untersuchungen der schwedischen Forscher auch nicht hervor, ob die Gefäßweite im Leberacinus die Glykogenablagerung oder aber die Glykogenmenge die Aenderung der
Gefäßweite steuert.

Wir haben festgestellt, daß die Leber von Versuchstieren, die fünfstündlich mit 3 ccm 5%iger Dextrose pro-
100 g Körpergewicht gefüttert wurden, im Anschluß eine
Fruchtzuckergabe* auch zu jenem Zeitpunkt Glykogen spei-
chert, zu welchem sie sonst bei der Applikation von Dextrose das Glykogen abgibt. Mit der Glykogenablagerung
verengen sich auch die Gefäßkapillaren.

---

* 3 ccm 20%ige Lävosanlösung pro 100 g Körpergewicht.

Daraus resultiert, daß die Weite der Gefäßkapillaren im Leberacinus durch den Glykogengehalt gesteuert wird.

Die Fettablagerung, die bei der Fütterung mit Dextrose im Zeitpunkt des Leberglykogenschwundes in Erscheinung tritt, kann ebenfalls mit Fruchtzucker zurückgedrängt werden.

Damit ist es also gelungen, sowohl die rhythmischen Schwankungen im Glykogen- und Fettgehalt der Leber als auch die Aenderungen in der Gefäßweite zu beeinflussen.

Was die Ursache des Leberrhythmus betrifft, so ließen die Schwankungen im Fettgehalt der Leber und die damit verbundenen Aenderungen der Anzahl der eosinophilen Leukozyten im Blute auf eine unterschiedliche Stärke in der Tätigkeit der Hypophyse und der Nebennierenrinde schließen. Anderseits wies der Anstieg der Blutmilchsäure im Zeitpunkt des Leberglykogenschwundes auch auf eine erhöhte Ausschüttung von Adrenalin, welches den Abfall des Leberglykogens auslöst, hin. Diese Auffassung fand eine Stütze darin, als es sich zeigte, daß der Leberglykogenabfall mittels einer Sympathicusblockade weitgehend zurückgedrängt werden kann (B e r i n g e r und K e i b l).

Damit ergaben sich neuerdings Anhaltspunkte, denen zu entnehmen war, daß die rhythmischen Stoffwechselvorgänge in der Leber als die Folge der Aktion der Hypophyse, der Nebennierenrinde und des Nebennierenmarkes anzusehen seien.

Um zu ergründen, durch welche Hormone der Nebennierenrinde die Fettablagerung in der Leber gesteuert wird, haben wir gemeinsam mit B e n d a und R i s s e l hungernden Kaninchen große Mengen von DOCA, Cortison der Substanz S, die von R e i c h s t e i n dargestellt wurde, und ACTH injiziert.

Dabei hat sich gezeigt, daß 50 mg DOCA, die hungernden Kaninchen im Verlaufe von 24 Stunden injiziert wurden, weder im Fett- und Glykogengehalt der Leber noch in der Gefäßweite eine nachweisbare Aenderung verursachten. Zum gleichen Resultat führten die Untersuchungen mit der Substanz S.

Unter dem Einfluß der gleichen Menge von Cortison stieg der Glykogengehalt von 0·7 auf 10% an, wobei die Gefäßkapillaren deutlich enger angetroffen wurden. Der Fettgehalt erfuhr, wenn auch keine beträchtliche, so doch eine deutliche Zunahme. Wurde die Cortisonbehandlung 3 Wochen hindurch fortgesetzt, so speicherte die Leber am Hungertag die enorme Glykogenmenge von 15%. Die Leber wurde beträchtlich vergrößert vorgefunden, wobei ihr Gesamtgewicht 5mal höher lag als bei den normalen Hungertieren. Die Parenchymzellen erfuhren eine starke Vergrößerung, die mit einer Engstellung der Gefäßkapillaren einherging. Dieses Bild erinnert an die Leber des M. G i e r k e.

50 mg ACTH hatten innerhalb von 24 Stunden eine beträchtliche Fettablagerung in der Leber zur Folge. Der Glykogengehalt erhöhte sich von 0·7 bis auf 3%. Diese Fettablagerung konnte weder mit Insulin noch mit Methionin verhindert werden. Sie erfuhr jedoch eine Abschwächung unter dem Einfluß großer Mengen von Traubenzucker und noch deutlicher nach gleichen Fruchtzuckergaben. Dabei wurde das Fett vorwiegend in die peripheren Anteile der Leberzellen gedrängt. Das Fett sammelt sich mit einer auffallenden Regelmäßigkeit in der Richtung der Gallen- und Gefäßkapillaren, wodurch sich Bilder entwickeln, die wir als „Fettstraßen" bezeichnen möchten.

Diese Untersuchungen haben uns gezeigt, daß die verschiedenen Hormone der Nebennierenrinde den Stoffwechsel der Leber unterschiedlich beeinflussen. Die Glykogenbildung wird mit Cortison am stärksten gefördert. Unter dem Einfluß des ACTH liegt der Glykogengehalt beachtlich tiefer, dafür tritt aber die Fettablagerung stärker in den Vordergrund. Die Substanz S und DOCA ändern beim gesunden Versuchstier selbst nach größten Mengen weder den Glykogen- noch den Fettgehalt der Leber. Die Weite der Gefäßkapillaren wird nur durch die Hormone beeinflußt, die den Glykogengehalt erhöhen.

Da die Fettablagerung in der Leber nach ACTH höher vorgefunden wird als nach Cortison, ist anzunehmen, daß in den gebräuchlichen ACTH-Präparaten noch andere Substanzen vorhanden sind, die die Fettablagerung in der Leber stärker fördern. Diese Fraktionen, die die Fettspeicherung in der Leber erhöhen, spielen aber auch im physiologischen Geschehen eine Rolle. Denn die durch die tagesrhythmisch bedingten Schwankungen hervorgerufene Fettablagerung in der Leber übersteigt die Menge der Fettspeicherung, wie wir sie nach großen Gaben von Cortison finden.

Die Fettablagerung in der Leber, die nach ACTH in Erscheinung tritt, kann ebenso wie die tagesrhythmisch bedingte Fettspeicherung mit Fruchtzucker deutlich zurückgedrängt werden, während das Insulin und Methionin keine Aenderung hervorrufen.

Verbesserte Methode der ACTH-Behandlung bei Asthma bronchiale

Von

G. Holler, O. Weinmann und F. Lorenz

Wien

Mit 2 Abbildungen

Daß Cortison und ACTH wie bei anderen allergischen Zuständen auch bei Asthma bronchiale (A. br.) Erfolge zeitigen, die nach den in der Literatur reichlich vorliegenden tierexperimentellen und klinischen Erfahrungen zwar zeitlich begrenzt sind, aber trotzdem über das hinausgehen, was mit älteren Methoden und Präparaten bisher hier zu erreichen war, steht fest. Einzig und allein einem lange bekannten Verfahren gebührt in mancher Hinsicht Gleichberechtigung und speziell für Jugendliche sogar der Vorzug, weil es bessere Dauerresultate zeitigt: die Unterbringung der Kranken in für sie allergenfreier Umwelt. Dazu gehört aus bekannten und hier nicht näher zu erörternden Gründen in erster Linie mehrjährige oder zumindest mehrmonatige Unterbringung in Höhenkurorten über 1500 m Seehöhe. Dazu sind aber die Voraussetzungen bei uns noch nicht gegeben.

Die Wirkungsweise von ACTH und Cortison haben L a u d a und seine Schüler heute in ihren Referaten zusammenfassend besprochen. Wir wollen dazu nur sagen, daß wir zur Hormonbehandlung des A. br. dem ACTH im allgemeinen den Vorzug vor dem Cortison geben. Nur in Fällen, bei denen sich im Laufe der Behandlung eine Nebennierenrindeninsuffizienz erkennen läßt, wodurch die Nebenniere durch das ACTH nicht mehr oder nur ungenügend zur Ausschüttung von Cortison stimuliert werden kann und der Erfolg mit ACTH daher ausbleibt oder nur ungenügend (vor allem sehr kurzfristig) ausfällt, muß Cortison verwendet werden. Es ist einzusehen, daß dieser mit reiner Substitutionstherapie erreichte Erfolg oftmals nicht lange anhält.

Weiter soll der Arzt über Umstände unterrichtet sein, welche die Anwendung des ACTH, aber auch des Cortisons vielfach erschweren. Es sind hier drei Faktoren vor allem zu nennen, deren Behebung der weitere Ausbau dieser Hormontherapie weitmöglichst anstreben muß:

1. Der hohe Preis und die Schwierigkeit der Beschaffung von Cortison und noch mehr von ACTH;

2. die Rückfälle, die trotz prompter Wirkung früher oder später bei den meisten Fällen wieder erfolgen;

3. der Umstand, daß mit beiden Mitteln die Infektionsabwehr vollständig niedergeworfen wird und so latente Infektionsherde aktiviert werden können.

Wie vermögen wir nun bei Behandlung des A. br. den Schwierigkeiten in Punkt 1 zu begegnen? Eine Verbilligung ist speziell für das ACTH der pharmazeutischen Industrie bisher nicht gelungen und wird, wie die Dinge stehen, auch weiterhin so schnell nicht möglich sein. Eine geringere Dosierung hat bei der bisher geübten intramuskulären Einverleibung versagt. Die Erfahrung lehrt uns, daß wir nur dadurch einen guten Erfolg zu erreichen vermögen, wenn wir 6stündlich 25 mg ACTH oder Cortison (täglich also zumindest 4mal 25 mg) durch 5 bis 10 Tage intramuskulär injizieren (insgesamt $1/2$ bis 1 g).

Wir wissen hierzu, daß das intramuskulär verabfolgte ACTH im Gewebe zum Großteil inaktiviert wird und daß dabei für das therapeutische Ziel viel verlorengeht. Gibt man z. B. ACTH zu Nierengewebe, so erfolgt eine Inaktivierung des Hormons. Dementsprechend zeigte ACTH, mit Retardsubstanzen vermengt (Depot-ACTH), keinen befriedigenden Erfolg.

Werden aber 2·5 bis 5 mg ACTH intravenös gespritzt, so haben M. L i n q u e t t e, M. G o n d e m a n d, Ph. P r u v o t und A. L o r r a i n nach dem dadurch erzielten Eosinophilensturz berechnet, daß damit eine Wirkung wie mit 25 mg ACTH intramuskulär zu erzielen ist. Es ergibt sich also die 5- bis 10fache Wirkung bei intravenöser Verabfolgung, so daß also die intravenöse Verordnung des ACTH zunächst zweifellos die weitaus sparsamere ist. Anderseits hat aber das intravenös zugeführte ACTH eine rasch einsetzende, aber kurz vorübergehende Wirkung, da es schnell fixiert, inaktiviert und ausgeschieden wird. E. S. G o r d o n (J. of Lab. and. Clin. Med., Bd. 36, S. 827, 150) konnte

zeigen, daß bei einer einmaligen intravenösen Injektion
schon 2 Stunden später kein ACTH mehr im Blutserum
zu finden, daß bereits nach 6 Stunden alles ACTH ausgeschieden ist, und daß nach 3 Stunden die maximale Aktivierung der Nebennierenrinde festzustellen ist. Nach M. L i n -
q u e t t e und Mitarbeitern entspricht einzig und allein die
intravenöse Dauertropfinfusion den physiologischen Forderungen, wie es einem Hormon gebührt.

Auf Grund dieser Erkenntnis und um den physiologischen Verhältnissen bei ACTH-Ausschüttung aus der Hypophyse möglichst nahezukommen, haben amerikanische und
französische Forscher den Weg der ACTH-Einverleibung
in Form von Dauertropfinfusionen mit stark verdünnten
Lösungen beschritten.

Außer dieser Mitteilung von M. L i n q u e t t e und Mitarbeitern (Presse medicale, Nr. 6, 1952) haben wir noch
auf die dieser Mitteilung vorausgehenden Arbeiten von W.
M a n d l, M. J. S i n g e r, H. R. G u t m u n d s o n, L. M e i -
s t e r und F. W. M o d e r n (J. of the americ. medic. Ass.,
S. 546, 1951) und von M. S. S e g a l und J. A. H e r s c h f u s
(Diseases of Chest, 20, S. 575, 1951), die zu gleichen Resultaten geführt haben, hinzuweisen. Nach Abschluß dieser
Arbeit fanden wir im J. clin. Endocrin. u. Metabol., 7, S. 763,
1952, die jüngsten experimentell-klinischen Forschungs-
ergebnisse von A. E. R e n o l d, D. J e n k i n s, P. H. F o r s -
h a m und G. W. T h o r n, die weitgehend unsere im nachfolgenden gebrachten klinischen Befunde bestätigen. M a n d l
und Mitarbeiter dosierten das ACTH am Beginn der Behandlung mit 20 mg pro 24 Stunden und gingen in den
folgenden Tagen auf 5 und bis auf 2·5 mg zurück. Die Ge-
samteintropfdauer betrug bei ihnen 2 bis 26 Tage. Diese
Autoren bemühten sich, die Wirkungsstärke von dem intramuskulären oder intermittierend intravenös verabfolgten
ACTH (4 Injektionen täglich) mit der des in Form von
intravenösen Dauertropfinfusionen einverleibten ACTH in
Vergleich zu stellen. Sie haben hierzu Kalium-, Natrium-
und Proteinbestimmungen durchgeführt und sich gleichzeitig
auch des Nachweises von 17-Oxykortikosteroiden bedient,
ohne daß durch diese biochemischen Untersuchungen wesentliche Unterschiede gefunden werden konnten. Dagegen
zeigte die klinische Beobachtung von M. L i n q u e t t e und
Mitarbeitern, daß die größte Wirksamkeit mit ACTH bei
dessen Dauerverabfolgung zu erzielen ist. Die Atemnot ist
schneller zu beheben als mit intramuskulären Injektionen. Schon nach 2 Tagen Behandlung war bei Fällen (selbst

im schwersten Status asthmaticus) die Atemnot gewichen
und nur bei Emphysematikern blieb eine leichte Dyspnoe
bestehen. Dieser Erfolg ist bei intramuskulärer Behandlung
gleichfalls, aber in viel mäßigerem Ausmaß und vor allem
erst nach längerer Zeit zu erzielen. Besonders deutlich war
der Eosinophilensturz, der mit ACTH-Dauerzufuhr viel ein-
deutiger und regelmäßiger zu erzielen ist. Allerdings kehrt
die Eosinophilie nach Aussetzen der Behandlung wieder
zurück. S e g a l und H e r s c h f u s geben ihren Patienten
intravenöse Dauertropfinfusionen mit 5% Dextrose in de-
stilliertem Wasser (3 Liter alle 24 Stunden) mit Zusatz von
0·5 g Aminophyllin und 10 mg ACTH pro Liter. In dieser
Art wurde ein oder mehrere Tage lang eine Tagesmenge
von 30 mg ACTH verabfolgt. Nach Eintreten der Besserung
wurde die Tagesdosis auf 15 bis 10 mg verringert. Die Behandlung wurde fortgesetzt, bis vollständiger Rückgang aller
Krankheitszeichen erreicht war. Dazu waren 1 bis 9 Tage
nötig, innerhalb welcher Zeit 10 bis 210 mg, d. h. $^1/_5$ bis $^1/_8$
der Menge ACTH verbraucht wurde, die intramuskulär notwendig gewesen wäre.

Bei 2 von 10 Patienten wurden im Verlauf der nächsten 10 Wochen (3. und 8. Woche) schwere Rückfälle beobachtet. Um die Remissionen zu verlängern, wird empfohlen, nach Absetzen des ACTH große Dosen Aminophyllin
und, wenn Fieber auftritt, Antibiotika zu geben.

Als Vehikel zur ACTH-Infusion wurde 5%ige Trauben-
zuckerlösung (von L i n q u e t t e und Mitarbeitern Subtosan)
empfohlen und dazu Heparin (20.000 E. pro Liter) gegeben,
um Thrombosen nach Möglichkeit hintanzuhalten. Ferner
wurde ein Katheter in die eröffnete Kubitalvene eingeführt;
es ergab sich aber bei dieser Technik, daß eine Dauerinfusion
durch eine Armvene über mehr als 3 Tage undurchführbar
ist. Nicht nur die Venenentzündung, die sich nach kurzer
Zeit einstellt, sondern auch die einzuhaltende Ruhelage
des Armes machen diese Art der Infusion unmöglich. Es
wurde daher schon von L i n q u e t t e und Mitarbeitern
die Anlegung der Transfusion an einer Fußvene (z. B. Vena
saphena magna am medialen Knöchel) empfohlen. Ferner
nahmen diese Autoren an Stelle eines gewöhnlichen Gummi-
katheters einen solchen aus Polyvinyl, der speziell ganz
reizlos vertragen wird und eine Transfusionsdauer von mehreren Wochen gestatten soll, ohne daß eine Thrombophlebitis
zustande kommt.

Diese Erfahrungen haben auch wir uns bei Aufstellung
unserer Technik zunutze gemacht. Leider war es nicht mög-

lich, zu einem Polyvinylkatheter zu kommen. Wir mußten uns daher mit einem Venenkatheter aus Gummi begnügen, den wir nach Freilegen und Unterbinden der Vena saphena magna in dieselbe einführten. Als Vehikel für das ACTH benützten wir mit großem Vorteil das Compensan, für dessen kostenlose Ueberlassung in unbegrenzten Mengen wir den Wiener Heilmittelwerken zu großem Dank verpflichtet sind. Das Compensan enthält einen molekulären Komplex, der eine Verzögerung der Resorption aus dem Blut bewirkt, wodurch auch das Absinken des ACTH-Blutspiegels verzögert vor sich geht. Als ACTH verwendeten wir ein besonders gereinigtes Präparat, mit dem uns die Firma Sanabo freundschaftlich für alle unsere Kranken belieferte und mit dem wir niemals unliebsame Begleiterscheinungen, wie Schockzustände, Fieberreaktionen, allergische Erscheinungen u. dgl. zu sehen bekamen. Wir haben der Firma für die freundschaftliche Ueberlassung dieses überaus günstig und gleichmäßig wirksamen Hormons, sowohl im Hinblick auf die dadurch ermöglichte exakte Ueberprüfung der ACTH-Behandlung als auch im Interesse unserer Kranken zu danken, von denen alle aus schwerem, lebensbedrohendem Zustand (wir wählten für unsere Versuche nur Schwerkranke aus, vor allem, wenn sie sich gegen andere Therapie resistent erwiesen hatten) gerettet wurden. Für 2 Fälle stand uns auch das ACTH-Präparat der Firma N. V. Organon (Cortrophine) zur Verfügung, mit dem wir gleich gute Erfolge erzielten.

Unsere Technik war folgende: Wir lösten 50 mg ACTH in einem $\frac{1}{2}$ Liter Compensan mit Zusatz von 10.000 E. Heparin (z. B. 2 ccm Original-Liquemin) auf, überführten die Lösung in eine bei Bluttransfusionen gebräuchliche Konserve und ließen diese Menge durchschnittlich durch 18 Stunden eintropfen. Es wurden in weiterer Folge (immer in je $\frac{1}{2}$ Liter Compensan) dann noch 2mal je 50 mg, später ständig 25 mg und etwa ab dem 6. Tag nur bei 10 mg ACTH transfundiert. Die Patienten standen gleichzeitig unter kochsalzfreier und kaliumreicher Diät und erhielten zusätzlich 2 bis 4 g Kaliumchlorid täglich und 2mal wöchentlich je 1000 mg Vitamin C. Letzteres verabfolgen wir größtenteils intravenös und warnen nach Möglichkeit vor intramuskulären Injektionen, weil im Verlauf einer derartigen ACTH-Kur dadurch nur zu leicht Vereiterungen erfolgen. Wohl, weil uns kein Polyvinylkatheter zur Verfügung stand, konnten wir wegen der bei allen Fällen früher oder später auftretenden Thrombophlebitis die Tropfinfusionen niemals länger als 3 bis 10 Tage durchführen. Bei L i n q u e t t e und Mitarbeitern lesen wir dagegen von einer Behandlungsdauer von 3 bis 4 Wochen. Bei allen unseren Kranken war aber bis zum Auftreten der Thrombophlebitis bereits ein voller Erfolg dahingehend erzielt, daß klinisch nicht nur eine deutliche subjektive und objektive Besserung zu verzeichnen, sondern auch eine Stabilisierung dieses gebesserten Zustandes eingetreten war. In einigen Fällen verabfolgten wir die ACTH-Transfusion auch intermittierend (mit zwölfstündigen und größeren Pausen), dann unter Benützung einer einfachen Metallkanüle. Dazu entschlossen wir uns nur dann, wenn zu frühzeitig durch den Gummikatheter eine Thrombophlebitis ausgelöst wurde, in einem Fall wegen frühzeitigem Rückfall. Unsere ACTH-Gesamtdosen betrugen 230 bis 250 mg, das ist $1/2$ bis $1/4$ der bei intramuskulärer Therapie verbrauchten Mengen und etwa die Dosis, die auch S e g a l und H e r s c h f u s erreichten, aber das Doppelte von dem, was M a n d l und Mitarbeiter bei 26tägiger Infusionsdauer zur Erzielung eines gleich guten Erfolges benötigten.

Die so artifiziell erzeugten Thrombophlebitiden erwiesen sich als recht harmlos. Sie heilten innerhalb weniger Tage bei Ruhelage und Hirudoidsalbe ab. Nur in seltenen Fällen griffen wir zum Dicumarol. Patienten mit schon zuvor kranken Venen schlossen wir von der ACTH-Dauertropfbehandlung aus.

Die therapeutischen Resultate bei unseren 10 in dieser Weise behandelten Asthmakranken zeigt die folgende Tabelle auf.

Wenn wir dieses in der Tabelle niedergelegte Resultat mit den Erfahrungen, die wir uns in früheren Untersuchungsreihen bei Behandlung von Asthmatikern mit intramuskulär verabfolgtem ACTH oder Cortison erworben haben (Wien. med. Wschr., Nr. 1 und 2, 1952. — Acta neurovegetativa, Bd. IV, H. 1, 1952), vergleichen, so fällt uns vor allem auf, daß bei dem intramuskulären ACTH das Nachlassen des Bronchospasmus bei der Mehrzahl der Fälle erst am 4. Tag der Behandlung deutlich in Erscheinung trat, ja daß bis dahin manchmal sogar Verschlechterungen zu konstatieren waren, während diesmal aus unserer Tabelle unter 10 Fällen 4mal schon am 1. und 4mal am 2. Tag eine deutliche Besserung hervorgeht. Ja, noch mehr, was aus der Tabelle nicht ersichtlich ist, der Erfolg setzt oftmals innerhalb von Stunden und Viertelstunden ein. Wir konnten bei bedrohlichen Anfällen direkt auf das Sistieren der Atemnot warten. Dasselbe sagt uns das vollständige Abklingen aller Erschei-

Resultate bei zehn Fällen von Asthma bronchiale mit ACTH-Dauertropfinfusion

	Transfusionstage										Wochen nach Abschluß der Behandlung							
	1.	2.	3.	4.	5.	6.	7.	8.	9.	10.	I.	II.	III.	IV.	V.	VI.	VII.	VIII.
Anzahl der Fälle mit beginnender Besserung	4	4	1		1													
Anzahl der Fälle mit vollständigem Rückgang der Lungenerscheinungen		2	2	1	1		1											
Anzahl der Fälle mit Besserung, aber nicht vollständigem Rückgang aller Erscheinungen										3								
Auftreten einer artefiziellen Thrombophlebitis			1		5	1		1	1									
Rückfälle bei längstens zweimonatiger Beobachtung											1	1						
Beginn einer hohen Fieberreaktion				1	1	1												
Lokale Eiterung an der Stelle der i. m. Injektion (Myoscorbin)											1							
Eosinophilensturz für jeden Fall in Prozenten am ersten Tag und nach Ende der Behandlung		1. Tag: 20% 70% 24% 0% 30% 28% 50% 95% 51% 77% Durchschnitt: 45%					85% 91%	50% 0% 56%	70% 28%	88% 70%	85% Durchschnitt: 62%								

nungen bei 2 Fällen schon am 2. Tag und bei weiteren
2 Fällen schon am 3. Tag der Behandlung. Hieraus ist also eine
deutliche Ueberlegenheit des durch Tropfinfusion intravenös
über das intramuskulär einverleibte ACTH zu ersehen. Es darf
dabei nicht außer acht gelassen werden, daß dieser Vorteil
mit der Hälfte und einem Viertel von den intramuskulär
notwendigen Dosen erreicht wurde. Hier schließt sich unser
Ergebnis weitgehend den Angaben in der Literatur an. Allerdings enthält die Tabelle auch 3 Fälle, bei welchen ein vollständiger Rückgang der Erscheinungen nicht zu verzeichnen
war. Es sind dies Kranke, bei denen die Tropfinfusion schon
frühzeitig (am 5. und 6. Behandlungstag) wegen Einsetzen
einer Thrombophlebitis abgebrochen werden mußte. Bei zwei
von ihnen ereigneten sich Rückfälle bereits in der 1. bis
2. Woche nach Abschluß der ACTH-Dauertropfinfusion. Die
sehr lehrreiche Krankengeschichte von einem dieser Fälle
mit Rückfall werden wir anschließend kurz besprechen.
Einiges sagt uns auch der Eosinophilensturz aus. Die Resultate haben wir in der Tabelle vom 1. Tag und unmittelbar nach Abschluß der Behandlung eingetragen. Nur in
einem Fall, der auch sonst zu den Versagern zählt (nur vorübergehende Besserung, kein vollständiges Verschwinden
der Symptome, Rückfall schon nach einer Woche), blieb
eine Eosinophilenabnahme sowohl am 1. Tag als auch am
Tag nach Abschluß der Behandlung aus. Der durchschnittliche Eosinophilenrückgang von 45% am 1. Tag der Behandlung und von 56% unmittelbar nach Abschluß der
ACTH-Infusion bestätigen das Urteil in der Literatur, daß
die Abnahme der Eosinophilen unter der Wirkung von ACTH-
Tropfinfusionen sehr prompt und ausgiebig vor sich geht.
Allerdings möchten wir dazu bemerken, daß hier kaum
ein wesentlicher Unterschied zu unserem früher mit intramuskulären ACTH-Injektionen erzieltem Resultat zu verzeichnen ist. Doch müssen wir ins Kalkül ziehen, daß wir
bei den Dauertropfinfusionen viel geringer dosiert haben.

Unserer Forderung nach Verbilligung der Behandlungskosten wird die ACTH-Dauerinfusionsbehandlung durch Einsparung des Mittels auf die Hälfte bis ein Viertel der intramuskulär wirksamen Dosen gerecht. Dabei vermochten wir
das Resultat nicht zu erreichen, das wir in der Mitteilung
von M a n d l und Mitarbeitern verzeichnet finden, die bei
der Anwendung eines Polyvinylkatheters die Tropfinfusionen
bis zur Dauer von 3 bis 4 Wochen durchführten und dabei
nur die Hälfte der von uns benötigten ACTH-Gesamtmenge
verbrauchten. Was die Verbesserung der ACTH-Behandlung

des A. br. in bezug auf die eingangs aufgestellten 3 Hauptforderungen betrifft, so vermögen wir damit also zunächst einmal die Behandlungskosten bis auf ein Viertel bzw. sogar auf ein Achtel herabzusetzen.

Was die Rückfälle anbelangt, so ist die Zeit der Beobachtung noch zu kurz und wohl auch die Anzahl der behandelten Fälle zu gering, um zu einem abschließenden Urteil zu gelangen. Wir glauben nicht, daß sich unsere Art der Dauertropfmethode im Hinblick auf die Dauerresultate wesentlich wirksamer erweisen wird als die intramuskulären Injektionen. Das ist aber wenigstens theoretisch von der 4wöchigen ACTH-Dauertropfeinverleibung, wie sie M a n d l und Mitarbeiter angeben, zu erwarten und sollte daher noch ausgiebig erprobt werden. Die Methode erfordert aber den Besitz eines Polyvinylkatheters und vor allem das Aufbringen einer endlosen Geduld von seiten der Patienten. Wir werfen also die Frage auf, ob in diesem Hinblick nicht die intermittierende ACTH-Tropfinfusion, wie wir sie oben angegeben haben und wie wir sie in Zukunft viel benützen werden, dem praktischen Ziel am meisten gerecht wird. Was Punkt 2 der eingangs aufgestellten Forderung anlangt, so bleibt also abzuwarten, was die ACTH-Dauertropfinfusionen in Zukunft leisten werden.

Was für den dritten Punkt, das Aktivwerden von latenten Infektionsherden im Körper und damit das Auftreten von Fieberprozessen, zu gelten hat, so sehen wir darin nach unserer Erfahrung bei A. br. keinerlei irgendwie bedrohliche Situation. Vor allem wissen wir seit langem, daß ein derartiger intermittierender Fieberprozeß das A. br. günstig beeinflußt und daraufhin die Atemnot sistiert. Ferner ist es leicht, derartige Infekte mit Hilfe der gebräuchlichen Antibiotika und Chemotherapeutika rasch zu erledigen. Hier ist also zwischen der intramuskulären und der intravenösen Verabfolgung des ACTH kein Unterschied zu verzeichnen. Etwas anderes ist, wenn am Ort einer intramuskulären Injektion durch das Ansetzen von Infektionserregern daselbst Entzündungen und Vereiterungen auftreten, wie wir es unter der Wirkung von ACTH und Cortison immer wieder sehen. Wir haben schon oben erwähnt, und das geht auch aus unserer Tabelle hervor, daß dabei z. B. die Injektion von Myascorbin „Sanabo" (intramuskulär zu verabfolgendes C-Vitamin) wie jede intramuskuläre Injektion (unter Umständen auch das intramuskuläre ACTH selbst) zu sehr ausgebreitetem, lokalem Gewebszerfall Anlaß geben kann. Diese allerdings seltene Komplikation läßt sich durch die intravenöse Einverleibung des ACTH und Vermeidung aller intramuskulären Injektionen umgehen.

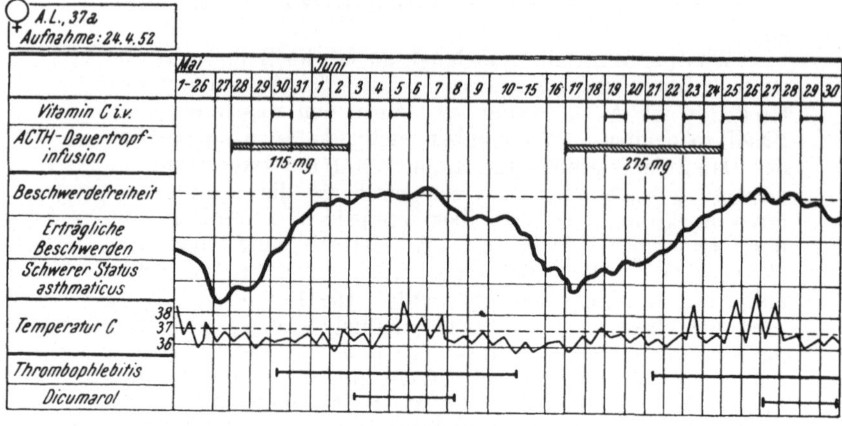

Abb. 1

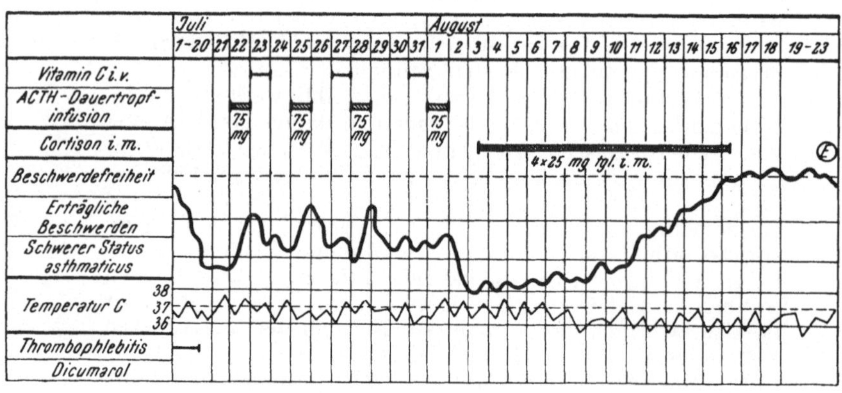

Abb. 2

Abb. 1 und 2. Krankheitsverlauf bei schwerem Asthma bronchiale unter ACTH-Dauertropfinfusion und Cortisontherapie

Als Illustration zu unseren damit abschließenden Ausführungen bringen wir noch kurz die Krankengeschichte einer 36jährigen Frau, bei der, wie schon oben erwähnt, die ACTH-Dauertropfinfusionskur keinen vollen, sondern immer nur einen sehr zeitlich begrenzten Erfolg zeitigte. Es

hat sich im Verlauf der Behandlung bei ihr eine Nebennierenrindeninsuffizienz ergeben, so daß es unmöglich war,
die Nebennierenrinde durch ACTH-Einverleibung genügend
zu stimulieren.

Das Leiden hatte bei ihr schon im 21. Lebensjahr
eingesetzt und hatte von da ab häufige Spitalsaufnahmen
notwendig gemacht. So ist es gekommen, daß bei ihr im
Laufe der Jahre alle geläufigen Asthmakuren und Behand-
lungsverfahren erprobt wurden, darunter auch die beider-
seitige intrathorakale Vaguspinselung usw. Auf die Dauer
blieb alles erfolglos. Im Jahre 1947 fand die Kranke zum
erstenmal Aufnahme auf unserer Abteilung in einem sehr
schweren Grad ihres Leidens. Nach der Entlassung soll
sie halbwegs Ruhe gehabt haben. Dann setzten die Atem-
notanfälle sehr vehement ein und schließlich kommt sie
aus einem Dauerzustand von Status asthmaticus nicht mehr
heraus. Sie suchte deshalb wieder die Hilfe verschiedener
Spitäler Wiens auf, wird stets gebessert entlassen, um aber
immer wieder rasch in den schweren Zustand zurückzufallen.
Auf unsere Abteilung wurde sie zum zweitenmal am
24. April 1952 im schweren Status asthmaticus, hochgradig
zyanotisch und nahezu asphyktisch aufgenommen. Die Atmung
war äußerst mühsam unter Zuhilfenahme der ganzen Auxiliar-
muskulatur. Es besteht eine starke Lungenblähung und
diffuse spastische Bronchitis.

Nachdem Asthmocain, Astholyt, wiederholte Pyrifer-
Fieberstöße, Aerosolinhalationen mit Theopasol, Novasth-
mon usw. keinen Erfolg brachten, schritten wir am 28. Mai
1952 zur ersten intravenösen ACTH-Dauertropfinfusion, welche durch 6 Tage bis zum 3. Juni 1952 durchgeführt wurde.
Nun trat eine Thrombophlebitis auf, welche das Abbrechen
der Infusion erforderte. Doch waren die Lungenerschei-
nungen zu dieser Zeit bereits vollständig abgeklungen und
blieben es dann bis zum 10. Juni, wo wieder starke Atemnot einsetzte und auch auskultatorisch der Befund einer
ausgiebigen spastischen Bronchitis erhoben wurde. Die Eosinophilen zeigten am 1. Tag der Infusionskur (28. Mai 1952)
eine Abnahme von 44%, nach Abschluß derselben (3. Juni
1952) eine Abnahme von 48%. Das weist auf eine gute
Stimulierung der Nebennierenrinde hin. Die Thrombophlebitis heilte im Verlauf von 12 Tagen aus. Vom 10. Juni
ab verschlechterte sich der Zustand der Lunge wieder ständig
und bald leidet die Patientin wieder unter sehr quälender
Atemnot. Wir verordneten deshalb ab 17. Juni 1952 neuerdings eine Dauertropfinfusion, die gleichfalls wegen Auf-

treten einer Thrombophlebitis frühzeitig (24. Juni 1952) abgesetzt werden mußte. Bereits am 2. Tag der Behandlung (18. Juni 1952) setzte eine deutliche Besserung ein, am 25. Juni ist die Atemnot vollständig gewichen und das Resultat der Lungenuntersuchung ist bis auf verlängertes Exspirium und hypersonoren Lungenklopfschall normal. Der Eosinophilensturz war diesmal ein ungenügender. Er betrug am 1. Tag nur 12%, am Ende der Kur nur 29%. Die Nebenniere schien erschöpft zu sein. Es war mit einem baldigen Rückfall zu rechnen. Der günstige Befund blieb auch nur bis zum 12. Juli bestehen, wo nachts wieder Atemnot auftrat und sich auch der Auskultationsbefund verschlechtert hatte. Wir versuchten nunmehr eine intermittierende ACTH-Dauertropfinfusionskur. Patientin erhielt am 22. Juli, 25. Juli, 28. Juli und 1. August 1952 je 25 mg ACTH in 500 ccm Compensan mit Zusatz von 10.000 E. Heparin als 12stündige Tropfinfusion intravenös. Auf jede Infusion tritt schlagartige Besserung auf, die aber nur kurz anhält; bereits am 2. August befindet sich die Kranke in einem sehr bedrohlichen Zustand.

Die ungenügende Wirkung und vor allem der nur kurz anhaltende gute Zustand unserer ACTH-Infusion ließ uns, wie gesagt, daran denken, daß die Nebennierenrinde nahezu erschöpft ist und sich so durch unsere ACTH-Zufuhr nur ungenügend stimulieren läßt. Wir suchten daher unsere Zuflucht zu einer Cortison-Substitutionsbehandlung. Es wurden vom 3. August bis inklusive 16. August 1952 6stündlich je 25 mg Cortison intramuskulär injiziert (Gesamtdosis 1300 mg). Der Erfolg war ein überzeugender. Die Patientin war ab 16. August vollständig beschwerdefrei, und dem entsprach auch der äußerst günstige Auskultationsbefund der Lunge. Mittlerweile war auch die vereiterte Thrombophlebitis (21. Juni bis 19. Juli) ausgeheilt. Die Patientin wurde am 23. August 1952 mit einem sehr günstigen Befund zu einer Höhenklimakur entlassen, da anders ein baldiger Rückfall zu erwarten ist.

Fassen wir das Gesamtergebnis unserer Prüfung der verschiedenen Methoden der Hormonbehandlung des A. br. zusammen, so haben wir in der Methode der intravenösen Dauertropfinfusion zweifelsohne in mancher Hinsicht einen Fortschritt zu erblicken, der uns noch weiter ausbaufähig erscheint. Letzten Endes werden wir aber immer zu überlegen haben, was auch aus unseren bisherigen Veröffentlichungen über dieses Thema eindeutig hervorgeht, daß wir mit ACTH und Cortison Asthmatiker vor dem Ersticken retten können, daß wir ihnen durch Wochen und Monate, selten noch länger, Befreiung von ihren Beschwerden zu verschaffen vermögen, daß wir aber schließlich doch immer mit Rückfällen zu rechnen haben. Was wir dabei mit der Dauertropfinfusion bei Anwendung der Technik von M a n d l und Mitarbeitern oder mit intermittierenden Dauertropfinfusionen (nach eigenen Angaben) erreichen können, dieses Resultat steht noch aus. Wir glauben aber heute schon unser Urteil dahin abgeben zu dürfen, daß es auf jeden Fall einen Vorteil bedeutet, wenn wir an eine erfolgreiche Hormonbehandlung unmittelbar eine zumindest mehrmonatige (bei Kindern 1- bis 2jährige) Höhenklimakur anschließen. Dazu ist aber die Errichtung von Kurhäusern in über 1500 m Seehöhe nötig. Ich schließe mit einem Appell besonders an die Sozialversicherungsträger, für die ich darin eine dankenswerte Aufgabe für die nächste Zukunft sehe.

Die Beeinflussung
der experimentellen Leberschädigung durch Desoxycorticosteron und Cortison

Von

Dr. **L. Benda**

Wien

Mit 6 Abbildungen

Nachdem Cortison zu überraschenden therapeutischen Erfolgen in der Klinik geführt hat, war es Aufgabe der experimentellen Medizin, diese durch ihre klinische Anwendung allein nicht erklärbaren Erfolge durch entsprechende Untersuchungen zu klären. Obwohl die Forschung derzeit noch vollkommen in dieser Hinsicht im Flusse ist, konnten doch schon entscheidende Befunde erhoben werden. Wegen der Kürze der Zeit kann auf diese Befunde nicht ausführlich eingegangen werden, sondern sie sollen nur auszugsweise angeführt werden. Klinische und experimentelle Beobachtungen zeigten, daß Cortison die Bildung von Granulationsgewebe, z. B. nach chirurgischen Eingriffen, hemmt. In Gewebskulturen von Fibroblasten verhinderte das Cortison die Teilung und Vermehrung dieser Bindegewebszellen. Ebenso konnten die entzündlichen Erscheinungen des Arthus- und Schwarzmann-Phänomens gebremst oder verhindert werden. Das gleiche gilt auch für die Masugi-Nephritis, die durch die entsprechende Anwendung von Cortison verhindert oder wesentlich abgeschwächt werden konnte. Wenn man auch hinsichtlich des Entzündungsbegriffes noch zu keiner einheitlichen Definition gekommen ist — A s c h o f f meint, jeder Pathologe habe seinen Entzündungsbegriff —, so ist man heute doch allgemein der Meinung, daß die entzündliche Reaktion ganz eng an das Mesenchym gebunden ist. S c h a d e nennt daher auch das

Mesenchym das Kampffeld der Entzündung. Je nach Art der mesenchymalen Reaktion könnte von einer normergischen, anergischen oder hyperergischen Form der entzündlichen Reaktion gesprochen werden.

Cortison scheint nach den bisherigen Ergebnissen die mesenchymale Reaktion, wie oben schon erwähnt, vollkommen zu unterbinden. Nun hat die Entwicklung der Nebennierenrindenforschung in den letzten Jahren vor allem das unterschiedliche bzw. antagonistische Verhalten von Desoxycorticosteron und Cortison zur Diskussion gestellt. Dies gilt nicht nur für die einzelnen Stoffwechselgebiete, wie Mineral- oder Wasserhaushalt oder Kohlehydratstoffwechsel, sondern auch für das komplexe Geschehen der Entzündung. Auch in diesem Zusammenhang — also was Entzündung betrifft — liegen schon zahlreiche Arbeiten vor, auf die im einzelnen in der Kürze der Zeit nicht eingegangen werden kann —, es soll nur auf die Arbeiten von G r o s s, M a y e r und Mitarbeiter aus den Ciba-Laboratorien hingewiesen werden. Daneben gibt es Arbeiten aus der angloamerikanischen Literatur, die gezeigt haben, daß sich die experimentelle Leberfibrose durch Cortison hemmen bzw. verhindern lassen kann. Wir haben nun untersucht, inwieweit die nach Tetrachlorkohlenstoffvergiftung auftretende Leberfibrose bei Ratten vielleicht unterschiedlich durch Desoxycorticosteron und Cortison beeinflußt wird.

M e t h o d i k :

Unter gleichen Fütterungsbedingungen wurden drei Gruppen von Albinoratten einer chronischen Tetrachlorkohlenstoffvergiftung nach der von R o l l e r an der I. Medizinischen Universitätsklinik entwickelten Inhalationsmethode unterzogen. Die Inhalation, also die Vergiftung, erfolgte jeden zweiten Tag durch insgesamt 14 Wochen. Gruppe A umfaßte 30 Tiere und diente als Kontrolle. Bei Gruppe B mit 40 Tieren wurden täglich 2 mg Desoxycorticosteron intramuskulär (Percorten wasserlöslich — Ciba*), bei Gruppe C mit ebenfalls 40 Tieren 10 mg Cortison intramuskulär täglich (Cortison Ciba) injiziert. Das Durchschnittsgewicht der Tiere betrug 250 g. In Vorversuchen wurden kleinere Tiere verwendet, aber diese erwiesen sich infolge ihres zu geringen Körpergewichtes (durchschnittlich 100 g) zu wenig resistent.

---

* Wir danken der Firma Ciba für die verständnisvolle Unterstützung der Untersuchungen.

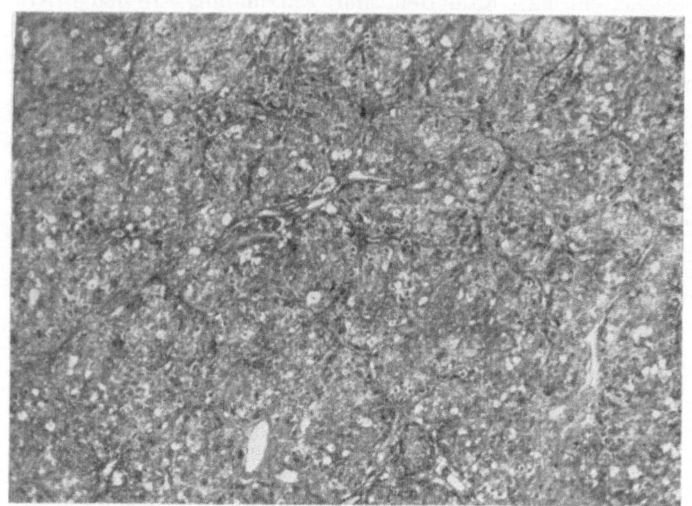

Abb. 1

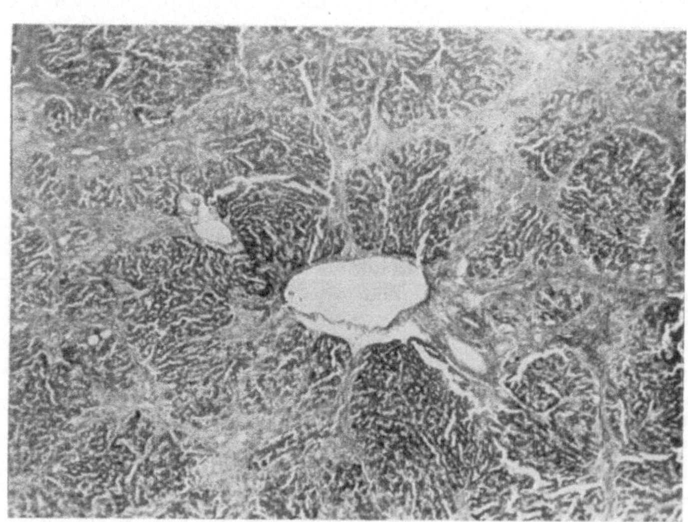

Abb. 2

E r g e b n i s :

Abb. 1 zeigt eine Uebersichtsaufnahme eines Tieres aus der Tetrachlorkohlenstoffgruppe, also Gruppe A. Es wurde dabei die Bindegewebsfärbung nach M a l l o r y angewendet. Wir sehen hier eine mehr minder stark ausgeprägte periazinäre Fibrose, wie sie bei allen Tieren dieser Gruppe anzutreffen war. Diese Tiere überstanden gut die 14 Wochen des Versuches, die Leber war

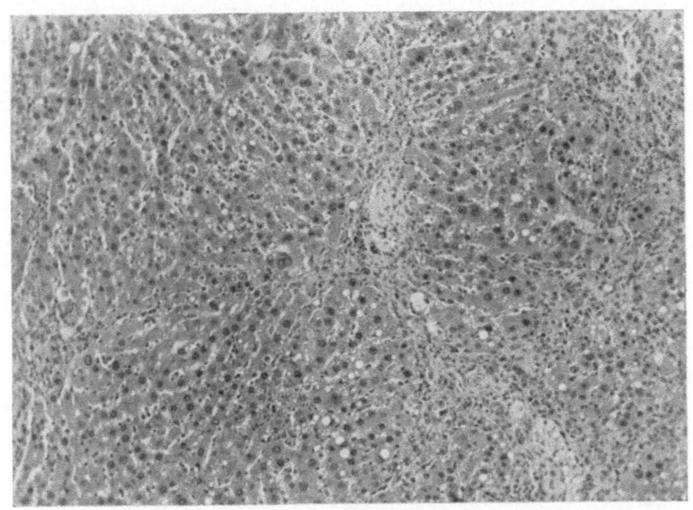

Abb. 3

makroskopisch vergrößert, derb und teilweise oberflächlich fein granuliert.

Abb. 2 zeigt ebenfalls eine Uebersichtsaufnahme nach der Bindegewebsfärbung von M a l l o r y , aber aus der Gruppe B, also jenen Tieren, die mit Desoxycorticosteron behandelt wurden, stammend. Wir sehen hier stark ausgebreitete, auch meist periazinäre Bindegewebsfelder. Gegenüber der Kontrolle waren die Leberveränderungen hinsichtlich der Fibrose viel deutlicher ausgeprägt, und makroskopisch fand sich eine stark vergrößerte, sehr derbe, oberflächlich grob granulierte Leber. 7 der Versuchstiere hatten einen Aszites bis zu 60 ccm. Diese Tiere wiesen auch die stärksten Leberveränderungen auf; an anderer Stelle soll darauf eingegangen werden, inwieweit es sich nicht schon bei diesen Tieren um einen der menschlichen Cirrhose ähnlichen Prozeß gehandelt hat. Diese Tiere überstanden alle die Versuchs-dauer von 14 Wochen. In diesen gezeigten Bindegewebsarealen fanden sich zahlreiche Fibroblasten, Fibrozyten, also Zeichen einer starken, mesenchymal entzündlichen Reaktion. — Abb. 3, eine

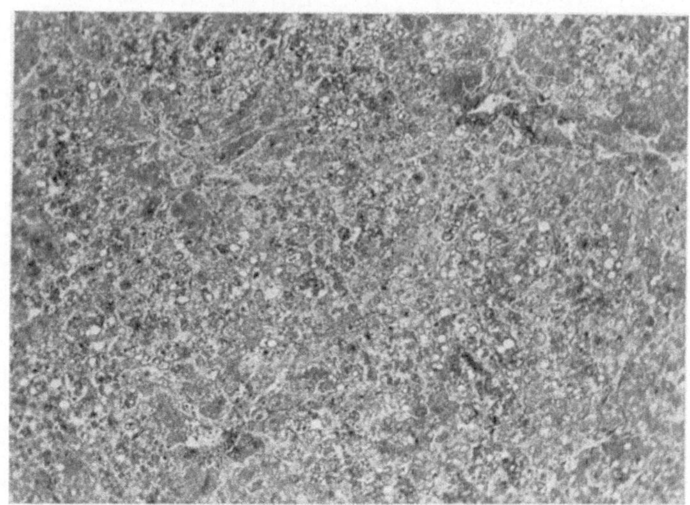

Abb. 4

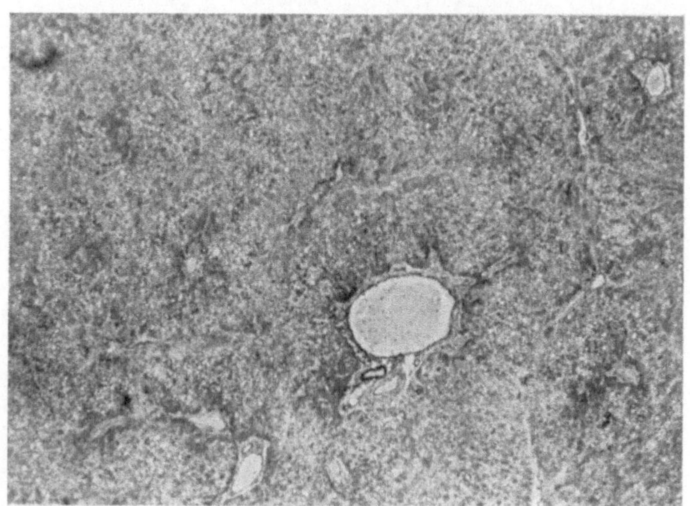

Abb. 5

Färbung nach H. E., zeigt Ihnen diese zelluläre Infiltration in diesen Bindegewebsarealen.

Abb. 4, 5, 6 stammen aus der Cortisonreihe. Diese Tiere gingen zum größten Teil während der chronischen Tetrachlor-kohlenstoffvergiftung unter gleichzeitiger Cortisonanwendung vor der oben erwähnten Zeit von 14 Wochen ein. Nur 6 Tiere kamen über eine Versuchsdauer von 8 Wochen. Bei den Tieren (Abb. 4), die vorzeitig, also vor 8 Wochen, eingingen, zeigte sich histologisch

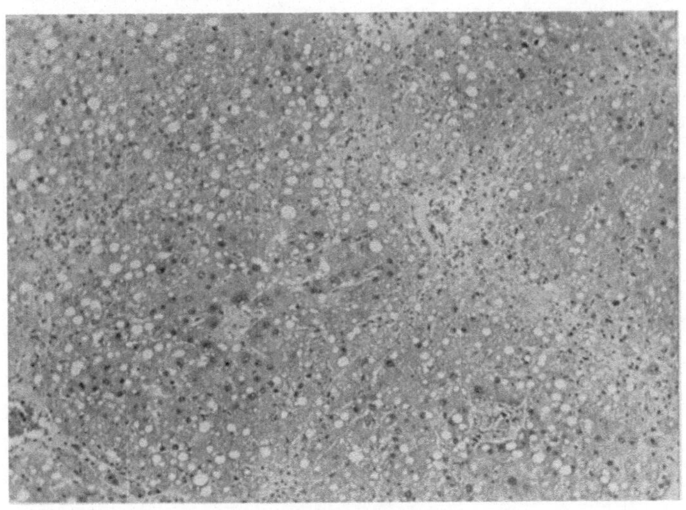

Abb. 6

das Bild einer Leberdystrophie. Sie sehen dies an Hand einer H. E.-Färbung. Abb. 5 stammt von einem der Tiere, das über eine Versuchsdauer von 8 Wochen gebracht werden konnte. Es wurde eine Mallory-Färbung angewendet, dabei kam es in den Nekrose-teilen, die durch die chronische Tetrachlorkohlenstoffvergiftung verursacht wurden, wohl zu einer nach M a l l o r y anfärbbaren Bindegewebssubstanzbildung. Abb. 6 zeigt Ihnen aber, daß in diesen Bindegewebsarealen praktisch jede zelluläre Reaktion fehlt.

Z u s a m m e n f a s s u n g

An Hand der chronischen Tetrachlorkohlenstoffvergif-tung mittels der Inhalationsmethode läßt sich zeigen, daß das Desoxycorticosteron gegenüber den Kontrolltieren zu einer überschießenden mesenchymalen Reaktion führt, wäh-rend das Cortison die entzündliche Reaktion von seiten des Mesenchyms eindeutig hemmt. Diese Hemmung, also Unterbindung der entzündlichen Reaktion, dürfte auch die Ursache für das vorzeitige Sterben der Tiere unter Cortison während des Versuches darstellen. Wie oben gezeigt, findet sich bei diesen Tieren das Bild einer Leberdystrophie ohne Zeichen irgend einer mesenchymalen Reaktion.

Wir selbst besitzen keine Erfahrungen über die Wir-kung von Cortison bei der Hepatitis an der Klinik. Wir erlauben uns nur, auf ein Uebersichtsreferat in einer der letzten Nummern des British Medical Journal hinzuweisen, in dem kritisch alle bisherigen Behandlungsversuche der Hepatitis und Lebercirrhose diskutiert werden. Dabei wird vor der Anwendung von Cortison bei der Hepatitis ge-warnt. Inwieweit Cortison bei der Lebercirrhose ein neues Therapeutikum darstellt, muß nach diesem Referat noch offen bleiben. Wir selbst sind derzeit dabei, die Wirkung des Cortisons bei bereits bestehender Leberfibrose zu unter-suchen.

Bemerkungen zur Cortisontherapie bei Blutkrankheiten

Von

Dr. **E. Keibl**

Wien

Mit 2 Abbildungen

M. D. u. H.! Wenn wir im folgenden über die Wirkung von Cortison bei Blutkrankheiten berichten, so gestatten Sie einleitend die Wiederholung der heute weitgehend bekannten physiologischen Wirkung dieses Hormons auf das

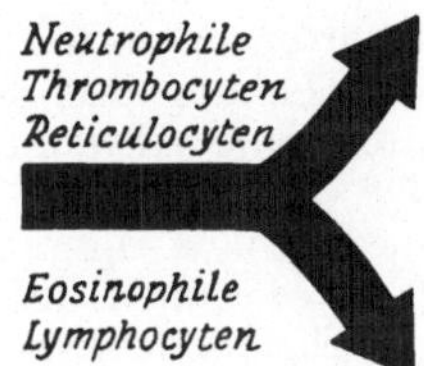

Abb. 1. Schematische Darstellung des Einflusses von Cortison oder ACTH auf das Blutbild

normale Blutbild. Dabei sei festgestellt, daß Cortison und ACTH (bei letztem eine funktionstüchtige Nebennierenrinde vorausgesetzt) prinzipiell gleichsinnige hämatologische Veränderungen bewirken. Abb. 1 zeigt schematisch den bekannten Einfluß des Cortisons auf das leukozytäre, erythrozytäre und thrombozytäre System.

1. Leukopoese: Nach Injektion von Cortison steigt die Gesamtzahl der Leukozyten infolge einer neutrophilen Leukozytose an[1,22], wobei eine mäßige Linksverschiebung der Knochenmarkszellen festzustellen ist. Die Zahl der Eosinophilen nimmt dabei innerhalb weniger Stunden deutlich ab. Nach Injektion von 25 mg ACTH beträgt die Abnahme ungefähr 50%; diese Tatsache wurde von Thorn[2]

als Test für eine funktionstüchtige Nebennierenrinde vorgeschlagen. Die Abnahme der Eosinophilen ist dabei nicht die Folge einer geänderten Verteilung dieser Zellen im Körper, da nach Cortison nirgends eine Gewebseosinophilie gefunden wird[3]. Es wird eher angenommen, daß unter einem Einfluß der Glukokortikoide eine Agglomeration mit folgender Lyse der Eosinophilen im RES auftritt. Angeblich kann die Agglomeration und damit der Eosinophilensturz durch hohe Heparindosen gehemmt werden[3]. Die klastische Wirkung scheint über bestimmte Nukleinsäuren des Kernes zu gehen, die die Eosinophilen merkwürdigerweise mit den gleichfalls durch Cortison klastisch beeinflußbaren Lymphozyten gemeinsam haben[4]. Außerdem wird eine Ausschwemmungshemmung der Eosinophilen in der Dünndarmschleimhaut beschrieben[3]. Ebenso bekannt ist die von S e - l y e sowie von D a u g h e r t y[5] gefundene lymphoklastische Wirkung des Cortisons im strömenden Blut, derzufolge auch eine Lymphopenie auftritt. In den lymphatischen Organen kommt es zur deutlichen Rarifizierung der Lymphozyten, zu regressiven Kernveränderungen und Phagozytose der Zelltrümmer.

2. Erythropoese: Die Erythropoese wird durch Cortison allgemein geringgradig stimuliert. Man findet mäßiges Ansteigen der Retikulozyten, aber erst nach längerer Verabreichung geringe Erhöhung der Erythrozytenwerte. Merkwürdig ist die dabei zu beobachtende Senkung des Serumeisenspiegels nach Cortison, was durch eine Abwanderung des Eisens in das RES erklärt wird[16].

3. Thrombopoese: Es ist bekannt, daß nach Operationen — einer anerkannten Stressituation — es neben dem Absinken der Eosinophilen zu einem Thrombozytenanstieg kommt. Dementsprechend wurde erstmalig von K o l l e r und Z o l l i k o f e r nach Cortisongabe beim gesunden Menschen ein Thrombozytenanstieg beschrieben. An dieser Stelle sei kurz erwähnt, daß nach Cortison eine Verkürzung der Gerinnungszeit auftritt.

So eindeutig die beschriebene Wirkung beim normalen Menschen und bei Laboratoriumstieren beobachtet werden kann, so muß man heute nach längerer Beobachtungszeit feststellen, daß die anfänglich vorhandene Hoffnung, aus dieser Wirkung verwertbare therapeutische Möglichkeiten zu erzielen, nur zum Teil erfüllt werden konnten.

L e u k ä m i e n: Die erwähnte lymphoklastische Wirkung des Cortisons ließ therapeutische Erfolge bei den Lymphadenosen erwarten. Tatsächlich kann durch diese Hormonbehandlung eine gewisse Regredienz der lymphatischen Drüsen erreicht werden[6, 21], die bis zu mehrmonatigen Remissionen führen. Die Lymphozytenzahl bleibt dabei merkwürdigerweise wenig beeinflußt. Die Erfolge sind aber nicht regelmäßig zu erzielen und bleiben auch bezüglich der Remissionsdauer weit hinter jenen mit Röntgenstrahlen zu erzielenden zurück. Man wird daher hauptsächlich die Sub- bzw. aleukämischen Lymphadenosen einer Cortisontherapie unterziehen, bei denen die niedrige Leukozytenzahl die Anwendung von Röntgenstrahlen bzw. stärker wirksamer Zytostaticis verbietet.

Entsprechend dem Leukozytenanstieg und der Linksverschiebung nach Cortison tritt bei chronischen Myelosen nach dieser Behandlung regelmäßig eine Verschlechterung des Zustandes ein. Selbst bei einem von uns beobachteten Fall einer eosinophilen Leukämie, bei dem wir vorerst glaubten, durch die erwähnte eosinopenische Wirkung des Cortisons eine Besserung erzielen zu können, kam es zu einer deutlichen Verschlechterung mit Auftreten junger Zellen. Bei chronischen Myelosen ist daher die Verwendung von Cortison oder ACTH nicht angezeigt.

Anders liegen die Verhältnisse bei der akuten Leukämie. Bei dieser kann bei geeigneten Fällen durch Cortison oder ACTH ein imponierender Umschwung des so schweren Krankheitsbildes erreicht werden. Wir haben an dieser Stelle im letzten Jahr darüber berichtet[12, 24]. Es kann dabei zu einer völligen Remission des peripheren Blutbildes und des klinischen Zustandes mit Verschwinden der Paramyeloblasten und zum Auftreten reifer Leukozyten mit imponierendem Anstieg der Erythrozyten und Thrombozyten kommen.

Leider bleibt das Knochenmark meistens voll von Myeloblasten, wodurch die relativ kurze Remissionsdauer von mehreren Wochen bis Monaten zu erklären ist. Wir glauben, daß diese Erfolge durch eine Stimulierung noch vorhandener normaler Knochenmarksanteile erfolgt und nicht durch eine zytostatische Wirkung, ähnlich jener, die Cortison in vitro auf Fibroblastenkulturen entfaltet, zu erklären ist. Dafür spricht auch, daß es kaum ein zweites Mal gelingt, den ersten Erfolg zu wiederholen. Eine Komponente, die uns gerade für den rasch einsetzenden Umschwung verantwortlich erscheint, ist dabei sicher noch die antiphlogistische und antitoxische Wirkung des Cortisons.

Im Prinzip ähnliche Verhältnisse liegen bei der Cortisonwirkung bei Agranulozyten vor[13]. Ist noch genügend funktionstüchtiges Knochenmark vorhanden, noch keine völlige Knochenmarksphthise nachweisbar, können die Erfolge überraschend prompte sein. Besonders günstig zu beeinflussen sind jene Knochenmarksinsuffizienzen, die als Ueberempfindlichkeitsreaktion im Sinne eines allergischen Vorganges nach Einnahme von bestimmten Medikamenten auftreten.

Anämien: Eine Cortisonmedikation zeigt nur bei gewissen Anämieformen eindeutigen Erfolg. Dies ist in erster Linie bei den erworbenen hämolytischen Anämien vom Typ der Loutitschen Anämie der Fall. Besonders in den Krisen dieser Anämieform sind gute Erfolge zu erzielen. Die Wirkung dürfte sich dabei durch den Einfluß des Hormons auf die die Hämolyse verursachenden Antikörper erklären — also eine immunserologische sein. Ein anderer Mechanismus dürfte der Cortisonwirkung bei den Sichelzellenanämien zugrunde liegen, bei denen der gute therapeutische Effekt durch Verminderung des Glutathionsulfhydrilgehaltes der Erythrozyten erklärt wird[26]. Sonst spricht nur noch die symptomatische Anämie der akuten Leukämie im Rahmen einer für die Grundkrankheit erfolgreichen Hormonbehandlung erstaunlich gut an. Für alle anderen Anämieformen hat Cortison mehr oder minder keine praktische Bedeutung.

Thrombopenien: Bei thrombopenischen Zuständen erzielt man durch Cortison entsprechend der beim normalen Menschen beobachteten Thrombozytenvermehrung häufig eindeutige Erfolge; dies gilt vor allem wieder von den allergisch bedingten Thrombopenien (Ueberempfindlichkeit gegen Medikamente) und von den symptomatischen Thrombopenien der akuten Leukämie. Bei den essentiellen Thrombopenien, dem Morbus Werlhoff, sieht man neben manchmal zu beobachtender Thrombozytenvermehrung und der dementsprechenden Besserung der Blutungsneigung, häufig nur geringes Ansteigen der Thrombozytenzahl oder überhaupt vollkommen fehlende Reaktion[18, 19]. Gerade die letzteren Fälle erscheinen aber deswegen interessant, weil es bei längerer Verabreichung des Hormons trotz niedrigbleibender Plättchenzahl fast immer gelingt, eine weitgehende Besserung der Blutungsbereitschaft und damit des Krankheitsbildes zu erzielen. Es ist bei thrombopenischen Zuständen bekannt, daß neben der Zahl der Thrombozyten auch dem Kapillarfaktor eine wesentliche Rolle bei dem Auftreten des voll ausgeprägten Krankheitsbildes zukommt. Robson und Duthie konnten nun zeigen, daß die Kapillarfragilität nach Cortison deutlich herabgesetzt wird.

Abb. 2 zeigt das Verhalten der Kapillarfragilität bei 2 Fällen
von essentieller Thrombopenie, ausgedrückt durch die Anzahl der Blutpunkte, die nach Aufsetzen einer Saugglocke
bei 20 cm Hg Unterdruck erzielt werden. Beim ersten Fall
ist neben der Besserung der Kapillarfragilität auch ein ein-
deutiger Thrombozytenanstieg erreicht worden, während

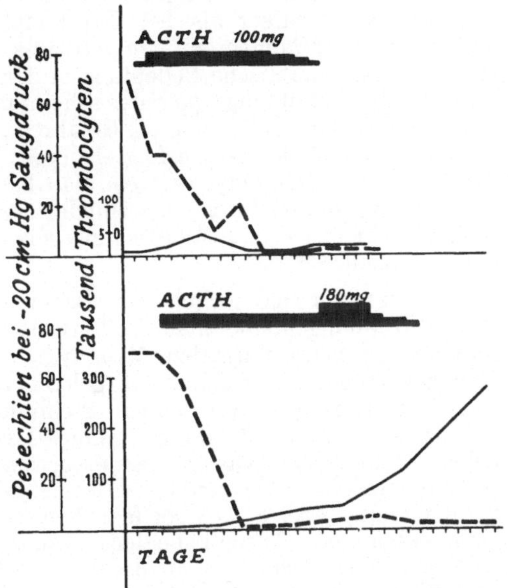

Abb. 2. Verhalten der Thrombozyten und der Kapillarfragilität während der ACTH-Behandlung bei 2 Fällen von essentieller Thrombopenie. (Als Maß der Kapillarfragilität wurde die Anzahl der Petechien
gezählt, die auf der Haut nach dem Aufsetzen einer mit einem
dosierbaren Vakuum verbundenen Saugglocke durch 1 Minute
auftraten)

beim zweiten Fall die klinische Besserung gleichfalls, aber
ohne Aenderung der Thrombozytenzahl, beobachtet werden
konnte. Daß Cortison neben der Kapillarfragilität auch die
Kapillarpermeabilität eindeutig im Sinne einer Dichtung der
Kapillaren beeinflußt, konnten wir zusammen mit G e y e r[25]
mittels des Stautestes nach L a n d i s zeigen.

Zum Schlusse sei noch kurz erwähnt, daß die Versuche einer Beeinflussung der Tumoren der Blutbildungs-
stätten und des RES zu keinem verläßlichen bzw. klinisch

brauchbaren Ergebnis geführt haben. Man hat wohl vereinzelt über Rückbildung der Drüsen bei Morbus Hodgkin und bei Retothelsarkomen und gelegentlich auch über Besserungen bei Myelomen berichtet. Diese Erfolge hielten aber meist nur für die Dauer der Hormonapplikation an und eine Wiederholung der Behandlung ergab gewöhnlich überhaupt keine Wirkung mehr. Entgegen der theoretischen Erwartungen ist noch weniger als bei den lymphatischen Leukämien bei Lymphsarkomen ein verwertbares Resultat zu erzielen. Die einzige praktische Bedeutung in der Behandlung der Tumoren des Blutbildungsapparates scheint in der Tatsache zu liegen, daß durch das Hormon die Gefahren der in der Behandlung dieser Zustände weit erfolgreicheren Röntgen- bzw. N-Lost-Therapie herabgesetzt werden. Man kann damit das Auftreten von Agranulozytosen zu verhindern versuchen, wie dies u. a. Fellinger und Mitarbeiter[15] sowie eigene Beobachtungen zeigten[12, 13, 24].

Zusammenfassend wollen wir nochmals hervorheben, daß die Hoffnungen, die man nach Bekanntwerden der Cortisonwirkung beim normalen Menschen und nach den tierexperimentellen Untersuchungen gehabt hat, sich in der Praxis nicht ganz erfüllt haben. Wenn auch nur bei den erwähnten Krankheitsbildern (akute Leukämien, Agranulozytosen, allergische Thrombopenie, erworbene hämolytische Anämien) eindeutige Erfolge zu erzielen sind, so hat es sich anderseits gezeigt, daß bei manchen Zuständen, wie z. B. den essentiellen Thrombopenien, symptomatische Erfolge durch eine von vornherein nicht erwartete Kapillarwirkung zu erreichen sind. Mit den erwähnten Einschränkungen stellen sowohl Cortison als auch ACTH eine Bereicherung unserer therapeutischen Möglichkeit in der Behandlung der Blutkrankheiten dar. Da die Gegenindikationen einer Cortisontherapie sich mit den heute aufgezählten vollkommen decken, erübrigt sich deren Erwähnung.

Literatur: [1] Forsham, Thorn, Prunty und Hills: J. clin. Endocrin., 8 (1948): 15. — [2] Thorn, Forsham, Prunty und Hills: J. amer. med. Assoc., 137 (1948): 1005. — [3] Godlowsky: J. Endocrin., 8 (1952): 102. — [4] Laves und Thoma: Klin. Wschr., 1951, 21/22: 377. — [5] Dougherty und White: J. Labor. a. clin. Med. (Am.), 32 (1947): 584. — [6] Pearson und Eliel: J. amer. med. Assoc., 144 (1950): 1349. — [7] Donohue, Snelling, Jackson, Keith, Chute, Laski und Silverthrone: J. amer. med. Assoc., 143 (1950): 154. — [8] Burchenal: Blood Club Proc., Atl. City, April 1950. — [9] Dameshek, Saunders und Zannos: III. Congr. internat. Soc. Haemat.,

Cambridge 1950. — [10] Pearson und Eliel: J. amer. med. Assoc., 144 (1950): 1349. — [11] Heilmeyer, Frey, Weissbecker, Buchegger, Kilchling und Begemann: Dtsch. med. Wschr., 1950: 1124. — [12] Geyer, Hein und Keibl: Wien. klin. Wschr., 1951, 35/36: 652. — [13] Dieselben: Klin. Med., 1952, 2: 61. — [14] Alpert, Zimmermann und Sherr: Proc. 2nd ACTH-Conf., II (1951): 235. — [15] Fellinger, Braunsteiner, Pakesch und Reimer: Wien. klin. Wschr., 1951, 32: 572. — [16] Cartwright, Gubler, Hamilton, Fellows und Wintrobe: Proc. 2nd ACTH-Conf., I (1951): 405. — [17] Koller und Zollikofer: Experientia, VI (1950), 8: 299. — [18] Evans und Liu: Arch. int. Med. (Am.), 88 (1951), 4: 503. — [19] Ragan: Diskuss.-Bem. Proc. 2nd ACTH-Conf., II (1951): 178. — [20] Robson und Duthie: Brit. med. J., 1950: 971. — [21] Stefanini, Roy, Zamos und Dameshek: J. amer. med. Assoc., 144 (1950): 1372. — [22] Thorn: Trans. Assoc. amer. Physicians, 62 (1949): 233. — [23] Spies, Stone, Lopez und Reboredo: Lancet, 259 (1950): 241. — [24] Keibl: Wien. klin. Wschr., 1952, 10: 179. — [25] Geyer und Keibl: Wien. Z. inn. Med., 33 (1952), 4:148. — [26] Ley und Mitarbeiter: Zit. n. Heilmeyer: Acta Haemat., 7 (1952), 4.

Zur Wirkung
der physikalischen Therapie auf
das Hypophysen-Nebennierenrindensystem

Von

Dr. E. Haus

Innsbruck

Die sogenannte „vegetative Umstimmung" gilt als das
Ziel der meisten balneologischen und physikalischen Allgemeinanwendungen[1,2]. Es zeigen dabei ganz verschiedene
therapeutische Eingriffe, wie Ueberwärmungsmaßnahmen
aller Art[3,4], Moor-[5-7], Radon-[8] und sonstige Badekuren gewisse gemeinsame Grundzüge in Wirkung und Art der Reaktion. Diese also zum Teil sichtlich unspezifischen Vorgänge erscheinen nicht durch die Art der angewandten Maßnahmen, die Qualität und Quantität der zugeführten Energie
oder das physikalische Milieu, sondern durch die Reaktion
des Organismus auf die therapeutisch veränderten Umwelt-
einflüsse bedingt[9]. Es handelt sich dabei um allgemeine
Regulationsvorgänge im Bereich des vegetativen Systems,
welche anscheinend in der Regel auf bestimmten vorge-
zeichneten Bahnen abzulaufen pflegen. Sie sind für den
Arzt häufig von größerer Bedeutung als die primären und
spezifischen Wirkungen der jeweiligen physikalischen Maßnahme.

Seit langem ist dabei die entscheidende Rolle der
humoral-endokrinen Komponente des vegetativen Systems
gerade für die langsam einsetzenden und tiefgreifenden
„Umstimmungsvorgänge" bekannt[10-13]. Die zentrale Stellung des Hypophysen-Nebennierenrindensystems im Rahmen
der Physiologie der Abwehr und Anpassungsreaktionen[13]
sowie die Bedeutung des gleichen Systems in der Pathogenese der rheumatischen Erkrankungen[14-20,66], deren Be-
einflußbarkeit durch exogene Hypophysen und Nebennieren-

wirkstoffe, Zustände erhöhter hormonaler Aktivität (z. B. Schwangerschaft) und auch durch eine ganze Reihe verschiedener physikalisch-balneologischer Allgemeinmaßnahmen, sprechen für die besondere Bedeutung dieses Funktionskreises für die therapeutische „Umstimmung" des Rheumatikers.

Von diesen Ueberlegungen ausgehend, wurde ein Krankengut von über 700 Patienten, in erster Linie Rheumatikern, welche einer Heißluft-Radiumemanationsbehandlung im Thermalstollen bei Böckstein (38 bis 41·5⁰ C, um 90 % relative Luftfeuchtigkeit und 3·6 bis 6·14, 10^{-9} C/l Emanationsgehalt)[21] unterzogen wurden, klinisch beobachtet[22, 23] und versucht, die Wirkung dieser Behandlung auf das Hypophysen-Nebennierensystem zu erfassen.

So wurde zunächst das Verhalten der eosinophilen Leukozyten an Hand von 100 Tageskurven (mit 2stündlicher Abnahme) verfolgt. Hierbei fielen bereits vor Beginn der Behandlung Veränderungen in der Tagesrhythmik bei Rheumatikern auf. Während bei sonstigen Patienten und leichten Rheumatikern die normalen[24—27] Tagesschwankungen mit einem Minimum im Laufe des Vormittags vorherrschten, blieb bei den schweren und floriden Fällen in der Regel der morgendliche Abfall der Eosinophilenzahl im peripheren Blut aus, eine Erscheinung, die von Halberg[26, 27] als Zeichen einer Nebennierendysfunktion gedeutet wird. Auch bei Adrenalinbelastung (60 Untersuchungen bei 33 Patienten) blieb gerade bei den schweren Rheumatikern der Eosinophilenabfall auffallend häufig gering oder trat überhaupt nicht ein. Trotzdem fanden wir auf Stresseinwirkung (z. B. Sonnenbestrahlung) oder ACTH meist einen im wesentlichen normalen Eosinophilensturz. Im Laufe der Behandlung kam es zu keiner Senkung der Basiseosinophilie und auch zu keinem Abfall über die übliche Stressreaktion nach der Einzeleinfahrt. Die Werte der Adrenalinbelastung[25] nach einer Stolleneinfahrt und am Ende der Kur zeigten Zeichen erhöhter allgemeiner Labilität mit häufigen paradoxen Reaktionen, jedoch in ihrem Ausfall keine Beziehung zu Kurverlauf oder Kurerfolg.

Insulin-Glukosetoleranzversuche[28] (30 bei 15 Patienten) und der Sturmsche Adrenalinversuch[29] (27 bei 14 Patienten) ergaben ebenfalls deutliche Aenderungen der vegetativen Regulationen, teilweise im Sinne einer allgemeinen Labilität mit starker subjektiver Empfindlichkeit gegenüber dem Pharmakon, teilweise mit geringerer Empfindlichkeit

und der Neigung zu erhöhten Blutzuckerwerten und ver-
langsamtem Wiederabsinken zur Norm (ähnlich wie unter
ACTH). Die Patienten der ersten Gruppe zeigten in der
Regel auch heftige Badereaktionen. Eine Beziehung zum
Kurerfolg ließ sich aber auch hier nicht aufstellen.

Im Verhalten der 17-Ketosteroidausscheidung zeigte
sich kein grundlegender Unterschied zwischen Rheumatikern und sonstigen Versuchspersonen. Wohl scheint aber
eine Gruppe von 7 Fällen von typischer Spondylarthritis
ancylopoetica-Bechterew eine gewisse Sonderstellung einzunehmen. Von 33 bisher untersuchten Patienten zeigten in
der ersten Kurwoche 21 am Tage nach der Einfahrt einen
17-Ketosteroidanstieg von 13 bis 300% (durchschnittlich
71%). Am folgenden Tag waren die Werte aber meist (bei
zirka 60% der Fälle) wieder deutlich (auf durchschnittlich
81% des Ausgangswertes) abgefallen. Bei 2 Patienten kam
es erst nach mehreren Einfahrten zu einer entsprechenden
Reaktion. Keine Aenderung oder einen Abfall der 17-Keto-
steroidwerte beobachteten wir nach den ersten Einfahrten
bei insgesamt 10 Patienten. Davon waren 2 Polyarthritiker,
welche eine starke Badereaktion bzw. ein subakutes Fortschreiten ihrer schweren floriden Polyarthritis zeigten,
ferner 5 Patienten mit Morbus Bechterew, welche bei
einem mäßigen Absinken der Werte um durchschnittlich
15% einen durchaus guten Kurverlauf hatten und 3 Nicht-
rheumatiker (wobei in einem Fall ein aktiver Zahnherd
gefunden wurde).

Gegen Ende der 3- bis 4wöchigen Kur war eine erhöhte 17-Ketosteroidausscheidung nach der Einzeleinfahrt
nur mehr bei 12 von 33 Patienten festzustellen. Die übrigen
zeigten im wesentlichen normale Durchschnittswerte und
klinisch einen normalen Kurverlauf. Auch Patienten, welche
geringe Dosen ACTH (der Firmen „Farbwerke Höchst",
„Promonta" und „Sanabo"), und zwar einmal 5·0 mg bis
zweimal 12·5 mg und dazu 500 mg Vitamin C täglich erhielten, zeigten bei stets guter subjektiver Reaktion keinen
deutlichen Anstieg der 17-Ketosteroidwerte oder eine veränderte Reaktionsweise. Ein stärkeres Absinken der Werte
ging jedoch stets mit einer heftigen Badereaktion oder
einem frischen Schub der Erkrankung einher.

Diese Ergebnisse entsprechen ähnlichen Untersuchungen bei Ueberwärmungsbädern [30, 31], Moorbädern [6, 7] und sonstigen Anwendungen der physikalisch-balneologischen
Therapie [32, 33], lassen also in erster Linie auf unspezifische
Regulationsvorgänge schließen [34].

Ganz allgemein zeigt sich am Ende der Behandlung auch klinisch bei der überwiegenden Mehrzahl der Patienten eine erhöhte vegetative Labilität und amphotone Tonussteigerung, jedoch keine einheitliche Verschiebung der Reaktionslage in die eine oder andere Richtung und eine normale Stressreaktion. Bei endokrinen Dystonikern mit von vornherein veränderter Ausgangslage jedoch, kam es klinisch, wie an Hand der Laboratoriumsuntersuchungen, häufig zu Entgleisungen in ihrer jeweiligen Funktionsrichtung. So zeigten auch z. B. Patienten mit vorher normalem Grundumsatz im Laufe der Behandlung keine Aenderung oder eher eine Senkung, Patienten mit erhöhtem Grundumsatz jedoch einen weiteren Anstieg desselben[35]. Dem entsprach, gleich wie bei der Ueberwärmungsbadbehandlung, auch klinisch häufig ein Hervortreten oder eine Verschlechterung hyperthyreotischer Erscheinungen. Anderseits kam es bei einer Patientin mit einem seit längerer Zeit stationären Cushingschen Syndrom sofort, wie vor allem einige Zeit nach der Stollenbehandlung, zu einer deutlichen Verschlechterung des Zustandsbildes. Auch bei einem konstitutionell ausgesprochen nebennierenbetonten[36,37] Patienten entwickelte sich, nach zu häufig durchgeführten Stolleneinfahrten, ein Nebennierenüberfunktionssyndrom mit 11 kg Gewichtszunahme, auffallender Rundung des Gesichtes, Striae distensae, Polyglobulie, hypertoner Regulationslage und Vermehrung der Körperbehaarung, wie des Bartwuchses. Diese Erscheinungen blieben zirka 6 Monate bestehen und bildeten sich dann innerhalb weniger Wochen, mit gleichzeitigem Wiederauftreten der im Laufe der Stollenbehandlung vergangenen geringgradigen rheumatischen Beschwerden, zurück. Bei diesem Fall kam es auch noch ein Jahr später, unter normaler therapeutischer Dosierung und bei einem normalen Ausgangswert der 17-Ketosteroide bereits nach einer Stolleneinfahrt zu einem Ketosteroidanstieg um über 300%.

Rein konstitutionell soll der Pykniker ein verstärktes Ansprechen der Hypophysen-Nebennierenachse und der Leptosome eine verstärkte Reaktionsbereitschaft der Hypophysen-Schilddrüsenachse zeigen[37]. Dieser Beobachtung könnten eventuell die besseren Erfolge der unspezifischen Therapie bei pyknischen als bei leptosomen Polyarthritikern entsprechen[38,39].

Zu den rein anlagebedingten Verschiedenheiten kommt beim Rheumatiker, als pathogenetischer Faktor seiner Erkrankung, ein veränderter Funktionszustand des Hypophysen-Nebennierensystems[14—20]. Eine innersekretorische Veränderung bewirkt aber in der Peripherie, wie in der endokrinen Reafferenz, stets eine veränderte Reaktionsweise des gesamten vegetativen Systems[10,40]. Besonders die schweren chronischen Fälle zeigen vielfach das Bild einer kortiko-prälobären Insuffizienz[41,42], und zum Teil mit dem daraus entstehenden Ueberwiegen der Hypophysen-Schilddrüsenachse[40] das der „kompensierenden Hyperthyreose"[43—45]. Unter diesen Bedingungen kann es auf den therapeutisch gesetzten Reiz dann auch zu einem veränderten Ablauf der Alarmreaktion mit Ueberwiegen der funktionell „vorherrschenden" Komponente kommen. Ein solcher, für das therapeutische Ziel des gesetzten Reizes „fehlgeleiteter" Reaktionsablauf führt nun erfahrungsgemäß häufig zu üblen Badereaktionen und beeinträchtigt den Kurerfolg.

Der besonders beim schweren Polyarthritiker auffallend häufig fehlende morgendliche Eosinophilenabfall läßt auf eine Störung des normalen Tagesrhythmus der Nebennierenfunktion schließen, welche ihr Maximum zwischen 6 und 10 Uhr vormittags erreichen soll[27]. Dieser Tagesrhythmus der Nebenniere, als Teil des charakteristischen 24-Stunden-Rhythmus des Gesamtorganismus[46,47], wird durch die Einwirkung äußerer Reize verändert und eventuell gestört[48]. In diesem Zusammenhang erscheint bemerkenswert, daß verschiedene physikalisch-therapeutische Maßnahmen (wie Ueberwärmungsbäder, Gasteiner Thermalbäder und auch der Böcksteiner Thermalstollen) von den Patienten am frühen Morgen oder Vormittag, also zur Zeit der erhöhten Funktionsbereitschaft der Nebenniere, bedeutend besser vertragen und subjektiv als angenehmer empfunden werden als am Nachmittag. Im Gesamtkurerfolg ist allerdings beim Vergleich größerer Statistiken kein wesentlicher Unterschied festzustellen[23,49].

Abgesehen von einer gewissen Funktionsträgheit[6,15,18,50,51] erscheint die Nebennierenrinde des Rheumatikers in der Regel auf exogenes und endogenes ACTH annähernd normal ansprechbar[52,53]. Auch wir erhielten in der Mehrzahl der Fälle, und zwar in einem ähnlichen Prozentsatz wie bei Nichtrheumatikern, eine normale Eosinophilenreaktion auf Stress und ACTH sowie einen signifikanten Anstieg der 17-Ketosteroide am Tage nach den ersten Stolleneinfahrten. Den Abfall unter den Ausgangswert am zweiten Tag nach der Einfahrt dürfen wir wohl kaum als

Ausdruck einer „Insuffizienz durch Erschöpfung" deuten, da sich uns klinisch eine Einfahrt an jedem zweiten Tag am besten bewährt hat und auch noch 2 bis 3 Einfahrten an aufeinanderfolgenden Tagen in der Regel gut vertragen wurden. Ein sofortiges oder längeres deutliches Absinken unter den Ausgangswert, wie wir es mehrfach nach dem Versuch einer „Stoßdosierung" mit 4 bis 5 Einfahrten hintereinander sahen, ist jedoch fast stets als Zeichen einer „Erschöpfung" des Systems zu deuten und mit entsprechenden Allgemeinerscheinungen, wie Abgeschlagenheit, Kollapsneigung und beim Rheumatiker mit verstärkten Beschwerden und eventuellen Schwellungen verbunden. Eine gewisse Ausnahme im Verhalten der Ketosteroide scheinen hier die Fälle von M. B e c h t e r e w zu bilden[54, 55]. Aehnliche Beobachtungen hinsichtlich Ketosteroidverhalten, Badereaktion und Dosierung berichtet H i l l e r[6] vom Moorbad. Sie entsprechen ebenfalls unseren klinischen Erfahrungen am Ueberwärmungsbad. Die Badereaktion wird durch vorsichtige Zufuhr von exogenem ACTH nicht verstärkt, sondern gebessert. Es erscheint uns daher fraglich, ob in diesen Fällen stets die periphere Drüse die schwache Stelle des Systems darstellt.

Ob die Abnahme oder das Ausbleiben der 17-Ketosteroidreaktion in der zweiten Hälfte der Behandlung auf eine „Anpassung" mit Uebergang in ein ausgeprägtes „Resistenzstadium" und Gewöhnung an den wiederholten Reiz[13], oder auf eine qualitative Funktionsänderung der Nebenniere zurückzuführen ist, müssen weitere steroidchemische Untersuchungen zeigen, da die 17-Ketosteroide bei den Stressreaktionen nur eine untergeordnete Rolle spielen[56]. Für die letztere Annahme könnte das häufige Ausbleiben eines Ketosteroidanstieges bei gutem therapeutischem Erfolg einer mit der Stollenkur gleichzeitig durchgeführten niederdosierten ACTH-Behandlung sprechen.

Die Reaktion auf den unspezifischen Reiz ist stets auch den verschiedensten sonstigen äußeren Einflüssen unterworfen. So z. B. vorhergegangenen körperlichen und seelischen Belastungen, Sonnenbestrahlung usw., also allen Arten von zusätzlichem oder kurz vorangegangenem Stress, der Diät und bei der physikalischen Therapie der spezifischen Wirkungskomponente der jeweiligen Anwendung. Keine Einwirkung auf den Organismus erzeugt „Stress", ohne nicht die ihr eigene spezifische Symptomatologie ebenfalls mit auszulösen[57]. Viele dieser Momente können mitbestimmen, ob ein einwirkender Reiz von einem physiologischen

Adaptationssyndrom gefolgt sein wird, oder ob sich Adaptationserkrankungen entwickeln[13]. Die spezifischen Wirkungen einer physikalischen Therapie bilden daher, gleich, wie weit sie für den Gesamttherapieerfolg verantwortlich sind, sogenannte „konditionierende Faktoren" für die unspezifische Reaktion des Hypophysen-Nebennierenrindensystems. Wenn nun diese spezifischen Faktoren den gleichen Angriffspunkt und die gleiche Richtung ihrer Wirkung haben, wie es der Tendenz des Adaptationssyndroms entspricht, kommt es zu einer Summation der Wirkung und daher bei den Erkrankungen, bei denen eine Verschiebung oder Störung der Adaptationsmechanismen eine Rolle spielt, zu einer besonders ausgeprägten Reaktion.

Im vorliegenden Fall handelt es sich um die Inhalation von Radiumemanation, kombiniert mit Hyperthermie. Die Radiumemanation zeigt dabei neben ihrer direkten Wirkung auf den Gesamtorganismus[58-60] eine spezifische Wirkung auf das endokrine System, dessen hochaktive Zellen sich dem Reiz der ionisierenden Strahlung gegenüber als besonders empfindlich erweisen[61]. Durch die allerdings nicht unbestrittene[62] Lipotropie der Emanation könnte es auch zu einer direkten selektiven Ansammlung und Reizwirkung auf die lipoidreichen Gewebe des Nervensystems, der Hypophyse und der Nebennierenrinde kommen. Die bedeutende Allgemeinwirkung des Radon wird durch die Beobachtung unterstrichen, daß schon die alleinige Emanationsbehandlung, z. B. als Trinkkur, Reaktionen auszulösen vermag, wie wir sie von Badekuren und der Ueberwärmungsbadbehandlung her gewohnt sind[8, 62]. Die gegenseitig unterstützende Wirkung von Hyperthermie und Radiumemanation zeigen sowohl die günstigen Ergebnisse der Gasteiner Stollenbehandlung, wie auch die einer gleichzeitigen Ueberwärmungsbadbehandlung und Radontrinkkur[63].

Auch der Versuch einer „Steuerung" und „Bahnung" der unspezifischen Abwehrvorgänge durch die vorsichtige Gabe von geringen Dosen von ACTH (5 bis 20 i. E. ACTH mit 500 mg Vitamin C täglich bis jeden zweiten Tag, zugleich mit der unspezifischen Maßnahme gegeben) scheint bei physikalischen Allgemeinanwendungen erfolgversprechend und besonders bei den Formen der kompensierenden Hyperthyreose angezeigt[64].

Eine Bestätigung der grundlegenden Bedeutung eines funktionsfähigen Hypophysen-Nebennierenrindensystems für Wirkung und Erfolg der physikalischen Therapie erbringt der Mißerfolg der Kombination der Stollenbehandlung mit therapeutischen Cortisondosen. Die klinisch wirksame Cortisondosis entspricht ungefähr der 2- bis 4fachen Hemmungsdosis der endogenen ACTH-Ausschüttung bei normaler Tagesbelastung des Patienten[65] und führt daher zu einer funktionellen Ausschaltung des Zwischenhirn-Hypophysen-Nebennierenrindensystems, wodurch der physikalischen Maßnahme einer ihrer wesentlichen Angriffspunkte genommen zu sein scheint.

Abschließend läßt sich sagen, daß eine Funktionsänderung des Hypophysen-Nebennierensystems durch physikalisch-balneologische Allgemeinmaßnahmen die Teilkomponente einer äußerst komplexen Reaktion des gesamten Vegetativums darstellt.

Die Richtung und das Ausmaß dieser Funktionsänderung ist dabei nicht immer gleich, sondern von der oft verschiedenen normalen und pathologisch veränderten Ausgangslage sowie von zahlreichen Umwelteinflüssen abhängig.

Das System ist mit ein wesentlicher Faktor für den Kurverlauf bei Rheumatikern. Es lassen sich daher aus der Beobachtung seiner möglichen Veränderungen Anhaltspunkte für die Dosierung physikalisch-balneologischer Maßnahmen sowie für eine „Steuerung" seiner Reaktion mittels einer geeigneten Kombinationsbehandlung finden.

Literatur: [1] Vogt, H.: Lehrb. der Bäder- u. Klimaheilkunde. Berlin: Springer-Verlag, 1940. — [2] Neergaard, K. v.: Dynamische Reaktionspathologie. Basel: B. Schwabe & Co., 1946. — [3] Rajewsky, B. und Lampert, H.: Wärmebehandlung in der Medizin. 2. Frankfurter Konf. f. nat.-med. Zusammenarbeit. Leipzig: Th. Steinkopff, 1937. — [4] Lampert, H.: Ueberwärmung als Heilmittel. Stuttgart: Hippokrates-Verlag, 1949. — [5] Guthmann, H.: 2. Frankfurter Konf. f. nat.-med. Zusammenarbeit, S. 145. Leipzig: Th. Steinkopff, 1937. — [6] Hiller, E.: Dtsch. med. Wschr., 1952: 856. — [7] Derselbe: Med. Mschr., 3 (1952): 154. — [8] Happel, P.: In Grober: Klin. Lehrb. der phys. Therapie, S. 304. Jena: G. Fischer, 1950. — [9] Thauer, R.: 2. Frankfurter Konf. f. nat.-med. Zusammenarbeit, S. 25. Leipzig: Th Steinkopff, 1937. — [10] Schliephake, E.: Arch. exper. Path. (D.), 132 (1928): 350. — [11] Derselbe: Dtsch. Arch. klin. Med., 172 (1932): 523. — [12] Neergaard, K. v.: 2. Frankfurter Konf. f. nat.-med. Zusammenarbeit S. 162. Leipzig: Th. Steinkopff, 1937. — [13] Selye, H.: Stress, Acta Inc. Montreal, 1950. — [14] Boland, E. W.: Ann. Rheumat., Diss. London, 9 (1950): 1. — [15] Zorn: Das rheumatische Syndrom und die Nebennierenrinde. Jena: G. Fischer, 1951. — [16] Hench, P. S. und Mitarbeiter: Arch. int. Med. (Am.), 85 (1950): 545. — [17] Chiari, H.: Wien. klin. Wschr., 1950, 40. — [18] Böni, A.: Arch. phys. Ther., 3 (1951): 193. — [19] Hiller, E.: Verh. dtsch. Int.-Kongr., 1952. — [20] Weissbecker, L. und Ruppel, W.: Klin. Wschr., 1952, 30: 155. — [21] Scheminzky, F.: Badgasteiner Badeblatt, 1951, 38—44. — [22] Hittmair, A.: Badgasteiner Badeblatt, 1951, 28. — [23] Halhuber, M.: Verh. dtsch. Ges. phys. Ther., Dtsch. Bädertag, 1951. — [24] Appel, W.: Z. exper. Med., 104 (1939): 15. — [25] Thorn, G. W., Forsham, P. und Mitarbeiter: J. clin. Endocrin., 1951: 11. — [26] Halberg, F.: Lancet, 1952. — [27] Derselbe: Sympos. über Probleme des Hypoph.-Nebennierenrindensystems. Freiburg, Juni 1952. — [28] Derselbe: J. Labor. a. clin. Med. (Am.), 1951. — [29] Sturm, A. und Wawersik: Med. Klin., 1949, 40. — Martin: Zit. n. Böni, A.: Arch. phys. Ther., 3 (1951): 193. — [31] Ott, V. R.: Z. physik. u. diät. Ther., 1 (1948): 135. — [32] Bonessa, C., Bocconi, G. und Grisler, R.: Atti Soc. lomb. Sci. med. e biol., 5 (1949/50): 78. — [33] Ott, V. R.: Arch. med. Hydrol. (Brit.), 18 (1948): 44. — [34] Spadea, G.: Valsalva (It.), 26, 1950. — [35] Inama, K.: Klin. Unters. im Thermalstollen bei Böckstein. Persönl. Mitteilung. — [36] Bente, D. und Kretschmer, E.: Konstitution u. Reaktion. Sympos. über neuralpathol. Grundlagen. Höxter-Weser, Mai 1952. Acta Neurovegetativa (im Druck). — [37] Schneider, J. A.: Endokrinologie, 28 (1951): 161. — [38] Ott, V. R.: Arch. phys. Ther., 3 (1951): 280. — [39] Josenhaus, W.: Arch. phys. Ther., 3 (1951): 281. — [40] Selye, H.: Stress, Acta Inc. Montreal, 1950: 22, 355. — [41] Jahn, D.: Klin. Wschr., 1938, I. — [42] Schlegel: Z. Morph. u. Anthrop., 38, 1939. — [43] Jahn, D.: Regensburger Jahrb. f. ärztl. Fortb., Bd. I. — [44] Derselbe: Verh. dtsch. Int.-Kongr., 1951. — [45] Strauss, Hiller und Jakob: Med. Klin., 1951, 46: 1102. — [46] Bükow, K. M.: Die Großhirnrinde und die inneren Organe. Leningrad 1947. — [47] Regelsberger, H.: Sympos. über neuralpathol. Grundlagen. Höxter-Weser, Mai 1952. Acta Neurovegetativa (im Druck). — [48] Selve, H.: Stress, S. 787. — [49] Henn, O.: Verh. dtsch. Ges. phys. Ther., Dtsch. Bädertag, 1951. — [50] Thorn, G. W., Forsham, P. und Mitarbeiter: Ann. Rheumat. Dis., 8 (1949): 307. — [51] Lièvre, J. A. und Mitarbeiter: Sem. Hôp. Par., 27 (1951): 2345. — [52] Sayers, G.: Physiol. Rev. (Am.), 30 (1950): 241. — [53] Coste, F. P.: Presse méd., 59 (1951): 481. — [54] Davison, R. und Mitarbeiter: Arch. int. Med. (Am.), 85 (1950): 3. — [55] Dieselben: J. clin. Endocrin., 9 (1949): 79. — [56] Venning, E. H.: J. clin. Endocrin., 7 (1947): 79. — [57] Selye, H.: Annual Rep. on Stress, 1951. Acta Inc. Montreal, S. 31. — [58] Dessauer, F.: Untersuchungen über das Grundproblem der biologischen Strahlenwirkungen. Leipzig: G. Thieme, 1931. — [59] Rajewsky, B.: Strahlenther., 56 (1936): 763. — [60] Happel, P. und Heller, C.: Balneologe, 2 (1935): 499. — [61] Vogt, H. und Amelung, W.: Einf. in Balneologie u. medizin. Klimatologie, 2. Aufl. Berlin: Springer-Verlag, 1952: 56. — [62] Lampert, H.: Physikalische Therapie, S. 150. Leipzig:

Th. Steinkopff, 1952. — [63] Pracejus: Verh. dtsch. Ges. phys. Ther, Dtsch. Bädertag, 1951. — [64] Haus, E.: Sympos. über Probleme des Hypoph.-Nebennierenrindensystems. Freiburg i. Br., Juni 1952. — [65] Wilkins, L., Gardner, L. I. und Mitarbeiter: J. clin. Endocrin. a. Metabol., 12 (1952): 257. — [66] Kühnau, J.: Die Medizinische, 1952: 559.

Der Schmerztest und sein Wert
für die Prüfung des analgetischen Effektes
von Arzneimitteln

Von

Dozent Dr. **E. Leinzinger**

Graz

Mit 2 Abbildungen

Der klinischen Prüfung analgetischer Substanzen hat stets die Auswertung im Tierversuch vorauszugehen.

Zur Schmerzsetzung werden m e c h a n i s c h e, t h e r - m i s c h e, c h e m i s c h e und e l e k t r i s c h e Reize empfohlen. Allen Methoden haften gewisse Mängel an, woraus sich die Vielzahl der beschriebenen Teste und ihrer Modifikationen erklärt. Im Experiment läßt sich die Empfindung Schmerz bekanntlich nie direkt erkennen, sondern nur aus der beobachteten Abwehrreaktion vermuten. Außerdem ist es nötig, die im Tierversuch als Test für Schmerz erwählten Reaktionen gegenüber den „Pseudoschmerzreflexen" und einfachen Abwehrreflexen abzugrenzen, die durch bloße Wahrnehmung eines Reizes ausgelöst werden. Nicht nur beim Menschen, sondern auch im Tierreich unterliegen Schmerzempfindung und Schmerzäußerung großen Varianten, wobei speziell der Schwellenwert für schwache Reize stark schwankt.

Macht bereits die qualitative Feststellung des Schmerzsymptoms Schwierigkeit, so ist die quantitative Registrierung ein noch größeres Problem. Aus der Schnelligkeit und Heftigkeit der reaktiven Abwehr lassen sich relative Schlüsse auf die Intensität des Schmerzreizes ziehen: Je größer der Reiz, um so kürzer wird die Latenzzeit für die Schmerzabwehr sein.

Unter dem Einfluß analgetischer Substanzen läßt sich das Ansteigen des Schwellenwertes für einen bestimmten Schmerzreiz registrieren. Daraus können Schlüsse für die Intensität der schmerzlindernden Wirkung eines Heilmittels abgeleitet werden. Als Voraussetzung für die quantitative Erfassung einer analgetischen Wirksamkeit ist zu fordern:

1. Konstanz der physikalischen Bedingungen der Reizapplikation,

2. eine scharf genug erkennbare Testreaktion,

3. Konstanz der Reizschwelle am Versuchstier.

Bei Erfüllung dieser Bedingungen wäre es möglich, den Grad der zentralanalgetischen Wirkung eines Mittels durch die Messung der Reizschwellenerhöhung für einen typischen Schmerzreiz exakt zu definieren. Die Praxis lehrt jedoch, daß die Erfüllung dieser Forderungen auf große Schwierigkeiten stößt.

Eine der bekanntesten Methoden zur Schmerztestierung ist diejenige von Haffner[1].

Beobachtet wird die meist blitzartig einsetzende Abwehrreaktion nach Anlegen einer physiologischen Klemme mit einem Federdruck von 200 g an die Schwanzwurzel der Maus. Da die Heftigkeit der Reaktion sehr von der Art der Applikation abhängt, hat schon Hesse[2] empfohlen, mit einer Klemmenbranche die Analschleimhaut als empfindlichste Stelle mitzukneifen. Hesse setzte seine Schmerzprüfungen an künstlich entzündeten Körperstellen fort. Es zeigte sich, daß alle diejenigen Stoffe, die in den Mäuseversuchen nach Haffner versagt haben, jetzt schmerzlindernde Wirkung aufweisen. Diesen Präparaten muß nach diesen Versuchen ein peripherer Wirkungsmechanismus durch direkte Beeinflussung des Entzündungsherdes zugesprochen werden. Der von Forst[3] modifizierte Test erfaßt die Schmerzäußerung der Tiere indirekt durch Registrierung der gesteigerten Motilität, die nach Verabfolgung von Analgeticis abgeschwächt wird.

Für die Applikation abgestufter Reize zur Prüfung verschiedener Grade der Analgesie eignet sich die Haffner-Klemme nicht. Würde man den Federdruck erhöhen, käme es infolge Gewebsquetschung zu lokalen Schädigungen und in der Folge zu Nekrosen des Schwanzes.

Die Prüfung der analgetischen Wirkung durch chemische Reize wird heute kaum noch geübt.

Somit kommt für die Abstufung der Reizsetzung nur die Elektrizität oder Wärme in Frage. Diese Methoden haben den Vorteil, einen kontrollierbar gleichmäßigen Reiz in verschiedenen Stärken zu applizieren. Verwirklicht wurde diese Idee in zahlreichen Experimenten (Hildebrandt[4], Ercoli und Lewis[5], Hardy-Wolff-Goodell[6], D'Amour und Smith[7], Andrews und Workman[8], Ross Hart und Elton McCawley[9], Thorp[10], Unna[11], Pohle und Spickermann[12], Stöckli und Fromherz[13], Woolfe und Macdonald[14], Koll[15], Heinroth[16], Hesse und Reichelt[17], Freund[18], Kiessig und Orzechowski[19] u. a. m.).

Fleisch[20] hält die elektrischen Methoden wegen des variablen Einflusses, den Kapazität und Widerstand der Haut ausüben, nicht ideal für vergleichende Untersuchungen. Er hat ein Aesthesiometer zur Bestimmung der Reizschwellen des Drucksinnes konstruiert. Die Reizschwellenbestimmung für eine bewußtwerdende Empfindung birgt jedoch immer einen starken Unsicherheitsfaktor in sich, der von der Aufmerksamkeit, der Konzentrationsfähigkeit und der objektiven Beobachtung und Sachlichkeit der Versuchsperson abhängig bleibt.

Hewer und Keele[21] empfehlen zur Messung der Schmerzintensität beim Menschen die Unterbindung der Blutzirkulation im Unterarm durch Aufblasen einer Blutdruckmeßmanschette. Daß auch diese Methode von subjektiven Faktoren abhängt, braucht nicht näher begründet zu werden.

Wenn also die ideale Methode für die Registrierung des Schmerzes bis heute noch nicht gefunden wurde, so muß doch nach der Prüfung der Toxizität und der atemlähmenden Komponente vor allem auch die schmerzlindernde Wirksamkeit eines Analgetikums im Tierexperiment eindeutig feststehen. Bevor man über die analgetische Wirkung einer Substanz ein Urteil abgibt, muß nach den Erfahrungen der uneinheitlichen Ergebnisse gefordert werden, daß ihre schmerzlindernde Wirksamkeit zumindest nach zwei Methoden mit verschiedenen Reizen in Serienversuchen getestet wurde. Und zwar sollen zwei Methoden gewählt werden, die eine gleichzeitige Prüfung erlauben bei verschiedenartigen Reizen mit zwei verschiedenen Angriffspunkten und einer genügend charakteristischen Abwehrreaktion.

Für die Testierung im Serienversuch hat sich mir die Kombination von zwei einfachen Methoden als ausreichend für die Beurteilung von analgetischen Präparaten erwiesen:

1. **Die Methode nach Haffner**[1] mit geringer Modifikation zur qualitativen Ermittlung eines analgetischen Effektes und

2. die Abstufung des Wärmereizes zur Prüfung der quantitativen analgetischen Intensität. Diese Methodik wurde 1944 von **Woolfe und Macdonald**[14] angegeben. Sie ermöglicht auf einfache Art eine Abstufung der Reize nach oben und unten und ergibt einen strengen Maßstab für die Beurteilung des analgetischen Effektes.

Die Apparatur besteht aus einer Zinkplatte, die durch einen Thermostaten bei bestimmten Temperaturen erhalten werden kann. Auf der Zinkplatte befindet sich ein hohler Glaszylinder, in den das Versuchstier (Maus) eingebracht wird, so daß es gezwungen ist, auf der temperierten Platte zu laufen. Die Abwehrreaktion der Mäuse zeigt sich bei 55^0 C meist schon innerhalb von 20 Sekunden und bei 60^0 C auch schon wesentlich früher. Die Reaktionsbereitschaft ist ebenso wie im **Haffner**-Test von verschiedenen Faktoren, wie Alter der Tiere, Zucht, Geschlecht, Tageszeit, Prüfung vor oder nach der Fütterung usw., abhängig. In Serienversuchen wird man Bedacht nehmen, die Versuchsanordnung unter gleichen Voraussetzungen einzurichten. Als Test wird die Reaktion der Hinterbeine gewertet: Hochsprung, Wegschleudern oder Belecken eines der Hinterbeine gilt als Kriterium für die Schmerzempfindung, wenn die Reaktion innerhalb einer gestoppten Beobachtungszeit von 30 Sekunden auftritt.

Je nach dem verwendeten Präparat und der zu erwartenden Resorptionsgeschwindigkeit, die auch von der Applikationsart (subkutan, peroral oder rektal) abhängt, werden in jedem Versuch bei konstanter Temperatur 10 Versuchstiere einzeln in Intervallen von 10, 15, 20 und 30 Minuten oder auch nach längeren zeitlichen Abständen auf der Platte bis zum Schwinden des analgetischen Effektes je 30 Sekunden beobachtet. Vergleichbare Werte resultieren bei Wärmereizen von 55 und 60^0 C; hohe Dosen von Morphinum hydrochloricum ($0·02$ bis $0·25$ mg pro Gramm Maus) und Heroin ($0·0075$ bis $0·01$ mg/g) ergeben noch bei Temperaturen von 65^0 und für Heroin auch noch bei 70^0 C Analgesie bei über 50% der Tiere*.

Unsere Kombination des mechanischen Reizes (**Haffner**-Test) mit dem thermischen Reiz (**Woolfe-Macdonald**) gestattet vergleichende Untersuchungen am selben

---

* **Woolfe** und **Macdonald** l. c.; **Leinzinger**, l. c. sowie **Casparis**, **Kühni** und **Leinzinger**: Pharm. Acta Helvet., 24, 1949.

Tier (Maus) zur selben Zeit, mit derselben Substanz und gleicher Dosierung. Absichtlich haben wir nur Schmerz-abwehr oder Ausbleiben derselben innerhalb der Beobach-tungszeit von 30 Sekunden gewertet ohne Rücksichtnahme auf die unterschiedlichen Reaktionszeiten. Die Gründe hierfür wurden an anderer Stelle erörtert (L e i n z i n g e r[22]).

Um vergleichbare Werte in der Hand zu haben, wur-den nach dieser kombinierten Methodik verschiedene Alka-loide sowie alkaloidähnlich wirkende Substanzen und be-währte Analgetika mit erprobter klinischer Wirksamkeit ausgetestet. Durch Vergleich der tabellarischen Aufstellun-gen und Wirkungskurven kann die Brauchbarkeit neuer Sub-stanzen für analgetische Zwecke beurteilt werden.

Aus der Vielzahl der so ermittelten Tabellen und Kur-ven sei nur ein Beispiel für das allseits bekannte Analgeti-kum D o l a n t i n hervorgeholt, das auch zur Linderung des Geburtsschmerzes erfolgreiche Anwendung findet, und an Hand dieser Auswertung die Methodik veranschaulicht.

Tab. 1. A b s t u f u n g   d e s   W ä r m e r e i z e s (55°, 60°, 65° C). Gleichzeitige Testierung nach H a f f n e r und S t r a u b. Präparat: Dolantin. Dosierung: 0·08 mg/g. Applikation: subkutan. Zahl der Versuchstiere: 3 Gruppen mit je 10 Mäusen

Tiergruppe	I		II		III		I, II, III
Methode	Haffner	55°	Haffner	60°	Haffner	65°	Straub
Vorprüfung	0/10	13·0″	0/10	12·6″	0/10	6·0″	—
10′	8/10	5/10	9/10	2/10	8/10	0/10	(+)
20′	10	8	10	6	10	3	+
30′	10	9	9	4	10	3	+ +
50′	9	5	9	2	10	2	+ +
1ʰ 10′	8	4	8	1	9	1	+
1ʰ 30′	5	1	7	0	9	0	(+)
2ʰ	3	0	6	—	6	—	(?)
2ʰ 30′	1	—	3	—	2	—	—
3ʰ	0	—	1	—	2	—	—
Total	10/10	10/10	10/10	6/10	10/10	4/10	10/10

(Spaltenbeschriftung links: Zeit nach der Applikation)

In der Tab. 1 sind die Werte nach Prüfung in bestimm-ten Zeitabständen bei gleichbleibender Dosierung für drei Gruppen mit je 10 Mäusen eingetragen.

Jede Tierserie wurde durch 3 Stunden bei einer konstanten Temperatur (55 oder 60 oder 65⁰ C) geprüft. Parallel mit der Auswertung des Wärmetestes erfolgte die Ermittlung des analgetischen Effektes im H a f f n e r - Test. Unter Vorprüfung findet man die Werte, die angeben, wie sich die Tiere vor der Applikation des analgetischen Präparates verhalten haben. 0/10 in den Tabellen heißt: keines von 10 Tieren zeigte einen analgetischen Effekt im H a f f n e r - Test. 8 bedeutet: 8 von 10 Mäusen reagierten auf

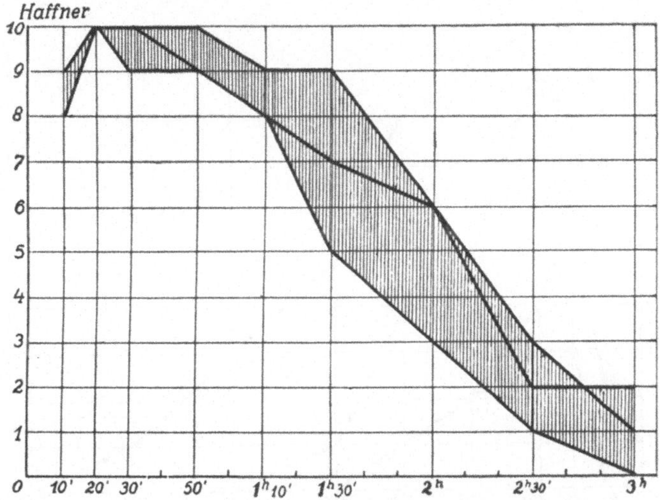

Abb. 1. H a f f n e r - Test nach subkutaner Injektion von Dolantin (0·08 mg/g Maus). Abszisse: Zeit nach der Injektion. Ordinate: Zahl der voll analgetischen Mäuse

die Schwanzklemme nicht, waren also analgesiert. Im Wärmetest geben die Zahlen der Vorprüfung die Sekunden an, die der Latenzzeit für die charakteristische Abwehr (Hinterpfötchenreaktion) entsprechen.

Aus der Tab. 1 ist ersichtlich, daß die Durchschnittswerte der Vorprüfung bei 55 und 60⁰ C (13 und 12·6 Sekunden) annähernd gleich sind, jedoch die Latenzzeit im Wärmeversuch mit 65⁰ C auf die Hälfte (6 Sekunden Durchschnittswert) absinkt. 5 z. B. im Wärmetest heißt, daß 5 von 10 Mäusen innerhalb der Beobachtungszeit von 30 Sekunden auf den Temperaturreiz nicht reagierten. Total gibt an, wie viele Tiere irgend einmal im gesamten Verlauf des Versuches reaktionslos blieben.

Aus der Tabelle und Abb. 1 ist gut erkennbar, daß für alle drei Tierserien die analgetische Wirkung und Dauer

der Analgesie im Haffner-Test annähernd gleich verlaufen. Die Schwankungen liegen innerhalb der üblichen
Abweichungen, die biologischen Versuchen eigentümlich sind.

Als Ergänzung zum Analgesietest wurde in der letzten
Spalte das Schwanzphänomen nach Straub angemerkt,
das für alle Morphinderivate und ähnliche Substanzen ein
beachtliches Charakteristikum darstellt.

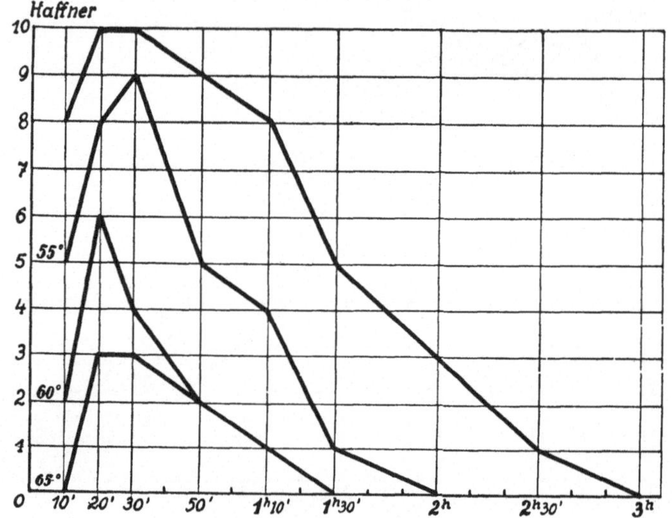

Abb. 2. Haffner- und abgestufter Wärmetest (55, 60, 65⁰ C)
nach subkutaner Injektion von Dolantin (0·08 mg/g Maus). Abszisse: Zeit nach der Injektion. Ordinate: Zahl der voll analgetischen Mäuse

Bei einer bestimmten Dosis kommt es infolge Tenesmen der
Harnblase zu einer S-förmigen Krümmung des Mäuseschwanzes
über dem Rücken des Tieres. Die Reaktion hängt von der Dosierung
des Alkaloides und der Resorptionsgeschwindigkeit ab. Sie fällt
mit dem Einsetzen und Maximum der Analgesie zusammen und
klingt meist etwas undeutlich aus (Toft[23]). In Tab. 1 zeigen alle
Tiere (10/10) im Verlauf des Versuches diese Schwanzreaktion
(Zeichenerklärung: — bedeutet keine Reaktion, (+) angedeutete,
+ positive, ++ stark positive und ? undeutliche, fragliche Reaktion nach Straub).

Charakteristische Unterschiede ergeben sich aus den
ermittelten Werten bei der Abstufung des Wärmereizes. In Abb. 2 finden wir die graphische Darstellung

der absinkenden Analgesie bei steigender Temperatur. Mit Ansteigen des Schmerzreizes sinkt der Schwellenwert bei gleichbleibender Dosierung des Analgetikums. Dieselbe Abstufung ist in der Rubrik für den Totalwert erkenntlich. Reizgröße und Analgesie stehen in einem verkehrt proportionalen Verhältnis zueinander. In Abb. 2 ist außerdem eine der drei Zahlenreihen, die im Haffner-Test ermittelt wurden, eingetragen, um im Vergleich zu zeigen, daß der höhergradige Wärmereiz als ein weitaus empfindlicherer Stimulus im Vergleich zur Schwanzklemme angesehen werden muß. Erreichen wir doch mit derselben Dosierung im Haffner-Test 100%ige Analgesie, während im Wärmetest bei 65⁰ C nur 4 von 10 Tieren analgetisch waren.

Nach dieser Methode läßt sich ohneweiters die mittlere analgetische Dosis finden, d. h. diejenige Menge eines Analgetikums, die mindestens 50% der Versuchstiere gegen einen bestimmten Reiz unempfindlich macht. Aus unseren Versuchen ist erkenntlich, daß diese Dosis von der Art des Reizes (mechanisch oder thermisch) und von der Intensität desselben abhängt.

Aus den unterschiedlichen Zahlen geht klar hervor, wie vorsichtig man in der Beurteilung von Angaben über Schwellenwerte, mittlere und komplette Analgesie sein sollte. Ohne vergleichende Untersuchungen wäre es besser, nur von einem analgetischen Effekt zu sprechen, da der Grad der Schmerzlinderung je nach der Methodik der erfolgten Prüfung für dieselbe Dosis beträchtlich schwankt und dadurch der Wert eines analgetischen Präparates im positiven oder negativen Sinn verkannt werden könnte.

Die beschriebene kombinierte Methodik erfüllt nicht nur die Forderung nach Konstanz des Reizes und der scharf erkennbaren Testreaktion, sondern ermöglicht durch den Serienversuch die Ausschaltung größerer Fehlerquellen infolge individueller Unterschiede der Reizschwelle und gestattet durch die Abstufung der Reizgröße die Bestimmung der analgetischen Intensität.

Zusammenfassung: Es wird eine kombinierte Methodik beschrieben, die es gestattet, die Abwehr auf zwei verschiedene Reize (mechanischer und thermischer Art) in Serienversuchen an Mäusen zu registrieren, wobei durch Abstufung des einen Reizes vergleichbare Ergebnisse erzielt werden.

Literatur: [1] Haffner: Dtsch. med. Wschr., 1929: 731. — [2] Hesse: Arch. exper. Path. (D.), 158 (1930): 233, 247. —

[3] F o r s t : Verh. dtsch. pharmak. Ges., 14. Tg., 1938. — [4] H i l d e - b r a n d t : Arch. exper. Path. (D.), 162 (1931): 685; 174 (1933): 406. — [5] E r c o l i und L e w i s : J. Pharmacol. (Am.), 84 (1945): 301. — [6] H a r d y, W o l f f und G o o d e l l : J. clin. Invest. (Am.), 19 (1940): 649; 659; 20 (1941): 63. — D i e s e l b e n : Med. Phys., 1946: 901—905. — [7] D'A m o u r und S m i t h : J. Pharmacol. (Am.), 72 (1941): 74. — [8] A n d r e w s und W o r k m a n : J. Pharmacol. (Am.), 73 (1941): 99. — [9] H a r t, R. und M c C a w l e y, E.: J. Pharmacol. (Am.), 82 (1944): 339. — [10] T h o r p : Brit. J. Pharmacol., 1 (1946): 113. — [11] U n n a : J. Pharmacol. (Am.), 79 (1943): 27. — [12] P o h l e und S p i c k e r - m a n n : Arch. exper. Path. (D.), 162 (1931): 185. — [13] F r o m - h e r z : Festschrift E. C. Barell, Basel, 1936: 394. — [14] W o o l f e und M a c d o n a l d : J. Pharmacol. (Am.), 80 (1944): 300. — [15] K o l l c. s.: Arch. exper. Path. (D.), 190 (1938): 687; 1941: 390. — [16] H e i n r o t h : Naunyn-Schmiedebergs Arch., 116 (1926): 245. — [17] H e s s e und R e i c h e l t : Naunyn-Schmiedebergs Arch., 169 (1933): 453. — [18] F r e u n d s. c.: Naunyn-Schmiedebergs Arch., 180 (1936): 209. — [19] K i e s s i g und O r z e c h o w s k i : Naunyn-Schmiedebergs Arch., 197 (1941): 391. — [20] F l e i s c h : Helvet. physiol. Acta, 3 (1945): 351. — [21] H e w e r und K e e l e : Lancet, 1948: 683. — [22] L e i n z i n g e r : Pharm. Acta Helvet., 22 (1947): 116. — [23] T o f t : Acta Pharmacol. et Toxicol., 2 (1946): 149.

Ueber die thorakale Sympathektomie bei Schmerzzuständen im rechten Oberbauch, insbesondere bei Ulcus duodeni

Von

Dr. **M. Bergmann** und Professor Dr. **H. Brücke**

Mürzzuschlag

Seit B i l l r o t h hat die operative Behandlung des Ulcus ventriculi und duodeni bis in die neueste Zeit keine grundsätzliche Aenderung erfahren. Sie beruht im wesentlichen auf der Zweidrittelresektion des Magens mit Ausschaltung der salzsäureproduzierenden Fundusdrüsen. Die Erfahrung zeigt, daß die besten Ergebnisse bei älteren Patienten mit längerer Anamnese — am besten nach 4 Jahren (B a u m g a r t n e r) — und bei groben anatomischen Veränderungen erzielt werden. Stenosenbildungen und penetrierende, kallöse Ulcera sind die dankbarsten Indikationen für eine Resektion. Weniger erfreulich sind die Operationsergebnisse bei jugendlichen Patienten mit kurzer Anamnese, ohne große Veränderungen am Magen. Diese Patienten leiden häufig an heftigen Schmerzen, werden laparotomiert und die Resektion wird zur Bekämpfung der Hyperazidität durch Ausschaltung der Fundusdrüsen angeschlossen. Vielfach sind diese Patienten auch nach der Operation nicht „magengesund" und stellen als „Magenkrüppel" den nachbehandelnden Hausarzt oft vor sehr schwere therapeutische Probleme. Um diese Lücke in der chirurgischen Behandlung der Magen- und Zwölffingerdarmgeschwüre auszufüllen, ist man bereits vor Jahren darangegangen, andere Wege zu beschreiten.

Bereits V i r c h o w hat als Genese des Magenulkus die „Infarkttheorie" aufgestellt und dabei die primäre Rolle eines Gefäßverschlusses in den Vordergrund gestellt. Durch

v. B e r g m a n n erfuhr diese Gefäßtheorie eine Modifikation, indem er weniger Infarkte, als vielmehr Gefäßspasmen mit nachfolgenden ischämischen Schleimhautveränderungen als die Ursache für eine Ulkusbildung ansprach.

Wir unterscheiden heute zwei Schmerztypen am Magen: den Dehnungsschmerz und den durch Motilitätsphänomene bedingten Schmerz. Der magengesunde Mensch empfindet den Dehnungsschmerz als Völlegefühl nach überreichlicher Magenfüllung, während der Magenkranke schon viel früher dieses Völlegefühl spürt und die Dehnung der Magenwand als Schmerz empfindet (H e n n i n g). Der afferente Leitungsweg für die direkten Schmerzreize aus den Eingeweiden der Brust- und Bauchhöhle ist in Bahnen des vegetativen Systems, und zwar vorzugsweise des Sympathicus, zu suchen. Phrenicus und Vagus beteiligen sich an der direkten Leitung schmerzhafter O r g a n r e i z e praktisch nicht (V o ß s c h u l t e).

Diese vermuteten Spasmen und die Schmerzen, unter denen die Ulkuskranken zu leiden haben, gaben Anlaß, am vegetativen Nervensystem direkt anzugreifen.

So beschrieb C r i l e nach Entfernung des Ganglion coeliacum und Entnervung der Nebenniere Heilungen von Duodenalulcera bis zu 6 Jahren. V. M e z ö versuchte, den Grenzstrang durch Novocaininfiltration paravertebral zu blockieren. Das Unvermögen, bei dieser Methode eine gezielte Blockade zu setzen und die zeitlich zu kurze Unterbrechung ließen jedoch das Verfahren bald in Mißkredit geraten. Mit Verbesserung der Operationsmethoden, vor allem nach Einführung der Intratrachealnarkose, konnte man mutiger an das Problem herangehen. Amerikanische Autoren (D r a g s t e d t, M o o r e u. a.) führten zuerst die Vagotomie ein, wobei sie teils supra-, teils infradiaphragmal vorgingen. Dieser Operation lag der Gedanke zugrunde, die Salzsäureüberproduktion einzudämmen und den Magen ruhigzustellen. M o o r e machte jedoch auf die Gefahr einer malignen Entartung beim Ulcus ventriculi aufmerksam und hielt diese Operation nur bei strenger röntgenologischer und endoskopischer Kontrolle für erlaubt. Die postoperativen Beschwerden, wie Erbrechen, Uebelkeit, Magenatonie sowie epigastrische Sensationen, die oft bis zu einem Jahr anhielten, brachten die Vagotomie bald in Mißkredit. Daß die Patienten trotzdem nach der Operation beschwerdefrei waren, erklärt V o ß s c h u l t e durch eine Reihe von verschiedenen Auswirkungen der Operation: „Die Werte für freie Salzsäure sinken. Infolge des verminderten Tonus am

Pylorus tritt leicht alkalische Galle in den Magen, die peristaltischen Wellen sind an Zahl und Ausgiebigkeit geringer. Die Befreiung von Schmerzen ist also die Folge des Zusammentreffens mehrerer günstiger Momente. Daß die eigentliche Schmerzleitung unverändert ist, ließ sich nach Vagusdurchtrennung durch aufzublähende Ballons am Oesophagus, Duodenum und Dünndarm feststellen."

Kux zeigte dann als erster den Weg zur Sympathicusausschaltung mittels Endoskopie. Er legt einen artefiziellen Pneu an und führt dann in der Axillarlinie ein speziell gebautes Endoskop ein. Diese Operationsmethode hat das Bestechende an sich, daß sie für den Patienten praktisch keine Belastung bedeutet, sie kann, da in Lokalanästhesie, auch ambulant durchgeführt und bei Versagen des ersten Eingriffes beliebig oft wiederholt werden. Anderseits bezweifelt Mandl jedoch bei diesem Vorgehen die genügende Radikalität und weist auf die Gefahr hin, eine gesetzte Blutung nicht sicher stillen zu können. Kux teilt sein Krankengut — zitiert nach Job und Villinger — in vier Gruppen und unterscheidet radikal und unradikal sowie ein- und beidseitig Sympathektomierte. Die Heilungsergebnisse sind bei ein- und beidseitig Radikaloperierten gleich gut. Die beidseitig unradikal Operierten wurden zwar auch beschwerdefrei, es konnte jedoch noch in 50% der Fälle röntgenologisch ein Ulkus nachgewiesen werden. Mit Abstand schlechter waren die Heilungserfolge bei einseitig unradikal Operierten. Wir haben uns diese Erkenntnis zunutze gemacht und nur einseitig, dafür aber so radikal wie möglich operiert.

Eigene Ergebnisse

Wir haben an unserer Abteilung thorakale Sympathektomien bei verschiedenen Indikationen durchgeführt und gingen dabei in folgender Weise vor:

In Pentothal-Lysthenonnarkose wurde bei liegendem Intratrachealtubus im 6. oder 7. Interkostalraum (IKR.) eine etwa 10 cm lange Thorakotomie gesetzt. Obwohl es bei einem tiefergesetzten Einschnitt (8. IKR.) leichter ist, den Grenzstrang weiter nach kaudal zu verfolgen und dabei noch einen Teil des Ganglion coeliacum zu resezieren, gehen wir doch höher ein, da wir den Eindruck gewonnen haben, daß es dabei nicht so leicht zu Verklebungen des Sinus phrenicocostalis kommt. Wir sind von der anfänglich praktizierten Resektion eines 10—15 cm langen Stückes der 7. Rippe wieder abgekommen, da man

1. bei interkostalem Vorgehen nach Spreizen mit einem kräftigen Rippensperrer genügend Ueberblick bekommt,

2. bei Rippenresektion die Gefahr der Verletzung des Interkostalnerven öfters nicht restlos vermieden werden kann und dann die unangenehmen postoperativen Neuralgien und Parästhesien in Kauf genommen werden müssen.

Anfänglich versuchten wir extrapleural vorzugehen, sind aber ganz davon abgekommen, da es selten gelingt, einen Riß in der Pleura parietalis zu vermeiden und weil die Operationsdauer wesentlich verlängert wird. Außerdem treten dabei schwerere und hartnäckigere Ergüsse auf. Wir sahen also in dieser Methode keinen Vorteil und gehen heute nur mehr transpleural vor. Eine etwa 10 cm lange Thorakotomie gibt genügend Uebersicht, um den Grenzstrang etwa von TH V—XII und Splanchnicus major und minor mit seinen Anastomosen nach Spaltung der Pleura parietalis resezieren zu können. Eine etwa auftretende Blutung aus einem Interkostalgefäß ist verhältnismäßig leicht zu stillen. Bei günstig gelagerten Fällen wird der Defekt der Pleura parietalis mit einigen Knopfnähten geschlossen. Nach Aufblähen der Lunge wird die Wunde vernäht. Die Operationsdauer beträgt im Durchschnitt 20—30 Minuten.

Wir haben in den letzten 2 Jahren an unserer Abteilung 29 Fälle thorakal sympathektomiert und können unter Einbeziehung eines weiteren, vor 5 Jahren operierten Falles über 30 Fälle berichten.

In 20 Fällen handelt es sich um ein Ulcus duodeni, in 6 Fällen um Leberschmerzen oder Dyskinesien der Gallenwege. 2mal operierten wir wegen Schmerzen nach Magenresektion nach Billroth II, 1mal wegen tabischen Krisen und 1mal wegen Schmerzen im rechten Oberbauch bei einer Metastasenleber.

Erfreulich waren die Ergebnisse bei den Patienten, die wir wegen Dyskinesien der Gallenwege bzw. Leberschmerzen sympathektomierten. Bei einem Fall handelte es sich um Schmerzen nach einer im Krieg durchgemachten Hepatitis ohne röntgenologischer Veränderung der Gallenblase. Der Erfolg war ein vollkommener. Bei den fünf restlichen Fällen waren Beschwerden nach Cholecystektomie, die oft einige Jahre zurücklag, die Indikation zur Operation. Davon konnten vier restlos schmerzfrei gemacht werden und in einem Fall war eine wesentliche Besserung zu beobachten. Die Patienten standen alle im Alter von 20 bis 40 Jahren.

Die beiden Patienten, die bereits eine Resektion nach Billroth II durchgemacht hatten, standen im Alter von 40 bis 50 Jahren. Die Operation lag 5 bzw. 10 Jahre zurück. Sie klagten über Schmerzen im Oberbauch und Sodbrennen. Röntgenologisch wurde ein Ulcus pepticum ausgeschlossen.

Die Sympathektomie wurde linksseitig ausgeführt und der Erfolg war absolut befriedigend. Beide Patienten fühlen sich gesund, haben guten Appetit und nehmen an Gewicht zu.

Bei einem 65jährigen Patienten, der wegen eines Adenokarzinoms magenreseziert war und an Schmerzen durch Lebermetastasen litt, haben wir rechtsseitig sympathektomiert. Der Patient kam nach 3 Monaten an seinen Metastasen ad exitum, hatte jedoch nach dem Eingriff wesentlich weniger Beschwerden.

Bei einem 52jährigen Mann führten wir die Sympathektomie beidseitig bei heftigsten gastrischen Krisen bei Tabes dorsalis nach frustraner medikamentöser Behandlung aus. Der Erfolg war etwa 8 Wochen nach der Operation äußerst befriedigend und gab zu berechtigten Hoffnungen Anlaß. Der Patient war schmerzfrei, hatte keine Anfälle mehr, war bei gutem Appetit und als Folge der somatischen Besserung kam es auch zu einer günstigen Veränderung seiner Psyche. Der vorher griesgrämige Mann war wieder lebensfroh. Jedoch nach etwa 2 Monaten traten wieder die alten Beschwerden auf und es kam zu neuen typischen Krisen. Der Fall muß als ausgesprochener Versager gewertet werden und bekräftigt damit die äußerst skeptische Einstellung Leriches gegenüber chirurgischen Eingriffen bei Tabes.

Von den 20 Fällen, die wegen Ulcus duodeni operiert wurden, standen 12 im Alter von 20 bis 30, je 4 im Alter von 30 bis 40 und 40 bis 50 Jahren. Die Dauer der Erkrankung erstreckte sich auf einen Zeitraum von 1 bis 27 Jahren. Vorausgeschickt sei, daß die Ergebnisse der Kontrolluntersuchungen bei einer Reihe von Fällen konstant gut waren, jedoch bei vielen, auch bei einem gesamtbefriedigenden Heilerfolg von Perioden wechselnder Beschwerden abgelöst wurden. Fast durchwegs, auch bei den Versagern, konnten wir die Patienten zunächst beschwerdefrei nach Hause entlassen. Nach 3 bis 4 Monaten kam es dann bei einer Reihe von Fällen zu Episoden gastrointestinaler Symptome, die jedoch anders waren als die Schmerzen vor der Operation. Die Patienten klagten über Völlegefühl, der Appetit wurde wieder schlechter und mitunter trat auch Erbrechen auf. Diese Krisen dauerten einige Tage, worauf sich der Patient wieder völlig gesund fühlte.

Insgesamt haben wir unter unseren 20 Fällen von Ulcus duodeni 4 Versager beobachten müssen, wobei wir bei zweien nach 15 bzw. 9 Monaten die Magenresektion ausführten. Bei einem Patienten im Alter von 23 Jahren handelte es sich um ein stenosierendes Ulcus duodeni mit einer dreijährigen Anamnese. Wohl besserte sich der Zustand nach der Sympathektomie etwas, jedoch litt der Patient bald wieder an Erbrechen. Der zweite Patient war 26 Jahre alt und auch bei ihm handelte es sich um ein narbiges Ulcus duodeni, das bereits 3 Jahre bestand und mehrmals intern behandelt wurde. Dieser Patient war bis 6 Monate nach der Operation vollkommen geheilt, mit vollkommener Schmerzfreiheit, gutem Appetit und Gewichtszunahme. Darnach traten wieder die alten Beschwerden auf, so daß die Resektion notwendig wurde. Ein weiterer Versager ist ein 25jähriger vegetativ sehr labiler Mann mit einer fünfjährigen Ulkusanamnese. Obwohl das seinerzeitige Ulcus duodeni röntgenologisch nicht mehr nachweisbar ist, klagt Patient noch immer über Schmerzen im rechten Oberbauch und Sodbrennen. Die Beschwerden hängen jedoch mit dem Essen nicht zusammen. Der vierte unserer negativen Ergebnisse ist ein 30jähriger Arbeiter, bei dem vor 9 Jahren schon einmal ein Ulcus duodeni nachgewiesen wurde und „ausgeheilt" werden konnte. Seit einem halben Jahr traten wieder die gleichen Beschwerden auf und die Röntgenkontrolle ergab neuerdings ein Ulcus duodeni. Der Patient wurde sympathektomiert und fühlte sich nach der Operation wesentlich gebessert. Er konnte sich dieses Zustandes nicht lange erfreuen, da bereits bei der ersten Kontrolle nach 3 Monaten, obwohl auch hier kein Ulkus mehr nachgewiesen werden konnte, wieder die alten krampfhaften Magenschmerzen und Brechreiz einsetzten. Da die Entleerung des Magens prompt erfolgte, haben wir von einer Resektion noch Abstand genommen.

Wenn wir die negativen Fälle vorweggenommen haben, so möge dies den Wert der Sympathektomie nicht herabsetzen. Wir haben bei den Nachuntersuchungen von 20 wegen Ulcus duodeni Operierten 11 Besserungen von 80 bis 100% gefunden. 5 Patienten waren zwar wesentlich gebessert, doch litten sie immer noch an zeitweiligen Beschwerden, so daß der Operationserfolg nicht so gut beurteilt werden konnte. Im übrigen schließen wir uns der Ansicht von K u x an, daß die besten Erfolge bei einer Anamnese von 1 bis 2 Jahren auftreten. Allerdings glauben wir — im Gegensatz zu K u x —, daß das Alter der Patienten keine so entscheidende Rolle spielt. So haben wir bei vier im Alter von 40 bis 50 Jahren Operierten drei sehr gute Erfolge und eine wesentliche Besserung feststellen können. Fast durchwegs, auch bei den negativen Ergebnissen, beobachteten wir das Eintreten einer normalen Darmfunktion. Die vorher chronisch obstipierten Patienten hatten nun regelmäßigen Stuhlgang.

Bei den Röntgennachuntersuchungen, die wir alle drei Monate durchführten, konnten wir in keinem Falle ein Ulcus duodeni mehr direkt nachweisen. Wohl waren teilweise Verziehungen und narbige Veränderungen zu sehen, jedoch nie eine Nischenbildung. Vereinzelt fielen uns eine Hypermotilität und eine Tonuszunahme auf. Diese Beobachtung deckt sich auch mit den Befunden von Ravelli, der die Magenentleerung und den Magentonus vor und nach der Sympathektomie mit Hilfe von Röntgenpausen prüfte. Ravelli erklärt die Tonuszunahme und eine geringe Beschleunigung der Peristaltik mit einem postoperativen Ueberwiegen des Vagus.

Wir sind uns darüber im klaren, daß die angeführten 30 Fälle und die relativ kurze postoperative Beobachtungszeit keine endgültigen Rückschlüsse auf den Wert der thorakalen Sympathektomie erlaubt. Wir glauben aber doch mit Kux, daß in geeigneten Fällen, vor allem bei Vorherrschen von Schmerzen ohne wesentliche pathologisch-anatomische Veränderungen, diese Methode in Betracht gezogen werden darf. Ob man sich zur Endoskopie oder zur Thorakotomie entschließt, muß der persönlichen Neigung und Uebung überlassen bleiben. Wir haben die Thorakotomie vorgezogen, da wir glaubten, daß der etwa 10 cm große Interkostalschnitt kein wesentlich größerer Eingriff ist. Durch die moderne Intratrachealnarkose wird die Operation sehr erleichtert und die Radikalität ist auch eher garantiert. Wir glauben auch mit Mandl, daß Operationszwischenfälle, vor allem eine Blutung aus einer Interkostalarterie, so leichter beherrscht werden können. In letzter Zeit empfiehlt Kux die einseitige Durchtrennung des Vagus zusätzlich zur Sympathektomie und berichtet über bessere Frühergebnisse als bei den Fällen, wo nur der Sympathicus durchtrennt wurde. Es muß noch abgewartet werden, wieweit dieser erweiterte Eingriff sich bewähren wird.

Zusammenfassung

Es wird über 30 Fälle von thorakaler Sympathektomie berichtet. Die Indikation war gegeben:

in 20 Fällen durch ein Ulcus duodeni,

in 6 Fällen durch Dyskinesien der Gallenwege und Leberschmerzen, in 2 Fällen durch Zustand nach Magenresektion nach Billroth II,

in 1 Fall durch Schmerzen bei Lebermetastasen und

in 1 Fall durch gastrische Krisen bei Tabes.

Als Technik wird die Thorakotomie bei Intratracheal-narkose empfohlen. Als Hauptindikation gilt uns die Bekämpfung des Schmerzes, wobei wir stärkere pathologisch-anatomische Veränderungen bewußt ausschließen.

Bei den 20 wegen Ulcus duodeni Sympathektomierten war bei 1 Patienten der Erfolg 80 bis 100%, bei 5 war eine Besserung von 40 bis 80% zu beobachten, während 4 als Versager gewertet werden mußten. Von den 6 wegen Galledyskinesien und Leberschmerzen Operierten waren 5 völlig geheilt, während in einem Fall eine wesentliche Besserung eintrat. 2 Fälle bei Schmerzen nach Magenresektion wurden linksseitig operiert und sind vollkommen beschwerdefrei. 1 Fall von gastrischen Krisen bei Tabes dorsalis, der beidseitig sympathektomiert wurde, war ein vollkommener Versager. 1 Patient wurde wegen Schmerzen bei einer Metastasenleber operiert und hatte bis zu seinem Tode wesentlich weniger Beschwerden.

Literatur: Baumgartner: Chirurg, 12 (1940): 699. — Crile: Zit. n. Job und Villinger. — Henning: Zit. aus dem Lehrb. d. spez. patholog. Physiologie, 5. Aufl., S. 270 u. 275. Jena: G. Fischer, 1944. — Job, C. und Kux, E.: Klin. Wschr., 28, 7/8: 130. — Job, C. und Villinger, R.: Dtsch. med. Wschr., 76, 22: 734—736. — Kux, E.: Dtsch. med. Wschr., 1949: 753. — Derselbe: Wien. klin. Wschr., 1952, 4: 66—67. — Derselbe: Dis. Chest, XX, 2: 139. — Mandl: Wien. klin. Wschr., 1952, 26: 469. — Moore: J. amer. med. Assoc., 133/11. Ravelli: Europ. med. Rundschau, 1941, 15/16: 91. — Voß-schulte, K.: Grundlagen der Schmerzbekämpfung durch Sympathicusausschaltung. Wien: Urban & Schwarzenberg, 1949.

Schmerzbekämpfung nach Tonsillektomie

Von

Dr. F. Krejci

Wien

Mit 2 Abbildungen

Die operative Entfernung der Gaumentonsillen wird
sowohl in Lokalanästhesie durch Umspritzung wässeriger
Novocain- bzw. Procainlösungen wie auch in Allgemeinnarkose vollkommen schmerzlos durchgeführt. Sehr bald
nach der Operation stellen sich ziemlich lebhafte Spontanschmerzen ein, die sich besonders beim Schlucken verstärken. Ausmaß und Dauer dieser Schmerzen sind individuell verschieden, durchschnittlich sind sie nach einer
Woche abgeklungen. Der Bekämpfung dieser postoperativ
auftretenden Schmerzen wird in der Nachbehandlung nur
wenig Beachtung geschenkt. Es besteht allgemein die Ansicht, daß der Patient sich mit diesen Schmerzen abfinden
muß. Man begnügt sich mit der Verabreichung von Analgeticis in Form von Suppositorien oder mit Aufblasen von
Anästhesinpulver auf die Wundnischen, alles vollkommen
unzureichende Maßnahmen.

Eine grundsätzlich neue Methode zur Schmerzverhütung nach Tonsillektomie ist durch die Verwendung eines
anästhesierenden Mittels mit Dauerwirkung gegeben, wie
es das Depot-Novanaest der Firma Gebro darstellt. Dieses
Procainpräparat erzielt eine verlängerte anästhetische Wirkung durch Verzögerung der Resorption und Setzung re-
versibler degenerativer Veränderungen am Achsenzylinder.
Während die Resorptionsverzögerung durch Verwendung von
Olivenöl als Lösungsmittel bedingt ist, erfolgt die Wirkung
auf den Nerven durch Zusätze von Benzylalkohol und Butyl-
aminobenzoat.

Es wurde nun folgende Methode entwickelt: Nach Entfernung der Tonsillen, gleichgültig, ob in Lokalanästhesie
oder Allgemeinnarkose, wird das Gewebe im Bereiche der
unteren Hälfte der Wundnischen durch mehrere möglichst
oberflächlich liegende Einstichstellen mit Depot-Novanaest
infiltriert (Abb. 1). Auf diese Weise erfolgt eine möglichst
gleichmäßige Infiltration der Pharynxmuskulatur. Die angegebene Infiltration soll in der Weise vorgenommen werden,

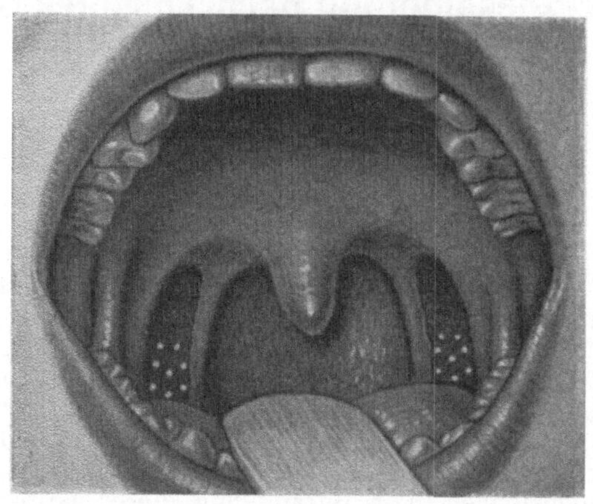

Abb. 1

daß zungengrundwärts dichtere und größere Depots als
weiter oben gesetzt werden (Abb. 2), wodurch auch eine
ausreichende Schmerzlosigkeit beim Schlucken bewirkt wird.
Bezüglich der Menge des zu injizierenden Anästhetikums
ist zu unterscheiden, ob nur die Spontanschmerzen oder
auch die Schluckschmerzen beseitigt werden sollen. Im
ersten Falle genügt die Injektion von 2 bis 3 ccm, während
im zweiten Falle 4 bis 5 ccm Depot-Novanaest für jede
Seite erforderlich sind. Vor einer Ausdehnung der Infiltration auf die obere Hälfte der Wundnische ist zu warnen, da lang anhaltende Velumparesen auftreten. Die Dauer
der Schmerzlosigkeit beträgt durchschnittlich 7 bis 9 Tage.
Nach Aufhören der anästhetischen Wirkung ist die Heilung
bereits so weit fortgeschritten, daß keine nennenswerten
Beschwerden mehr vom Patienten angegeben werden. Eine

kürzere Dauer der Anästhesie tritt bei zu oberflächlicher Infiltration auf, bei welcher man die ölige Lösung
aus dem Gewebe zwischen den Muskelfasern herausfließen sieht. Solche Patienten sind wohl 3 bis 4 Tage
schmerzfrei, klagen dann aber über besonders starke Schmerzen, weil der Schmerzbegriff für sie etwas Neues darstellt.

Das Auftreten von Infiltraten ist immer durch eine
sekundäre Infektion bedingt und steht mit der Anästhesie
an und für sich in keinem Zusammenhang. Solche In-

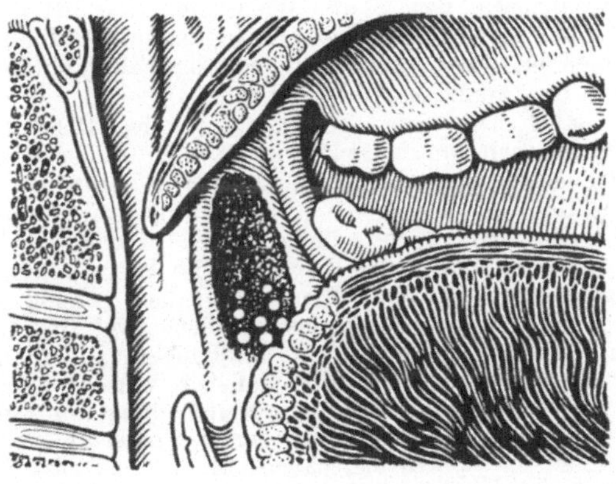

Abb. 2

fektionen können durch Verwendung einer frischen Nadel,
welche noch nicht mit der Bakterienflora des Mundes bzw.
der Tonsille in Berührung gekommen ist, stets verhindert
werden. Die Gefahr der Fettembolie kann praktisch vernachlässigt werden, da einerseits in dem zu infiltrierenden Teil
der Pharynxmuskulatur keine größeren Gefäße verlaufen
und anderseits die gesetzten Depots immer so klein sein
sollen, daß sie auch bei Injektion in ein Gefäß praktisch
gefahrlos sind. Absolut kontraindiziert ist diese Methode
bei Auftreten einer Fazialisparese bereits nach Umspritzung
der Tonsille mit der wässerigen Anästhesielösung.

Diese Art von Anästhesie wird an der I. Wiener Universitäts-Ohrenklinik (Prof. Dr. S c h l a n d e r) seit über
einem Jahr an einer großen Anzahl von Patienten durchgeführt, ohne daß irgendwelche Schäden zu beobachten
waren. Mißerfolge mit dieser Methode sind, abgesehen von

der normalen biologischen Streuung, nur auf eine falsche
Technik zurückzuführen. Diese in der Hand des Spezialisten
vollkommen ungefährliche Methode bietet dem Patienten
eine wesentliche Erleichterung des postoperativen Ver-
laufes nach Tonsillektomie.

Aussprache: Hr. Prof. Dr. P. Moritsch (Wien): Zu den
interessanten Ausführungen des Herrn Krejci, welcher mit Depot-
novanaest, einer öligen Anästhesielösung von Dauerwirkung, sehr
günstige Ergebnisse nach Tonsillektomien feststellen konnte, möchte
ich hoch hinzufügen, daß ich an der II. Chirurgischen Abteilung
des Krankenhauses der Stadt Wien-Lainz mit dem gleichen
Präparat eine sehr gute postoperative Schmerzverhütung nach
Laparotomien erreichen konnte, wie ich im Februar 1951 in der
Gesellschaft der Aerzte in Wien berichtete.

Wir haben seit dieser Zeit fast bei allen Oberbauchoperationen, Operationen am Magen und an den Gallenwegen dieses
Verfahren angewendet und können aus der Erfahrung an 450 Fällen sagen, daß in den ersten 3—4 postoperativen Tagen die
Schmerzen ganz wesentlich gelindert sind, so daß die Patienten
recht gut expektorieren können, wodurch die Pneumoniegefahr vermindert wird, was sich bei älteren Patienten günstig auswirkt.
Hinsichtlich des Indikationsgebietes bestehen zwei Gegenanzeigen,
und zwar: 1. septische Verhältnisse im Bauchraum und 2. schwerer, lang dauernder Ikterus, von dem wir wissen, daß er einer
schlechtere Verklebungstendenz und Wundheilung mit sich bringt.
Im ersteren Falle ist es die Gefahr der Weiterverschleppung einer
Wundinfektion, im zweiten die, daß es bei der schlechteren Wundheilung und bei Fortfall des Schmerzes gelegentlich, durch das
Aushusten bedingt, zu einer Wunddehiszenz kommen kann. Bei
Einhaltung dieser Gegenanzeigen haben wir aber unter den 450 öligen Bauchdeckenanästhesien mit Depotnovanaest keine Schädigungen beobachten können; weder allergische Reaktionen, wie sie
Starlinger für ölige Lösungen fürchtet, noch Nekrosen, wie
sie Starlinger bei Verwendung wäßriger Daueranästhetika,
welche in Kristallform im Gewebe ausfallen, beobachten konnte.

Narkoseerfahrungen mit Kemithal

Von

Dr. **O. Mayrhofer**

Wien

Bericht über klinische Erfahrungen bei über 100 Narkosen. Kemithal (K.) ist ein Thiobarbiturat und hat chemische Verwandtschaft sowohl zu Pentothal als auch zu Evipan. Der Autor hat K. zur Einleitung und Unterstützung von Lachgasnarkosen, als Hypnotikum in Verbindung mit Lokalanästhesie und als alleiniges Narkotikum verwendet.

Die Schlußfolgerungen aus seinen Erfahrungen sind:

1. K. hat nur die halbe Wirkungsstärke von Pentothal, muß also doppelt so hoch wie dieses dosiert werden.

2. Sowohl die zentrale Atemdämpfung als auch die Steigerung der Reflexerregbarkeit im Bereich der oberen Luftwege ist bei gleichstarken Dosen mit K. wesentlich geringer.

3. Alle Patienten, mit Ausnahme derer, bei denen K. als einziges Agens verwendet wurde, waren bald nach Beendigung der Operation wach. Wegen des relativ langen Nachschlafes wird von der reinen Barbituratnarkose im allgemeinen abgeraten.

4. Vorsicht erscheint geboten bei Patienten mit stärkeren Herzfehlern, besonders bei Neigung zu Rhythmusstörungen. Leberschäden sind keine Kontraindikation für K.

Zur Technik
der Injektion in das Ganglion Gasseri

Von

Primarius Dr. med. F. Clementschitsch

Salzburg

Unter den verschiedenen Behandlungsmethoden der Trigeminusneuralgie wird die Ausschaltung des Ganglion Gasseri durch Alkoholinjektion* mit Recht als eine weitgehend ungefährliche und erfolgsichere Methode betrachtet. Beide vom Eingriff geforderten Eigenschaften, Ungefährlichkeit und Erfolgsicherheit, sind außer von der entsprechenden Indikationsstellung, vor allem von der Technik, abhängig. Aus diesem Grunde erscheinen Angaben zur Technik der Injektion in das Ganglion, die die Exaktheit des Eingriffes vergrößern, mitteilenswert.

Bei der Punktion des Ganglion bestehen vor allem zwei technische Schwierigkeiten. Die eine ist das Auffinden des Foramen ovale (F. o.) mit der Injektionsnadel, die zweite nach Passieren des Foramens, die richtige Orientierung der Nadelspitze am Ganglion.

Vorwiegend um den ersten Akt der Punktion, das Auffinden des F. o. zu erleichtern, wurde eine Reihe technischer Behelfe konstruiert. Wir bedienen uns heute dieser Instrumente nicht, sondern sind der Meinung, daß die größte Exaktheit bei der Punktion durch eine genaue Röntgenuntersuchung vor und während des Eingriffes gegeben ist. Zu diesem Zwecke werden, wie allgemein üblich, die be-

---

* Die vorstehenden Ausführungen beziehen sich auf die Punktion des Ganglion Gasseri auf dem schrägen Weg durch das Foramen ovale. Die Punktion auf dem queren Weg durch das Foramen ovale und die Punktion durch das Foramen rotundum wurden nicht behandelt.

währten Methoden der Röntgendarstellung der Schädelbasis und des F. o. (die axiale Aufnahme des Schädels und die Aufnahme des F. o. in der Projektion nach Härtl) verwendet. Darüber hinaus wurde jedoch getrachtet, auch für den zweiten Akt der Punktion, für die richtige Lokalisation der Nadelspitze in der mittleren Schädelgrube eine exakte Röntgenkontrolle zu erzielen. Da die ursprünglich hierzu verwendeten Projektionen: Schädel p. a., Schädel seitlich und axial in der Praxis nicht befriedigten, wurde eine eigene Röntgenprojektion für die Aufnahme der Gegend des Ganglion Gasseri ausgearbeitet und mitgeteilt. Die mit Hilfe dieser Aufnahmen erreichte Mühelosigkeit der Eingriffe und die Konstanz ihrer Ergebnisse scheinen unsere Ansicht über den Wert der angegebenen Röntgenaufnahmen zur Kontrolle der Ganglionpunktion zu rechtfertigen.

Nachfolgend die Beschreibung des Vorgehens am Patienten.

Vor dem Eingriff und zeitlich unabhängig davon wird eine Aufnahme des Schädels in axialer Projektion angefertigt; sie dient der Darstellung der anatomischen Situation im Bereich der F. o. Sie zeigt die Lagebeziehungen der Foramen zu den benachbarten Gebieten, den Processus pterygoides und den Foramina spinae und läßt anatomische Varianten, welche die Punktion erschweren könnten, erkennen. Zudem zeigt die Aufnahme die Lagebeziehung des Foramen zu jenen anatomischen Richtpunkten, die während der Punktion außen am Schädel getastet werden und zur Orientierung beim Einführen der Nadel dienen, die Lagebeziehung zum Tuberculum articulare und zum Margo infraorbitalis.

Zur Röntgenuntersuchung während der Operation dienen zwei Apparate, deren Röhren bereits vor dem sterilen Decken des Patienten in die gewünschte Stellung gebracht werden. Der Patient sitzt im Operationsstuhl, sein Kopf ruht in der Kopfstütze. Eine Röhre befindet sich über und hinter dem Kopf des Patienten, sie dient der Aufnahme des F. o. in der Projektion nach Härtl. Die Filmkassette für diese Aufnahme liegt in einem beweglichen Schwenkarm des Operationsstuhles und wird zur Aufnahme vor die Wange des Patienten geführt. Die zweite Röhre befindet sich in Augenhöhe vor dem Patienten, sie dient der Darstellung der Gegend des Ganglion Gasseri in a. p. Richtung nach Clementschitsch. Die Filmkassette für diese Aufnahme befindet sich in einer Tunnelkassette an der Kopfstütze.

Bezüglich der genauen Beschreibung der Aufnahme-anordnungen wird auf Clementschitsch: Die Röntgendarstellung des Gesichtsschädels, Urban & Schwarzenberg, 1948, verwiesen.

Zunächst wird vor Beginn des Eingriffes in jeder Projektion eine Leeraufnahme angefertigt. An Hand dieser Bilder kann nötigenfalls die Stellung der Röhren verbessert werden, so daß während der Punktion projektorisch einwandfreie Bilder zur Verfügung stehen. Es bereitet im allgemeinen keine Schwierigkeit, den Kopf für die Dauer des Eingriffes in unveränderter Stellung zu erhalten.

Nach Kontrolle der Probeaufnahmen wird die erste Nadel in bekannter Art und Weise eingeführt*. Es empfiehlt sich, wenn bei anscheinend guter Nadellage das Foramen nicht gefunden wird, keine Aenderungen vorzunehmen, sondern sofort eine Kontrollaufnahme nach Härtl anzufertigen. Sie zeigt das Abweichen der Nadelspitze. Die Nadel wird belassen und eine zweite in verbesserter Richtung eingeführt.

Wenn das Foramen mit der Nadelspitze getroffen scheint, wird die Nadel, um die Führung der Spitze im Kanal zu sichern, etwa 2 mm vorgeschoben. Es folgt eine Kontrollaufnahme nach Härtl, die die Gewähr gibt, daß sich die Nadel tatsächlich im Foramen befindet und die Lage der Nadel im Foramen zeigt.

Bei guter Lage der Nadel im F. o. wird die Spitze um etwa ½ cm vorgeschoben und nun eine Kontrollaufnahme in a. p.-Projektion angefertigt.

Diese Aufnahme zeigt die Gegend des Ganglion Gasseri durch die gleichseitige Augenhöhle freiprojiziert. Das Ganglion selbst ist im Bilde nicht zu erkennen. Es werden jedoch folgende Gebilde gut beurteilbar dargestellt:

Die Pyramiden von der Emenentia arcuata bis zur Anlagerung der Spitze am Keilbeinkörper. Die mediane Wand der mittleren Schädelgrube seitlich am Keilbeinkörper, Gebiete des Bodens der mittleren Schädelgrube und meist das Foramen rotundum. An Hand dieser Gebilde läßt sich das Ganglion gedanklich im Bilde lokalisieren

---

* Der Einstichpunkt liegt außen an der gleichseitigen Wange, gegenüber dem 2. Mahlzahn. Die Nadel zielt, von vorne gesehen, auf die Mitte des gleichweitigen unteren Augenhöhlenrandes, von der Seite gesehen, auf das Tuberculum articulare. In dieser Richtung eingeführt, trifft die Nadel in zirka 7 cm Tiefe das F. o. bzw. die Facies infratemporalis in dessen Umgebung.

und die Lage der Nadelspitze überprüfen. Dabei ist das Verhalten der Nadelspitze zur Höhe der Pyramiden, zur Inpressio nervi trigemini an der oberen Pyramidenkante und zum Foramen rotundum, sowie die Stellung der Nadel in medio-lateraler Beziehung von besonderer Wichtigkeit. Zur Lagebestimmung in seitlicher Richtung wird zusätzlich die vorher angefertigte Aufnahme nach H ä r t l herangezogen. Nach Betrachtung der a. p.-Kontrollaufnahme, die nach Aenderung der Nadellage wiederholt werden soll, läßt sich die Spitze der Nadel unschwer an die richtige Stelle, in die richtige Lage zu den genannten anatomischen Gebilden bringen.

In dieser Lage bewirkt die Injektion von 0·3 bis 0·5 ccm Alkohol eine Anästhesie aller Trigeminusäste. Es sei hier nicht erörtert, ob es vorteilhaft ist, die Punktion nach Injektion einer so geringen Alkoholmenge zu beenden, die geringe Flüssigkeitsmenge spricht jedoch für die Exaktheit dieser Methode.

An Hand einer Bilderserie wird das typische Vorgehen bei der Punktion des Ganglion Gasseri und die dabei beschriebene Röntgentechnik demonstriert.

Schmerzausschaltung
bei inkurablen Genitalkarzinomen

Von

Dr. **H. Tischer** und Dr. **J. Reitinger**

Wien

In einem relativ großen Teil der an Genitalkarzinom erkrankten Frauen gelingt es uns weder durch die Strahlentherapie noch durch operative Maßnahmen eine Dauerheilung zu erreichen. Durch Fortschreiten des Tumorwachstums werden oft unerträgliche Schmerzen verursacht, die zu einer qualvollen Leidenszeit der Patienten führen. Zur Behandlung der Tumorneuralgie bei Beckenwandinfiltraten fortgeschrittener Collumkarzinome und ihrer Drüsenmetastasen wurde uns in den letzten Jahrzehnten eine ganze Reihe von neuen Verfahren zur Verfügung gestellt. Anfangs gelingt es wohl noch, die Schmerzen durch die üblichen analgetischen Mittel zu beherrschen, später jedoch wird eine fortgesetzte Steigerung der Morphiumdosen durch Gewöhnung erforderlich. Durch diese ständig zunehmenden Alkaloiddosen werden die Patienten fast dauernd in einem Dämmerzustand gehalten, so daß sie an ihrer Umwelt keinerlei Anteil mehr nehmen können, zu einer Zeit, in der man bestrebt sein müßte, ihnen ein einigermaßen erträgliches Leben zu ermöglichen. Ferner sei noch erwähnt, daß bei einer großen Zahl an Genitalkarzinom Erkrankten auch durch ständig weiter gesteigerte Alkaloiddosen sich keine Linderung der Schmerzzustände erreichen läßt. Mit den neuen Behandlungswegen bezwecken wir, den Kranken bis zu ihrem Lebensende bei weitgehender Schmerzlinderung bzw. -ausschaltung ein einigermaßen erträgliches Leben zu ermöglichen. Wollen wir zunächst von der medikamentösen, zentralanalgetischen Therapie ab-

sehen, so bleiben uns für die Ausschaltung der schmerzleitenden Nervenbahnen zwei Möglichkeiten: 1. Die operative und 2. die chemische Unterbrechung der Schmerzleitung.

Zahlreiche operative Methoden zur Schmerzausschaltung wurden in den letzten Jahren angegeben und von den
verschiedenen Autoren wieder modifiziert. Davon sei nur
kurz die Chordotomie, das ist die Durchtrennung des An-
terolateraltraktes innerhalb des Rückenmarkes, die Radiko-
tomie, die Durchtrennung der hinteren Wurzeln, weiter die
Lobotomie, die Cottsche Operation und die von M a n d l
angegebene Novocain-Stirnhirninfiltration erwähnt. Mögen
auch einzelne dieser Methoden im geeigneten Falle befriedigende Ergebnisse aufweisen, so haften doch den meisten
dieser operativen Methoden beachtliche Nachteile an. Die
meisten dieser Operationen stellen einen verhältnismäßig
großen Eingriff dar, insbesondere wenn man bedenkt, daß
sich diese Patienten infolge Karzinomkachexie in der Regel in einem sehr schlechten Allgemeinzustand befinden.
Ein weiterer Nachteil fast sämtlicher operativer Methoden
besteht zumindest bei den Genitalkarzinomen darin, daß
infolge der komplizierten Innervation der Beckeneingeweide,
worauf im folgenden noch näher eingegangen werden soll,
zumeist immer nur ein Teil der schmerzleitenden Unter-
bauchbahnen durchtrennt wird. Die von T h i e r m a n n angegebene Operationsmethode, bei der auf sakralem Weg
sämtliche Bahnen (N. pelvici und N. hypogastrici) einzeitig
durchtrennt werden, wurde von A n s e l m i n o bei einigen
inkurablen Unterbauchkarzinomen angewendet. Abgesehen
von der Schwierigkeit der Operation sind auch die an den
wenigen Fällen gesammelten Erfahrungen zu gering, um
ein endgültiges Urteil über die Methode abzugeben.

Wir verwenden an der II. Universitäts-Frauenklinik
im allgemeinen keine dieser operativen Methoden, die
eigentlich alle dem Vollchirurgen vorbehalten sind, sondern
bevorzugen neben der medikamentösen Therapie in den
meisten Fällen die chemische Nervenblokade, wobei die
Technik der verschiedenen Ausschaltungsmöglichkeiten in
der Regel weitaus weniger Schwierigkeiten bereitet, als die
richtige Wahl der Methode im jeweiligen Fall. Voraussetzung
hierfür ist allerdings eine genaue Kenntnis der Inner-
vationsverhältnisse für die Organe des kleinen Beckens. Es
seien daher kurz einige anatomische Bemerkungen vorausgeschickt. Die von Blase, Uterus und Rektum kommenden
Fasern sammeln sich zunächst im Frankenhäuserschen Ple-

xus, von wo die parasympathischen Fasern über die N. pelvici zum Sakralmark ziehen, während die sympathischen Fasern über die N. hypogastrici, N. präsacralis und den sympathischen Grenzstrang in der Höhe von Th 11 und 12 und der oberen Lumbalsegmente ins Rückenmark eintreten. Einige sympathische Fasern ziehen vom Frankenhäuserschen Plexus direkt zum sakralen sympathischen Grenzstrang. Da wir bei den meisten Methoden der chemischen Nervenblockade am Rückenmark die Ausschaltung vornehmen, ist die Kenntnis der für die einzelnen Beckenorgane zugehörigen Rückenmarksegmente erforderlich. Nach den Arbeiten von Anselmino, Plaskuda und Stevens nehmen wir heute an, daß die sympathischen Fasern für das Corpus uteri bei Th 11 und 12 ins Thorakalmark einmünden, während für die Cervix noch die Segmente S_2 bis S_4 über die N. pelvici hinzukommen. Für den Blasenhals und das Rektum werden die Segmente S_2 bis S_4, für den Blasenfundus Th 11 bis L 1 und für den Ureter L 1 und L 2 angenommen. Aeußeres Genitale und unterer Scheidenanteil werden über den N. pudendus aus S_2 bis S_4 versorgt. Entsprechend der entwicklungsgeschichtlichen Entstehung werden die Ovarien nicht aus dem Plexus hypogastricus, sondern vom Plexus ovaricus versorgt, der entlang der Arteria ovarica nach oben zieht und bei Th 10 bis Th 12 ins Rückenmark eintritt.

Die durch das fortschreitende Karzinomwachstum bedingte Schmerzempfindung wird nicht allein durch die Reizung der Endapparate der zerebrospinalen sensiblen Nerven ausgelöst, sondern auch — und dies gilt vor allem für das schon weiter fortgeschrittene Portiokarzinom — durch die Einbeziehung des Plexus lumbosacralis in den karzinomatösen Prozeß. Dabei erfolgt die Reizung der Nervenstämme entweder durch Druck des karzinomatösen Tumorgewebes oder durch reaktive Entzündungsvorgänge. Die Mitbeteiligung des Plexus macht sich meistens zuerst bei den sensiblen Fasern geltend, während durch Schädigung der motorischen Fasern entstehende Lähmungen erst in den späteren Stadien des Karzinomwachstums beobachtet werden.

Trotz dieser nervös-anatomischen Kenntnisse gelingt es uns allerdings infolge der Vielzahl der Nervenbahnen nicht in sämtlichen Fällen, die für die jeweils geäußerten Schmerzen verantwortlichen Nervenstränge genau festzustellen. Dies gilt vor allem für die sogenannten viszeralen Beckenschmerzen nach Todd, die von Blase, Rektum und Uterus ausgehen und durch undeutliche Ausstrahlung und

Fehlen objektiver neuralgischer Zeichen charakterisiert sind. Diesen viszeralen Beckenschmerzen stellt T o d d die somatischen Gliederschmerzen gegenüber, die genau entlang eines oder mehrerer Spinalnerven lokalisierbar sind, wobei man neurologisch häufig eine Hyperästhesie in den entsprechenden Hautpartien findet. Ob die Ursache dieser Schmerzen eine Nervenkompression durch Tumorgewebe oder nach Ansicht von T o d d eine Art Radiculitis sei, ist noch umstritten. Im allgemeinen lassen sich bei den Fällen dieser letzteren Gruppe mittels chemischer Nervenausschaltung die besseren Ergebnisse erzielen. Wenn sich auch, wie aus dem bisher Gesagten hervorgeht, bei der chemischen Nervenblokade gewisse Schwierigkeiten ergeben, so zeigen doch die im folgenden besprochenen Methoden, daß bei richtiger Wahl derselben recht befriedigende Ergebnisse erzielt werden können.

Ueber die intradurale Alkoholinjektion, erstmalig von D o g l i o t t i 1930 angegeben, ist in letzterer Zeit von zahlreichen Autoren — unter anderem von G r ü n b e r g e r im Vorjahr auf der Salzburger Aerztetagung, eingehend berichtet worden. Bei dieser Methode wird mittels Alkohol eine derart nachhaltige Schädigung der sensiblen Nervenfasern erreicht, daß eine lang dauernde Unterbrechung der Schmerzleitung die Folge ist (K e p p). Hierbei ist von Vorteil, daß bekannterweise — wissenschaftlich allerdings bislang noch nicht geklärt — die sensiblen Nervenfasern durch chemische Substanzen im stärkeren Ausmaß geschädigt werden als die motorischen. Neben der Alkohollösung sind noch 5%ige Formalinlösung (F o e r s t e r), 5%ige Phenollösung (D o p p l e r), 6%ige Trikresollösung (D o p p l e r) und 5%ige Triphenollösung (T r i a s) mit Erfolg verwendet worden. Wir wenden diese Methode vor allem bei den Beckenwandrezidiven bei Collumkarzinomen insbesondere dann an, wenn ischiadiforme Schmerzen im Vordergrund stehen. Hinsichtlich der Technik wäre folgendes zu sagen: Nach SEE-Vorbereitung wird die Patientin in überstreckte Seitenlagerung gebracht, wobei die kranke Seite nach oben kommt. Nach Lumbalpunktion, meist zwischen Th 12 und L 1 wird 1 ccm 96%iger Alkohol langsam injiziert, um eine Wirbelbildung bzw. Mischung mit dem Liquor weitgehend zu verhindern. Von D o g l i o t t i wurde die erforderliche Menge von 0·2 bis 0·8 ccm absoluten Alkohols angegeben. Andere Autoren verwendeten bis zu 1·5 ccm. Die Konzentrationen der Alkohollösung schwanken nach den verschiedenen Angaben zwischen 92 und 96%. Anschließend bleibt Patientin zirka 30 Minuten in dieser Seitenlagerung liegen, um ein möglichst langes Einwirken des Alkohols auf die hinteren Wurzeln zu erzielen. Von den meisten Patienten wird während der Injektion ein gewisses Wärmegefühl bzw. Brennen in der entsprechenden Extremität angegeben, das bereits wieder nach kurzer Zeit verschwindet. Wir konnten mit dieser Methode in drei Viertel unserer Fälle eine vollkommene bzw. weitgehende Schmerzausschaltung erzielen, wobei die Dauer der Schmerzfreiheit von 2 bis 60 Tagen schwankte, weshalb in Einzelfällen nach einer durchschnittlichen Wartezeit von 7 Tagen die Alkoholinjektion wiederholt wurde. Motorische Ausfallserscheinungen (B a u e r und G r a n t) sowie auch eine infolge Muskellähmung bedingte Harnretention oder -inkontinenz schwinden meist nach einigen Tagen von selbst, ebenso geben sich bald die öfter in den ersten Tagen auftretenden Störungen der Darmentleerung. Nur in den Fällen, bei denen wir die Alkoholinjektion intralumbal in sitzender Stellung (nach dem Vorschlag von D e P a l o und auch G r ü n b e r g e r) durchführten, kam es am folgenden Tag öfters zu undeutlichen meningitischen Reizerscheinungen, so daß wir die Lumbalpunktion in Seitenlage mit erhöhtem Becken vorziehen. Meist konnten nachher die Alkaloiddosen entweder völlig abgesetzt oder auf eine einmalige Tagesgabe reduziert werden. Unter den Versagern befanden sich 2 Patienten, bei denen nach völliger Wirkungslosigkeit der Alkoholinjektion später Metastasen in der Wirbelsäule nachgewiesen wurden.

Zu erwähnen wäre noch, daß gelegentlich Patienten die Wirkung verschweigen, um ihre Rauschgiftsucht weiter befriedigen zu können.

Die paravertebrale Anästhesie bevorzugen wir bei Schmerzzuständen im Bereiche der Lendengegend nach Ovarialkarzinomen und Metastasen in den Beckenknochen sowie auch bei weit fortgeschrittenen Collumkarzinomrezidiven mit entsprechender Schmerzlokalisation. Neben den Foramina intervertebralia liegen die aus den vorderen und hinteren Wurzeln gebildeten Spinal- bzw. Lumbalnerven mit den betreffenden Rami communicantes sympathici so nahe beieinander, daß ein an dieser Stelle injiziertes Anästhetikum die gesamte Schmerzleitung des betreffenden Segments zu unterbrechen imstande ist. Allerdings muß man dabei von vornherein mit einer Beeinflussung auch der motorischen Fasern rechnen. Während K e p p zur Schmerzausschaltung eine 96%ige Alkohollösung paravertebral injiziert, gebrauchen wir mit gutem Erfolg ein Depotanästhetikum, nämlich das Depot-Novanaest der Firma Gebro. Die Vorbereitung zur Paravertebralblockade besteht in einer Vorinjektion von SEE oder HES und womöglich einer Novocainanästhesie der oberflächlichen und tiefen Gewebsschichten, worauf pro Segment 2 bis 5 ccm Depot-Novanaest, manchmal unter Zusatz von $1/_2$ ccm absoluten Alkohol, in die Gegend des Grenzstranges deponiert werden. Aehnlich wie bei dem intralumbalen Alkoholdepot werden auch hier während der Injektion Schmerzen angegeben, die ins Becken und in die entsprechende Extremität ausstrahlen. In den ersten Tagen nach der Injektion können Hypästhesien der betreffenden Hautsegmente oder Inkontinenzerscheinungen auftreten, jedoch geben sich auch hierbei derartige Störungen in der Regel in den folgenden Tagen. Lähmungserscheinungen konnten in keinem Fall beobachtet werden. Der Vorteil dieser Methode mit Wirkungsdauer von durchschnittlich 10 Tagen gegenüber der intralumbalen Alkoholinjektion besteht in einer genaueren segmentaren Zielmöglichkeit.

Fallweise wird die Paravertebralblockade mit einer Epidural- bzw. Sakralanästhesie kombiniert, insbesondere bei Karzinomen des äußeren Genitale und Metastasen der inguinalen Drüsen. Die Epiduralanästhesie allein ist in jenen Fällen, bei denen die Schmerzen durch Karzinome im Beckenbereich hervorgerufen sind, ungenügend, da bei dieser Methode ja nur die unteren Sakralnervenpaare ausgeschaltet werden. Anderseits ist es zu gefährlich, durch epidurale Dosissteigerung oder Beckenhochlagerung in den höheren Segmenten einen wirksamen Effekt erzielen zu wollen. Bestehen aber die starken Schmerzen nur im Bereich des äußeren Genitales und der Analgegend, so wird man mit einer alleinigen Sakralanästhesie gut auskommen. In Fällen von Unzulänglichkeit des Hiatus sacralis (nach B l u m e r und I k l e 15 bis 20%) hat sich weiter die 1913 von B r a u n angegebene Präsakralanästhesie gut bewährt, durch die eine Leitungsunterbrechung der Sakralnerven unmittelbar nach ihrem Austritt aus den Sakrallöchern erzielt wird. Als Anästhetikum verwenden wir für die Epiduralblockade Depot-Novanaest, 2 bis 4 ccm nach vorhergegangener Novocaintestung, für die präsakrale Anästhesie zumeist 96%igen Alkohol. Beide Methoden, sowohl die Kaudalanästhesie als auch die präsakrale Anästhesie haben den Nachteil, daß die Wirkungsdauer stark begrenzt ist und eine eventuelle Wiederholung erforderlich ist. In zirka 50% der Fälle konnten wir mit diesen beiden Methoden Erfolge erzielen, wobei die Wirkungsdauer zwischen 2 bis 8 Tagen schwankte.

Dies entspricht auch den Erfolgszahlen, wie sie von K o h -
l e r und D a h n angegeben werden. Zu erwähnen wäre noch,
daß die Schmerzen bei Vulvakarzinomen auch durch die
Pudendusanästhesie in der Regel fast vollkommen ausgeschaltet werden können, allerdings ist die Wirkungsdauer
sehr kurz. Dabei injizieren wir beidseitig 10 ccm 1%iges
Novocain und je 2 ccm Rhaetocain als wässeriges Depotanästhetikum, da uns ölige Lösungen in diesem gefäßreichen
Gebiet wegen eventueller Fettembolie zu gefährlich erscheinen.

Ohne Zweifel finden wir bei sämtlichen Methoden der
chemischen Nervenblockade immer wieder Versager. In
den meisten Fällen gelingt es aber doch, mittels genauer
individueller Schmerzanalyse, wobei man manchmal sogar
den Neurologen zu Rate ziehen muß, durch eine geeignete
Methode bei dem Patienten, wenn schon nicht eine vollkommene Schmerzausschaltung, so wenigstens doch eine
wesentliche Linderung seiner Beschwerden zu erzielen.

Wie schon eingangs erwähnt, besteht ein Hauptzweck
der chemischen Schmerzausschaltung in der Einsparung
von Alkaloiden. Trotzdem kommen wir in vielen Fällen
ohne Analgetika bzw. Opiate nicht aus. Es sei daher im
folgenden auch über unsere Erfahrungen mit medikamentös-
analgetischer Therapie berichtet: In diesem Zusammenhang
möchte ich vor allem auf eine interessante Tatsache aufmerksam machen, die in ihrer bedeutsamen Tragweite noch
viel zu wenig bekannt ist, nämlich die Wirkungssteigerung
und Leistungsprotrahierung aller Alkaloide und ihrer Verwandten durch Prostigminzusatz. S l a u g h t e r hat kürzlich auf Grund von zahlreichen Tierexperimenten und klinischen Beobachtungen in Amerika festgestellt, daß die
analgetische Wirkung von 8 mg Morphinsulfat unter Kombination von 0·5 mg Prostigmin bei der Schwellwertbestim-
mung des Wärmeschmerzes nach W o l f f - H a r d y und
G o o d e l l von 22 auf nicht weniger als 181 Einheiten gesteigert wird. Die Wirkung von 10 mg Pantopon wird damit
verdoppelt, die Kodeinwirkung sogar verzehnfacht. In
Oesterreich hat auf Vorschlag Prof. J a r i s c h s erstmalig
K o n r a d diese erstaunliche Wirkung einer wesentlichen
Leistungssteigerung unter gleichzeitiger Einsparung von
Morphin und Pantopon bei schweren Verbrennungen verwendet, wo bisher seit H e b r a die Verabreichung hoher
Morphindosen wegen des bestehenden Schockzustandes eher
kontraindiziert war. Auch bei diesen schweren Schmerz-
zuständen konnte eine potenzierte schmerzstillende Wirkung

mit der Hälfte der früher verwendeten Morphinmengen unter Prostigminzusatz beobachtet werden.

Wir haben uns nun an der Karzinomstation der II. Universitäts-Frauenklinik Wien diese Eigenschaft der Opiateinsparung zunutze gemacht und an einer großen Zahl inkurabler Genitalkarzinome mit oft unerträglichen Ausstrahlungsschmerzen dieses Phänomen klinisch studiert. Es kann schon im vorhinein festgestellt werden, daß unseren Versuchen auch bei weit fortgeschrittenen Genitalkarzinomen ein voller Erfolg beschieden war. Gerade bei dieser Erkrankungsgruppe eröffnet sich dafür ein weites Feld gesteigerter Anwendungsmöglichkeit, da es trotz zahlreicher, später noch zu erwähnender schmerzlindernder Medikamente immer noch eine große Anzahl von Genitalkarzinomen und Rezidiven gibt, deren oft unerträgliche Beschwerden bisher nur mit ständig steigenden Dosen von Alkaloiden einigermaßen gelindert werden konnten, wobei bedenkliche Nebenerscheinungen, wie vor allem Süchtigkeit, weiter Muskelschwäche, Pruritus, Schwindel, Schweißausbrüche, Doppeltsehen usw. in Kauf genommen werden mußten. Nun ist aber die wahllose und maßlose Verabreichung von Morphiumpräparaten, womit nur morphiumsüchtige dahindämmernde Krebskranke gezüchtet werden, in der heutigen Zeit steigender Beschäftigung und Behandlungsmöglichkeiten auch bei fortgeschrittenen Karzinomfällen eine nicht mehr aufrecht zu erhaltende und auch nicht mehr verantwortbare Maßnahme, der gerade durch die vorerwähnte Kombination zweier Medikamente wirkungsvoll gesteuert werden kann. Wir haben bei unseren Untersuchungen — natürlich individuell verschieden — Fälle erlebt, wo 8 Morphininjektionen pro die unter Prostigminzusatz in der Mischspritze auf 2 pro 24 Stunden wirkungsvoll reduziert werden konnten, ohne daß deshalb die Patienten über Schmerzen klagten. Dabei ist auffallend, daß die Steigerung der Mo-Wirkung nur bei gleichzeitiger Gabe von Prostigmin deutlich erscheint; die getrennte Verabreichung hat merkwürdigerweise nicht den gleichen Erfolg. Die Wirkungsdauer der Kombination kann nach unseren Erfahrungen mit durchschnittlich etwa 8 Stunden angenommen werden, das ist immerhin das Doppelte der bisherigen Wirkungsbreite von Opiaten, so daß damit dem Praktiker die Möglichkeit gegeben ist, mit einer schmerzstillenden Spritze pro Nacht das Auslangen zu finden. Im allgemeinen kann gesagt werden, daß die schmerzstillende Wirkung dabei vielleicht etwas später eintritt, dafür aber wesentlich stärker ist und länger andauert. Wir kommen heute zumindest mit der Hälfte, wenn nicht nur mit einem Viertel der bisher an der Karzinomstation benötigten Alkaloidmengen aus, wobei es wirkungsmäßig gleichgültig ist, ob Pantopon, Modiskop, Morphium oder auch Heptadon verwendet wird. Die früher beobachtbaren Nebenerscheinungen treten viel seltener und schwächer auf, eine Gewöhnung kann zumindest längere Zeit hintangehalten werden. Auch wird die durch Morphin gehemmte Darmmotilität durch Prostigmin günstig beeinflußt.

Wir sind weiterhin damit beschäftigt, die verschiedenen Schmerzausschaltungskomponenten mittels Morphin-Prostigminkombination an Hand der Hardyschen Schwellwertbestimmungsmethode im Tierexperiment zu bestimmen und werden zu gegebener Zeit darüber berichten.

Nun noch ein Wort der pharmakodynamischen Erklärung dieses erstaunlichen Kombinationsphänomens. Darüber können derzeit noch eigentlich nur Vermutungen dahingehend aufgestellt werden, daß es sich um eine ausgesprochen vagotone Wirkungsweise handelt, die über den Parasympathikus abzulaufen scheint. Nach Jarisch besteht eine gewisse Analogie darin, daß das Morphin an sich eine stark vagotone Komponente besitzt und daß bei der Ohnmacht — die ja ausgesprochene Vaguszeichen zeigt — eine weitgehende Hemmung der Schmerzempfindung besteht. Weiter verstärkt bekanntlich Prostigmin die als parasympathisch aufzufassenden Wirkungen von Morphin auf die Darmmotilität in analoger Weise der Verstärkung der Analgesiewirkung, die demnach hier wohl ebenfalls parasympathisch erklärbar wäre. Durch die allgemeine Stimulierung der vagotonen Reaktionslage können bei Kombination von Opiaten mit Prostigmin nach Stöckli und Fromherz gelegentlich bei längerer Medikation auch Wirkungen auf den Herzvagus auftreten. Von anderer Seite wird versucht, die Verstärkung mit einer der Cholesterinase entgegen gerichteten Wirkung des Morphins in Verbindung zu bringen, auch werden Zusammenhänge mit der Azetylcholinproduktion vermutet, jedoch sind, wie gesagt, diese pharmakologischen Eigenschaften noch in keiner Weise geklärt.

Soviel zur Tatsache der Alkaloideinsparungsmöglichkeit und ihrer eventuellen Erklärung. Zur laufenden Schmerzbekämpfung stehen vor allem bei leichteren Fällen eine Reihe von bewährten Präparaten zur Verfügung, welche weitgehend die analgetischen Eigenschaften des Morphiums und seiner Derivate besitzen, ohne jedoch die Nebenerscheinungen im ähnlichen Ausmaß zu zeigen. Hier ist neben den jahrzehntelang bekannten und bewährten leichteren Analgeticis vor allem Heptadon, Dolantin, Polamidon und Cliradon zu nennen, die zweckmäßig mit entsprechenden Sedativen verabreicht werden. Erstaunlich ist die oft schmerzstillende Wirkung des bekannten Antirheumatikums Irgapyrin auch bei Genitalkarzinomen, noch frapanter aber die anhaltende Schmerzbefreiung bei Dauerverwendung des Folsäurepräparates Teropterin der Lederle-Werke, New York, das bei morphinsüchtigen, sonst analgetisch völlig unbeeinflußbaren Fällen oft erstaunlich wirksam ist. Dieses in Oesterreich noch weitgehend unbekannte Präparat ist chemisch eine Pteroyltriglutaminsäure. S l a u g h t e r, F a r - b e r und L e h v betonen den schmerzlindernden Effekt des Teropterins, der im Gegensatz zu Morphium mit einer erheblichen psychischen Besserung einhergeht. W e i n t r a u b konnte in 50% inoperabler Karzinome damit Nachlassen der Schmerzen, Besserung des Appetits, Wohlbefinden, Gewichtszunahme und Besserung der Stimmungslage erzielen.

Weitere analgetische Wirkung soll nach R ö s e l e r mit Plenosol, einem Mistelextrakt aus Viscum album mit gleichen biologischen Eigenschaften wie Azetylcholin erzielbar sein. Vor allem bei inoperablen Kollumkarzinomen kann eine anhaltende, dem Morphium überlegene analgetische Wirkung und Steigerung der Leistungsfähigkeit auftreten (K l i m p e l), jedoch fehlen uns darüber noch eigene Erfahrungen.

Wir sehen also, daß uns auch bei inkurablen Genitalkarzinomen eine ganze Reihe von chemischen und medikamentösen Schmerzausschaltungsmöglichkeiten zur Verfügung stehen. Allerdings bedarf es oft länger dauernder tastender Versuche und Erprobung verschiedenster Medikationsmöglichkeiten, um in rein individuellem Vorgehen Wertvolles zur andauernden und gefahrlosen Schmerzbefreiung bei dieser besonders berücksichtigungswürdigen Patientengruppe leisten zu können.

L i t e r a t u r : A n s e l m i n o und P l a s k u d a : Geburtsh. u. Frauenhk., 10 (1950): 187. — B a u e r : Amer. J. Obstetr., 40 (1940): 278. — D r e s c h e r und M o h r : Ther. Gegenw., 2 (1950): 49. — D o g l i o t t i : Wien. med. Wschr., 1943, 18/19: 295. — F a r b e r und L e h v : Zit. bei Slaughter. — G r a n t : Ref. Mschr. Krebsbekpf., 1942: 149. — G r ü n b e r g e r : Wien. klin. Wschr., 1949, 39 — H e l d : Mschr. Geburtsh., 1943, 1/2: 116. — K e p p : Arch. Gynäk., 174 (1943): 620. — K l i m p e l : Med. Klin., 36 (1952): 1196. — K o h l e r : Neue med. Welt, 1950: 381. — K o nrad: Wien. klin. Wschr., 1950: 241. — Mandl: Wien. klin. Wschr., 1951, 1: 13. — Röseler: Therapiewoche, 51 (1950): 519. — Slaughter: J. amer. med. Assoc., 115 (1941): 2058. — Derselbe: Science, 2829 (1949): 286. — Derselbe: Arch. internat. Pharmacodynam., 83 (1950): 143. — Stöckli und Fromherz: Helvet. physiol. et pharm. Acta, 3 (1945): 335. — Thiermann: Langenbecks Arch. u. Chirurg., 262 (1949): 261. — Todd, T. F.: Lancet, 11 (1937): 555. — Weintraub und Mitarbeiter: N. Y. J. Med., 51, 18: 2159.

Erfahrungen
mit geburtshilflicher Schmerzbekämpfung

Von

Dozent Dr. **Hubert Hartl**

Göttingen

Es ist nicht die Absicht dieses kurzen Vortrages, einen
vollständigen Ueberblick über das Problem der geburtshilflichen Schmerzbekämpfung zu geben. Sie haben bereits
gestern in dem Referat von Herrn Prof. N a v r a t i l gehört,
wie vielfältig die Wege sind, die bisher beschritten wurden. Es findet sich darunter eine ganze Reihe von Verfahren, die sich wegen der komplizierten technischen Voraussetzungen, der kostspieligen Apparaturen oder des erheblichen zeitlichen Aufwandes für eine breite Anwendung
in der Praxis niemals durchsetzen werden.

Es kann kein Zweifel darüber bestehen, daß der Wunsch
nach der schmerzlosen Geburt heute immer weitere Kreise
erfaßt und nicht mehr etwa nur auf die Frauen der Groß-
stadtbevölkerung beschränkt ist. Dementsprechend wird auch
seitens der Aerzteschaft immer dringender die Frage nach
einer mühelos auf breiter Basis durchführbaren Schmerz-
linderungsmethode gestellt. Ich möchte Sie deshalb mit
einer Methode bekannt machen, die in den letzten Jahren
an der Universitäts-Frauenklinik Göttingen von H o s e -
m a n n und H i c k l entwickelt wurde und die man heute
mit gutem Gewissen als das u n g e f ä h r l i c h s t e, e i n -
f a c h s t e und b i l l i g s t e V e r f a h r e n zur E r z i e -
l u n g e i n e r s c h m e r z f r e i e n G e b u r t bezeichnen
kann. Unsere bisherigen Erfahrungen stützen sich auf die
konkurrenzlose Zahl von über 2500 Entbindungen, so daß
eine gewisse abschließende Beurteilung gerechtfertigt erscheint.

Wir verwenden eine Inhalationsanalgesie mit Trichloräthylen. Hier muß bereits Mißverständnissen der Nomenklatur vorgebeugt werden. Das technische Trichloräthylen, allgemein als „Tri“ bezeichnet, ist ein gesundheitsschädigender Stoff, dessen Giftigkeit jedoch nicht auf die Grundsubstanz, sondern auf die beigemengten Zersetzungs- und Verunreinigungsstoffe zurückzuführen ist. Chemisch reïnes Trichloräthylen ist zwar ungiftig, aber so flüchtig, daß seine praktische Verwendung nicht möglich ist. Für medizinische Zwecke wird ein gereinigtes, mit verschiedenen Stabilisatoren haltbar gemachtes Trichloräthylen verwendet, das sich in eingehender pharmakologischer Prüfung durch Soehring u. a. in den zur Geburtsanalgesie verwendeten Mengen und Konzentrationen als absolut unschädlich erwiesen hat. Wir pflegen dieses medizinische Trichloräthylen zur Unterscheidung von den beiden anderen genannten Formen nach einem Vorschlag von Hosemann als Algylen zu bezeichnen. Die verschiedenen Markenpräparate, die unter den Namen „Trichloran“, „Trimenth“, „Trialgesin“, „Chlorylen“, „Trilgan“ usw. im Handel sind, haben sich als ungefähr gleichwertig erwiesen.

Wir streben keine Narkose, auch keine Amnesie — wie etwa beim geburtshilflichen Dämmerschlaf — an, sondern eine intermittierende Wehenanalgesie. Unter Analgesie versteht man eine mehr oder weniger vollkommene Ausschaltung oder Dämpfung der Schmerzempfindung bei erhaltenem Bewußtsein. Das analgetische Stadium, wie wir es ausnützen, liegt ganz am Anfang des Anästhesierungseffektes, noch vor dem Exzitationsstadium. Für Vollnarkosen ist Algylen nicht geeignet.

Wir verabfolgen Algylen mit einem verblüffend einfachen und billigen, von Hosemann und Hickl konstruierten Apparat aus Jenaer Glas, den ich Ihnen hier zeige. Er wird von den Draeger-Werken in Lübeck hergestellt und ist auch in Oesterreich erhältlich.

Das Wesen der Methode besteht nun darin, daß die Patientin sich selbst analgesiert. Sie bekommt, sofern sie überhaupt Schmerzlinderung wünscht — und das tun gut 90% unserer Mütter —, den mit einer Ampulle zu 7 ccm Algylen beschickten Inhalator bei Aufnahme in den Kreißsaal mit einem Band um den Hals gehängt und wird zunächst in seiner Handhabung unterwiesen. Die etwas ungewohnte Atemtechnik wird verhältnismäßig leicht erlernt. Sie besteht darin, daß bei der Inspiration der Inhalator an die Lippen geführt und aus ihm gleichsam gesaugt wird, während die Exspiration entweder durch die Nase oder, noch besser, nach jedesmaligem Absetzen des Inhalators durch den Mund erfolgt.

Für die Eröffnungsperiode lernt die Patientin es bald, gleich am Beginn einer Wehe durch einige tiefe Atemzüge aus dem Inhalator sich selbst zu analgesieren, wobei es in ihrem Belieben steht, bei Bedarf durch Verschluß der Nebenluftöffnung mit dem Daumen die Konzentration zu steigern. Atmet sie aus Aengstlichkeit zuviel ein, wird sie leicht benommen und der Inhalator entgleitet ihrer Hand. Auf diese Weise ist eine automatische Regelung der Analgesietiefe gewährleistet. Die Analgesie mit Algylen kann schon in der frühen Eröffnungsperiode ohne Rücksicht auf die Weite des Muttermundes beginnen und über viele Stunden fortgeführt werden.

Lediglich in der Austreibungsperiode können sich gewisse Schwierigkeiten ergeben, da durch das Pressen eine Einatmung während der Wehe unmöglich wird. Hier muß der Arzt oder die Hebamme die Führung übernehmen und die Patientin anleiten, jeweils am Ende der Wehenpause einige tiefe Atemzüge aus dem Inhalator zu tun. Auf diese Weise läßt sich auch die schmerzhafte Endphase der Geburt gut überwinden. Es kann aber zweckmäßig sein, hier durch einige wenige Tropfen Chloräthyl einen ganz leichten Durchtrittsschlaf herzustellen.

Der Göttinger Inhalator ist so konstruiert, daß die Konzentration des abgegebenen Atemgemisches unabhängig vom Atemvolumen weitgehend konstant bleibt, eine Eigenschaft, die er vor den größeren und komplizierten Stabinhalatoren voraus hat. Nach eingehenden Konzentrationsmessungen von Hickl und von Stampe enthält das eingeatmete Gemisch unter verschiedensten Bedingungen bei offenem Nebenluftloch zirka 0·55%, bei verschlossenem Nebenluftloch zirka 1·22% Algylen, eine Konzentration, die auch bei den größeren Inhalatoren als optimal angestrebt wird. Dabei wird die Temperatur des Gerätes von der Hand der Patientin konstant gehalten. Der Algylenverbrauch beträgt pro Stunde ungefähr 4 ccm.

Die von Hickl bei der statischen Auswertung der ersten 1400 Geburten nach der Göttinger Methode gefundenen Ergebnisse haben sich auch bei den folgenden 1000 Geburten bestätigt. Es fand sich keine Verschlechterung der Wehentätigkeit oder der Herztöne, überhaupt keine nachteiligen Folgen für Mutter und Kind. Die Dauer der Ge-

17*

burt wird unter Algylen verkürzt, der Wehenmittelverbrauch geht zurück, die Zangen- und Operationsfrequenz hat ebenso wie die Häufigkeit von Asphyxien n i c h t zugenommen.

Rund 80% unserer Patientinnen waren mit der Algylenanalgesie sehr zufrieden, 15% verspürten eine teilweise Linderung, nur 5% waren Versager. Wie sehr psychische und konstitutionelle Momente bei der individuellen Schmerzempfindlichkeit eine Rolle spielen, geht daraus hervor, daß die Ergebnisse bei nichtgewollten, besonders bei unehelichen Kindern und interessanterweise auch in unserer Privatklinik mit ihren besonders sensiblen und anspruchsvollen Patienten nicht ganz so günstig sind. Eindrucksvoll ist jedenfalls die große Ruhe, die seit der Einführung der Algylenanalgesie in unserem Kreißsaal eingezogen ist.

Es gibt natürlich a l l g e m e i n e K o n t r a i n d i k a - t i o n e n, gegen die geburtshilfliche Schmerzbekämpfung überhaupt, wie etwa Frühgeburten, schwere Anämien, Leberparenchymschädigungen, gewisse Herz- und Lungenerkrankungen u. dgl.; es sind uns aber bisher noch keine s p e z i - f i s c h e n Kontraindikationen gegen das Algylen bekanntgeworden. Es läßt sich im Gegenteil behaupten, daß die Algylenanalgesie noch die s c h o n e n d s t e u n d u n g e - f ä h r l i c h s t e Form der geburtshilflichen Schmerzbekämpfung darstellt.

Einen ernsten Konkurrenten besitzt das Algylen lediglich in der L a c h g a s a n a l g e s i e mit den lungenautomatischen Geräten, die nach meinen eigenen Erfahrungen an rund 500 Geburten in 'Hamburg Ausgezeichnetes leistet. Diesem Verfahren sind jedoch äußere Grenzen gesetzt, da es an einen umfangreichen und sehr kostspieligen Apparat gebunden ist.

Z u s a m m e n f a s s e n d läßt sich also feststellen, daß wir in der intermittierenden Algylenanalgesie, wie sie an der von M a r t i u s geleiteten Göttinger Universitäts-Frauenklinik entwickelt wurde, eine Methode besitzen, die ungefährlich, einfach und billig ist und auf Grund tausendfacher Bewährung hervorragend geeignet erscheint, i n d e r k l i - n i s c h e n u n d a u c h i n d e r h ä u s l i c h e n G e - b u r t s h i l f e auf breitester Basis angewandt zu werden.

L i t e r a t u r : H i c k l, Th.: Schmerzlose Geburt. Zbl. Gynäk., 74 (1952): 499. — H o s e m a n n, H.: Schmerzlinderung mit Trichloräthylen. München-Berlin: Urban & Schwarzenberg, 1952.

Aussprache: Hr. E. N a v r a t i l (Graz): Wie ich bereits gestern angeführt habe, hat sich uns Trichloräthylen zur Schmerzlinderung bei der normalen Geburt gut bewährt. Die Verabfolgung wurde durch den Inhalator von H o s e m a n n und H i c k l, den wir nur sehr empfehlen können, wesentlich erleichtert. Trotz der Einfachheit der Methode soll sie nur unter ständiger ärztlicher Aufsicht angewendet werden. Ihre Benützung bei Geburten, die nur durch Hebammen geleitet werden, kann nicht befürwortet werden.

Klinische Erfahrungen mit einem Depotanalgetikum

Von

Dr. Manfred Morari

Graz

Mit 1 Abbildung

Wir suchen im Kampf gegen den Schmerz nach einem möglichst idealen Analgetikum und sehen darin ein Pharmakon, welches unschädlich, von lang dauernder Wirkung und vollkommen den Schmerz zu nehmen imstande ist.

Die Tendenz einer verlängerten Wirkungsdauer war in ähnlicher Weise auch bei Erreichung anderer therapeutischer Bestrebungen richtungweisend gewesen und hat so in den letzten Jahren zur Erforschung und Erzeugung von sogenannten Depotpräparaten geführt. Die Häufigkeit der Injektionen, denn meist handelte es sich um solche, hatte eine ambulante Behandlung fast unmöglich gemacht und diese auch bei Krankenhauspatienten sehr erschwert. Außer dieser Belastung von Arzt und Patient kam es zu einer ständigen stoßweisen Zufuhr des Medikamentes, was nur selten erwünscht war. Das Ziel einer Depotverabreichung mußte also in einer lang dauernden Wirkung mit gleichmäßiger ungestörter Resorption und einfacher schmerzarmer Applikation bestehen.

Während bei verschiedenen Medikamenten, so z. B. bei Penicillin, Insulin, Hormonpräparaten, in dieser Hinsicht heute schon beachtliche Erfolge erzielt worden sind, war das Problem der Schmerzbekämpfung, wenn wir von Blokkaden mit Anästheticis absehen, im wesentlichen unberührt geblieben. Eine Lösung dieser Frage war nur damit zu erreichen, daß dem eigentlichen Analgetikum, in unserem Falle Heptadon, ein Vehiculum beigegeben wurde, welches die Resorption entsprechend verzögerte, wobei das Ausmaß derselben für die Erreichung eines analgetischen Effektes ausreichend blieb.

Dem Vorstand des Medizinisch-Chemischen Institutes in Graz, Prof. Dr. Lieb, ist es in Zusammenarbeit mit Kupelwieser und Holasek nach langen von letztgenanntem durchgeführten Versuchen geglückt, eine solche Trägersubstanz herzustellen, die wir an der Grazer Frauenklinik erproben konnten. In erster Linie kam das Mittel bei jenen Patientinnen zur Anwendung, an die bei Schaffung eines solchen Medikamentes vordringlich gedacht war, nämlich den inoperablen und fortgeschrittenen Karzinomfällen.

Der Mechanismus der resorptionsverzögernden Wirkung und hiermit das Depot besteht darin, daß die in zwei Ampullen vorhandenen Injektionslösungen nach Mischen in der Injektionsspritze und Applikation ins Gewebe tempiert zu einem Gel erstarren und so das Medikament einschließen. In vorliegendem Falle wird eine Gelatinelösung vor der Injektion mit einer zweiten Lösung, in der das Heptadon und ein die Gelatine verfestigender Stoff enthalten ist, gemischt. Nach der Injektion erstarrt die Lösung zu einer Masse von kautschukartiger Konsistenz. Mit der langsamen Resorption derselben durch den Körper gelangt das darin gelöste oder suspendierte Mittel in den Kreislauf und entfaltet seine Wirkung.

Die verzögerte Abgabe an den Organismus wurde von Holasek im Tierexperiment auf verschiedene Arten erprobt. Am anschaulichsten zeigte sich dies beim Versuch mit Fluorescein, das unter normalen Verhältnissen nach subkutaner Injektion innerhalb von 5 bis 7 Stunden im Harn ausgeschieden wird. Bei Setzen eines Fluoresceindepots dauerte die Ausscheidung im Durchschnitt etwa 30 Stunden.

Als Analgetikum selbst wird das im Jahre 1941 von Erhart und Schaumann entwickelte „Höchst 10.820" verwendet, welches nach 1945 in den USA. nach allen Gesichtspunkten untersucht wurde und heute dort und in verschiedenen anderen Ländern das meist verwendete schmerzstillende Präparat darstellt. Neben einer in verschiedensten Arbeiten, wie von Scott und Chen, Luduena und Ananenko, Denton und Beecher, Hewer und Keele, beschriebenen, dem Morphium gleich starken, ja angeblich sogar überlegenen analgetischen Wirkung hat es verschiedene Vorteile und geringere Neben-

wirkungen als dieses. In Oesterreich steht das Präparat unter
dem Namen „Heptadon“ im Handel und ist auch hier sehr
verbreitet.

Nach experimentellen Angaben sowie Erfahrungsberichten u. a. von Denton und Beecher, Scott, Robbins
und Chen beträgt die mittlere Wirkungsdauer des handelsüblichen Heptadons bei einer Latenzzeit von 8 bis 10 Minuten 225 bis 278 Minuten, wobei bei 68 kg schweren Personen 7 bis 9 mg erforderlich sind. Dies entspricht einer
Durchschnittszeit von 4 Stunden.

Nach Isbell, Wikler, Eisenmann und Frank
zeigen parenterale Dosen von 5 bis 15 mg Heptadon keinerlei nachteiligen Effekt auf den Körper, während bei Dosen
von 30 mg Nausea, Erbrechen und Somnolenz auftraten.
Kirchhof und David sowie Scott, Kohlstaedt
und Chen, Bieter und Hirsch u. a. kamen zu der Auffassung, daß mit Mengen von 5 bis 10 mg eine optimale
schmerzhemmende Wirkung im gegebenen Rahmen ohne
wesentliche Nebenwirkung zu erreichen seien. Im gleichen
Sinne berichten Weis und Kastranek.

Luduena und Ananenko, die bei normaler Dosierung allgemein Analgesie, Beruhigung, Dämpfung der Atmung und Bradykardie beobachteten, fanden bei Ueberdosierung zuweilen Uebererregbarkeit, Krämpfe und Polypnoe. Die Wirkung beruht auf einer Dämpfung des Zentralnervensystems. Bei normalen Dosen zeigen Kreislauf und
Blutdruck keine Veränderung. 10 mg des gewöhnlichen
Heptadons sind, wie oben erwähnt, nach etwa 4 Stunden
soweit abgebaut, daß der analgetische Effekt erloschen ist.
Auch Dosen von 20 mg, wie wir sie noch ohne Gefährdung
des Patienten versucht haben, konnten die analgetische Wirkung auf höchstens zirka 7 bis 8 Stunden erhöhen. Eine
weitere Steigerung der Applikation wurde zur Vermeidung
jeglicher Zwischenfälle nicht versucht. Hiermit wäre also
praktisch die obere Grenze erreicht.

Wurde nun eine wie oben geschildert zubereitete
Heptadonlösung mit dem Depot-Vehiculum parenteral verabreicht, so war es möglich, mit 20 mg Heptadon schmerzfreie Intervalle von 11 bis 30 Stunden zu erzielen, wobei
als Durchschnittswert 18 Stunden anzunehmen sind, also
mehr als das Doppelte des normalen Effektes.

Abgesehen davon, daß die analgetische Wirkung von
zahlreichen subjektiven Komponenten, wie Intensität des
Schmerzes, Reaktionsbereitschaft des Patienten, Allgemeinzustand usw., abhängig ist, konnten wir feststellen, daß

Tab. 1. Vergleichende Darstellung der Depotwirkung

Dosis mg	Anzahl der Injektionen	Anzahl der Fälle	Dauer der analgetischen Wirkung			
			Fälle mit		Durchschnittszeit	
			11 bis 20 Stunden	über 20 Stunden	mit Depot	ohne Depot
10						4
20	52	11	39	13	18	7—8
40	16	4	8	8	21	

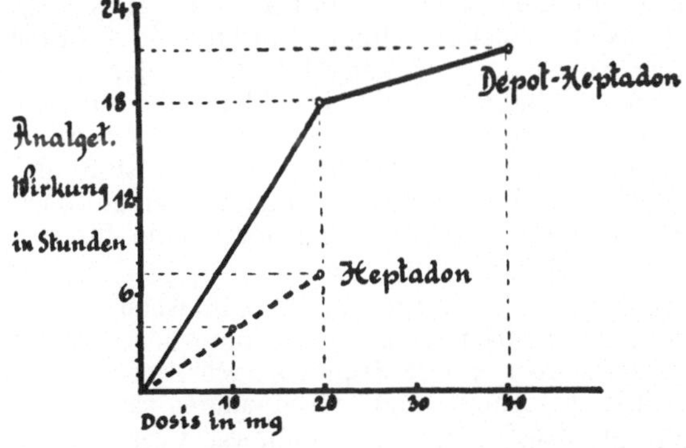

Abb. 1. Graphische Darstellung der analgetischen Wirkungsdauer

— wie zu erwarten — bei der Injektion des Heptadondepots
in verschiedene Gewebe ungleiche Resorptionszeiten auftraten. Der beste Effekt konnte bei Injektion in das subkutane Gewebe erzielt werden, was erfahrungsgemäß nicht
überrascht. Bei tieferer Injektion, z. B. intragluteal, klang
die Wirkung rascher ab. Ich glaube, daß diese Tatsache
auch bei Verwendung anderer Depotpräparate zu wenig Beachtung findet, da wegen der Scheu vor einem allfälligen
Spritzenabszeß möglichst tief injiziert wird.

Wir haben das Präparat, wobei bisher jede Ampulle
im Einzelverfahren hergestellt wurde, vorerst fast ausschließlich bei gynäkologischen Neoplasmen mit unstillbaren
Schmerzen verwendet, da sie eines der sichersten Test-
objekte darstellen und in dieser Hinsicht am bedürftigsten
sind. Wir konnten hierbei eindeutige Ergebnisse erzielen,
die sich im obigen Rahmen bewegten. Die Verwendung des

Depots als postoperatives Analgetikum wurde bei schweren Fällen ebenfalls versucht; es konnte hierbei ein guter, die ganze Nacht anhaltender Schlaf erreicht werden, doch dürfte dies nicht die wesentliche Domäne des geschilderten Präparates darstellen.

Bezüglich Nebenwirkungen konnten wir bei Verwendung von 20 mg praktisch keinerlei unangenehme Erfahrungen machen. Nach T h o r p ist die Hauptursache der toxischen Wirkung des dl-Isomeren, wie es das Heptadon ist, eine depressorische Wirkung auf den Blutdruck, hervorgerufen durch eine direkte Einwirkung auf das Herz-Gefäßsystem. Wir konnten weder in dieser Hinsicht noch in bezug auf den Magen-Darmtrakt, das Harnsystem, die Atmung oder sonstige Organe auffallende Störungen beobachten. Es ist anzunehmen, daß die in der Literatur beschriebenen Nebenwirkungen bei Pharmaka dieser Gruppe bei Depotpräparaten sogar geringer werden, weil der Organismus dem sonst immer erfolgenden Initialstoß nicht ausgesetzt ist. Das Depotpräparat setzt in seiner Wirkung in etwa 10 bis 15 Minuten ein und sorgt dann für einen entsprechenden Medikamentenspiegel.

Lokal findet man um die Injektionsstelle eine kleine hypalgetische Zone mit einem darunterliegenden, teigigen Knoten, der jedoch einige Stunden nach Aussetzen der Wirkung völlig resorbiert und geschwunden ist.

Wir glauben noch einen weiteren Vorteil in der Verwendung von Depotanalgetika durch die Tatsache erkennen zu können, daß, wie erwähnt, eine Stoßwirkung vermieden wird. Damit ist natürlich auch das Maß der Euphorie als Grundlage jeder Sucht herabgesetzt. Besonders dürfte dies dort, wo es durch Monate, ja vielleicht Jahre erforderlich ist, schmerzstillend einzugreifen, eine Erleichterung bedeuten.

Nun möchte ich noch kurz auf einen besonders prägnanten Fall hinweisen, der wegen stärkster Schmerzen bei Metastasierung eines Collumkarzinoms ständig unter Alkaloiden stand und mit Morphiuminjektionen von 0·02 g höchstens 3 bis 4 Stunden schmerzfrei war. Wir setzten Morphium vollkommen ab und konnten unmittelbar anschließend mit 20 mg Depotheptadon einen analgetischen Effekt von über 24 Stunden erzielen.

Weiter haben wir zur Prüfung der subjektiven Komponente bei 2 Patientinnen, die schon einige Zeit Depotinjektionen erhielten, diese unerwartet durch normales Heptadon ersetzt und später neuerlich wieder Depot verabreicht. Der analgetische Effekt entsprach in seiner Dauer immer den jeweiligen Erwartungen.

Derzeit sind noch Versuche mit höheren Depotmengen im Gange, worauf wir an Hand des Diagramms schon hinwiesen. Vorläufig ist zu erwarten, daß Depot mit 20 mg Heptadon in absehbarer Zeit allgemein zur Verfügung stehen wird. Das erste Depotpräparat dieser Art wird in absehbarer Zeit von der Herstellerfirma des Heptadon herausgebracht werden.

Literatur: Bieter, R. N. und Hirsch, G. A.: Ann. N. Y. Acad. Sci., 51 (1948): 137. — Denton, J. E. und Beecher, H. K.: J. amer. med. Assoc., 141 (1949): 1146. — Hewer, A. J. K. und Keele, C. A.: Lancet, 281, 1947. — Isbel, H., Wikler, A., Eisenmann, A. J. und Frank. K.: J. Pharmacol. (Am.), 92 (1948): 83. — Kastranek, F.: Wien. med. Wschr.. 1950, 21: 394. — Kirchhof, A. C. und David, N. A.: Feder. Proc., 6 (1947): 345. — Luduena, F. F. und Ananenko, E.: Arch. internat. Pharmacodynam., 259, 1950. — Scott, C. C. und Chen, K. K.: J. Pharmacol. (Am.), 86 (1946): 53. — Scott, C. C., Kohlstaedt, K. G. und Chen, K. K.: Anaesth. a. Analg., 26 (1947): 12. — Scott, C. C., Robins, E. B. und Chen, K. K.: Science, 104 (1946): 537. — Thorp, R. H.: J. Pharmacol. (Am.), 4 (1949): 98. — Weis, R.: Prakt. Arzt, 37, 1950.

Aussprache: Hr. Dr. E. Kupelwieser (Salzburg): Der von Kollegen Morari mitgeteilten ersten klinischen Erprobung ist eine gründliche theoretische und tierexperimentelle Untermauerung des neuen Depotverfahrens vorausgegangen. Sie wurde am Medizinisch-Chemischen Institut der Universität Graz (Prof. Dr. H. Lieb) vorgenommen und ist einer ausführlichen Publikation vorbehalten. Ich will, weil besonders eindrucksvoll, nur einen von den Versuchen mit letalen Dosen herausgreifen:

Für das Meerschweinchen sind z. B. 50 mg Pentothal tödlich. Nach subkutaner Injektion dieser Dosis in wäßriger Lösung verfällt das Tier nach wenigen Minuten in Schlaf, nach 10 Minuten in Tiefschlaf, wobei die Atmung zusehends langsamer wird: nach 25 Minuten nur noch 15 Atemzüge je Minute. Nach 3 Stunden trat der Tod ein.

Ein gleich schweres Versuchstier, das 51·5 mg Pentothal, jedoch in unserem Depotsystem, erhalten hatte, schlummerte nach 30 Minuten leicht ein und war erst nach 1 Stunde richtig eingeschlafen. Auch hier war die Atmung verlangsamt, doch konnte man nach $1^1/_2$ Stunden noch 54 Atemzüge je Minute zählen. Noch nach $2^1/_2$ Stunden war das Tier aufweckbar; erst dann trat Tiefschlaf ein. Nach 36 Stunden wachte es auf und fraß sofort.

Pendiomidbehandlung
vegetativ bedingter Schmerzzustände

Von

Dr. **Fritz Schragel**

Villach

Pendiomid (Ciba) ist chemisch ein diquaternäres Dibromid und pharmakologisch ein reiner Ganglienblocker, dessen Wirkung auf einer Hemmung der Erregungsüberleitung an den Synapsen der Ganglien sowohl des sympathischen wie parasympathischen Systems beruht. B e i n und M e i e r konnten an der Katze nach Injektion von Pendiomid bei präganglionärer Reizung des Ganglion cervicale craniale eine deutliche Hemmung der Nickhautkontraktion feststellen, während bei postganglionärer Reizung diese Hemmung unterbleibt.

B e r n s m e i e r führte vergleichende Untersuchungen über die Wirkung verschiedener ganglienblockierender Substanzen durch, wobei sich das Pendiomid den bisher in Amerika bereits viel verwendeten Präparaten auf Basis des Tetraäthylammoniumbromides sowohl an Stärke wie auch Dauer der Wirkung überlegen erwies.

Die Anwendung ganglienblockierender Mittel bei allen Krankheitszuständen, die auf Basis einer Dysfunktion des vegetativen Nervensystems entstehen, liegt nahe. Seit über einem halben Jahr haben wir an der Medizinischen Abteilung des Landeskrankenhauses Villach Pendiomid zur Bekämpfung vegetativ bedingter Schmerzzustände verwendet. Zur Behandlung kamen sowohl akute Schmerzanfälle, wie z. B. Gallenkoliken, als auch chronische Schmerzzustände, die wir kurmäßig über längere Zeit behandelten. Wir möchten aber betonen, daß Pendiomid kein schmerzstillendes Medikament eo ipso darstellt, da wir weder bei

Karzinomschmerzen noch bei chronischen Entzündungen einen schmerzstillenden Effekt feststellen konnten.

Die Applikation des Pendiomid erfolgte bei uns durchwegs intramuskulär. Die Dosis betrug 100 mg = 1 Ampulle als Einzeldosis. Bei kurmäßiger Applikation gaben wir meist durch 10 Tage je 100 mg, wobei als Anfangsdosis 50 mg als Testdosis zu empfehlen sind. Wenn nach 5 bis 6 Tagen keine Besserung eintrat, so sahen wir auch bei länger dauernder Medikation keinen Einfluß mehr. Nebenwirkungen bei dieser Dosierung sahen wir eigentlich nur von Seiten des Blutdruckes, wobei der systolische und diastolische Blutdruck manchmal um 10 bis 20 mm Hg abnahm. Wir haben die Patienten veranlaßt, nach der Injektion 1 bis 2 Stunden zu liegen und sahen uns dann nie genötigt, Ephedrin zu geben, das den Blutdruck sofort zum Ausgangswert zurückkehren läßt. Aeltere Patienten klagen manchmal über Schwindelzustände, eine Erscheinung, die bei Herabsetzung der Dosis auf 50 mg pro Injektion unterbleibt.

Ich möchte Ihnen nun kurz über unsere Erfahrungen an mehr als 50 mit Pendiomid behandelten Patienten berichten.

Gutes sahen wir vom Pendiomid bei Kopfschmerzen, wobei am besten die typischen Migräneanfälle reagierten. Eine Besserung der Kopfschmerzen, wie sie nach Lumbalpunktionen auftraten, konnten wir verschiedentlich beobachten. Sehr eindrucksvoll war 'die Wirkung des Pendiomids bei einem Patienten, der im Anschluß an eine Commotio cerebri nun schon seit Jahren über anfallsweise auftretende heftige Kopfschmerzen klagte, Anfälle, die in letzter Zeit sich mit Krämpfen und zeitweiser Bewußtlosigkeit kombinierten. Es dürfte sich hierbei um Symptome einer Hirnschwellung gehandelt haben. Auf hochprozentigen Traubenzucker, Kalzium, Salyrgan, Bellergal und Hydergin trat keine Besserung ein. Durch Pendiomid konnten die Anfälle schlagartig unterbrochen werden. S a c k und H a n d r i c k berichteten bereits über gute Behandlungserfolge bei Hirnschwellung.

Schöne Erfolge sahen wir auch bei stenokardischen Anfällen funktioneller Natur. Ich möchte hier einen besonders eindrucksvollen Fall herausgreifen. Es handelt sich hier um einen jüngeren Polizeibeamten, der seit Jahren über anfallsweise auftretende typische stenokardische Anfälle klagte, die in letzter Zeit trotz Behandlung mit gefäßerweiternden und sedativen Präparaten so sehr zunahmen, daß Patient arbeitsunfähig und schließlich in das Krankenhaus eingewiesen wurde. Auf Pendiomid trat, nachdem jede andere kardiovaskuläre Therapie erfolglos war, eine schlagartige Besserung ein, der Patient ist seither beschwerdefrei geblieben und ist wieder voll dienstfähig. Gut wirksam ist Pendiomid auch bei Tachykardieanfällen, wenn wir auch eine echte schwere paroxysmale Tachykardie, während der Zeit, da wir Pendiomid an der Abteilung verwenden, nicht beobachteten.

Bei zwei chronischen asthmoiden Bronchitiden, die wir der Pendiomidbehandlung zuführten, konnten wir nur bei einer eine Besserung erzielen, wobei sich die Besserung nicht nur subjektiv, sondern auch objektiv in einer Zunahme der VK von 800 auf 1400 ccm kundtat.

Schmerzen bei Gastritiden, Ulcera ventriculi et duodeni konnten durch Pendiomid verschiedentlich gut beeinflußt werden. Ungefähr zwei Drittel unserer 12 Patienten sprachen auf Pendiomid allein an, während der Rest erst durch Alkalien beschwerdefrei wurde. Objektiv konnten wir aber weder eine wesentliche Abnahme der Aziditätswerte noch auch eine Beeinflussung der röntgenologischen Gastritiszeichen feststellen. Ulcera sind verschiedentlich röntgenologisch abgeheilt, doch ist es fraglich, ob man das als Pendiomidwirkung auffassen darf.

Bei Gallenkoliken konnten wir sowohl im akuten Anfall als auch bei chronischen Schmerzzuständen, falls keine schweren manifesten entzündlichen Symptome vorhanden waren, Günstiges sehen. Sehr eindrucksvoll war der Erfolg bei einer Patientin mit Gallengangsdyskinese, die bereits seit Jahren über Schmerzen klagte, die sich zeitweise zu Koliken steigerten.

Eindrucksvoll war auch die Wirkung bei einem Patienten, der im Anschluß an eine Thrombose der V. iliaca über Schmerzen im Unterbauch und Obstipation klagte. Ob die Annahme reflektorisch bedingter Darmspasmen hier zu Recht besteht, muß dahingestellt bleiben, jedenfalls kam es unter Pendiomid zu einem raschen Verschwinden der Beschwerden. Bei einem klassischen Fall einer spastischen Obstipation sahen wir allerdings nichts Wesentliches.

Im Stich gelassen hat uns das Pendiomid bei 5, allerdings organisch bedingten peripheren Durchblutungsstörungen. Es konnte sogar unter Pendiomid ein Absinken der Hauttemperatur festgestellt werden.

Eine deutliche Besserung der Schmerzen und Tenesmen konnten wir hingegen bei einer alten Frau mit einer chronischen Cystitis erzielen. S c h n e i d e r hat bereits über die Erfolge in der Urologie berichtet. Eine gleichzeitig bei der Patientin bestehende atonische Obstipation wurde nicht beeinflußt.

Ausgesprochen schöne Erfolge konnten wir bei 2 Patienten mit Herpes zoster feststellen. Die Schmerzen hörten fast schlagartig auf und auch die Effloreszenzen bildeten sich rascher zurück. Rezidive traten auch nach Absetzen des Medikamentes nicht auf.

Ein ausgesprochen undankbares, wenn auch versuchenswertes Indikationsgebiet stellen die Symptomenkomplexe dar, die wir unter dem Begriff der neurovegetativen Dystonie zusammenfassen. Von 9 mit Pendiomid behandelten Patientinnen haben nur 6 auf die Behandlung angesprochen. Einen Unterschied der Ansprechbarkeit bei den einzelnen Reaktionstypen, wie sie von L a s c h und M o r i t z herausgestellt wurden, nämlich den Betriebsstörungen der Schilddrüse, der Nebennierenrinde oder des Hypophysenzwischenhirnsystems konnten wir bei der Behandlung nicht feststellen. Inwieweit wir unsere Erfolge bei diesem Krankheitsbild überhaupt auf das Medikament zurückführen dürfen oder wir hier vor einer rein psychischen Wirkung stehen, muß dahingestellt bleiben. Die refraktären Fälle haben aber auch auf die bisher übliche medikamentöse Therapie nicht angesprochen.

Ich habe versucht, in Kürze einen Bericht über unsere Erfahrungen mit dem ganglienblockierenden Mittel Pendiomid zu geben. Die relativ noch kleine Zahl der beobachteten Fälle läßt noch keine abschließende Beurteilung zu. Wir haben aber doch den Eindruck, daß das Pendiomid bei allen Schmerzzuständen, bei denen es auf eine Unterbrechung des circulus vitiosus — Spasmus—Schmerz—Spasmus — ankommt, eine wesentliche Bereicherung unseres therapeutischen Schatzes bedeutet, nicht nur wegen seiner guten Wirkung bei entsprechender Indikationsstellung, sondern auch wegen seiner im allgemeinen guten Verträglichkeit.

Untersuchungen über die Verwendbarkeit ganglionblockierender Substanzen in Geburtshilfe und Gynäkologie

Von

Dr. **K. Richter** und Dr. **W. Albrich**

Graz

Mit 4 Abbildungen

Obwohl ganglienblockierende Substanzen in der Frauenheilkunde verschiedentlich verwendet wurden, liegen größere Erfahrungen bisher nicht vor. Es war daher geboten, gynäkologische Indikationsgebiete, die für die Anwendung von Ganglienblockern in Frage zu kommen schienen, durch eigene Untersuchungen systematisch abzutasten. Da Pendiomid im Vergleich mit Tetraäthylammoniumbromid und anderen Ganglienblockern bei günstigerer therapeutischer Breite eine stärkere und länger anhaltende Wirkung besitzt und ihm außerdem eine besondere Einwirkung auf die in afferenten Fasern fortgeleiteten Impulse zukommt (B e i n; B e i n und M e i e r), haben wir unsere Untersuchungen mit diesem Präparat durchgeführt, für dessen Ueberlassung wir der Firma Ciba auch an dieser Stelle bestens danken.

Zunächst wurde versucht, Pendiomid zur Geburtsanalgesie zu verwenden. 40 Kreißende erhielten bei einem für 2 Finger durchgängigen Muttermund 100 mg Pendiomid intramuskulär. In einigen Fällen wurde die Injektion bis maximal dreimal, in Abständen von 30 Minuten bis zu 2 Stunden, wiederholt. Nur 5 Patientinnen wiesen eine 10 Minuten bis 2 Stunden dauernde Hypalgesie auf. Somit konnte eine praktisch verwertbare Geburtsanalgesie nicht erzielt werden. Es war jedoch aufgefallen, daß nach der Pendiomidzufuhr die Geburt in einigen Fällen mit einer verblüffenden Schnelligkeit vor sich ging.

Weiter erhielten 22 Patientinnen vor größtenteils gynäkologischen Kürettagen 100 mg Pendiomid intramuskulär. Von ihnen verlangten 90 $\pm$ 2% keine Zusatznarkose, während von 14 Patientinnen, denen statt Pendiomid physiologische Kochsalzlösung injiziert wurde, 35 $\pm$ 4% eine zusätzliche Anästhesie erforderten. Die hypalgetische Wirkung von Pendiomid ergibt sich jedoch nur aus dem Ver-

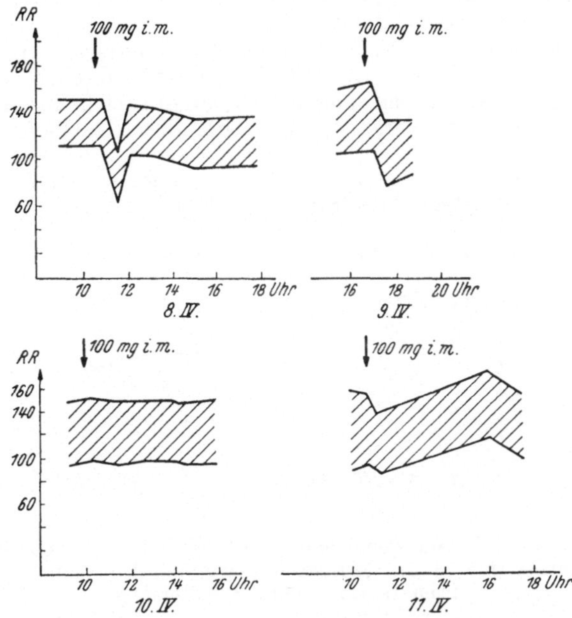

Abb. 1. Einfluß von 100 mg Pendiomid intramuskulär in einem Fall von Schwangerschaftshypertonie bei Injektion an aufeinanderfolgenden Tagen. (31jährige Erstschwangere mit Albuminurie, Oedemen und Hypertonie. Spontangeburt am 13. April 1952)

gleich mit einer Kontrollserie und gewährt keineswegs eine so weitgehende Schmerzlinderung, daß Pendiomid zur Durchführung von Kürettagen und Dilatationen zu empfehlen wäre. Die parametrane Injektion von Pendiomid konnte die hypalgetische Wirkung nicht verstärken.

Wegen ihrer blutdrucksenkenden Wirkung wurden ganglionblockierende Mittel zur Behandlung der Eklampsie oder des Schwangerschaftshochdruckes empfohlen (Assali, Turner u. a.). Günstige Erfahrungen konnten jedoch nicht von allen Untersuchern bestätigt werden. Die Abb. 1 und 2 zeigen typische Beispiele für die Beeinflussung der Schwangerschaftshypertonie durch Pendiomid, das in den üblichen Einzeldosen von 100 mg intramuskulär verabreicht wurde. Eine anhaltende und ausgiebige Einwirkung auf den Schwangerschaftshypertonus wird demnach die Verabfolgung wiederholter, höherer, in jedem Fall erst zu ermittelnder Dosen zur Voraussetzung haben.

Da Pendiomid auch während der Geburt zur Anwendung kommt, haben wir mit dem L o r á n d schen Tokographen Wehenkurven angefertigt. Sofern sich im Tokogramm überhaupt Veränderungen bemerkbar machten, zeig-

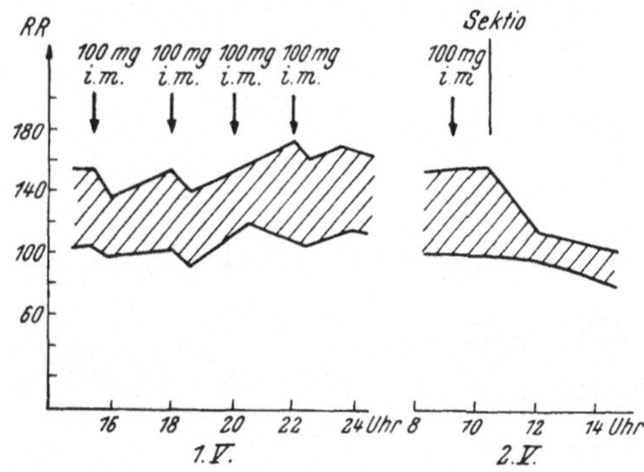

Abb. 2. Einfluß von Pendiomid in einem Fall von Schwangerschaftshypertonie. (38jährige Erstschwangere mit Albuminurie, mächtigen Oedemen und Hypertonie)

ten die noch laufenden Untersuchungen bisher nach der Injektion von 100 mg Pendiomid intramuskulär in einigen Fällen eine Abnahme des Ruhetonus, in anderen eine Rhythmisierung der Wehentätigkeit.

Wie wir mit H a l t e r zeigen konnten, ist die oft lang dauernde Restharnretention nach der abdominalen oder vaginalen Radikaloperation von einer Erhöhung des Blaseninnendruckes begleitet, die im Rahmen einer Koordinationsstörung der Blasenfunktion auftritt. Da es sich hierbei möglicherweise um peripher ablaufende Reflexvorgänge in der automatisierten Blase handelt und ganglionblockierende Mittel, z. B. Tetraäthylammonium, die Dehnbarkeit der Blasenmuskulatur erhöhen, versuchten wir, unter tonometrischer Kontrolle die Restharnretention nach Radikaloperationen durch Verabreichung von täglich 2mal 50 oder 100 mg

Pendiomid intramuskulär zu beeinflussen. Die Cystometrie
zeigte bei 5 Radikaloperierten 11 bis 21 Tage nach der
Schauta-Amreich'schen bzw. Wertheim-Meigsschen Operation
10 bis 25 Minuten nach der Injektion von 100 mg Pendiomid
intramuskulär eine beträchtliche Tonussteigerung (siehe
Abb. 3). Der tonometrische Index erhöhte sich von $0.53_{(300)}$
auf $0.96_{(300)}$. Die bestehende hypertone Reaktionslage wurde
also verstärkt; dem entspricht, daß eine klinische Besse-

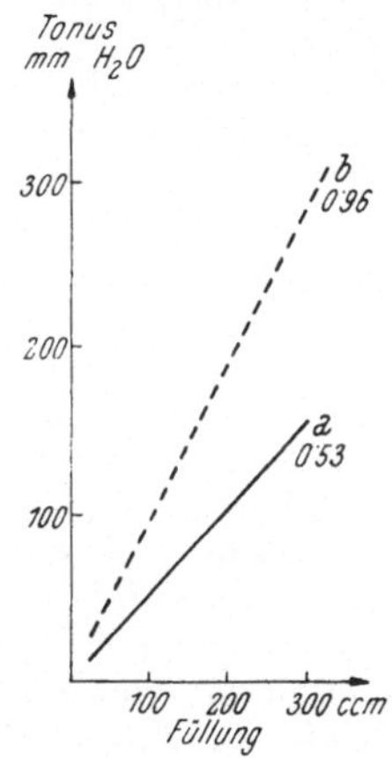

Abb. 3. Cystonmetrogramm (a ——— vor, b - - - - - - nach 100 mg
Pendiomid intramuskulär)

rung der Restharnretention nicht zu verzeichnen war. Merkwürdigerweise reagiert die normale Blase auf die gleiche
Dosis von Pendiomid mit einem durchschnittlichen Absinken des Blaseninnendruckes; in unseren Fällen mit einer
Verringerung des tonometrischen Index von $0.28_{(600)}$ auf
$0.25_{(600)}$. Die Veränderungen sind jedoch gering, womit
die Erfahrung übereinstimmt, daß bei den üblichen Dosen
Miktionsstörungen nicht auftreten. Der Vollständigkeit halber
sei erwähnt, daß das Sphinkterogramm nach Pendiomid
keine über die normale Schwankungsbreite hinausgehende
Aenderung aufwies.

Pendiomid schien ferner die pharmakologischen Voraussetzungen für eine therapeutische Einwirkung auf Dysmenorrhoen zu besitzen, das wir bei dieser Indikation in
einigen Fällen mit gutem Erfolg verwendeten. Dabei erstreckt
sich der Pendiomideffekt nicht nur auf die lokalen dys-

menorrhoischen Sensationen, sondern besonders auch auf die irradiierenden Beschwerden, die bei schwereren Formen der Dysmenorrhoe fast nie fehlen. Da wegen der Gefahr eines orthostatischen Kollapses die Verabreichung von Pendiomid das Einhalten einer Liegezeit von 1 bis 2 Stunden erfordert, ergibt sich eine gewisse Einschränkung für die Verwendung von Pendiomid, das schwereren Fällen von Dysmenorrhoen vorbehalten sein soll.

Zuletzt haben wir Pendiomid als Test vor der Durchführung von Lumbalanästhesien verwendet. Bei der Lumbalanästhesie verlieren die unterhalb des anästhesierten Segmentes liegenden Vasokonstriktoren ihre regulierende Funktion, wodurch das Herz-Kreislaufsystem eine Belastung erfährt, der sich vor allem „poor risk“-Patienten nicht immer gewachsen zeigen. Aehnliche Bedingungen ergeben sich nach der Pendiomidinjektion, nur daß der Regulationsausfall größere Bezirke erfaßt und anscheinend nicht so vollständig ist. Daher hielten wir es für möglich, daß Pendiomidfestigkeit bis zu einem gewissen Grad gleichbedeutend sei mit Lumbalanästhesieverträglichkeit. Von dieser Annahme ausgehend, unterzogen wir die zur Lumbalanästhesie kommenden Patientinnen dem Pendiomidtest. Dieser wird so vorgenommen, daß der liegenden Patientin 100 mg Pendiomid intramuskulär injiziert werden. Blutdruck und Puls werden vor der Injektion und in Abständen von 5, 10, 15, 20, 30, 45, 60, 90 und 120 Minuten nach der Injektion registriert. Den Wert des Pendiomidtests veranschaulicht folgendes Beispiel:

Fall 111: 47jährige Patientin. Wegen Metrorrhagia praeklimacterica zur vaginalen Totalexstirpation bestimmt. Interner Befund: Hochgradige Gefäßlabilität. Hypotones Zustandsbild, derzeit nicht operationstauglich. Patientin kollabiert an der Klinik mehrere Male. Nach interner Behandlung erreichte der Blutdruck am 6. August 1952 105/60 mm Hg. Auf Grund des Pendiomidtests wurde Patientin am 7. August in Lumbalanästhesie (Percain, Ciba, 1·3 ccm) operiert. Operation: Exstirpatio uteri per vaginam, Kolporrhaphia anterior, Kolpoperineoplastik. Ausfall des Pendiomidtests und Verhalten von Blutdruck und Puls nach der Lumbalanästhesie ergibt sich aus Abb. 4.

Blutdruck und Puls zeigten bei 19 von 28 getesteten Patientinnen, das sind 67·8%, nach Pendiomid und nach der Lumbalanästhesie ein völlig übereinstimmendes Verhalten; 8mal war im Pendiomidtest der Blutdruckabfall größer als in Lumbalanästhesie, 1mal geringer. Obwohl

eine endgültige Beurteilung des Pendiomidtests verfrüht
wäre, scheinen die bisherigen Erfahrungen den vorläufigen
Schluß zu erlauben, daß wir in ihm eine wertvolle Hilfe
bei der Auswahl der für die Lumbalanästhesie geeigneten
Fälle besitzen. Selbstverständlich sind mittels des Pendiomidtests jene Gefahren nicht zu erfassen, die bei der
Lumbalanästhesie aus einer erhöhten Kapillarpermeabilität,
z. B. bei Gravidität, fieberhaften Zuständen usw., resultieren.

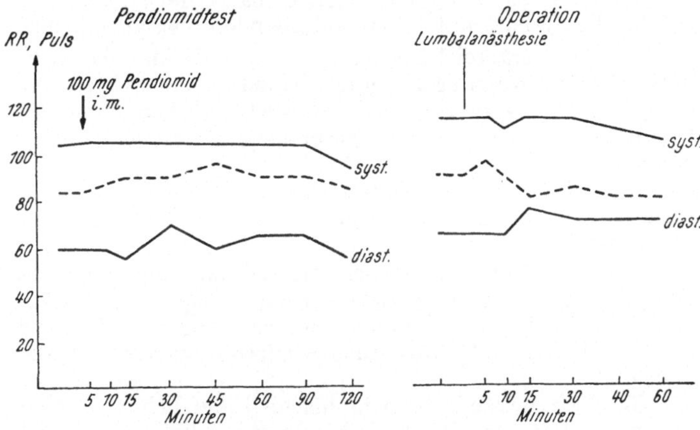

Abb. 4. Verhalten von Blutdruck (————) und Puls (- - - - - -) beim
Pendiomidtest und nach Lumbalanästhesie

Nachdem Pendiomid und die anderen ganglienblockierenden Pharmaka am autonomen Nervensystem angreifen,
eröffnen sie die Möglichkeit, auch die große Zahl der in
der Gynäkologie vorkommenden psychosomatischen Erkrankungen, wie Parametritis post., manche Formen von
Leibschmeizen, von Hyperemesis gravidarum, Vaginismus
usw., anzugreifen, bei denen aber eine Erfolgsbeurteilung
schwieriger ist, weshalb wir es für zweckmäßig hielten,
uns zunächst auf die angeführten Untersuchungen zu beschränken.

Abschließend glauben wir, auf Grund unserer Erfahrungen Pendiomid bei Schwangerschaftshypertonien, bei
schwereren Fällen von Dysmenorrhoen sowie als Pendiomidtest vor Lumbalanästhesien zur Nachprüfung und Erweiterung des Beobachtungsgutes empfehlen zu können.

Zusammenfassung

Die systematische Abtastung gynäkologischer Indikationsgebiete, die für die Anwendung der ganglionblockierenden Substanz Pendiomid (Ciba) in Frage zu kommen schienen, ergab folgende Resultate:

1. Durch 100 mg Pendiomid intramuskulär, das bis zu dreimal hintereinander verabreicht wurde, ließ sich eine praktisch verwertbare Geburtsanalgesie nicht herbeiführen.

2. In einigen Fällen erfolgte nach der Pendiomidzufuhr die Geburt mit einer auffallenden Beschleunigung.

3. Die Verabreichung von 100 mg Pendiomid intramuskulär vor Kürettagen zeitigte einen geringen hypalgetischen Effekt. Dieser geht nicht so weit, daß Pendiomid zur Durchführung schmerzloser Kürettagen empfohlen werden könnte.

4. Bei Schwangerschaftshypertonien senkten 100 mg Pendiomid intramuskulär in der Regel den Blutdruck vorübergehend.

Die Reaktion war jedoch oft bei ein und derselben Patientin von Injektion zu Injektion verschieden. Daraus folgt, daß Pendiomid in Fällen von Schwangerschaftshypertonie bei individueller Dosierung wiederholt verabreicht werden muß.

5. Noch laufende tokographische Untersuchungen zeigten nach 100 mg Pendiomid intramuskulär, sofern sich am Tokogramm überhaupt Veränderungen bemerkbar machten, in manchen Fällen eine Abnahme des Ruhetonus, in anderen eine Rhythmisierung der Wehentätigkeit.

6. Die nach Radikaloperationen wegen Carcinoma colli uteri auftretende hypertone Koordinationsstörung der Blasenfunktion wurde durch 100 mg Pendiomid intramuskulär verstärkt; daher klinisch keine Besserung der Restharnretention.

7. Die normale Blase reagierte auf die gleiche Dosis von Pendiomid mit einem Absinken des Blasentonus.

8. Nach Pendiomid konnten am Sphinkterometrogramm keine über die normale Schwankungsbreite hinausgehenden Veränderungen beobachtet werden.

9. Pendiomid wirkte günstig auf die lokalen und insbesondere irradiierenden Beschwerden von Dysmenorrhoen. Da die Patientinnen nach der Injektion von Pendiomid durch 1 bis 2 Stunden liegen müssen, soll Pendiomid schwereren Fällen von Dysmenorrhoen vorbehalten bleiben.

10. Da Pendiomid auf die Funktion der Vasokonstriktoren in mancher Hinsicht ähnlich wirkt wie die Lumbalanästhesie, eignet sich Pendiomid in Form des sogenannten Pendiomidtests zur Auswahl der für die Lumbalanästhesie geeigneten Fälle.

Literatur Assali, N. S.: Obstetr. Gynec. Survey, 4, 1949. - - Bein, H. J.: Verh. dtsch. Ges. Kreisl.forsch., 17. Tagung, Bad Nauheim, 30. März bis 1. April 1951. -- Bein, H. J. und Meier, R.: Schweiz. med. Wschr., 1951: 446. --- Ginzel. K. H., Klupp, H. und Werner, R.: Subsidia med., 4 (1952): 75 (Literaturübersicht). - Halter, G. und Richter, K.: Wien. med. Wschr., 1949: 278. - - Meier, R. und Gross, F.: Dtsch. med. Wschr., 1952: 374 (Uebersichtsreferat). Turner, R.: Lancet, I (1950): 408.

6. September 1952

Die Retikuloendotheliosen

Von

Professor Dr. **Paul Freud**

New York

Im Jahre 1924 veröffentlichte M a x i m o w eine Arbeit, in der er darauf hinwies, daß nicht nur im Embryo, sondern auch im entwickelten Individuum embryonale, mesenchymale Zellen vorhanden seien, die sich in vier verschiedene Zellarten entwickeln können:

1. Blutzellen,
2. Histiozyten,
3. Fibroblasten und
4. endotheliale Zellen. Die Morphologie dieser Zellen ist vor ihrer Differenzierung so primitiv, daß ihre Entwicklungsrichtung nicht vorausbestimmt werden kann.

Wenn dieses Zellsystem durch pathologische Reize erregt wird, so wird dies mit Zellproliferation beantwortet. Diese ist spezifisch und morphologisch verschieden, je nach der Art des Reizes. Diese Zellhyperplasie wird als Retikuloendotheliosis oder Retikulosis bezeichnet. Die Art der Zellwucherung ist bei Tuberkulose, Syphilis, Typhus und vielen anderen Infektionen wohl bekannt und wurde in letzter Zeit bei Histoplasmose einem genauen Studium unterzogen. Der erregende Pilz kann bei dieser Erkrankung in großen Mengen in den wuchernden Zellen nachgewiesen werden. Im Gegensatz dazu ist der Erreger der Hodgkinschen Lymphogranulomatose und einer Reihe anderer nicht allzu seltener Erkrankungen, wie z. B. der Hand-Schüller-Christianschen Erkrankung, Letterer-Siwes-Krankheit, des eosinophilen Granulomes des Skelettes und gewisser Xanthomatosen der Haut unbekannt.

Auf diesem Gebiet wurden in letzter Zeit viele neue Befunde erhoben und neue Erkenntnisse erworben, über die ich hier berichten möchte.

Die Zellwucherung, besonders wenn sie bei Säuglingen und Kleinkindern auftritt, nimmt fast immer einen akuten, innerhalb weniger Wochen oder Monate zum Tode führenden Verlauf.

Dieses von Letterer und Siwe ausführlich beschriebene Krankheitsbild beginnt gewöhnlich mit einer Halsentzündung. Die zervikalen Lymphknoten schwellen an und innerhalb von 1 bis 2 Wochen ist eine enorme, allgemeine Lymphdrüsenvergrößerung vorhanden. Gleichzeitig kommt es zu Hepatosplenomegalie. Bei vielen der kleinen Patienten zeigt sich bereits am Beginn der Erkrankung ein Ausschlag, der in manchen Fällen wie ein seborrhoisches Ekzem aussieht, in anderen Purpura ähnelt. Die Kinder fiebern, verweigern die Nahrung, erbrechen häufig und es kommt bald zu schwerster Kachexie. Der Tod erfolgt in vielen Fällen durch terminale Bronchopneumonie.

Die chronischen Fälle beginnen gewöhnlich im dritten oder vierten Lebensjahre und mehrere, klinisch völlig verschiedene Krankheitsbilder dieser Art wurden beobachtet. Das am längsten bekannte ist die Hand-Schüller-Christiansche Erkrankung, bei der es zur Entwicklung von Exophthalmus, Diabetes insipidus und Knochendefekten kommt. In den typischen Fällen dieser Gruppe bleiben Lymphknoten, Leber, Milz und die Lunge verschont. Es sind gerade diese Organe, die bei der zweiten, gewöhnlich als chronische Lipogranulomatose bezeichneten Form, angegriffen werden. Die Art, wie die Lunge in diesen Fällen affiziert ist, kann am besten mit Röntgenbildern illustriert werden. Sie sehen an dem ersten, daß es zu einer völligen Verschattung der linken Lunge gekommen war, die einer Atelektase ähnelt. Im zweiten Bild sehen Sie multiple Kavernen, die dem Bild einer käsigen Lungentuberkulose vollkommen gleichen. Im dritten Bild sehen Sie gleichmäßig über beide Lungenfelder verteilte, fleckchenförmige Schatten, wie sie bei Miliartuberkulose gefunden werden (Demonstration).

Beim dritten, ebenfalls chronischen Typus der Retikuloendotheliose, kommt es zu vereinzelten, manchmal aber auch multiplen zystenartigen Läsionen des Skeletes, welche zu Spontanfrakturen führen können und im Röntgenbilde wie maligne Tumoren aussehen.

Die histologische Pionierarbeit über die Hand-Schüller-Christiansche Krankheit stammt von R o w l a n d. Er zeigte, daß es sich bei dem Prozeß um eine eigentümliche Entzündung handelt. Die proliferierenden Zellen sind relativ groß, einkernig, blaß, und zeigen mit Silberimprägnierung typische retikuläre Verzweigung. Dies beweist, daß es sich um Histiozyten und retikulo-endotheliale Zellen handelt. Wie in allen schnellwuchernden Geweben werden Riesenzellen gefunden, und eosinophile und polynukleäre Leukozyten sind stets in beträchtlicher Anzahl vorhanden. Ein besonders wichtiger Befund R o w l a n d s war es, daß er zeigen konnte, daß die histologischen Läsionen, wo immer und in welchem Organ sie gefunden werden, identisch sind. Viele der Histiozyten zeigen ein schaumiges Protoplasma, was durch den hohen Cholesteringehalt der Zellen erklärt werden kann. Dieser Befund führte zu der Annahme, daß die Erkrankung zu der Gruppe der erblichen Lipoidosen zu rechnen sei. Sie wurde daher in einem Kapitel mit der Gaucherschen und Niemann-Pickschen Krankheit zusammengefaßt. Diese kaum haltbare Klassifikation ist jetzt noch in vielen Lehrbüchern zu finden.

Xanthoma disseminatum der Haut wurde bis vor kurzem als eine Erkrankung sui generis betrachtet, obwohl die histologischen Befunde mit denen der viszeralen Retikuloendotheliose identisch sind, und obwohl dieses Exanthem in manchen Fällen von allgemeiner Retikulose begleitet oder von ihr gefolgt wird.

Viele Jahre lang dachte kein Autor, daß die akute, tödliche Form der Retikulose mit den chronischen Krankheitsbildern irgend etwas zu tun haben könnte. Im Jahre 1940 beschrieben W a l g r e n in Schweden und G l a n z m a n n in der Schweiz neue Fälle. Nach sorgfältigem histologischem Vergleich der Befunde ihrer akuten Fälle mit den bekannten chronischen äußerten sie die Meinung, daß Letterer-Siwes-Erkrankung eine akute Variante der chronischen Form von Retikuloendotheliose sei. In der Tat ist der histologische Prozeß in beiden Formen völlig identisch, so daß der Pathologe ohne Einsicht in die Krankengeschichte nur auf Grund der histologischen Befunde keinen Rückschluß auf die klinische Form ziehen könnte.

Drei histologische Phasen können beobachtet werden: Es kommt zuerst zur Proliferation großer, runder, einkerniger Histozyten, retikuloendothelialer Zellen und Riesenzellen. In diesem Stadium können bereits Schaumzellen gesehen werden und eosinophile Leukozyten charakterisieren die spezifische Art dieser Entzündung. Das in hohen Mengen vorhandene Cholesterin wird während dieser Phase des Prozesses nur intrazellulär gefunden. Die Histiozyten haben eine relativ kurze Lebensdauer, so daß es bald zu Zellnekrose kommt. Damit, und mit Herden ausgedehnter Blutungen, wird die zweite Phase eingeleitet, während der spindelförmige Fibroblasten einwandern. Cholesterin wird durch Zellnekrose befreit und kann nun in Form von Tröpfchen, Wolken und Kristallen in den interzellulären Räumen gefunden werden. Während der dritten Phase reifen die Fibroblasten zu Bindegewebszellen und formen Narben, so daß an diesen Stellen von dem typischen Prozeß nichts mehr sichtbar ist. Das in den Krankheitsherden angehäufte Cholesterin kann durch Färbung mit Scharlachrot leicht sichtbar gemacht werden. Unter dem Polarisationsmikroskop tauchen zahlreiche doppeltbrechende Lipoidkörperchen auf und quantitative, chemische Untersuchung der Gewebe zeigt den hohen pathologischen Cholesteringehalt. Dabei überwiegen die Cholesterinester über das freie Cholesterin.

Da diese Ester im Tierexperiment Fremdkörperwirkung zeigten, glaubten die ursprünglichen Untersucher, daß die Zellproliferation durch die Ester angeregt worden sei. Anderseits legten sie sich die Frage vor, auf welchem Wege das Cholesterin in die Zellen gelange und beantworteten dies schließlich in dem Sinne, daß dies auf Phagozytose zurückzuführen sei. Beide Ansichten sind inzwischen widerlegt worden. Zellwucherung tritt auch bei akuten Fällen auf, wo gewöhnlich nur geringe Cholesterinanhäufung zu finden ist. Überdies ist der Cholesteringehalt des Blutserums in diesen Fällen normal und wenn es sich wirklich um Phagozytose handelte, müßten Zwischenstadien dieses Prozesses gefunden werden, d. h.: Cholesterin außerhalb der Zellen und während des Prozesses der Ingestion. Dies ist jedoch nicht der Fall. Daher wird heute angenommen, daß die Zellhyperplasie der primäre Prozeß ist und daß es sekundär durch intrazelluläre enzymatische Störungen zum Aufscheinen des Cholesterins im Protoplasma kommt. Wir haben daher diesen Vorgang mit dem der fettigen Degeneration verglichen, wo kleinste Fetttröpfchen im Protoplasma auftauchen, und haben ihn als Cholesterinphanerose bezeichnet.

Wie schon vorher angedeutet, sollten die eben besprochenen Formen von nicht erblicher Retikuloendotheliose ein separates Kapitel bilden. Die Lücke, die durch die Herausnahme dieser Erkrankungen in der Reihe der erb-

lichen Lipoidosen entsteht, kann durch das Krankheitsbild
der familiären, hypercholesterämischen Xanthomatose ergänzt werden. Diese führt auf der Haut zu Xanthoma
tuberosum oder planum. Sie ist das Resultat einer Störung
des humoralen Lipoidstoffwechsels, bei dem stets abnorm
hohe Cholesterinmengen im Blutserum gefunden werden
können. In diesen Fällen kommt es bald zur Erkrankung der
Sehnenscheiden, des Gefäßsystems und des Herzens. Dies
führt selbst bei Kindern durch Koronarthrombose oder
Hypertension zum frühen Tode. Es ist das Verdienst Thann-
hausers, darauf hingewiesen zu haben, daß für die Differentialdiagnose und Prognose der Hautxanthomatose zwei
Untersuchungen von entscheidender Bedeutung sind.

Die histologische Untersuchung der Läsion und die
Untersuchung des Serums auf seinen Cholesteringehalt.

Die Identität des histologischen Prozesses in den
akuten und chronischen Formen wäre nicht ausreichend gewesen, um festzustellen, ob es sich dabei um verschiedene
Varianten desselben Krankheitsprozesses handle. Allein in
den letzten Jahren mehrten sich die Berichte, daß es bei
Patienten, die das typische Bild der chronischen Erkrankung
gezeigt hatten, zur Entwicklung der rapiden, tödlichen Letterer-Siweschen Retikuloendotheliose gekommen war oder
vice versa. Später wurden auch bei Fällen von eosinophilem
Granulom des Skelettes Komplikationen beobachtet, die
durch viszerale Retikulose hervorgerufen wurden. Tatsächlich ist der histologische Befund, der bei dieser Form
der Erkrankung erhoben wurde, nur insofern verschieden
von den anderen Typen, als die eosinophilen Leukozyten
in größerer Menge vorhanden sind.

Während die Mehrheit der Autoren heutzutage übereinstimmt, daß es sich bei den verschiedenen klinischen
Formen der Retikuloendotheliose nur um Varianten desselben
pathologischen Prozesses handelt, steht Siwe noch heute
auf dem Standpunkt, daß die von ihm beschriebene Krank-
heitsform eine Erkrankung sui generis sei. Er führt dafür
ins Feld, daß es bei den akuten Fällen meistens zu keiner
oder nur sehr geringer Cholesterinanhäufung im erkrankten
Gewebe komme, und daß in vielen dieser akuten Fälle keine
Fibroblastenimmigration stattfindet und keine Narben gebildet werden. Ein von mir und meinen Mitarbeitern beobachteter Fall zeigt, daß Siwes Meinung nicht zu Recht
besteht: Klinisch zeigte dieser 7 Monate alte Säugling alle
typischen Symptome der Letterer-Siweschen Erkrankung
und ihren rapiden tödlichen Verlauf. Histologisch dagegen

entsprach er völlig dem Bild der chronischen Lipogranulomatose. Alle drei histologischen Phasen konnten innerhalb weniger Wochen beobachtet werden. Schon 3 Wochen nach Beginn der Erkrankung war es zu ebenso hoher Cholesterinanhäufung im erkrankten Gewebe gekommen, als dies bis dahin nur nach jahrelanger Erkrankungsdauer beobachtet worden war. Das Gesetz, daß die Cholesterinakkumulation im Gewebe ein Faktor der Zeit sei, besteht daher nicht zu Recht und unser Fall bildet ein Glied in der Kette, der die akuten Formen der Retikulose an die chronischen bindet.

Xanthoma disseminatum, wenn es bei Säuglingen oder Kleinkindern auftritt, wird häufig Xanthoma juvenile genannt. Die Erfahrung lehrt, daß die Erkrankung in diesem Alter gewöhnlich gutartig ist und daß die Hauteruptionen nach wenigen Jahren spontan verschwinden. Dies ist besonders der Fall, wenn im Anfang nur wenige Läsionen vorhanden sind und diese nicht in größeren Gruppen auftreten. Aber selbst dieses Merkmal ist nicht völlig verläßlich. Von 6 Fällen von Xanthoma juvenile, die ich in den letzten Jahren beobachtete und die im Beginn nur wenige vereinzelte Läsionen zeigten, leidet ein Kind derzeit an Diabetes insipidus und ein zweites ist inzwischen an einer bisher noch nicht beobachteten Form von Retikuloendotheliose gestorben, über die ich jetzt berichten möchte.

Wie Sie aus dem Vorhergegangenen ersehen haben, hatten alle diese Fälle das Folgende gemeinsam: die primitiven mesenchymalen Zellen differenzieren sich in Histozyten oder Fibroblasten, jedoch nicht in Blutzellen. In den Fällen, die bisher als leukämische Retikuloendotheliose bezeichnet wurden, entwickelten sich die primitiven Zellen in zwei Richtungen: Es kam zu Hyperplasie der Blutzellen und Retikuloendotheliose. Bis vor kurzem war es fraglich, ob die leukämischen Retikuloendotheliosen mit jenen Krankheitsformen etwas zu tun hätten, wo die Schaumzelle das charakteristische Element darstellt. Denn in den bisher beschriebenen Fällen waren Schaumzellen nicht gefunden worden. Es sei daher heute kurz über einen Fall berichtet, der am besten als leukämische Xanthomatose bezeichnet wird und ein bisher nicht beschriebenes Krankheitsbild darstellt. Es handelt sich um ein Kind, das im Alter von 6 Monaten Xanthoma disseminatum der Haut zeigte und bei dem sich ungefähr 1 Jahr später das Bild einer chronischen myeloischen Leukämie entwickelte. Zu dieser Zeit konnten im peripheren Blut mehr als 140.000 weiße Blutkörperchen pro Kubikmillimeter gefunden werden, darunter viele Myeloblasten und Myelozyten. Das Knochenmark zeigte das typische Bild leukämischer Aktivität. Die xantomatösen Läsionen wurden zuerst im September 1948 gesehen. Im folgenden Jahre kam es zu mäßiger Lymphadenopathie. Allein wiederholte mikroskopische Untersuchungen zeigten keine wesentliche Abnormalität des histologischen Bildes. Erst im Mai 1950 wurde in einer exstirpierten Lymphdrüse beginnende Retikuloendotheliose gefunden. Dieses Kind hatte dann noch 3 Jahre gelebt und bei der Obduktion wurde festgestellt, daß die Architektur des hämatopoetischen Systems und vieler innerer Organe völlig zerstört war. Diese Veränderung war durch profuse allgemeine Retikuloendotheliose hervorgerufen. Zahlreiche Zellen vor und während des Differenzierungsstadiums wurden gesehen, aber nirgends fanden sich pathologische Blutzellen in den Geweben, sowie dies sonst bei Leukämien der Fall ist. Das Krankheitsbild ist völlig ungewöhnlich, denn chronische myeloische Leukämie ist in dieser Altersgruppe unbekannt. Es handelt sich sicherlich nicht um eine Erkrankung sui generis, sondern um die leukämische Form der in diesem Vortrag beschriebenen Retikuloendotheliosen.

Als einen weiteren merkwürdigen Seitenbefund dieses Falles möchte ich erwähnen, daß wir in den Geweben des Kindes zahllose Einschlußkörperchen fanden. Wir wissen nicht, ob dies ein Zufallsbefund ist, der mit der Erkrankung selbst nichts zu tun hat oder für eine Virusäthiologie spricht, wie sie S i w e bei diesen Krankheitsbildern annimmt.

Bevor ich schließe, einige wenige Worte über Behandlung: Bis vor kurzem starben die akuten Fälle unter unseren Händen weg, und wir hatten kein Mittel, diesen kleinen Patienten zu helfen. In den letzten Jahren wurden mit Antifolsäure, Cortison und ACTH zumindest vorübergehende Erfolge erzielt. Der akute Verlauf wurde in vielen Fällen aufgehalten und in manchen dieser Patienten kam es nicht nur zu einer Remission, sondern zu einer Überführung in den chronischen Verlauf. Die Läsionen der chronischen Lipogranulomatose sprechen lokal auf Röntgenbestrahlung gut an, ohne daß aber dadurch der allgemeine Verlauf der Erkrankung aufgehalten wird. Die besten Erfolge können mit Röntgenbestrahlung oder Kürettage des Skeletes beim eosinophilen Granulom erzielt werden, das nach dieser Behandlung nicht wiederkehrt; aber die Prognose ist selbst bei dieser relativ gutartigen Form nicht absolut günstig, weil noch Jahre später die inneren Organe an Retikulose erkranken können.

Die für diesen Vortrag zur Verfügung stehende Zeit gestattet es nicht, auf weitere Einzelheiten einzugehen oder die Literatur zu zitieren. Ich hoffe aber, gezeigt zu haben, daß die Beobachtung der Pathologie dieser primitiven Zellen einen Einblick in das geheimnisvolle Geschehen der Natur unter physiologischen und pathologischen Bedingungen gewährt.

Aussprache: Hr. Prof. E. Lorenz (Graz): Die Zusammenhänge zwischen Letterer-Siewescher akuter Retikulose und der Schüller-Christianschen Lipoidgranulomatosis sind, wie Herr Freud in seinem schönen Referat betont hat, durchaus enge. So konnte an der Grazer Kinderklinik ein Fall mit allen Zeichen der akuten Retikuloendotheliose beobachtet werden, der nach kürzerer Remission mit dem typischen Bild der Schüller-Christianschen Krankheit zur Wiederaufnahme kam. Die Bestimmung des Cholesteringehaltes im Blut ergibt keine sicheren differentialdiagnostischen Merkmale.

Hr. Prof. Dr. A. Hittmair (Innsbruck): Der Natur des RES nach, als eines noch pluripotenten Gewebes, lassen sich die Erkrankungen dieses Systems oft nur schwer voneinander abgrenzen. Sie verlaufen auch anders beim Erwachsenen und beim Kind. Auf solche Unterschiede und die Schwierigkeit der selbst pathologisch-anatomisch oft subjektiven Diagnose ist aufmerksam zu machen.

Hr. P. Freud (Schlußwort): Die Tatsache, daß der Cholesteringehalt des Serums in den nichterblichen Formen der Retikuloendotheliose normal ist, ist von fundamentaler Bedeutung. Dieser Befund ermöglicht die Differenzierung dieser Erkrankungen von der hypercholesterämischen familiären Xanthomatose zu einem Zeitpunkt, wo andere Anhaltspunkte noch fehlen. Ein von Van Crefeld und ter Poorten beschriebener Fall von nichterblicher Lipogranulomatose mit Hypercholesterämie bildet die einzige Ausnahme in diesem von Thannhauser aufgestellten Gesetz.

In der überwiegenden Anzahl dieser Fälle handelt es sich um eine eigentümliche Art von Entzündung, die zu eosinophiler xanthomatöser Zellhyperplasie führt. Allein, es ist manchmal schwierig, eine exakte Grenzlinie zwischen Hyperplasie und Neoplasma zu ziehen, besonders wenn gleichzeitig eine leukämische Reaktion vorhanden ist. Während in den von uns beobachteten Kindern sicherlich kein Tumor vorhanden war, berichteten Gittins und Hawksley über Retikulumzellsarkom des Eierstockes in einem 2½jährigen Kinde, wo es schließlich zu einer monozytischen Leukämie kam. Dies illustriert die Möglichkeit, daß ähnliche Krankheitsbilder sowohl durch Hyperplasie als auch durch ein Neoplasma hervorgerufen werden können.

Neuere Auffassungen in der Behandlung von Verbrennungen

Von

Professor Dr. **Sidney E. Ziffren**

Iowa

Diese Abhandlung beschränkt sich auf lebensgefährliche Verbrennungen. Lebensgefährliche Verbrennungen sind Verbrennungen 3. Grades und bedecken wenigstens 10% der Körperoberfläche. Eine Verbrennung 3. Grades zieht alle Hautschichten in Mitleidenschaft einschließlich aller zur Haut gehörigen Organe. Bei Brandwunden solcher Art kann eine spontane Epithelneubildung gewöhnlich nur vom Rande aus erfolgen, nachdem die von der Hitze zerstörten Gewebe entfernt und die Oeffnung langsam von Granulationsgeweben ausgefüllt worden ist. Da bei Verbrennungen dieser Art die Nervenendungen nicht freigelegt, sondern zerstört sind, sind sie weniger schmerzhaft als Verbrennungen 2. Grades. Gewöhnlich bekommt man eine Verbrennung 3. Grades nicht zu sehen. Verbrennungen 2. und 1. Grades befinden sich normalerweise an der Peripherie, und es ist oft erst nach vielen Tagen möglich, die genaue Tiefe der Zerstörung zu erkennen. Eine Verbrennung 3. Grades ist nicht lebensgefährlich, wenn sie sich nicht über ein gewisses Ausmaß erstreckt und dadurch das physiologische Gleichgewicht stört. Dazu müßte sie wenigstens 10% der Körperoberfläche bedecken. Es ist daher zweckmäßig, sich die folgenden, als Regionen spezifizierten Prozentsätze der Körperoberfläche ins Gedächtnis zurückzurufen. Kopf und Hals eines Erwachsenen nehmen 9% der Körperoberfläche ein; eine Rumpffläche (Vorder- oder Dorsalfläche) 13%, das Gesäß 5%, ein Arm 10% und ein Bein 20%. Bei einem Kleinkind nehmen Kopf und Hals 19% und die Beine 15% der Körperoberfläche ein.

Pathologische Physiologie.

Eine Brandwunde verursacht nicht nur örtliche Zerstörung der Gewebe, sondern auch andere physiologische Veränderungen von höchster Bedeutung. Eine große Anzahl von roten Blutkörperchen ist an der Verbrennungsstelle eingefangen. Kapillargefäße sind erweitert und gebrochen und ein Verlust von roten Blutkörperchen kommt zustande. Petechiale Blutungen und Thrombosen treten auf. Der Grad der Hämolyse steht in direktem Verhältnis zur Zeitdauer der Hitzeeinwirkung. Wenn z. B. zwei Drittel eines Hundekörpers 30 Sekunden in Wasser eingetaucht werden, das auf 85° erhitzt ist, treten nach 5 Minuten 0·5 bis 1·0 g freies Hämoglobin in 100 ml Plasma auf. Wird die Tauchdauer auf 3 Minuten erhöht, beträgt der Hämoglobingehalt 3·0 bis 5·0 g in 100 ml Plasma. Diese Menge stellt ungefähr 15% der gesamten roten Blutkörperchen eines Tieres dar. An der Verbrennungsstelle selbst ergießt sich ein erhebliches Plasmaexsudat, was sich nicht nur äußerlich, sondern auch in die Brandwunde selbst ergießt. Es ist nicht bekannt, ob diese Veränderungen der Permeabilität von einem tatsächlichen Toxin infolge von Proteinzerstörung in den Geweben herrühren oder von abgesonderten Enzymen des zerstörten Gewebes. Es ist bekannt, daß eine Hautproteinase hervorgerufen wird, im Plasma befindet sich jedoch eine Antiproteinase. Ein Teil des in die Brandstelle eintretenden Sekrets wird durch zunehmende Lymphabsonderung entfernt, allerdings ist die Menge sehr gering. An einigen Stellen trennt die Flüssigkeit die Stachelzellen voneinander und von tiefer liegenden Zellschichten. In anderen Fällen kann es geschehen, daß die gesamte Epidermis von der Dermis so getrennt wird, als ob die verbindenden Kollagenfasern zwischen Dermis und Epidermis plötzlich zerstört worden waren. (Tatsächlich ist die Hautproteinase dessen beschuldigt worden.) Blasenflüssigkeit ist proteinreich, aber je tiefer man in die Gewebe eindringt, desto mehr nimmt der Proteingehalt der Flüssigkeit ab. Ein enormer Flüssigkeitsverlust kann an diesen Wundstellen stattfinden, ohne erkannt zu werden. (Wenn z. B. die menschliche Haut nur 2 mm dicker wäre, was bei einer einfachen Untersuchung nicht leicht demonstriert werden könnte, würde es sich um 3 Liter Flüssigkeit handeln.) Daraus ergibt sich die Frage, wo diese ungeheuren Flüssigkeitsmengen herkommen. Das Plasma allein kann nicht solche Mengen erzeugen, denn wäre es möglich, wäre das Plasmavolumen bald restlos erschöpft. Es mußte deshalb aus der Flüssig-

keit der unzerstörten restlichen Körpergewebe herausge-
zogen werden. In anderen Worten, das Verbrennungsproblem
steht im Zusammenhang mit einer Veränderung aller Körpergewebe als Folge des Verlustes der extrazellulären Flüssigkeit. Diese Flüssigkeit enthält hauptsächlich Natriumchlorid und Natriumbikarbonat. Menschen mit Brandwunden
haben das Bedürfnis, ihren übergroßen Durst zu stillen.
Beim Wassertrinken treten die Natriumsalze in den Magen-
gehalt ein, was Erbrechen hervorrufen kann. Das verbleibende Wasser in den extrazellularen Räumen löst die
um die Zellen verbleibenden Salze weiterhin auf. Wenn
kein Erbrechen auftritt, wird das Wasser absorbiert
und ermöglicht so eine weitere Auflösung der Salze. Dieser
Prozeß kann sich mehrfach wiederholen. Ohne ausreichende
Salzmengen können die Nieren kein Wasser ausscheiden.
Wenn daher das Wasser nicht erbrochen oder absorbiert
wird, wird die Salzkonzentration im Körper weiterhin durch
Auflösung reduziert. Bei schweren Verbrennungen wird ein
Zustand ähnlich einer Wasserintoxikation hervorgerufen.
Alle diese akuten Veränderungen stellen sich während der
ersten 48 Stunden ein. Wenn der Patient diese 48 Stunden
überlebt, stellt der Körper einen neuen Gleichgewichtszustand her und wir nähern uns einer Periode, in welcher
weitere physiologische Veränderungen in bezug auf
Infektion, Ernährung und chronischem Stress vorherrschen.

Verbrennungen 3. Grades verlaufen nie ohne Infektion.
Viele Bakterien ruhen und leben in der Tiefe der verbrannten Haut. Die tote Haut bildet eine ausgezeichnete Ernährung und Wachstumsmöglichkeit für diese Bakterien. Wird
der Punkt erreicht, wo der Grind entfernt wird, aber das
Granulationsgewebe verbleibt, so ist auch dieses infiziert,
da es offene Wunden ohne Bakterien einfach nicht gibt.
Während der Granulationsperiode tritt durch die offene
Wunde ein Verlust großer Mengen wertvollster Körperpro-
dukte ein, und zwar nicht nur Protein, sondern auch rote
Blutkörperchen, Natrium, Potassium und Kalzium. Schließlich führen der Stress und der dauernde Versuch des Körpers, die Situation einer schweren Brandwunde zu mei-
stern, zu einem neuen Stadium, das bis jetzt nicht erkannt worden ist, nämlich dem Stadium der adrenalen
Erschöpfung. Mit dem Gedanken an diese kurze Zusammenfassung möchte ich versuchen, unsere Ansichten über die Behandlung von Patienten mit schweren Brandwunden klar-
zulegen.

Therapie.

Wenn der Patient sich nicht bereits in einem Schock-
zustand befindet, und wenn 10% oder mehr seiner Körperoberfläche verbrannt sind, ist ein Schock zu erwarten. Es
ist nicht ratsam, zu warten, bis sich ein Schock entwickelt,
bevor man mit der Behandlung beginnt, da ein solches
Stadium bereits innerhalb einer kurzen Zeit eintreten kann.
Sofort wird eine Vene freigelegt oder es wird eine Nadel
in die Vene eingeführt. Eine Blutprobe zum Zwecke einer
Transfusion wird sofort entnommen und ein Blutbild und
Hämatokrit werden bestimmt. Ein Katheter wird in die
Harnblase eingeführt und verbleibt. Blutbild und Hämato-
kritbestimmungen dienen als Unterlage zur Krankengeschichte. Ein normaler Hämatokrit besagt nicht, daß sich
der Patient in einem befriedigenden Zustand befindet. Es
bedeutet ausschließlich, daß rote Blutkörperchen und Plasma
in gleichem Maße verlorengehen. Normalerweise verliert
ein Patient mit Brandwunden mehr Plasma als rote Blutkörperchen und der Hämatokrit steigt. Das gleiche gilt für
den Hämoglobingehalt und die Anzahl der roten Blutkörperchen. Wir haben in vielen Fällen die Erfahrung gemacht,
daß Blut-Hämatokrit- und Hämoglobingehalt sich 3 bis 4 Tage
nach Beendigung der akuten Phase weit über der Norm
befanden. Als Handhabe für die Behandlung des Schockes
in diesen Fällen muß festgestellt werden, daß die Bestimmung des Bluthämatokrit- und des Hämoglobingehaltes sowie die Anzahl der roten Blutkörperchen gefährlich, zeitraubend und ungenau ist. Es ist sehr wohl möglich, daß
durch die Anwendung dieser Methoden als Behandlungs-
index viele Menschen ums Leben gekommen sind. Wir haben
in vielen Fällen die Erfahrung gemacht, daß, wenn Tod
während der akuten Phase eintrat, es deshalb geschah, weil
wir uns zu oft auf den Hämatokritgehalt als Maßstab für
die Flüssigkeitszufuhr verlassen hatten; die Patienten wurden durch eine Ueberdosis an Flüssigkeit getötet und bei der
Autopsie zeigten die Lungen starke pulmonale Oedeme.
In etlichen Fällen betrug die Menge der Flüssigkeitszufuhr
innerhalb von 24 Stunden das Vielfache des gesamten Blut-
gehaltes. Dies traf insbesondere auf sehr junge und sehr
alte Menschen zu, bei denen die Gefahr einer Ueberlastung
der Zirkulation als natürliche Todesursache nicht erkannt
wurde. Der einzig sichere Index für einen angemessenen
Flüssigkeitsersatz ist die Menge des Urins. Der Patient
befindet sich nicht in Gefahr, wenn er Urin ausscheidet.
Diese Ausscheidung sollte 25 bis 50 ml in der Stunde be-

tragen. Während der intravenösen Flüssigkeitszufuhr kann die Verabfolgung verlangsamt werden, wenn die Harnausscheidung steigt. Wir benutzen Blut anstatt Plasma, weil wir uns der Tatsache eines übergroßen inneren Blutverlustes bei schweren Verbrennungen bewußt sind. Wenn nach einer Woche das Blutbild eines Patienten mit einer Brandwunde, der noch nie eine Bluttransfusion bekommen hat, gemacht wird, kann man eine ungeheure Abnahme des Hämoglobingehaltes und der Anzahl der roten Blutkörperchen während dieser kurzen Zeit wahrnehmen. Wenn anstatt von Plasma Blut zugeführt wird, kann diese Abnahme vermieden werden, und außerdem sind alle Möglichkeiten einer Bluttransfusion gegeben im Gegensatz zu Plasma, welches wirklich nur eine bloße Kochsalzlösung mit einer geringen Proteinmenge darstellt. Es ist nicht notwendig, daß das Blut ununterbrochen gegeben wird. Im Falle einer ausreichenden Harnausscheidung kann 5%ige Glukose als Ersatzmittel verwendet werden.

Um zugleich den Verlust extrazellularer Flüssigkeit zu kontrollieren, kann man folgende Mischung zu Trinkzwecken verabreichen: 3 bis 4 g (1 Teelöffel) Natriumchlorid und 1·5 bis 2 g ($^2/_3$ Teelöffel) Natriumbikarbonat, beides in 1 Liter Wasser. Diese Lösung ist ganz genießbar. Wenn eine Lösung mit einem höheren Salzgehalt durch den Mund verabreicht wird, treten Uebelkeit, Erbrechen und Diarrhoe auf. Wenn ausschließlich Salz gegeben wird, besteht die Gefahr einer Azidose infolge des Aufbaues des extrazellularen Flüssigkeitsvolumens. Zur Vermeidung einer Azidose wird daher Bikarbonat verabreicht. Die Nieren werden in allen schweren Traumen wie bei Verbrennungen immer in Mitleidenschaft gezogen, und nur sehr gut funktionierende Nieren scheiden Chlorid ohne Natrium aus, um damit extrazellulare Flüssigkeit aus Salz zu bilden. Bei Erbrechen ist ein Laktat von Ringerscher Lösung (Hartmansche Lösung) einer gewöhnlichen Kochsalzlösung vorzuziehen.

Die Frage wird nun akut: „Was geschieht, wenn die Harnausscheidung aufhört trotz Blut- oder Plasmatransfusionen?“ Unter diesen Umständen ist es wahrscheinlich, daß eine von zwei Katastrophen eingetreten ist, entweder ein Dauerschock oder eine untere Nephron-Nephrose, hervorgerufen durch eine lange Anoxie. Wenn außerdem der Patient schwere Brandwunden erlitten hat, ist die Prognose sehr ernst, da die Zufuhr von Blut oder Plasma die einzige Möglichkeit ist, einen Schock zu bekämpfen. Und wenn dazu noch die Nieren versagen, wird eine beträchtliche Urämie und Hyperkalkämie eintreten.

Im Falle einer Massenkatastrophe wurde folgende Dosierung in der Behandlung von Patienten mit Brandwunden vorgeschlagen: 1 ml mal Kilo des Körpergewichtes mal Prozent der verbrannten Fläche. Es kann entweder Blut oder Plasma verabfolgt werden und die gleiche Quantität in einer elektrolytischen Lösung; außerdem können noch 2000 ml 5%iger Glukose während der ersten 24 Stunden gegeben werden. Während der folgenden 24 Stunden kann man die Hälfte der oben berechneten Menge geben. Diese Regel ist aber nur dann angebracht, wenn die Lage äußerst kritisch ist. Die Harnausscheidung zusammen mit der klinischen Bewertung des Zustandes sind ein viel genaueres Mittel, um festzustellen, wieviel Flüssigkeit benötigt wird.

Ich habe absichtlich davon Abstand genommen, etwas über die lokale Behandlung der Brandwunde selbst zu sagen, da diese Frage erst dann erörtert werden sollte, nachdem alle Maßnahmen zur Schockbehandlung durchgeführt worden sind. Es gibt zwei verfügbare Behandlungsmethoden, entweder eine bedeckte oder eine offene Wundbehandlung. Außerdem wird von einigen Kreisen eine Reinigung der Wundstelle vertreten, andere Kreise jedoch sind dagegen. Wir ziehen es vor, an dieses Problem rationell heranzugehen. Die Schwierigkeit der offenen Wundbehandlung besteht darin, daß die Verbrennungen auf solche Körperteile beschränkt sein müßten, wo sie nicht mit dem Bettleinen in Berührung kommen. Wenn zum Beispiel der Rücken des Patienten verbrannt ist, besteht die Gefahr, daß die Bettücher ankleben werden und dadurch eine gründliche Austrocknung verhindert wird. Wenn die hinteren Flächen der Extremitäten verbrannt sind, muß eine Hochlagerung derselben vorgenommen werden, um ein Ankleben zu vermeiden. Es trifft zu, daß bei der offenen Wundbehandlung weniger Gefahr besteht, eine Brandwunde 2. Grades in eine solche 3. Grades zu verwandeln, weil eine Mazerierung der Flächen durch Drainage der nächstliegenden Gewebe und des Verbandes vermieden wird. Es trifft weiterhin zu, daß der Grad der Schmerzen nach wenigen Stunden nachläßt, wenn eine Austrocknung an der Luft erfolgt. Zudem ist die Fieberreaktion generell geringer und es ist teilweise die Beobachtung gemacht worden, daß der Appetit durch den geringeren Geruch wesentlich besser ist. Wie verhält es sich jedoch mit der praktischen Seite dieser Methode? Sie erfordert zureichende Pflege und Wartung der

Patienten. Diejenigen, die diese Behandlungsmethode anwenden, sind die ersten, zuzugeben, daß die Wunden verbunden werden müssen, um eine weitere Verunreinigung zu vermeiden, wenn die Grindränder zu brechen beginnen und die unterliegenden granulierenden Flächen teilweise bloßgelegt werden. Wie wir die Sachlage betrachten, liegt die größtmögliche Zweckmäßigkeit dieser Methode in der Behandlung von Verbrennungen 1. und 2. Grades, doch praktisch heilen alle Verbrennungen 1. und 2. Grades, gleichgültig, welcher Therapie sie unterliegen. Aus praktischen Erwägungen ist es wesentlich zufriedenstellender, einen Verband anzulegen, mit Ausnahme des Gesichtes, der Genitalien und des Dammes. In diesen Fällen vertreten wir die Ansicht, daß wiederholter Wechsel von Vaselingaze, so oft es notwendig erscheint, die vorzüglichere Behandlungsmethode ist. Bei Brandwunden 3. Grades wird allerdings keine dieser Methoden weder eine Infektion verhüten noch die Notwendigkeit eines Transplantats erübrigen. Wenn die Haut einmal etwas von ihrer gesamten Stärke eingebüßt hat, kann sie nur durch Narbenbildung mit Epithelisierung von den Rändern ausgehend, über mehrere Monate hinweg heilen, oder aber durch sofortige Transplantation. Wichtig bei der Therapie ist, daß die Methode in umgekehrter Reihenfolge erfolgt. Bei Verwendung tannischer Säure ist dies nicht mehr möglich, da tannische Säure die Haut in Leder verwandelt und daher niemals bei einer Brandwunde angewandt werden sollte. In anderen Worten, es dürfen keine plötzlichen Unterbrechungen in der Behandlung von Brandwunden auftreten.

Von manchen Kreisen wird eine Reinigung der Fläche entweder mit einer milden, reinigenden Flüssigkeit oder mit Seife vertreten, gründliche Reinigung und Oeffnung von Blasen und die Entfernung losen, toten Gewebes. Diese Ansicht wird von uns nicht geteilt. Falls die Wunden mit Fett oder Oelen bedeckt sind, kann ein Reinigungsmittel verwendet werden, andere Indikationen sind jedoch nicht gegeben. Es ist unmöglich, eine Brandwunde 3. Grades zu reinigen. Sie wird immer infiziert werden ohne Rücksicht darauf, wie sie behandelt wird. Es ist unmöglich, eine Verbrennung 3. Grades in eine saubere Wunde zu verwandeln, sie müßte denn exzidiert werden, und das wiederum ist unmöglich, wenn sich die Wunde über erhebliche Körperflächen erstreckt. Eine weitere Verunreinigung sollte jedoch verhütet werden, und dieses ist die einzige Richtung, in welche unsere Bemühungen hinzielen. Die verzögerte

Gerinnung der Oedemflüssigkeit erlaubt eine systematische Verabreichung von Antibiotika und Sulfonamiden, um eine relativ hohe Konzentration in der Brandwunde zu erreichen und dadurch die Gefahr einer Infektion zu vermindern. In praktisch jedem Fall wird dies eine Septikämie verhüten. Bevor Antibiotika und Penicillin in Anwendung gebracht wurden, betrug unsere Todeszahl durch Septikämie 66%. Während der letzten 10 Jahre hatten wir nur einen Todesfall durch bewiesene Septikämie zu verzeichnen, der auf eine Pseudomonas aeruginosa-Infektion zurückzuführen war. Ganz systematisch wird allen Patienten mit frischen Brandwunden Penicillin gegeben. Gewöhnlich bedecken wir die Wunde mit Vaselingaze und verbinden die Stellen. Es bestand und besteht in einigen Kreisen die große Neigung, Druckverbände anzulegen. Der Grund für diese Theorie bestand darin, die Oedeme herabzudrücken und damit die Schockmöglichkeit zu vermindern. Man nahm außerdem an, daß bei einer Verminderung von Venen- und Lymphstase die Anzahl sekundärer Vernarbungen reduziert werden könnte. Ein Druckverband muß innerhalb von 3 Stunden angelegt werden, um tatsächlich wirksam zu sein. An Tieren, bei denen 10 bis 20 mm Merkurialdruck angewendet werden, ist eine umgekehrte Reihenfolge der Flüssigkeitszufuhr angebracht. Leider geht der Zufluß offenbar in die Stellen, die frei vom Druckverband sind. Der Mißbrauch der Druckverbände hat das Leben gefährdet und in manchen Fällen den Tod herbeigeführt. Der Zweck ist, einen Druck auszuüben und nicht eine Konstriktion. Es geschieht oft, daß ein Mensch mit Verbrennungen, die sich über einen Teil des Armes erstrecken, nur diesen Teil verbunden bekommt und die Hand und das Handgelenk freigelassen werden. In wenigen Stunden bilden sich dort erhebliche Oedeme und Blutandrang. Es kann sich in solchen Fällen eine Kontraktur entwickeln, wenn der Verband in dieser Weise mehrere Tage lang angelegt bleibt. Oder ein Verband wird manchmal so um den Hals oder Unterleib angelegt, daß die Respiration eingeschränkt wird, was bei Patienten mit Unterleibsdehnung, die nach einigen Stunden entsteht, Oligurie durch Druck auf die Vena cava hervorrufen kann. Wir sind der Ansicht, daß, wenn ein Druckverband angelegt wird, zuerst Vaselingaze aufgelegt werden sollte, darauf bauschige Gaze und sperriger Verbandstoff und das ganze mit einer elastischen Bandage so anzulegen, daß von der Peripherie des Gliedes aus in Richtung des Körpers gewickelt und die Extremität in Herzhöhe erhoben werden sollte.

Wenngleich Hand oder Fuß auch nicht verbrannt sind, so muß bei einem Druckverband doch diese Art der Wicklung den Teil der Extremitäten miteinschließen. Bei Handverbrennungen werden die Finger einzeln verbunden, die Hand wird dann immobil gemacht und in der Lage der Funktion eingewickelt. Brust oder Unterleib werden nur leicht verbunden.

Allen Menschen mit Brandwunden wird Tetanus-Antitoxin in einer prophylaktischen Dosis verabreicht, wenn der Patient nicht vorher gegen Tetanus geimpft worden ist, in welchem Falle eine nochmalige Impfung mit Tetanus-Toxoid vorgenommen wird.

Wenn Menschen Brandwunden im Gesicht erlitten oder während eines Brandes durch Einatmung schädlicher Gase das Bewußtsein verloren haben, besteht die Gefahr, daß die Lunge Schaden erlitten hat. Kleine Kinder erliegen im besonderen dieser Komplikation. Es ist möglich, daß eine solche Schädigung nicht nur den Kehlkopf befällt, sondern auch die Trachea und Bronchien, die mit einem fibrinen Exsudat überzogen werden und in Atelektasen resultieren. Wenn sie diesen Gasen längere Zeit ausgesetzt waren, treten interstitiale Blutungen in der Lunge auf. Bei Kindern können sich dann sehr rapide Kehlkopfödeme entwickeln. Bei allen Fällen solcher Art sollte das Zimmer feuchtgehalten und eine starke Dosierung von Antibiotika muß zur Vermeidung weiterer Lungenkomplikationen verabfolgt werden. 5% Kokain werden bei starken glottischen Oedemen alle 1 bis 2 Stunden gespritzt. Eine hohe Sauerstoffkonzentration ist angebracht. Im Falle einer Obstruktion der Luftwege wie bei einer Brustretraktion mit Atmungsschwierigkeit, Angstgefühlen und Zyanose sollte ohne Verzögerung eine Tracheotomie vorgenommen werden. Dabei sind wiederholte, öftere Aspirationen erforderlich. Die Schwierigkeiten sind meist nach 5 bis 6 Tagen behoben, sofern der Patient diese Zeit überlebt. Die Tracheotomieröhre kann sodann entfernt werden.

Während der ersten 48 Stunden haben manche Patienten eine erhöhte Körpertemperatur. Hohes Fieber ist gefährlich und der Patient kommt ad exitum, wenn das Fieber stundenlang über 41° C (105° F) verbleibt. Kalte Abwaschungen sind vorzunehmen, und wenn weniger als 50% der Haut der Luft ausgesetzt sind, muß ein Teil des Verbandes zu diesem Zweck entfernt werden. Fenster müssen geöffnet sein und Föhne dafür sorgen, daß die Temperatur auf 39 bis 39·5° C (102 bis 103° F) herabgemindert wird. Niemals dürfen diese Patienten Hitze ausgesetzt werden. Für die Ursache dieser Intoleranz gegen hohe Körpertemperaturen wurde bis jetzt keine Erklärung gefunden.

Ohne Rücksicht darauf, welche Methode angewandt wird, die Entscheidung, was eine Verbrennung 3. Grades ist und was nicht, kann erst nach Ablauf von 7 bis 10 Tagen gemacht werden. Nach Beendigung dieser Zeit sind Verbrennungen 1. und 2. Grades entweder verheilt oder befinden sich auf dem Wege der Heilung. Die Bemühungen müssen dann darauf zielen, die tote Haut zu entfernen, damit eine Transplantation vorgenommen werden kann. Die verschiedensten Möglichkeiten sind erdacht worden, die Entfernung des Schorfes zu beschleunigen. Pyruvische Säure wurde und wird dazu immer noch verwendet; die Aktion ist von der Umwandlung des p_H in der Wunde abhängig, was eine Entfernung des Schorfes beschleunigt. Dies ist bis zu einem gewissen Grade wirksam, nur ist die Anwendung immer sehr schmerzhaft. Enzyme, wie Streptokinase, Streptodornase und Trypsin, wurden zu diesem Zweck vorgeschlagen. In unserer Erfahrung haben sich diese nicht als zufriedenstellend erwiesen, hauptsächlich darum, weil sie die Kollagenfibrillen, die den Schorf mit dem subkutanen Gewebe verbinden, nicht entfernen. Während der letzten 2 Jahre waren unsere Bemühungen darauf gerichtet, zu diesem Zweck ein anderes Enzym zu finden. Die Haut setzt sich zu etwa 70% aus Kollagen zusammen und ist mit dem subkutanen Gewebe durch Kollagenfasern verbunden, die zum Zwecke einer baldmöglichen Entfernung des Schorfes entweder aufgelöst, gebrochen oder geschnitten werden müssen. Wir haben von Cl. histolyticum-Kulturen das Enzym Kollagenase gezüchtet, von dem dieser Bazillus der stärkste Erzeuger ist. Die Technik dieser Produktion ist langwierig, wenn aber die Anwendung des Enzyms bei einem Tierexperiment so erfolgt, daß es unter die tote Haut dringt, hat es eine starke auflösende Wirkung. Es ist vielversprechend für eine baldige Entfernung der toten Haut ohne Blutverlust und ohne Schock und ermöglicht so eine sehr frühzeitige Transplantation. Manchmal wird Exzidenz des Schorfes unter Anästhesie bevorzugt; darnach wird ein Druckverband angelegt und die Transplantation wenige Tage später vorgenommen. Bei dieser Methode treten übermäßige Blutungen auf und große Quantitäten von Blut für eine Transfusion müssen bereitgehalten werden. Wenn es sich um große Brandwunden handelt, wenden wir diese Methode nicht gern an, da die Gefahr eines Schockes zu groß ist. Bei kleineren Wunden ist sie jedoch absolut anwendbar. In manchen Fällen haben wir unter Anästhesie soviel Schorf auf einmal entfernt, wie man mit einer Transplantation bedecken kann. Diese Methode sollte aber nur dann in Anwendung gebracht werden, wenn der Patient sich in einer ausgezeichneten körperlichen Verfassung befindet. Meist ziehen wir es bei jeder neuen Anlage des Verbandes vor, den Grind einzuweichen und mit Hilfe von Debridement zu lösen. Ein Einweichen in Salzwasser erzielt eine schnelle Säuberung der Fläche; dies ist bei der Behandlung größerer Flächen besonders wirksam.

Es gibt viele Lösungen, die zur Vorbereitung einer Transplantation verwendet werden können. Wir applizieren dünne 44er Maschengaze direkt auf die Fläche. Diese Gaze verhütet ein Einwachsen des Granulationsgewebes in die einzelnen Fäden und vermeidet dadurch Blutungen beim Entfernen derselben. Darauf legen wir gewaschene Maschengaze; in diese weiche Masse führen wir Katheter ein, umwickeln dann mit mehr Gaze und versehen das ganze schließlich mit einer elastischen Bandage. Damit wird öfteres Irrigieren durch den Katheter ermöglicht. Oft wird die Dakinsche Lösung verwendet, noch öfter benutzen wir eine salinische. Bei Vorhandensein von Pseudomonas aeruginosa in einer erheblichen Menge waschen wir die Fläche mit Wasser und Seife oder verwenden $1/4$- bis 1%ige Essigsäure zu einem nassen Verband; in anderen Fällen nehmen wir dazu eine isotonische Lösung von Borsäure. Die Feststellung, wann eine Fläche zur Transplantation bereit ist, beruht auf klinischer Erfahrung, dem Befinden des Patienten und der Bildung von Granulationsgeweben. Ist das Gewebe fest, körnig, relativ trocken, ohne Exsudat, von einem gesunden Rot, kann die Transplantation vorgenommen werden. Die Möglichkeit besteht nicht, wenn es blaß, rosa, weich und mit einem Exsudat überzogen ist. Es wäre ideal, den Hauptteil der Transplantation bei der ersten Operation durchzuführen, da in dieser Periode das Transplantat am erfolgreichsten aufgenommen wird. Außerdem führt dies zur größtmöglichen sofortigen Besserung des Befindens des Patienten, da ein großer Teil des Granulationsgewebes dann mit Haut bedeckt ist.

In der Zwischenzeit, in der sich das Granulationsgewebe bildet, sollten die Ernährung des Patienten und der Blutstatus genauestens überwacht werden. Der Verlust von Protein und Blut durch die offenen, granulierenden Wunden ist enorm und muß ersetzt werden. Bevor jedoch der allgemeine Ernährungszustand des Patienten gebessert werden kann, muß das Blutbild auf ein normales Niveau gebracht werden. Geschieht das nicht, wird vom Körper trotz aller Proteinzufuhr dieses Protein zur Bildung von Hämoglobin beansprucht. Es ist daher sehr wesentlich, daß der Patient ausreichende Bluttransfusionen bekommt, um Hämoglobin und rote Blutkörperchen auf ein normales Niveau zu bringen. Unseres Erachtens sind 12 g/100 ml Hämoglobin und 3,500.000 cmm rote Blutkörperchen als Minimum zu betrachten. Die Transfusionen sollen von einer intensiven Nahrungszufuhr begleitet sein. Wir geben gewöhnlich Zusätze, wie z. B. Magermilchpulver. 30 g dieses Pulvers in einem Glas Milch ergibt 18 g Protein und 26 g Kohlehydrate. Der Geschmack kann durch Vanille oder Schokolade verfeinert werden. Ein noch besseres Mittel ist ein Liter eines Rezeptes, welches 2000 Kalorien und 125 bis 175 g Protein enthält. Allerdings führt dieser reichliche Proteingehalt oft zu einer Diarrhoe, was durch eine langsame Steigerung vermieden werden kann. Wenn der Patient sich weigert, ausreichende Mengen oral zu sich zu nehmen, zögern wir nicht, einen Magenschlauch durch die Nase einzuführen. Wir haben nichts dagegen, wenn eine Mutter ins Krankenhaus kommt und ihr Kind füttert. Wenn sie die Mahlzeiten zu Hause zubereitet, ist es noch besser, da das Kind sich oft weigert, die Krankenhausnahrung zu sich zu nehmen. Wir haben in dieser Hinsicht für die Möglichkeiten, die einer Mutter zu Gebote stehen, keinen befriedigenden Ersatz gefunden. Wir warten nicht ab, bis sich der Blut-Proteinstand auf einem normalen Niveau befindet, bevor wir mit der Transplantation beginnen. Wenn ein einigermaßen guter Fortschritt in der Ernährung zu verzeichnen ist, der Stand des Blutes ausreichend und das Granulationsgewebe sich gebildet hat, kann die Transplantation vorgenommen werden. Je schneller die Bedeckung mit Haut vor sich geht, desto schneller und sicherer wird ein normaler Proteinstand erreicht.

Während der Operation sollte das Granulationsgewebe mit einer Salzlösung gründlichst gereinigt werden. Bei einer markanten Pseudomonas aeruginosa-Infektion waschen wir die Wunde oftmals mit Wasser und Seife und spülen gründlich mit einer Salzlösung nach. Wenn die Granulierungen übermäßig sind, werden sie abgeschnitten und die Stelle wird fest umwickelt; nachdem die Hautstreifen geschnitten und zur Uebertragung bereit sind, stellt man gewöhnlich fest, daß die Blutungen aufgehört haben und die Transplantation daher ohne Schwierigkeit vorgenommen werden kann.

Viele Jahre haben wir die Hautstreifen freihändig geschnitten und dann begannen wir, den Padgett-Hood-Dermatom zu benutzen. Gewöhnlich nähten wir die Hautstreifen an. Dies erforderte jedoch eine lange Anästhesie von 2 bis 3 Stunden und öftere Bluttransfusionen, um das Blut, das bei diesem Verfahren verlorenging, wieder zu ersetzen. Während des vergangenen Jahres haben wir uns eines Dermatoms bedient mit einer Gummi- und „Fiberglas"-Unterlage. Wir waren damit in der Lage, sehr dünne Hautstreifen zu schneiden, ohne dieselben anzunähen und die Uebertragung in 30 bis 60 Minuten zu beenden, ohne Schock und mit bemerkenswertem Erfolg. Außerdem sind wir jetzt dauernd in der Lage, diese dünnen Hautstreifen — ähnlich denen der Thierschschen Methode — zu schneiden, so daß wir die Spendeflächen wiederholt benutzen können, da sie zwischen den Hautentnahmen wieder verheilen. Wir ziehen die Rückenhaut vor, zumal sie die dickste Körperhaut ist, sich rapid erneuert und Deformierungen, die von der Hautentnahme herrühren, dort am wenigsten auffallen und zu einer Untauglichkeit führen.

Nach dem Auftragen des Klebstoffes wird mit dieser neuen Technik die Trommel auf die Haut geklebt und das Schneiden wie mit einem gewöhnlichen Dermatom vorgenommen. Die entfernte Haut verbleibt ausgestreckt auf dem Trommelband. Beim Entfernen des Bandes wird die „Fiberglas"-Unterlage von dem Gummistreifen mit der angeklebten Haut separiert; das ganze ist sehr schmiegsam und kann in dieser gedehnten Form auf jede Fläche aufgetragen werden. Nach der Transplantation legen wir eine Lage dünner Vaselin-Maschengaze auf, dann eine feuchte Rolle Gaze und umwickeln mit einer elastischen Bandage. Nach 5 Tagen hat sich der Klebstoff aufgelöst und der Gummistreifen kann von dem Transplantat leicht gelöst werden.

Bei Patienten mit ausgedehnten Brandwunden, besonders bei Kindern, ist Homoplastik oft sehr günstig. Die Homoplastik soll lediglich als Bedeckung dienen und eine Besserung des Zustandes wie bei einer Autoplastik erwirken. In der Zwischenzeit ist es möglich, daß Blut- und Proteinstand eine normale Höhe erreichen. Hautstreifen können dann von verfügbaren Körperstellen entnommen und in die Stellen eingefügt werden, in denen die Homoplastik verschwindet. Dies ist nach 4 bis 8 Wochen der Fall, aber diese Zeit genügt oft, das Leben eines Menschen zu retten. Wir haben bis jetzt kein Mittel gefunden, die Lebensdauer der Haut eines anderen Menschen zu verlängern. Der Spender braucht nicht blutsverwandt zu sein, noch muß er derselben Blutgruppe angehören; jegliche Haut wird anwachsen, aber keine wird dauernd haften bleiben.

Gewissen Körperteilen muß besondere Sorgfalt zugewandt werden. So sollten z. B. Verbrennungen der Hand so schnell wie möglich debridiert werden, denn je länger die Transplantation verschoben wird, desto mehr Granulationsgewebe wird sich bilden und eine um so größere Kontraktur kann sich entwickeln. Die Hand sollte, auch während sie sich in einem feuchten Verband befindet, immobil gemacht werden mit einer maximalen Flexion der metakarpal-phalangen Gelenke und mit 30° Flexion der übrigen phalangen Gelenke. Der Daumen soll in eine aufrechte, jedoch funktionierende Lage gebracht werden. Falls das nicht geschieht, wird eine Versteifung in der Lage der Extension eintreten mit Verkürzung der Sehnenbänder. Dies hat spätere Kapsulotomie zur Folge und möglicherweise Arthrodesen der Gelenke. Im Gegensatz zur allgemeinen Ansicht raten wir davon ab, daß die Patienten die Finger in einer Salzlösung bewegen, nachdem sich das Granulationsgewebe gebildet hat. Dadurch werden Risse in den Granulationen verursacht, die zu Blutungen führen und der Bildung von noch mehr Granulationsgeweben mit dem Erfolg, daß die Vernarbungen zahlreicher werden. Wichtig ist, die Stellen so schnell wie möglich mit Haut zu bedecken und dann mit der Mobilisierung zu beginnen. Brandstellen im Gesicht sollten auch so bald wie möglich mit Transplantaten versehen werden. Je länger die Verzögerung, um so größer die Kontraktur. Bei Brandwunden im Gesicht ist fast in jedem Fall eine zweite, spätere Transplantation erforderlich. Eine baldige Uebertragung mit dünner Haut verhütet daher die Entwicklung erheblicher Kontrakturen.

Bei einer Brandkontraktur sollte man daran denken, daß die Fläche nach und nach einschrumpft wie bei einer normalen Heilung einer Wunde. Beim Oeffnen der Kontrakturen ist insofern Vorsicht geboten, als die wichtigen Strukturen in eine normale Lage gebracht werden müssen. Da eine Kontraktur in alle möglichen Richtungen verläuft, sind die riesigen und bizarren Bildungen der Defekte erstaunlich. Die verbleibende Fläche ist sodann zur Transplantation bereit und wird mit großen, dünnen Hautstreifen bedeckt. Die meisten Kontrakturen sollten am zweckmäßigsten in der Kindheit korrigiert werden, da während der Wachstumsperiode kolossale Verzerrungen entstehen können. Wenn z. B. bei einem Kind, dessen Hals eine Kontraktur aufweist, die das Kinn auf die Brust hinabzieht, diese nicht korrigiert wird, werden Mund, Zähne und Gesicht so entstellt, daß sie niemals mehr in eine normale Lage gebracht werden können, auch nicht durch umfangreichste Operationen im späteren Leben.

Bei sekundärer Heilung haben Brandwunden die notorische Neigung, Keloide zu formen. Die einzige Methode, die uns zur Zeit zur Verfügung steht, um dieses zu verhüten, ist frühe Transplantation. Beträchtliche experimentelle Arbeiten werden zur Zeit durchgeführt, um eine Vermeidung keloider Formationen durch Hyaluronidase und durch adrenokortikotropische Hormone zu erzielen.

Ueber die Anwendung von ACTH (adrenokortikotropisches Hormon) bei Brandwunden wurde ziemliche Reklame gemacht. Es wurde behauptet, daß Schock verhütet und Homoplastik anwachsen wird, und eine baldige Besserung und Epithelisierung eintreten wird. Nichts könnte weiter von der Wahrheit entfernt sein. Das Hormon kann die genetische Konstruktur einer Zelle nicht ändern. Zellen von einem anderen Menschen können nicht übertragen und ein Anwachsen kann nicht erwartet werden, mit Ausnahme der Zellen von identischen Zwillingen. ACTH verhütet keine Schocks. Die Tatsache verhält sich im Gegenteil so, daß bei Brandwunden die Leistung der Nebennieren maximal ist, dieses Hormon die Arbeit der Nebennieren aber noch steigert und sie dadurch eher erschöpft. Im Falle einer adrenalen Erschöpfung mag die Anwendung von Cortison von Wert sein; bis jetzt hatten wir allerdings nicht die Gelegenheit, dieses Stadium bei einem Menschen mit schweren Verbrennungen zu beobachten. Nach Anwendung dieses Hormons verliert der Körper die Fähigkeit, auf entzündliche Prozesse normal zu reagieren und der Patient ist unfähig, Infektionen zu bekämpfen. Tatsächlich fördert es die Entwicklung sekundärer invasiver Infektionen durch Bakterien. Die Kasuistik berichtet etliche Fälle, wonach Personen nach prolongierter Anwendung dieser Hormone an Septikämie ad exitum kamen. In anderen Worten hat das Hormon die primäre Reaktion der Körperzellen bei Infektionen so vermindert, daß ein Infekt, der gewöhnlich vom normalen Abwehrmechanismus des Körpers lokalisiert wird, in die Blutbahn übergeht und sich dort ausbreitet.

Zum Schluß möchte ich noch einige allgemeine Punkte über Verbrennungen erwähnen. Es ist selten, daß ein Mensch mit Verbrennungen 3. Grades, die sich über 45% oder mehr seiner Körperoberfläche erstrecken, gerettet werden kann. Ueberlebt er die frühe Schockperiode, kann es geschehen, daß er in den nachfolgenden Wochen aus unerklärlichen Gründen stirbt. Es wurde postuliert, daß die Todesfälle auf adrenale Erschöpfung zurückzuführen sind. Die Durchschnittsdauer des Krankenhausaufenthaltes für Patienten mit Verbrennungen ist sehr lang. Nach unserer Erfahrung sind 90 Tage erforderlich. Wenn 30 bis 40% der Körperoberfläche verbrannt sind, wird der Durchschnittsaufenthalt 200 Tage betragen. Durchschnittlich benötigt jeder Patient mit Brandwunden ungefähr 9 Blutspender vom Zeitpunkt der Verbrennung an bis zur vollständigen Bedeckung mit Transplantaten.

Zusammenfassung

1. Die pathologische Physiologie von Brandwunden wurde besprochen.

2. Es wurden die Methoden beschrieben, mit denen wir bei der Behandlung von Brandwunden die besten Erfolge erzielten.

Aussprache: Hr. Dr. H. Z e h e t n e r (Wien): Wie ich schon im Jahre 1949 beim Aerztekongreß in Salzburg in einer Mitteilung berichtete, werden an der Klinik für Haut- und Geschlechtskrankheiten (Vorstand: Prof. Dr. L. A r z t) in Wien Verbrennungen seit mehreren Jahren weitgehend nach den eben vorgetragenen Grundsätzen behandelt. Dadurch konnten wesentlich bessere Ergebnisse erzielt und vor allem die Mortalität bedeutend gesenkt werden.

Für die Dosierung der Transfusionsbehandlung zur Bekämpfung des Schockes ist zweifellos die Kontrolle der Harnausscheidung eine der wichtigsten Hilfen, doch erscheint uns eine wiederholte Hämatokritkontrolle stets sehr wertvoll.

Während meines Aufenthaltes in den USA. teilte mir Dr. E v a n s, der Präsident des „Subcommittees on Burns im Medical Research Council" ein neues Transfusionsschema mit, das auf Grund langer Erfahrungen bei vielen Patienten und in Tierexperimenten aufgestellt wurde. Dieses Verfahren steht derzeit in Erprobung. Ueber Kollagenase besitzen wir keine persönlichen Erfahrungen, doch bewährt sich das von C o n n o r und H a r v e y angegebene chemische Debridement mit Brenztrauben- oder Phosphorsäurekleister weiter sehr gut.

Die Verwendung von gummierten Streifen bei Hauttransplantationen ist für uns zu kostspielig. Wir erreichen durch Auflegen der mit dem Dermatom entnommenen Hautlappen auf

„Tulle gras“ (weitmaschiger mit Penicillinsalbe beschickter Tüll) denselben Effekt; d. h. wir können mit den Transplantaten leicht hantieren und brauchen sie nicht anzunähen.

Schließlich glauben wir, daß in der Schockbekämpfung Plasma oder das viel billigere Ersatzpräparat Compensan-Periston den zu teuren Bluttransfusionen nicht unterlegen ist.

Später im Stadium der drohenden Anämie und Hypoprotein-ämie müssen freilich unbedingt Bluttransfusionen durchgeführt werden.

Einige Indikationen für ACTH
im Kindesalter

Von

Dr. E. Zweymüller und Dr. W. Swoboda

Wien

Mit 2 Abbildungen

In den zur Verfügung stehenden zehn Minuten kann nur eine Zusammenfassung unserer mit dem holländischen ACTH-Präparat „Cortrophine" der Firma Organon* gesammelten Erfahrungen gebracht werden, wobei über drei Indikationen im Kindesalter berichtet werden soll. Auf die Problematik der ACTH-Behandlung einzugehen, ist nicht möglich, obwohl dies schon bei der ersten Indikation, die wir besprechen, nämlich bei dem nephrotischen Syndrom, notwendig wäre.

Wir betonen gleich, daß wir von einem Nephrose-Syndrom (N. Syndrom) sprechen und darunter eine Hypoproteinämie bei deutlicher Verminderung der Albumine mit einer Vermehrung der α- und β-Globuline, weiter eine mit Erhöhung des Serumcholesterinspiegels einhergehende Lipämie verstehen. Gleichzeitig bestehen eine Proteinurie und mehr oder weniger ausgeprägte Oedeme. So stellt sich das N. Syndrom in seiner reinen Form dar. Es können aber außerdem Zeichen einer chronischen diffusen Glomerulonephritis, wie etwa eine Hypertension und eine Azotämie, vorhanden sein. Handelt es sich doch wahrscheinlich bei der überwiegenden Mehrzahl der Fälle von N. Syndrom um eine chronische Glomerulonephritis mit infauster Prognose.

---

* Für die zur Verfügung gestellte „Cortrophine"-Menge danken wir der Firma Organon-Oss, Holland, und ihrem Generalvertreter in Oesterreich, Herrn Mag. R. Hauert, Wien.

Als erstes werden wir die Sie wohl am meisten interessierende Frage der Dosierung, anschließend die damit erzielten Ergebnisse diskutieren. Wir hielten uns absichtlich an die von Rapoport und Mitarbeitern (J. A. M. A., 147, 1101, 1951) angegebene Menge, da wir unser Ergebnis mit dem bei seinen Kranken erzielten vergleichen wollten. Das Material wird bei einem Syndrom, wie dem N. Syndrom, natürlich nicht einheitlich zu gestalten sein. Unsere Patienten erhielten 12 Tage hindurch täglich 50 mg „Cortrophine", aufgeteilt auf vier gleiche Dosen alle 6 Stunden. Mit dieser Dosierung wurde die Behandlung auch beendigt, somit eine ständige Reduzierung der Dosis unterlassen. Ebensowenig wurde das Intervall zwischen den einzelnen Injektionen, etwa auf 8 oder 12 Stunden, verlängert. Wir möchten aber darauf verweisen, daß die Applikationsart von ACTH in der Zukunft bei Fällen, bei denen eine Substitutionstherapie auf lange Sicht durchgeführt werden muß, wie etwa bei schweren Hypophysenstörungen, wohl ein Präparat mit Depotwirkung sein dürfte.

Theoretisch können bei dem N. Syndrom folgende Ergebnisse erzielt werden:

1. Ein nur unvollständiges Schwinden der Oedeme mit baldigem Wiederauftreten derselben, ohne eine Aenderung der Serum- und Harnbefunde, wird als therapeutischer Mißerfolg gewertet werden müssen.

2. Kommt es zum Schwinden der Oedeme, zu einer Normalisierung der Serumeiweißwerte bei gleichbleibender Proteinurie, dann wird man von einer unvollständigen Remission sprechen können.

3. Schwinden die Oedeme, kommt es zu einer Euproteinämie, verschwindet das Eiweiß im Harn und bleiben diese Verhältnisse über längere Zeit bestehen, dann möchten wir von einer vollständigen Remission sprechen.

Durch das adrenokortikotrope Hormon konnten wir selbst zweimal eine vollständige, einmal eine unvollständige Remission erzielen. Diesen 3 Fällen steht ein Mißerfolg gegenüber.

Analysieren wir weiterhin die einzelnen Symptome, durch die das N. Syndrom charakterisiert wird, in ihrer Reaktion auf die ACTH-Behandlung, so ergibt sich folgendes Verhalten: Wir konnten an unserem Krankengut bestätigen, daß — solange nicht eine ausgesprochene Niereninsuffizienz besteht — das ACTH ein zuverlässiges, vielleicht sogar das beste Diuretikum bei dem N. Syndrom ist. Jedoch ist mit dem Schwinden der Oedeme nicht zwangsläufig eine Heilung verbunden. Bleiben die Hypoproteinämie, die Lipämie — die allerdings mit der Beseitigung der Oedeme ebenfalls zurückgeht — und die Proteinurie, dann besteht das N. Syndrom unverändert weiter. Somit werden diese Veränderungen die ausschlaggebenden Kriterien für die kurative Wirkung eines Medikaments bei dem N. Syndrom darstellen. Betont muß werden, daß mit fortschreitender Niereninsuffizienz die Oedeme und die Proteinurie ebenfalls schwinden, dafür aber Hypertension und Steigerung des Reststickstoffes auftreten.

Gelingt es nun, durch eine kräftig einsetzende Diurese die Oedemausschwemmung zu erreichen, dann ist immerhin ein therapeutischer Erfolg erzielt. Bei unseren Kranken trat die zu einer vollständigen Oedemausschwemmung führende und über einige Tage anhaltende Diurese bei zwei Kranken am 8., weiter am 12. und angedeutet selbst bei dem als Mißerfolg zu wertenden Fall am 11. Tag der ACTH-Behandlung auf. Somit können wir das von Rapoport mit dem 8. bis 13. Tag angegebene Einsetzen der Diurese bestätigen.

Bevor ich die durch ACTH hervorgerufenen Veränderungen erläutere, soll das Aussehen einer Patientin zu Beginn und unmittelbar nach Beendigung der ACTH-Therapie gezeigt werden. Monate vorher war dieses Mädchen nahezu moribund. Unter heftigen Darmkrisen war eine enterale Flüssigkeitsausschwemmung erfolgt, der Elektrolythaushalt dabei vollkommen gestört und es waren tetanische Krämpfe aufgetreten. Obwohl das adrenokortikotrope Hormon eine bedeutende Wirkung auf das Elektrolytsystem ausübt, war der Verlauf der „Cortrophine"-Behandlung komplikationslos. Zuerst bestand eine hochgradige ödematöse Schwellung des gesamten Körpers und eine mächtige, durch den Aszites bedingte Vorwölbung des Abdomens. Mit Abschluß der ACTH-Behandlung hat eine starke Oedemausschwemmung stattgefunden. Die Gewichtsabnahme betrug 9·5 kg in 19 Tagen und die Patientin hat ihr Sollgewicht sogar um 5 kg unterschritten. An Hand der Tabelle (Abb. 1) ist zu verfolgen, wie in den ersten Tagen der ACTH-Gabe die Harnmenge verringert ist, das Körpergewicht damit ansteigt, schließlich sich die Harnmenge vermehrt und plötzlich, am 8. Tag, die Diurese — man kann sagen, wie eine Wasserflut — einsetzt, um ebenso plötzlich, am 6. Tag nach Beendigung der Behandlung, aufzuhören. Die Ausscheidung von Eiweiß im Harn, die vor der Behandlung mehrere Gramm pro Tag betrug, war nach

8 Wochen lediglich in der Höhe von $\frac{1}{2}$ g nachweisbar.
Die Cholesterinwerte haben sich bis zu dieser Zeit vollkommen, die Serumeiweißwerte nahezu vollkommen normalisiert. Am Beginn der ACTH-Behandlung zeigt die Elek-
trophoresekurve das charakteristische Profil der nephrotischen Dysproteinämie: die stark verringerte Albuminfrak-

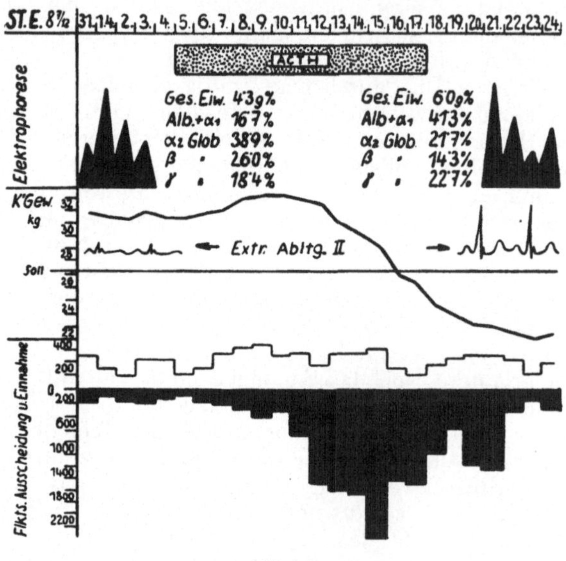

Abb. 1

tion, demgegenüber die α- und β-Hyperglobulinämie, wobei
an den beiden letzteren Fraktionen die Lipoide und das
Cholesterin gebunden sind. Bereits unmittelbar nach Abschluß der ACTH-Behandlung zeigen die Serumeiweiß-
fraktionen und ebenso das Cholesterin weitgehend normalisierte Werte, die sich bei den 8 Wochen hin durchgeführten Kontrollen ständig verbessert haben*.

Auch die am Beginn der Behandlung im Ekg. vorhandenen und für eine Myokardose typischen Veränderungen, wie Abflachung der T-Zacke, Verlängerung der Q-T-

---

* Eine ausführliche Darstellung der Behandlungs- und Nach-
untersuchungsergebnisse erfolgt in einer in Druck befindlichen
Arbeit von W. Rupp, W. Swoboda und E. Zweymüller.

Distanz, sind nach Behebung der schweren Dysproteinämie nicht mehr vorhanden.

Den Einfluß der ACTH-Wirkung auf den Blutchemismus, der bei dem N. Syndrom — wie bereits betont — ein vorzügliches Kriterium für die kurative Wirkung eines Medikamentes darstellt, soll eine weitere Beobachtung erläutern. Dieser Fall war deshalb ganz besonders geeignet, da der Patient bei Beginn der ACTH-Behandlung fast keine Oedeme aufwies. Außerdem war es bei diesem Patienten einige Zeit vor Einleitung der Behandlung zu einer Thrombosebildung im Bereiche der V. axillaris und anschließend der V. femoralis gekommen, so daß wir hier zusätzlich Erfahrungen sammeln konnten, ob diese Thrombosebereitschaft eine Kontraindikation für die Anwendung von adrenokortikotropem Hormon darstellen kann. Gleich sei vorweggenommen, daß der Verlauf komplikationslos war. Obwohl äußerlich und gewichtsmäßig keine wesentliche Oedemausschwemmung festzustellen war, setzte am 8. Tag der „Cortrophine"-Behandlung eine verstärkte Harnausscheidung ein, die 7 Tage anhielt und zu einer Gewichtsabnahme um 1900 g führte. Bereits während der Diurese schwand die Proteinurie fast vollkommen, ohne — im Gegensatz zu den Literaturangaben — in den ersten Tagen der ACTH-Gaben eine Steigerung zu erfahren. Im weiteren Verlauf normalisierten sich die Serumeiweißwerte, das Cholesterin und sogar die Senkung. Diese Normalisierung hält jetzt noch nach 3 Monaten unverändert an. Wir möchten aber dringend empfehlen, vorsichtigerweise selbst in solchen Fällen lediglich von einer vollständigen Remission zu sprechen, obwohl es sich bei diesem Patienten um eine genuine Nephrose und damit um eine Heilung handeln könnte.

Der dritte Fall ist besonders bemerkenswert, weil er unserer Meinung nach eine gewisse Kontraindikation für ACTH darstellt. Hier handelt es sich um eine bereits mit einer Hypertension einhergehende chronische diffuse Glomerulonephritis. In den ersten Tagen der ACTH-Behandlung kam es zu einer extremen Flüssigkeitsretention — eine bekannte Komplikation dieser Behandlungsmethode —, die aber durch die Einschaltung von strengen Obsttagen wieder rückgängig gemacht werden konnte. Am 11. Tag bestand eine leider nur einen Tag anhaltenden Diurese. Dann trat eine stete Verschlechterung ein, die sich in einer ständigen Gewichtszunahme, in steigender Proteinurie — bis zu 12 g täglich! — und in einer Erhöhung des Serumcholesterins auf 513 mg% bemerkbar machte. Am schwerwiegendsten war wohl das Ansteigen des Reststickstoffes zu bewerten. Es bestand eine schwere Dysproteinämie, die bei der hochgradigen Proteinurie auch durch Plasmatransfusionen nicht beeinflußt werden konnte. 2 Monate später kam dieser Patient ad exitum.

Das Verhalten der Bluteiweißkörper in den beiden zuletzt besprochenen und sich in ihrem Behandlungsergebnis so verschieden verhaltenden Fällen ist entgegengesetzt. Während sich in dem einen Fall die einzelnen Fraktionen fortschreitend ihrem Normalbereich nähern und schließlich in denselben fallen, weichen dieselben bei dem anderen immer mehr von diesem Normalbereich ab.

Hier möchte ich auf eine mögliche und bekannte Komplikation der ACTH-Behandlung, nämlich auf das Ansteigen des Blutdruckes, hinweisen. Bei der Anwendung von „C o r - t r o p h i n e" wurde ein solcher allerdings fast nicht oder in nur so leichter passagerer Form beobachtet, daß wir nie zu einer Aenderung des Behandlungsplanes gezwungen waren. Dies spricht für die Reinheit des verwendeten Präparates. Trotz der bei dem einen Kranken bereits bestehenden Hypertension stieg der Blutdruck nur unbedeutend an, um nach Beendigung der „C o r t r o p h i n e"-Anwendung sofort wieder auf seinen Ausgangswert zurückzukehren.

Unser 4. Fall war ebenfalls eine sicher auf eine chronische Glomerulonephritis zurückzuführende Nephrose. Hier waren jedoch noch keine Zeichen einer schweren chronischen Glomerulusschädigung vorhanden, und es konnte daher eine unvollständige Remission erzielt werden. Wir möchten somit auf Grund der bei diesen beiden Fällen gewonnenen entgegengesetzten Ergebnissen mit der Anwendung von adrenokortikotropem Hormon bei den Fällen Zurückhaltung empfehlen, bei denen schon Zeichen einer schweren Niereninsuffizienz bestehen. So ist bei einer bereits bestehenden Reststickstofferhöhung die Einleitung einer ACTH-Behandlung kontraindiziert.

F ü r   d i e   g e n a u e   A b g r e n z u n g   d e r   I n d i k a - t i o n e n   v o n   ACTH   b e d a r f   e s   n o c h   v i e l e r   E r f a h - r u n g e n. Sind doch die Verhältnisse sogar auf dem Gebiet, auf dem das adrenokortikotrope Hormon die ersten Triumphe feierte und das auch heute als seine eigentliche Domäne gilt, noch nicht ganz klar, wie ein von uns beobachteter Fall einer P a n c a r d i t i s   r h e u m a t i c a zeigt. Obwohl wir sofort bei Auftreten des ersten perikardialen Reibens mit ACTH in der unserer Ansicht nach ausreichenden Dosierung von 60 mg/die begannen, verschwand

das Reiben nicht, sondern es trat ein akutes Lungenödem
hinzu und das 9jährige Mädchen kam am 5. Tag ad exitum.
Wie Sie sehen (Abb. 2), hatte sich das Ekg. laufend verschlechtert. Die Tachykardie schwand nicht, die Ueber-
leitungszeit nahm auf 0·35″ zu! Es wäre hier zur Diskussion

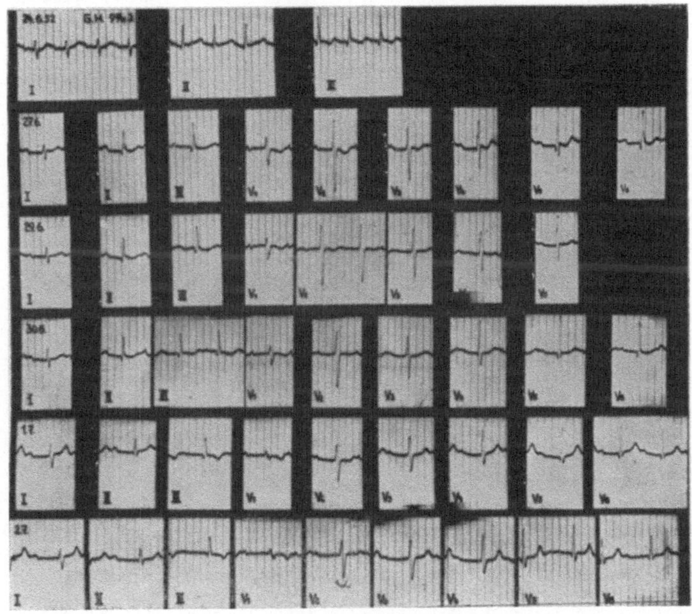

Abb. 2

zu stellen, ob wir vielleicht die ACTH-Dosierung auf die
im Kindesalter bedeutende Menge von 100 mg/die hätten
steigern sollen.

Abschließend möchte ich noch kurz auf ein weiteres
schweres Leiden mit desolater Prognose hinweisen. Es ist dies
der sogenannte primär-chronische, symmetrische,
progressive Gelenkrheumatismus. In welch
hohem Grad derselbe im Kindesalter vorkommen kann,
sahen wir an zwei Fällen. Das Ausmaß der Beweglichkeit
im Handgelenk vor und nach der Behandlung mit adrenokortikotropem Hormon bei einer 7½jährigen Patientin, bei
der die ersten Erscheinungen vor ½ Jahr aufgetreten waren,

zeigte große Unterschiede. Die bedeutende Besserung wurde bereits nach 2wöchiger Behandlung mit täglichen „Cortrophine"-Dosen von nur 5 mg erzielt.

Bei einem 10jährigen Knaben bestanden die schweren Veränderungen seit 4 Jahren. Die Besserung wurde nach ebenfalls 2wöchiger Behandlung erzielt, wobei mit einer ACTH-Tagesdosis von 70 mg begonnen und bis zu diesem Zeitpunkt bereits auf 50 mg zurückgegangen worden war. Bei beiden Fällen ergab die nach 2 Monaten erfolgte Nachuntersuchung keine wesentliche Aenderung des bei Abschluß der Behandlung erhobenen Befundes.

Schwierig ist es, in diesen Fällen die richtige Dosierung zu finden. Wir nehmen jene Dosis, mit der noch eine Schmerzfreiheit erzielt wird, um durch eine gleichzeitig durchgeführte ausgiebige physikalische Therapie erst vollen Erfolg erreichen zu können.

Ich hoffe, Ihnen in der kurzen zur Verfügung gestandenen Zeit einen knappen Ueberblick über einige im Kindesalter in Betracht kommende ACTH-Indikationen und Dosierungen gegeben zu haben, möchte aber ausdrücklich betonen, daß noch weitere eingehende Beobachtungen über die ACTH-Behandlung notwendig sind, bis wir zu einem endgültigen Urteil über den Wert dieser Therapie gelangen werden.

Aussprache: Hr. Prof. Dr. E. L o r e n z (Graz): Die schönen mit ACTH erzielten Erfolge beim nephrotischen Syndrom im Kindesalter konnten in letzter Zeit auch von anderer Seite bestätigt werden. Auch mit Conteben gelingt es, beim nephrotischen Syndrom einen sehr deutlichen und lang anhaltenden diuretischen Effekt zu erzielen, der allerdings erst relativ spät von einer Aenderung der Dysproteinämie gefolgt ist. Senkungsstürze im Sinne von H e i l m e y e r konnten bei dieser Behandlung nicht beobachtet werden. Was nun die interessante Frage nach dem Angriffspunkt der Thiosemicarbazone bei der kindlichen Nephrose betrifft, so glauben wir insbesondere auf Grund unserer ausgedehnten Clearenceuntersuchungen den Schluß ziehen zu können, daß es sich hauptsächlich um einen zentralen Angriffspunkt handelt, wobei die Beeinflussung der Rückresorptionsverhältnisse im Vordergrund steht.

Hr. Prof. K. K u n d r a t i t z (Wien): Ich habe ACTH oder Cortison in einigen Fällen von Säuglingsekzem, Asthma bronchiale und Leukämie angewandt. Die Anfangserfolge sind auffallend günstig, zum Teil beim Ekzem auch Dauererfolg. Ein schweres nässendes Ekzem zeigt bei Cortison innerhalb einiger Tage scheinbar Heilung, die auch bei weiteren, etwas geringeren Gaben anhält; bei Reduzierung der Dosis oder Aussetzen erscheint das Ekzem immer wieder. Bei Leukämien kaum eine Beeinflussung mit ACTH, in einem Fall Auftreten von Cushing-Syndrom und Zunahme der Blutungen; mit Cortison bei 2 Fällen günstige Remission.

Hr. Prof. Dr. H. K u t s c h e r a (Graz): Das Conteben wirkt auch beim Erwachsenen in ähnlicher Weise wie das ACTH, entwässernd bei chronischer Nephrose und dämpfend bei der Polyarthritis rheumatica. Eigene Beobachtungen haben die diesbezüglichen Berichte H e i l m e y e r s bestätigt.

Hr. E. Z w e y m ü l l e r (Schlußwort): Bezüglich der Blutsenkung ist zu sagen, daß dieselbe bei dem einen Kranken, der eine vollständige Remission aufwies, bereits während der ACTH-Behandlung bedeutend zurückging und sich einige Zeit später vollkommen normalisierte, während sie bei dem anderen, der eine zunehmende Verschlechterung zeigte und im weiteren Verlauf ad exitum kam, gleich hoch blieb. Aber selbst bei diesem Kranken sank während der ACTH-Medikation die Senkung leicht ab, um jedoch bereits gegen Ende derselben wieder anzusteigen. Ein Rückgang der Senkungswerte während einer ACTH-Behandlung muß nicht unbedingt auf eine Beeinflussung des Krankheitsprozesses zurückzuführen sein, da dieses Hormon auf die Blutsenkung eine direkte Wirkung im Sinne einer Verzögerung ausübt. Da die Unterscheidung zwischen idiopathischen und sekundären Nephrosen klinisch schwierig und oft überhaupt nicht möglich ist, hielten wir ebenfalls die Bezeichnung Nephrosesyndrom am geeignetsten. Das von L i n n e w e h empfohlene Verfahren der Blutdruckkontrolle vor und nach Bluttransfusionen als diagnostisches Hilfsmittel zur Trennung von idiopathischen und sekundären Nephrosen (bei Pseudonephrosen erfolgt ein Blutdruckanstieg, bei genuinen bleibt derselbe aus) wurde von uns bisher nicht angewendet.

Aureomycin bei Stomatitis aphthosa

Von

Dr. **W. Rittner** und Dr. **O. Thalhammer**

Wien

Mit 1 Abbildung

Ehe wir über den Versuch einer Aureomycinbehandlung der Stomatitis aphthosa berichten, muß das Krankheitsbild, wie es sich uns in 67 ambulanten und stationären Fällen bot, sowie die Differentialdiagnose kurz besprochen werden. Zahlreiche irrtümliche Einweisungsdiagnosen und verschiedene Berichte über die Therapie geben dazu den Anlaß.

Stomatitis aphthosa ist eine A l l g e m e i n e r k r a n - k u n g. Sie beginnt mit Fieber um 39⁰ und beträchtlicher Störung des Allgemeinbefindens. Nach Stunden bis wenigen Tagen tritt eine heftige Rötung, Auflockerung und hochgradige Berührungsempfindlichkeit der M u n d h ö h l e n - s c h l e i m h a u t auf, die Gingiva schwillt an und blutet spontan oder nach geringsten Traumen. Nun zeigen sich die typischen Aphthen; regellos verstreute, wohl begrenzte, runde, knapp linsengroße, grauweiße Herde, die von einem schmalen hellroten Saum umgeben sind. Sie zeigen kein expansives Wachstum, sind nicht in Gruppen angeordnet und stehen nicht in Beziehung zu den Zähnen. Die Aphthen heilen stets ohne Defekt ab und bieten keine Zeichen für eine Entstehung aus Bläschen. Besonders betroffen sind die Lippen- und Wangenschleimhaut, dann die Zunge und Gingiva, seltener der Gaumen, sehr selten die Tonsillen. Die regionären Lymphknoten submandibulär und angulär sind geschwollen, vereitern aber nie. In diesem Stadium der Erkrankung sind die Kinder in einem jämmerlichen Zustand, sie speicheln, verweigern die Nahrungsaufnahme, vermeiden sogar das Sprechen und nehmen meist beträchtlich ab.

Außerhalb der Mundhöhle findet man bei Stomatitis aphthosa gelegentlich Hauteffloreszenzen; linsengroße, rot gesäumte, von grauweißen Krusten bedeckte Epitheldefekte an den mit Speichel betrenzten Partien von Kinn und Wange. Sie sind nicht gruppiert und Herpeseffloreszenzen durchaus unähnlich. Bei Kleinkindern sind nicht selten auch sogenannte Paronychien zu beobachten. Es handelt sich dabei um ziemlich tief liegende,

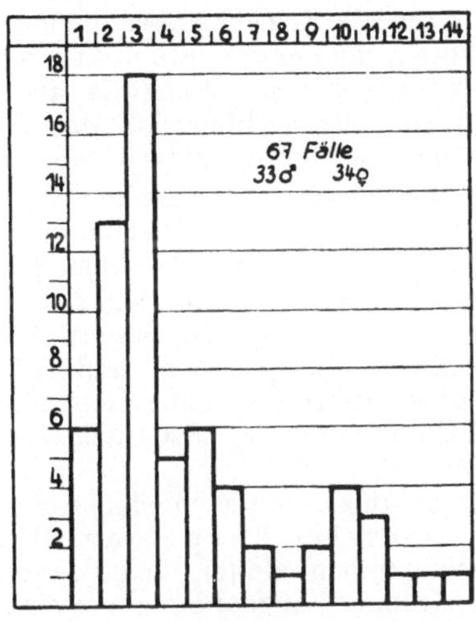

Abb. 1. Altersverteilung von 67 Fällen mit Stomatitis aphthosa

hirsekorngroße Bläschen im entzündeten Nagelwall und den entsprechenden Teilen der Fingerkuppe; sie heilen entweder unter groblammellösem Abschälen der deckenden Epidermis oder werden wieder aufgesaugt. Eine eigentliche Eiterung besteht primär nicht.

Bezüglich Disposition fanden wir keine Bevorzugung unterernährter, ungepflegter oder zahnkranker Kinder, ebensowenig eine Geschlechtsdisposition oder eine Saisonabhängigkeit. Hingegen besteht eine eindeutige Altersdisposition (Abb. 1), indem 37 von 67 Patienten das 3. und 52 von 67 das 6. Lebensjahr noch nicht vollendet hatten.

Der Verlauf der Stomatitis aphthosa ist ein selbstbegrenzter, d. h. die Symptome schwinden stets auch spontan. Als erstes klingt nach 1 bis 4 Tagen das Fieber ab; dann folgen um den 8. bis 16. Tag die Mißlaunigkeit und Schmerzen, schließlich die Aphthen. Am längsten bleibt die Gingivitis nachweisbar, deren Schwinden uns daher stets als Zeitpunkt der Heilung galt. Die durchschnittliche Krankheitsdauer der nicht mit Aureomycin behandelten Fälle betrug 12·8 Tage; dies steht in enger Uebereinstimmig mit der Dauer, die B l a c k für Spontanheilungen fand.

Zur A e t i o l o g i e soll hier nur gesagt werden, daß allgemein ein Virus als Erreger angenommen wird und daß zahlreiche Autoren, als erster K u m e r, den Erreger im Herpes simplex-Virus sehen. Stomatitis aphthosa ist also eine Infektionskrankheit; sie hinterläßt eine Immunität, weshalb Rezidive und Zweiterkrankungen sehr selten sind.

Stomatitis aphthosa unterscheidet sich somit scharf von S t o m a t i t i s   u l c e r o s a, welche überwiegend Personen in reduziertem Kräftezustand befällt, tiefgreifende, progrediente, in Abhängigkeit von den Zähnen auftretende und unter Defektbildung heilende Geschwüre aufweist, die eine Mangelkrankheit älterer Kinder und Erwachsener darstellt, zu Rezidiven neigt und ohne Behandlung kaum abheilt. Stomatitis aphthosa soll also nicht als ulcerosa bezeichnet werden.

Stomatitis aphthosa unterscheidet sich klinisch auch scharf von S t o m a t i t i s   h e r p e t i c a. Diese geht nicht mit Allgemeinsymptomen einher, neigt sehr zu Rezidiven und zeigt in Gruppen angeordnete, stecknadelkopfgroße, ganz oberflächliche, deutlich von Bläschen stammende Erosionen auf nicht entzündeter Schleimhaut. Die Differenz im klinischen Bild ist so groß, daß sie durch den Nachweis eines Erregers, der sich im Tierversuch wie Herpesvirus verhält, nicht aufgewogen werden kann.

Kommen wir nun zur T h e r a p i e, so ist nochmals hervorzuheben, daß Stomatitis aphthosa stets in absehbarer, im Durchschnitt sogar berechenbarer Zeit spontan heilt. Es können also durch jede Behandlung, die wenige Tage vor der Spontanheilung begonnen wird, „Erfolge" erzielt werden. Diesem Umstand wurde bisher zu wenig Rechnung getragen. Die große Zahl der empfohlenen Mittel spricht an sich schon gegen ihre Wirksamkeit. An der Klinik wurden sie im Laufe der Zeit alle versucht; unter Berücksichtigung des Termins der Spontanheilung kann keinem der Mittel ein wirklicher Erfolg zugesprochen werden. Wir haben nun, ich glaube erstmals, eine ätiologische

Therapie mit dem ja gegen manche Viren wirksamen Aureomycin versucht und bei der Beurteilung den Umstand der gesetzmäßigen Spontanheilung berücksichtigt. Das Ergebnis geht aus der Tabelle hervor (Tab. 1). Es handelt sich um

Tabelle 1

Vergleich von 13 mit Aureomycin und 20 auf andere Weise behandelten Fällen mit Stomatitis aphthosa. Das Durchschnittsalter differiert wenig und eher zu Ungunsten der Aureomycinreihe, vor allem ist aber die Krankheitsdauer vor Therapiebeginn bei dieser kürzer, damit die Spontanheilung ferner. Die Dauer nach Behandlungsbeginn ist mit 4 Tagen in der Aureomycinreihe auf die Hälfte reduziert. Die Zahlen in Klammern stellen den Durchschnitt nach Korrektur einer fragwürdigen anamnestischen Angabe dar

Aureomycin				Bisherige Therapie							
Im Lebensjahr	Dauer in Tagen			Im Lebensjahr	Dauer in Tagen			Im Lebensjahr	Dauer in Tagen		
	vor	nach	gesamt		vor	nach	gesamt		vor	nach	gesamt
1.	5	4	9	2.	5	11	16	6.	21?	8	29?
2.	5	4	9	2.	8	9	17	7.	4	8	12
2.	5	5	10	2.	4	7	11	8.	?	16	16?
2.	4	5	9	2.	4	9	13	9.	4	7	11
3.	3	4	7	2.	6	7	13	9.	14	9	23
3.	2	5	7	3.	2	7	9	10.	5	6	11
3.	7	3	10	3.	4	8	12	10.	3	9	12
4.	4	4	8	3.	4	6	10	10.	5	10	15
5.	3	6	9	4.	2	6	8	11.	8	6	14
5.	1	6	7	6.	6	16	22	13.	4	6	10
5.	3	4	7								
11.	4	4	8								
12.	3	4	7								
4·4	3·7	4·4	8·2					6·0	5·6	8·5	14·2
									(4·3)		(12·8)

33 stationär behandelte Patienten mit schwerer Stomatitis aphthosa. Die linke Kolonne zeigt 13 mit Aureomycin, die mittlere und rechte Kolonne 20 mit Arsenpräparaten, Aetzmitteln und Sulfonamiden behandelte Fälle. Die Krankheitsdauer ist in diejenige vor und nach Therapiebeginn unterteilt. Wie man sieht, differiert das Durchschnittsalter der Patienten wenig und eher zu Ungunsten der Aureomycinserie. Die Dauer vor Behandlungsbeginn ist bei der Aureomycinreihe kürzer, eingedenk der Spontanheilung um den 13. Tag, also ebenfalls zu Ungunsten der Aureomycin-

serie verschoben. Die Krankheitsdauer nach Therapiebeginn
ist nun in der Aureomycinreihe mit rund 4 Tagen halb so
lang wie in der Kontrollreihe; entsprechend ist auch die
Gesamtdauer von 12 auf 8 Tage verkürzt. Wie uns weitere
Fälle der jüngsten Zeit zeigen, kann die Gesamtdauer bei
frühzeitigem Behandlungsbeginn noch weiter reduziert werden. Die wesentliche Besserung der Stomatitis, die Reinigung und beginnende Epithelialisierung der Aphthen sowie
die Wiederkehr des Appetits trat meist schon nach 1 bis
2 Tagen ein. Da Scheinerfolge durch Spontanheilung bei
dieser Art der Beurteilung ausgeschlossen sind, erscheint
uns das Aureomycin als wirklich wirksames Mittel bei Stomatitis aphthosa.

Die Therapie ist einfach und vollkommen schmerzlos.
Das Aureomycin wird lokal gegeben; es genügt 3 mal täglich 50 mg in die Mundhöhle einzustreuen, und zwar nach
dem Essen, Mundspülen usw. Das Aureomycin soll in der
Mundhöhle bleiben; für seine Verteilung sorgt der Speichel.
Das Aureomycin kann abgesetzt werden, sobald die Aphthen
ihre Beläge verloren haben und die allgemeine Entzündung
zurückgeht. Man kommt gewöhnlich mit 2 bis 4 Tagen Behandlung aus.

Es fragt sich nun noch, ob die stets heilende Stomatitis aphthosa die Anwendung des kostspieligen Aureomycins rechtfertigt. Wir glauben ja. Wer den jämmerlichen
Zustand solcher Kinder kennt, wird an ihrer Behandlungs-
bedürftigkeit nicht zweifeln. Da 150 mg maximal 4 Tage
lang benötigt werden, insgesamt also 600 mg oder $2^1/_2$ große
Kapseln, scheint auch die materielle Rentabilität gegeben,
zumal wenn man bedenkt, daß schwere Stomatitiden bisher
meist in Spitälern aufgenommen werden mußten und dort
1 Tag mehr kostet als eine ganze Aureomycinbehandlung.

Aussprache: Hr. Dr. med. U. K l a a s s (Trollhättan): Hat
Herr T h a l h a m m e r niemals unerwünschte Nebenwirkungen des
Aureomycins bei der lokalen Behandlung der Stomatitis aphthosa
bemerkt? Wir wenden in Schweden das Aureomycin sehr reichlich
an, da es uns in unbegrenzten Mengen zur Verfügung steht und
ja eines der effektivsten Antibiotika ist. Dabei haben wir mehrfach erlebt, daß Patienten in Unkenntnis der Anwendungsweise
der A.-Kapseln diese öffneten und das A.-Pulver ohne die Kapseln
oral einnahmen. Bei diesen traten dann häufig Reaktionen der
Mundschleimhaut auf, Trockenheit, Rötung, bisweilen eine Gloss-
itis, Erscheinungen, die man nicht sieht, wenn die Kapseln in
toto geschluckt werden. Ist das Herrn T h a l h a m m e r bei der

lokalen Behandlung mit Aureomycin nie passiert oder sind die Aureomycinmengen wesentlich kleiner als die sonst üblichen?

Zu den vorherigen Vorträgen und Aussprachen über Cortison und ACTH möchte ich mir einige Bemerkungen erlauben: In Schweden haben wir diese Medikamente in ausreichendem Maße zur Verfügung und teilen die Begeisterung, die Sie hier noch haben, nicht mehr. Gewiß sieht man z. B. bei Asthma bronchiale und bei Polyarthritiden Verbesserungen, aber die sieht man bei anderen Mitteln auch. Man soll sich davor hüten, auf Grund von Erfahrungen bei ein paar Fällen große Rückschlüsse zu ziehen. Erst nach großen Versuchsreihen kann man sich ein Urteil bilden.

Wir haben neben dem Krankenhaus, an dem ich tätig bin, eine Art Pflegeheim, in dem unter anderen etwa 20 Patienten mit chronischem Gelenkrheumatismus, der schwedischen Volksseuche, untergebracht sind. Bei diesen haben wir Cortison und ACTH in unbegrenzten Mengen anwenden können, aber ich muß Ihnen sagen, solche Wunderheilungen oder wenigstens Verbesserungen, wie sie uns von Amerika berichtet wurden, haben wir nicht feststellen können. Gewiß ist ein Teil verbessert worden, aber nach Absetzen des Medikamentes trat der alte Zustand bei den Patienten ein, obwohl wir uns genau an die Dosierung gehalten haben.

Cortison und ACTH sind erst ein Anfang, weitere Erfahrungen und Verbesserungen müssen gemacht werden. Es schien mir daher notwendig, dem Enthusiasmus eine gewisse Skepsis entgegenzusetzen.

Subkutane Pockenimpfung

Von

Dozent Dr. **V. Niederwieser**

Innsbruck

Ich erlaube mir, vor diesem Forum über die bekannte subkutane Pockenimpfung zu sprechen, weil eine demnächst zu erwartende Zusatznovelle zum OeJG. vom Jahre 1948 die subkutane Pockenimpfung wiederum einschränken möchte.

Seit 150 Jahren ist die kutane Kuhpockenimpfung von Jenner eingeführt. Sie ist die weitaus erfolgreichste aller prophylaktischen Impfungen, da sie die früher so gefürchtete Blatternseuche zu bannen vermochte.

In den fünfziger Jahren des verflossenen Jahrhunderts hat der Franzose Chauveau versucht, verschiedene Tiere gegen Pocken zu immunisieren. Es ist ihm das auch gelungen, aber niemand hat es in den kommenden Jahren unternommen, dieses Verfahren in die Impfpraxis am Menschen zu übertragen. Erst 1906 hat der bekannte Pädiater W. Knöpfelmacher solche Versuche mit positivem Ergebnis angestellt und ihm gebührt damit das Verdienst, eine neue Impftechnik inauguriert zu haben. Die Herstellung eines standardisierten, bakterienfreien Trockenimpfstoffes hat die letzten Einwände gegen diese Impftechnik hinfällig gemacht, so daß zu hoffen ist, daß auch wir in absehbarer Zeit diese Impftechnik allgemein eingeführt haben werden.

Es ist das große Verdienst des langjährigen Leiters der Bundesstaatlichen Impfstoffgewinnungsanstalt in Wien, Hofrat Prof. M. Kaiser, einen haltbaren bakterienfreien und standardisierten Trockenimpfstoff zur subkutanen Pockenimpfung hergestellt zu haben, der schon vor vielen Jahren an der Wiener Kinderklinik unter Prof. Hamburger und der Reichsanstalt für Säuglingsfürsorge und Mutterschutz unter Prof. R e u s s mit bestem Erfolg erprobt worden ist. H a ß m a n n, H o f b a u e r, T ü r k, Z e d e r b a u e r u. a. haben ausführlich darüber berichtet.

Im Laufe dieses Jahres hatte ich selbst Gelegenheit, subkutane Pockenschutzimpfungen mit diesem von dem derzeitigen Leiter der Impfanstalt, Hofrat Dr. P u n t i g a m, freundlichst zur Verfügung gestellten Impfstoff an 121 E r w a c h s e n e n und 85 K i n d e r n vorzunehmen. Bei den Kindern handelte es sich durchwegs um E r s t impfungen, bei den Erwachsenen meist um W i e d e r impfungen, zum kleinen Teil auch um Erstimpfungen. 81 dieser Erwachsenen gehörten dem Aerzte- und Pflegepersonal des Krankenhauses Innsbruck an, und diese Gruppe möchte ich wegen der guten Kontrollmöglichkeit besonders herausgreifen. Vorweg sei gesagt, daß der größte Vorteil der subkutanen Impfmethode gewiß darin liegt, daß eine Uebertragung im Sinne einer Vaccina translata von vornherein ausgeschlossen ist und alle Vorsichtsmaßnahmen in dieser Richtung sich daher erübrigen. Die Kontrollen erfolgten zwischen dem 2. und 20. Tag nach der Impfung 3- bis 5mal und wurden durch genaue anamnestische Angaben der Geimpften selbst ergänzt. Die Impfung habe ich mit einer Tuberkulinspritze durchgeführt. Der Trockenimpfstoff wurde mit 5 ccm Verdünnungsflüssigkeit verdünnt, davon wurde im allgemeinen 0·1 ccm injiziert. Bei 5 Erstimpflingen (Erwachsenen) habe ich jedoch vorsichtshalber nur 0·05 ccm eingespritzt, aus Angst vor zu starken Reaktionen und damit verbundener Arbeitsbehinderung. Es handelte sich ja um Personen im Alter von 18 bis 64 Jahren, also um besonders empfindliche Individuen. Der verdünnte Impfstoff ist noch nach meinen Versuchen bis zum 3. Tage aktiv verwendbar, wenn er sogleich nach Verwendung zugeschmolzen, kühl und d u n k e l aufbewahrt wurde.

Bei 76 Impflingen lag die letzte Impfung 5 bis 31 Jahre zurück, 8 davon waren 1- bis 7mal geimpft worden, o h n e jedoch eine Impfnarbe aufzuweisen, 5 Personen waren überhaupt noch nie geimpft. Von der ersteren Gruppe reagierten 39 mit typischer Frühreaktion, 26 zum Teil mit starker Erstreaktion, bei 3 blieb eine Impfreaktion aus. Es zeigte aber trotz sichtbarer Impfnarben eine verhältnismäßig große Zahl eine schlechte Immunitätslage. Von den 8 Personen, die wohl 1- bis 7mal geimpft waren, aber keine Impfnarbe hatten, reagierte einer mit Frühreaktion, 7 mit starker Erstimpfreaktion. Bei den 5 nur mit der halben Dosis Erstgeimpften zeigten sich äußerlich starke Reaktionen mit hohem Fieber (Rötung und Infiltratbildung). Bei einem dieser Impflinge trat außerdem am 14. Tage eine generalisierte Vakzine unter Temperaturanstieg auf 40⁰ auf, die erst nach 5 Tagen wieder abklang.

Bei den heurigen öffentlichen Impfungen wurden außerdem 40 Erwachsene (meist junge Auswanderer) der Wiederimpfung unterzogen.- 85 Kinder zwischen 1. und 2. Lebensjahr erstgeimpft. 34 dieser Erwachsenen reagierten mit Frühreaktionen, 6 mit normal starker Erstreaktion. Komplikationen traten nicht auf. Von den 85 erstgeimpften Kindern hatten 83 positive Reaktionen, nur 2 reagierten nicht auf die subkutane Impfung. Dabei konnte festgestellt werden, daß Rötung, Infiltration der Impfstellen, Temperaturen zwischen dem 10. bis 14. Tag auftraten, aber viel geringer waren als bei den erstgeimpften Erwachsenen. Das Fieber betrug kaum mehr als 38⁰, nur bei 2 Kindern 39⁰. 2 Kinder zeigten zwischen dem 12. und 14. Tag einen Bläschenausschlag (Vaccinata generalisata?), am Stamm 1 bis 3 Vesiculae. Andere Komplikationen wurden nicht beobachtet.

Zusammenfassend läßt sich sagen, daß Frühreaktionen bei bereits Geimpften bis zum 2. Tag auftreten und im allgemeinen nur geringe lokale Beschwerden verursachen.

Bei den normalen Erstreaktionen kann man am häufigsten zwischen dem 10. und 16. Tag, selten später Infiltrat und Fieber beobachten. Als Nachschautermin ist daher der 14. Tag, wie Hamburger vorschlägt, am geeignetsten. Die Rötung geht fast immer mit dem Fieber parallel, 12mal zeigten sich Rötung und Infiltrat ohne Fieber. Das Infiltrat trat meist nach der Rötung in Erscheinung und dauerte 3 bis 14 Tage, in seltenen Fällen bis zu 6 Wochen.

Empfindliche Erwachsene klagten während der Reaktionshöhe über Cephalgie, Abgeschlagenheit, Kreuzschmerzen, Uebelkeit, Ohrenschmerzen, Schüttelfrost und Appetitlosigkeit.

Arbeitsunvermögen trat in einigen Fällen (8) während 1 bis 5 Tagen auf. Zu einer Encephalitis kam es glücklicherweise nie, obwohl diese meiner Meinung nach bei der subkutanen Impfung auch im Bereiche der Möglichkeit liegt.

Die subkutane Pockenschutzimpfung hat gegenüber der kutanen größte Vorteile und nur den einzigen Nachteil, daß keine Impfnarbe als sichtbares Zeichen stattgehabter Schutzimpfung gegen Pocken zurückbleibt.

Wenn jedoch alle modernen prophylaktischen Impfungen (gegen Diphtherie, Scharlach, Tetanus, BCG) mit gutem Erfolg subkutan ausgeführt werden, obwohl auch keine sichtbaren Narben nachweisbar sind, warum sollte dies bei der Blatternimpfung unbedingt gefordert werden?

In der Tat zeigt sich bei allen Untersuchungen ein fast 100%iges Angehen des Impfstoffes nach subkutaner Impfung. Dies ist ein ganz besonderer Vorteil der Methode, da ich immer wieder sehen konnte, daß viele Kinder in den Alpenländern nur einmal zur Impfung gebracht werden, auch wenn diese negativ ausfällt. Arbeitsverlust, schwierige Zubringungsmöglichkeit, persönliche Abneigung halten die Eltern ab, ein zweites Mal das Kind zur Impfung zu bringen. Dies führt naturgemäß bei den häufigen negativen Ergebnissen der Kutanimpfung zu einer miserablen Impfstatistik.

Ein zweiter sehr großer Vorteil der subkutanen Impfung ist das Ausbleiben von Pusteln, deren Inhalt auf andere Körperstellen oder auf andere Individuen verschleppt werden kann und Hauptursache der sekundären Komplikationen bildet. Impfnarben sind wohl im Kindesalter der sichere Nachweis der stattgefundenen positiven Impfung, zeigen aber, wie ich beobachten konnte, beim Erwachsenen nicht immer den Immunitätswert an, den man vermuten würde. Der Nachweis der positiven Impfung muß bei Fehlen von Narben das registrierte Impfzeugnis sein. Besonders schätzenswert ist auch die Möglichkeit eines sauberen hygienischen und raschen Arbeitens, was gerade bei Säuglingen und Kleinkindern sehr ins Gewicht fällt.

Man kann die subkutane Blatternschutzimpfung allgemein an Stelle der kutanen empfehlen. Es ist nur die Frage, ob man nicht durch noch stärkere Verdünnung des Trockenimpfstoffes die oben erwähnten unerwünschten zu starken Reaktionen bei Erwachsenen doch ganz verhindern könnte ohne gleichzeitige Verminderung des zu erzielenden Impfschutzes.

Die subkutane bzw. epidermale Impfung mit standardisiertem Impfstoff bedeutet sicher einen Fortschritt in der Impftechnik.

Es wäre zu begrüßen, wenn dieselbe besonders bei Kindern eine weitere Verbreitung fände.

Bei dieser Gelegenheit möchte ich nochmals darauf hinweisen, daß nach meinen Erfahrungen und Beobachtun-

Tabelle 1

Gesamtzahl der in der Ambulanz untersuchten Kinder: 2511
Gesamtzahl der gegen Pocken geimpften Kinder: 1350 = 66% (61%)

	Alter									
	Bis ¹/₂ Jahr		¹/₂—2 Jahre 1950—1952		2—6 Jahre 1946—1950		6—10 Jahre 1942—1946		10—14 Jahre 1938—1942	
Zahl der untersuchten Kinder 1. August 1951 bis 1. August 1952	314		425		647		571		554	
	geimpft	nicht geimpft	geimpft	nicht geimpft	geimpft	nicht geimpft	geimpft	nicht geimpft	geimpft	nicht geimpft
	2	312	125	300	365	282	407	164	451	103
Geimpft	0·6%		29%		56%		71%		81%	

gen ein besonders schlechter Impfzustand der Bevölkerung wenigstens in Tirol besteht, und daß die Handhabung des derzeitigen Impfgesetzes nicht für einen Seuchenschutz genügt. Gins meint, daß mindestens 80% der Bevölkerung geimpft sein müßten, um eine Epidemie auszuschließen. Diese Forderung zeigt sich aber in keiner Weise erfüllt.

Die Gruppe der Aerzte und das Pflegepersonal z. B., von denen ich Ihnen eingangs sprach, zeigten einen ungenügenden Impfschutz trotz großer Infektionsmöglichkeit und 5 Personen davon waren überhaupt ungeimpft. Wie schlecht es um den Impfzustand der Kinder bei uns bestellt ist, zeigt Ihnen folgende Tab. 1. Sie wurde nach den anamnestischen Angaben der Patienten, die während eines Jahres, und zwar von August 1951 bis August 1952, in ambulatorischer Behandlung der Kinderklinik standen, zusammengestellt.

Wie man aus obiger Tabelle entnehmen kann, beträgt die Prozentzahl der stattgehabten Impfungen nur 66% bzw. 61%. Noch schlimmer ist aber der Vergleich bei Aufteilung nach dem Lebensalter. Wohl waren 1938 bis 1942 noch 81% geimpft, aber der Jahrgang 1950 bis 1952, der dem neuen Impfgesetz unterstand, zeigt nur mehr 29% geimpfte Kinder.

Es ergibt sich daraus die Notwendigkeit einer Ergänzung des Impfgesetzes in dem Sinne, daß bei negativer Erstimpfung, die bei subkutaner Impftechnik so selten vorkommt, dieselbe möglichst bald zu wiederholen ist.

Aussprache: Hr. Dr. K. Berger (Wien): Es wird darauf hingewiesen, daß die subkutane Pockenschutzimpfung neben ihren sonstigen Vorzügen auch den Vorteil einer geringeren Belastung des Gesamtorganismus bietet. Dies konnte auch experimentell an Rindern nachgewiesen werden, die nach subkutaner Impfstoffeinverleibung bedeutend geringere Veränderungen des weißen Blutbildes und der Bluteiweißkörper aufwiesen als nach kutaner Impfung, wie an Hand von Diagrammen gezeigt wird.

Hr. F. Hamburger (Vöcklabruck): Die Erfindung Kaisers bedeutet den größten Fortschritt in der Pockenschutzimpfung. Der dauernd haltbare Trockenimpfstoff ermöglicht eine Impfung ohne Pustelbildung und damit ohne Gefahr einer Uebertragung auf andere Ungeimpfte. Es ist unverständlich, daß das Volksgesundheitsamt nun die von dem Obersten Sanitätsrat einstimmig empfohlene subkutane Impfung als Erstimpfung verbietet, statt alles daranzusetzen, daß sie allgemein in Oesterreich als dem ersten Land durchgeführt wird.

Hr. Prof. Dr. A. R e u s s (Wien): Gegen eine gesetzliche Vorschrift, daß die Pockenschutz-Erstimpfung nicht nach der subkutanen Methode vorgenommen werden dürfe, muß entschieden Stellung genommen werden. Das Fehlen der Impfnarbe ist meines Erachtens eher ein Vorteil als ein Nachteil, und der vielleicht etwas kürzeren Dauer des Impfschutzes kann dadurch Rechnung getragen werden, daß man die vorgeschriebene Zweitimpfung nicht erst im 12., sondern im 7. Lebensjahr, also vor dem Schuleintritt, vornehmen läßt.

Hr. Prof. K. K u n d r a t i t z (Wien): Dieselben Vorteile wie die subkutane Pockenschutzimpfung bietet auch die intrakutane Impfmethode, die in ihrer immunisatorischen Wirkung der kutanen Impfung näbersteht und nach Angaben der Weltliteratur die viel häufiger angewandte ist. Beide werden zusammengefaßt unter der Bezeichnung subepidermale Impfmethoden. Trotz ihrer Vorteile (vor allem Vermeidung der infektiösen Impfpustel und dadurch Verhinderung einer Vaccina secundaria und Vaccina translata mit dem gefürchteten Ekzema vaccinatum und Keratitis vaccin., Unmöglichkeit einer sekundären Infektion der Reaktionsstelle) und der Zulassung im österreichischen Impfgesetz sollen diese Methoden in der beabsichtigten Novellierung dieses Impfgesetzes für die Erstimpfung verboten werden. Maßgebend für dieses Verbot scheint die Furcht vor der eventuellen Möglichkeit einer Vakzineencephalitis zu sein; es könnte anläßlich der Wiederimpfung älterer Kinder, wie z. B. im 12. Lebensjahr, vielleicht das eine oder andere Kind, das subepidermal ohne Erfolg geimpft worden war, von den Angehörigen der Impfung nicht als Erstimpfling, sondern zur Wiederimpfung zugeführt werden, da die die Erstimpfung dokumentierende Impfnarbe bei den subepidermalen Impfungen wohl fehlt und die erfolgreiche Impfung nur durch das Impfzeugnis bezeugt wird. Die theoretische Möglichkeit einer Erkrankung an Vakzineencephalitis ist so gering (Erkrankungsmöglichkeit im ungünstigsten Sinne 1 : 2500, sonst im allgemeinen 1 : 100.000 und 1 : 200.000), daß die Zahl der Impfschäden durch Vaccina secund. und translata bei der kutanen Impfung eine viel größere ist. Deshalb möge von dieser beabsichtigten Novellierung des Impfgesetzes abgesehen werden.

Anmerkung: Die am 6. September in Salzburg stattgefundene Tagung österreichischer Kinderärzte hat sich gegen diese Novellierung ausgesprochen.

Hr. V. N i e d e r w i e s e r (Schlußwort): Infolge der gedrängten Vortragszeit konnte ich nicht näher auf die Geschichte der epidermalen Impfung eingehen und möchte daher noch nachtragen, daß L e i n e r und K u n d r a t i t z i n t r a k u t a n e Impfungen mit gutem Erfolg durchführten.

Ich habe schon vor 25 Jahren subkutan und intrakutan mit Kutanlymphe zu impfen versucht, bin aber, so wie die Schöpfer dieser Methoden durch den inkonstanten Kutanimpfstoff und die

dadurch bedingten divergierenden Impfergebnisse wieder davon abgekommen.

Am Schluß möchte ich meinen zahlreichen Diskussionsrednern
danken, um so mehr, als sie alle meiner Auffassung beipflichteten,
daß die epidermale Impfung möglichst früh durchzuführen ist,
daß sie die kutane weitgehend durch ihre dargelegten Vorteile ersetzen kann und den von mir gezeigten miserablen Impfzustand
der Bevölkerung überwinden hilft.

Schäden nach Vitamin D-Ueberdosierung

Von

Dr. O. Ruziczka

Wien

Der normale Tagesbedarf des Säuglings, Kleinkindes und des Jugendlichen an Vitamin D_2 wird mit 7 bis 10 γ (280 bis 400 i. E.) und bei Frühgeburten etwa doppelt so hoch angegeben. Da Vitamin D_3 bei Kindern fast zweimal so wirksam ist wie D_2, benötigt man davon nur ungefähr die halbe Dosis. Als Rachitisprophylaxe werden täglich 10 Tropfen Vigantolöl (6600 i. E.) und als Therapie 15 Tropfen (9900 i. E.) verabreicht. Mit einem Vigantolstoß werden auf einmal 15 mg, das sind 600.000 i. E. gegeben. Bei Bedarf wird diese Dosis nach mehreren Wochen wiederholt. Die therapeutische Breite des Vitamin D ist so groß, daß es bei der üblichen prophylaktischen und therapeutischen Dosis — abgesehen von geringen und vorübergehenden pathologischen Harnbefunden — zu keinen nennenswerten Schäden gekommen ist. Die toxische Dosis wird mit dem 200- bis 1000fachen der kurativen Dosis angegeben. Die Schäden wurden anfangs auf Verunreinigungen des Vitamin D zurückgeführt. Inzwischen hat man erkannt, daß auch das chemisch reine Vitamin bei Ueberdosierung zu einer schweren Schädigung führen kann.

Seit 1928 werden in einigen Ländern Kinder verschiedenen Alters und Erwachsene mit hohen Dosen Vitamin D behandelt. Diese Kinder hatten wegen verschiedener Formen tuberkulöser Erkrankung bis zu 31 Vigantolstößen zu 15 mg in verschiedenen Zeitabständen erhalten und erkrankten infolge der Ueberdosierung zum Teil schwer, einige sind gestorben. Die Diagnose der D-Hypervitaminose ist schwierig, solange das Krankheitsbild nicht bekannt ist oder man an diese Möglichkeit nicht denkt. So ist es auch von Interesse, die Diagnosen kennen zu lernen, unter denen die Kinder damals zur Behandlung eingewiesen wurden. Die häufigsten Einweisungsdiagnosen nach den führenden Symptomen der Hypervitaminose waren Pneumonie, Pleuritis, miliare Lungentuberkulose, Hirntuberkulose, Paraplegie, Krämpfe, Anorexie, Erbrechen, Abmagerung, Dystrophie, Anämie, Polydipsie, Nierenmißbildungen, Cystopyelitis und Lebercirrhose. Auch die Differentialdiagnose machte vielfach arge Schwierigkeiten.

Im Frühjahr 1951 wurde an der Universitäts-Kinderklinik ein Kind aufgenommen, dessen Krankheitssymptome und die erhobenen Befunde in keines der bekannten Krankheitsbilder paßten. Erst bei dem zweiten Kind, das im Sommer zur Aufnahme kam, gelang es, die Diagnose zu stellen. Durch Rückfrage bei dem einweisenden Arzt bekamen wir anschließend ein Bild von dem ganzen Ausmaß des Unglücks. Ein konzentriertes Vitamin D_2-Präparat (Fortedol), das 6·25 mg (250.000 i. E.) pro Kubikzentimeter enthielt, wurde in der Annahme, es handle sich um Lebertran, zwischen Dezember 1950 und Juni 1951 an eine Reihe von Kindern löffelweise verabreicht. Infolge der Ueberdosierung erkrankten die Kinder verschieden schwer und es konnten 23 erfaßt werden, die in mehreren Krankenhäusern in stationärer Behandlung standen oder ambulant an der Klinik nachuntersucht wurden. Von den 23 Kindern sind 3 gestorben, 14 schwer und 6 leicht erkrankt. Die Kinder waren zu Beginn der Fortedol-Verabreichung 6 Monate bis 12 Jahre alt. Sie erhielten 1-, 2-, sogar 3mal einen Kaffeelöffel oder Eßlöffel täglich (20 bis 95 mg Vitamin D_2 täglich peroral). Die Säuglinge und Kleinkinder erhielten das Konzentrat regelmäßig, so daß die Tages- und Gesamtdosis ganz genau festgestellt werden konnte. Einige größere Kinder bekamen es unregelmäßig, so daß nur die verabreichte Gesamtmenge feststellbar war. Die Kleinkinder erkrankten am 3. bis 9. Tag nach Beginn der Verabreichung, die großen Kinder nach 2 bis 3 Wochen. Die geringste verabreichte Gesamtmenge betrug 100 mg (4,000.000 i. E.) Vitamin D_2, viele Kinder erhielten 200 bis 450 mg (8,000.000 bis 18,000.000 i. E.), doch wurden auch größere Mengen verabreicht. Es war besonders verhängnisvoll, daß einige Mütter in Unkenntnis der wahren Zusammenhänge ihren an D-Hypervitaminose erkrankten Kindern das Präparat durch Wochen und Monate, in drei Fällen bis zum Tode, weitergaben.

Die an D-Hypervitaminose erkrankten Kinder können an Hand der aufgetretenen Krankheitssymptome in zwei

Gruppen eingeteilt werden. Die leicht erkrankten Kinder zeigten nur Appetitlosigkeit, Erbrechen, Magenbeschwerden, waren verdrossen und raunzig, aber nicht bettlägerig. Nach Absetzen des Fortedol schwanden die Beschwerden nach einem oder mehreren Tagen, Restbefunde oder Dauerschäden sind nicht geblieben.

Die schwerer erkrankten Kinder begannen mit Appetitlosigkeit und Erbrechen, es traten Magenbeschwerden, vereinzelt auch Bauchkrämpfe auf. Durch den großen Flüssigkeitsverlust infolge des häufigen Erbrechens war die Haut trocken und das Gewicht nahm rasch ab. Die Kinder litten sehr unter Durstgefühl, tranken häufig und gierig, doch wurde meist alles gleich wieder erbrochen. Einige Kinder mußten auch oft urinieren. Die meisten Patienten waren obstipiert, nur 2 hatten Durchfälle. Dazu kam noch Fieber mit Temperaturen zwischen $37{\cdot}5$ und 40^0, das einige Tage bis zu 3 Wochen anhielt und durch Antibiotika nicht beeinflußt werden konnte. Alle Patienten machten einen schwerkranken Eindruck, waren müde, schwach, teilnahmslos, blaß, ängstlich und weinerlich. Der größere Teil der Kinder war sehr verschlafen, oft nicht aufzuwecken, andere litten unter Schlafstörungen und konnten nur für kurze Zeit einschlafen. Der Muskeltonus war herabgesetzt, die Reflexe normal bis gesteigert. Mehrere Kinder klagten über Schmerzen in den Extremitäten oder im ganzen Körper und waren so berührungsempfindlich, daß sie nicht getragen werden konnten. Bei einigen Kindern zeigte sich nach wenigen Tagen eine Konjunktivitis, die nach etwa 8 Tagen restlos abklang, und bei 4 Kindern traten tonisch-klonische Krämpfe auf. 3 dieser Kinder sind kurz darauf gestorben. Die schwereren Symptome klangen langsam, vielfach erst nach Monaten ab, zum Teil bestanden sie auch noch nach einem Jahr. Nach Schwinden aller Erscheinungen haben manche Kinder trotz gebesserten Appetites längere Zeit nicht an Gewicht zugenommen.

Im Blut, Serum und Harn, bei den Röntgenaufnahmen und in histologischen Schnitten ergaben sich die für eine D-Hypervitaminose typischen Befunde. Diese werden an anderer Stelle ausführlich mitgeteilt.

Je jünger die Kinder waren und je mehr Fortedol sie täglich und regelmäßig erhielten, desto früher und schwerer erkrankten sie. Auch individuelle und konstitutionelle Momente scheinen beim Auftreten der D-Hypervitaminose eine beachtliche Rolle zu spielen. So erkrankten zwei Frühgeburten besonders schwer und von 6 Kindern einer Familie,

die sich in mäßigem Ernährungs- und Allgemeinzustand befanden, alle ungefähr gleich viel Vitamin D_2 erhielten und
erkrankten, starb das vierte Kind im Alter von $4^1/_4$ Jahren.
Nach Angabe der Eltern soll von allen Kindern gerade dieses
bis dahin noch am besten gediehen sein. Erkrankungen der
Niere oder des Darmtraktes, die das Auftreten der Hypervitaminose gefördert hätten, wurden bei den 23 Kindern
nicht angegeben.

Eine Aerztin hatte ihrem Kinde wegen einer Hauttuberkulose 8 Vigantolstöße im Abstand von 1 Woche gegeben,
worauf es mit leichten, uncharakteristischen Symptomen erkrankte. Durch die Erfahrungen mit dem Fortedolunglück
konnten wir leicht die Diagnose einer D-Hypervitaminose
stellen.

Zu diesen akuten Formen der Vitamin D-Vergiftung
kommt noch die chronisch-toxische Wirkung bei protrahierter Behandlung mit Vigantolstößen. Wir hatten Gelegenheit,
in $1^1/_2$ Jahren bei 3 Kindern viermal eine schleichende Fraktur (Dauerbruch) der Tibia an typischer Stelle zu beobachten. Diese Kinder mußten wegen Meningitis tuberculosa
monatelang das Bett hüten. Zunächst nahmen wir an, daß
das infolge Inaktivität atrophische Gewebe der plötzlichen
vermehrten Belastung beim Aufstehen nicht gewachsen war
und daß es dadurch zur schleichenden Fraktur kam. 2 Kinder hatten aber zur Streptomycinbehandlung 5 bzw. 8 Vigantolstöße zu 15 mg im Abstand von 4 Wochen per os erhalten, das 3. Kind einen Vigantolstoß und dann durch 5 Monate täglich etwa 1000 i. E. Vitamin D in Form von Lebertran. Wir glauben, daß es durch diese protrahierte reichliche Vitamin D_2-Verabreichung zur Demineralisation der
Knochen und bei der vermehrten mechanischen Belastung
zur schleichenden Fraktur gekommen ist.

Die bei der Vigantolstoßbehandlung verabreichten Vi-
taminmengen sind genügend weit von der Toxizitätsgrenze
entfernt und es wurden nachher nur vereinzelt geringe und
flüchtige pathologische Harnbefunde bekannt. Werden diese
Vigantolstöße aber in kürzeren Zeitabständen wiederholt,
wie es sich in letzter Zeit etwa bei der Behandlung der
Hauttuberkulose eingebürgert hat, dann muß man an die
Möglichkeit des Auftretens einer D-Hypervitaminose denken.
In diesen Fällen sind Gewicht, Blutdruck, Blutsenkungs-
geschwindigkeit, Harnsediment, Kalzium und Phosphor im
Serum sowie der Reststickstoff regelmäßig zu kontrollieren.
Auf eine Störung der Nierenfunktion ist besonders zu achten.
Bei warnenden Zeichen muß das Mittel sofort abgesetzt

werden, um schwerere Symptome und eventuelle Spätschäden zu vermeiden. Es soll davor gewarnt werden, bei geringfügigen Erkrankungen eine hochdosierte Vitamin D-Behandlung einzuleiten, besonders wenn eine andere Behandlungsmöglichkeit besteht. Leichtere Fälle von D-Hypervitaminose dürften öfters vorkommen, sie werden nur nicht immer richtig erkannt und vielfach mit einer anderen Diagnose bezeichnet.

Aussprache: Hr. Prof. K. **K u n d r a t i t z** (Wien): Durch die geschilderten schweren D-Vitaminschäden ist es in der Bevölkerung teilweise zu einer gewissen Angst vor der D-Vitaminprophylaxe gekommen, was ja vollkommen unbegründet ist, da für D-Vitamin eine ziemlich große Toleranzbreite besteht. Anläßlich von therapeutischen Versuchen mit Vitamin D bei schweren Säuglingsekzemen konnte ich bei Kontrollen von über 1 Jahr konstatieren, daß beispielsweise Dosen bis zu 6,600.000 E. innerhalb von 10 Wochen, 6,000.000 E. innerhalb von 8 Wochen, 4,800.000 E. innerhalb von 5 Wochen ohne die geringste Schädigung vertragen wurden. Bemerken will ich nur, daß die Heilerfolge mit D-Vitamin bei diesen Dosierungen zum größeren Teil sehr gute sind.

Hr. Dr. W. **S w o b o d a** (Wien): Zur Unterstützung der Diagnose einer Vitamin D-Vergiftung eignet sich in vielen Fällen auch eine systematische Röntgenuntersuchung von Skelet- und Weichteilen. Dabei scheint typisch folgende Trias von Erscheinungen zu sein:

1. Abnorme Kalkeinlagerungen in erster Linie an den Knochenenden, aber auch in zahlreichen Weichteilen (Hirnhäute, Gelenkweichteile, Gefäßwände).

2. Osteoporose, zuerst bandförmig.

3. Periostale Auflagerungen.

Die Unterschiede im Ausbildungsgrad der klinischen wie röntgenologischen Erscheinungen müssen, abgesehen von unterschiedlichen Resorptionsverhältnissen, auf konstitutionelle Faktoren zurückgeführt werden, für die ebenfalls in der genauen Röntgenuntersuchung des Skelets häufig Anhaltspunkte zu finden sind.

Therapie der akuten
hämatogenen Osteomyelitis im Kindesalter

Von

Primarius Dr. **Gustav Nuhsbaumer**

Klagenfurt

Mit 10 Abbildungen

Das Ziel jeder Behandlungsart der akuten Osteomyelitis liegt:

1. In der Beherrschung der Allgemeininfektion und ihrer Auswirkung auf den Gesamtorganismus.

2. In der primären endgültigen Sanierung des akuten destruktiven osteomyelitischen Prozesses.

Was die erste Forderung anbelangt, so erscheint dieselbe durch die Penicillintherapie in nahezu idealer Weise erfüllt. Die Mortalität, die vor der antibiotischen Aera etwa 10 bis 12% betrug, ist praktisch auf 0% abgesunken.

Was die zweite Forderung betrifft, so ist das Penicillin nicht in allen Fällen in der Lage, ihr völlig gerecht zu werden.

In meinem Krankengut — es liegen meinen Betrachtungen 45 Erkrankungen an akuter Osteomyelitis zugrunde — bleiben 20 Fälle übrig, und das sind 44%, bei denen die Penicillinbehandlung allein nicht zum Ziel der primären Sanierung führte und zusätzlich einen der bekannten chirurgischen Eingriffe zur endgültigen Heilung erforderten.

In den übrigen 25 Fällen, und das sind immerhin 56%, brachte das Penicillin im Sinne eines streng konservativen, geschlossenen Behandlungsverfahrens vollen Erfolg. Es ließen sich entweder während der Dauer der Erkrankung röntgenologisch überhaupt keine Veränderungen am Knochen nachweisen oder aber es zeigten sich osteomyelitische Herde mit leichter Abhebung und Verdickung des Periostes, aufgelockerter verwaschener Spongiosastruktur, die nach Monaten durch normales Knochengewebe ersetzt wurden. Beginnende subperiostale Abszesse kamen zur Resorption, ja selbst deutlich demarkierte Sequester heilten ein, indem sie in den während der Heilung einsetzenden Knochenumbau einbezogen wurden.

In den erst erwähnten 44% manifestierte sich wohl die beherrschende Wirkung des Penicillins auf die septische Komponente der Erkrankung, ohne jedoch zu der eben ge-

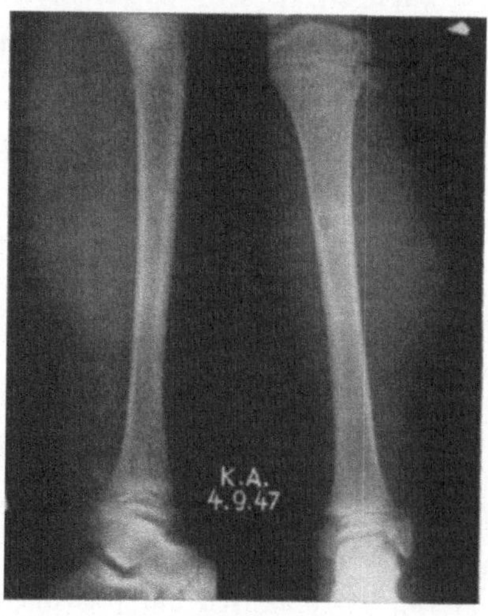

Abb. 1. Resektion des Fibulaschaftes in seiner ganzen Ausdehnung (Operation 4. September 1947)

schilderten Form der primären lokalen Heilung zu führen. Sei es, daß das Penicillin nicht in der Lage war den osteomyelitischen Herd schnell genug und endgültig zu sterilisieren, um den eintretenden Gewebstod zu verhindern, sei es, daß es sich hier um Erkrankungen handelte, bei denen infolge der Dauer und Intensität des entzündlichen Prozesses sich bereits irreparable Gewebsschäden etabliert hatten, die selbst die außerordentliche regenerative Kraft des kindlichen Organismus nicht mehr zu beheben vermochte.

Durch diesen ungenügenden Heilungserfolg ist aber die Grundlage für die Entwicklung einer chronischen Osteomyelitis gegeben, die zu vermeiden das Ziel unserer therapeutischen Maßnahmen sein muß. Es bleibt also in solchen

Fällen nichts anderes übrig, als nolens volens zusätzlich auf eines der üblichen operativen Verfahren zurückzugreifen. Damit stehen wir wieder vor dem alten Problem, ob, wann und wie operieren, nur zeigt sich heute dieses alte Problem im Lichte der antibiotischen Aera unter ganz anderen Voraussetzungen und unter wesentlich günstigeren Aspekten.

Nachdem einfache Inzision + Penicillin, Markeröffnung + Penicillin keineswegs immer zur restlosen pri-

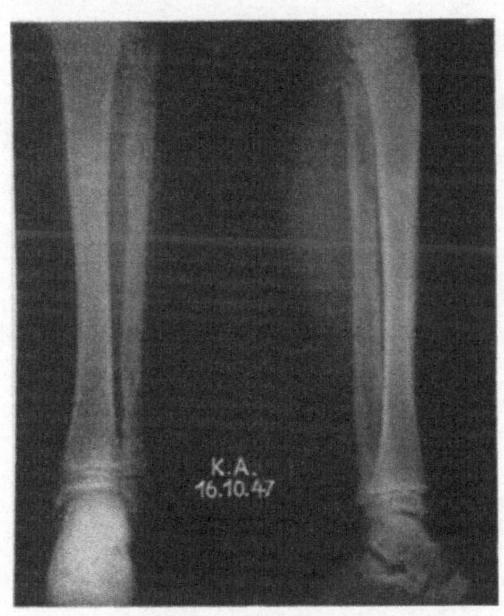

Abb. 2. Regenerat des resezierten Fibulaschaftes 6 Wochen postoperativ (Kontrollaufnahme 16. Oktober 1947)

mären Ausheilung führte, sondern nachträgliche radikale Sanierungsmaßnahmen im subakuten Stadium erforderte, haben wir in schweren Fällen auf das alte Verfahren der Kontinuitätsresektion zurückgegriffen. Dabei machten wir die Erfahrung, daß dieses Verfahren unter dem Schutz des Penicillins, hinsichtlich der Sicherheit eines vollwertigen Regenerates und der Kürze der Heilung zu Resultaten führte, die mit denen von einst kaum mehr etwas gemeinsam haben. Die Ergebnisse, die durch diese Behandlungsart erzielt werden können, zeigen die Abbildungen 1 bis 8.

Die metaphysäre Resektion hat an und für sich viel Bestechendes, weil ja die Metaphyse infolge der anatomischen Besonderheit ihrer Gefäßversorgung in überwiegen-

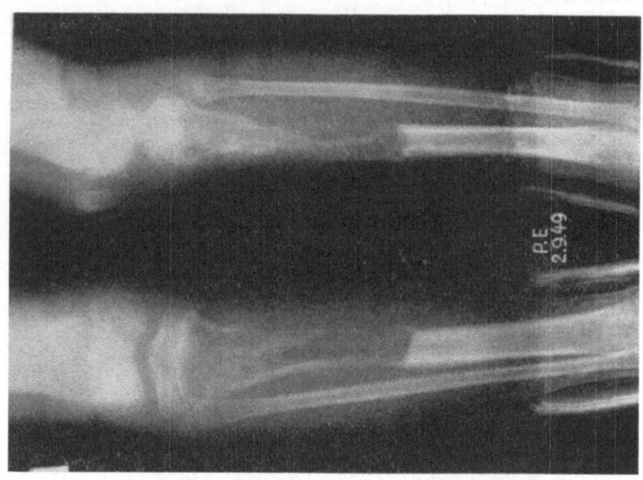

Abb. 4. Entwicklung des Regenerates, Zustand nach 3 Wochen postoperativ (Kontrollaufnahme 2. September 1949)

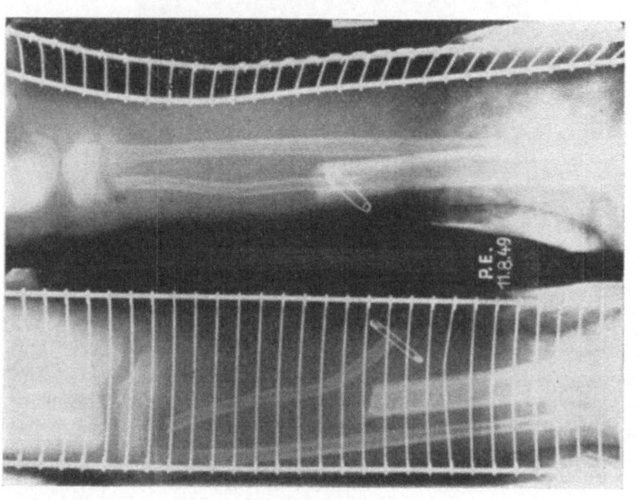

Abb. 3. Resektion der proximalen Tibiametaphyse bis zur Schaftmitte (Operation 11. Januar 1949)

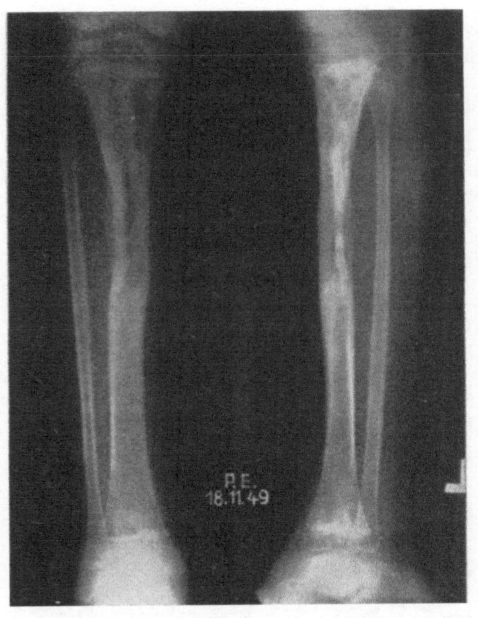

Abb. 5. Weitere Entwicklung des Regenerates. Zustand 13 Wochen postoperativ (Kontrollaufnahme 18. November 1949). Extremität kann ohne Gips voll belastet werden

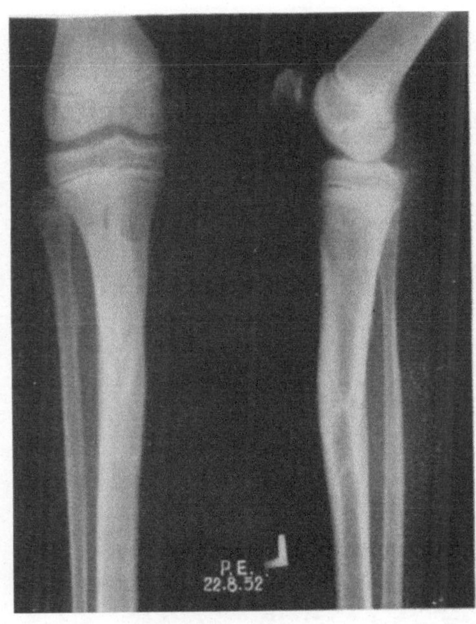

Abb. 6. Kontrollaufnahme nach 3 Jahren (22. August 1952). Das Regenerat zeigt normale Knochenstruktur, normale Kalkdichte und völlige Wiederherstellung des Markraumes

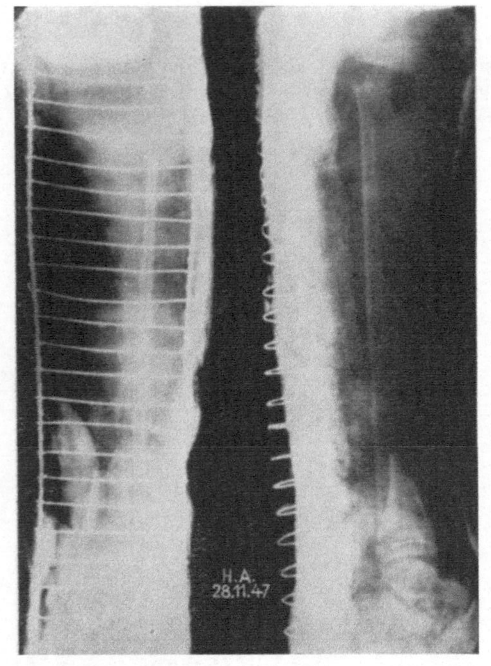

Abb. 7. Resektion der proximalen Tibiametaphyse und des Tibiaschaftes bis zum distalen Drittel bei Einbruch der Markphlegmone in das Kniegelenk (Operation 28. November 1947)

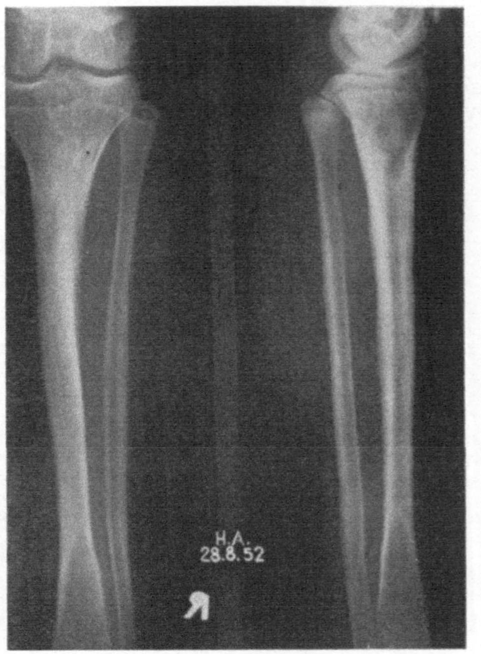
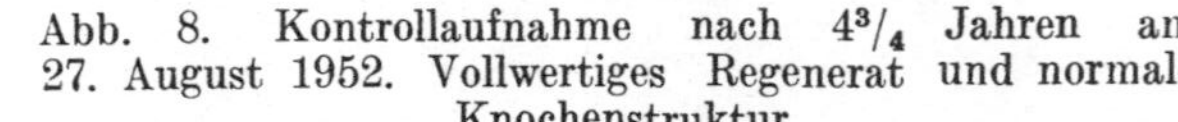

Abb. 8. Kontrollaufnahme nach $4^3/_4$ Jahren am 27. August 1952. Vollwertiges Regenerat und normale Knochenstruktur

der Zahl Sitz des osteomyelitischen Herdes ist und die Resektion die völlige Ausschaltung des erkrankten Knochenherdes bedeutet. Wenn man die Restitution des resezierten Skeletanteiles betrachtet, so sieht man, daß der einst leere Periostschlauch förmlich mit statisch und dynamisch vollwertiger Knochensubstanz ausgegossen erscheint. Eine biologische Leistung von so außerordentlichem Ausmaß, daß wohl die Berechtigung besteht, diese formative Kraft in unsere Therapie einzubauen. Bei kritischer Betrachtung der Ergebnisse der subperiostalen Resektion, wie sie sich im Schrifttum widerspiegeln, findet man einerseits keineswegs ermutigende Berichte, wie mangelhafte Restitution des resezierten Knochenanteiles, Pseudarthrose, Verformung des Regenerates, Verkürzung der Extremität, anderseits wieder anatomische und funktionelle vollwertige Heilungen. Der Grund der Diskrepanz in der Beurteilung des Wertes dieses Verfahrens liegt vor allem darin, daß es von den verschiedenen Autoren unter ungleichen Voraussetzungen ausgeführt wurde und so zu den unterschiedlichen Heilergebnissen führte. Wie jede differente Therapie beansprucht die Methode — soll sie erfolgreich angewendet werden — eine exakt begrenzte Indikation.

Bestimmend für das Endergebnis ist der Zustand des Periostes zum Zeitpunkt der Resektion. Das Regenerat ist der Ausdruck einer reinen periostalen Leistung. Die Form des Regenerates ist abhängig von der anatomischen Unversehrtheit des Periostschlauches, die Intensität seiner Entwicklung wird bestimmt durch die proliferative Kraft der unter dem Reiz der Entzündung stehenden Knochenbeinhaut. Diese beiden für den Erfolg maßgeblichen Faktoren erscheinen gegeben, sobald der unter dem steigenden intramedullären Druck sich entwickelnde subperiostale Abszeß das Periost im Bereiche der Zirkumferenz der erkrankten Metaphyse abzuheben beginnt, ein Stadium der Erkrankung, das seinen klinischen Ausdruck in einer mächtigen Schwellung im Niveau des erkrankten Knochenabschnittes, in zyanotischer Verfärbung, Gefäßstauung und Fluktuation findet. Mit diesem Ereignis ist jedoch nicht nur der Zeitpunkt, sondern auch das Ausmaß des zu resezierenden Knochenanteiles gegeben.

Ich habe erwähnt, daß lediglich das unter dem entzündlichen Reiz stehende Periost in jenem Ausmaß zur Knochenneubildung befähigt ist, die uns die Sicherheit und Gewähr eines vollwertigen Regenerates bietet. Es muß aus diesem Grunde innerhalb der Grenzen der Periostabhebung

reseziert werden, soll nicht die Möglichkeit einer Pseud-
arthrosenbildung gegeben sein. Es besteht dabei nicht die
Gefahr, erkranktes oder, besser gesagt, nicht erholungs-
fähiges Knochengewebe zurückzubelassen, da erfahrungsgemäß auch bei der unbehandelten akuten Osteomyelitis die

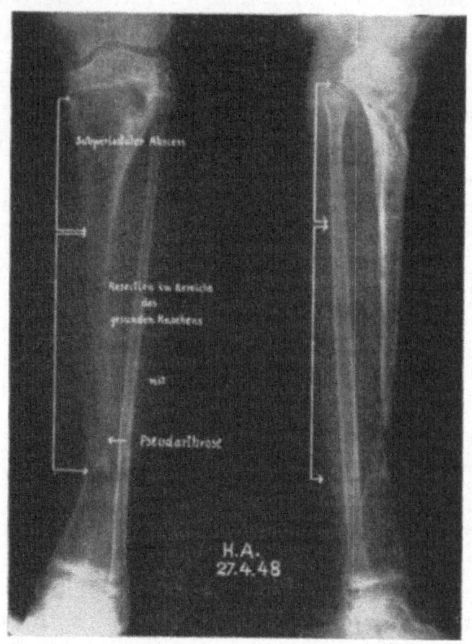

Abb. 9. Resektion außerhalb der zu erwartenden periostalen Reaktion im Bereich des gesunden Knochens: Abnahme der Dichte
und Stärke des Regenerates bis zum völligen Sistieren der Knochenneubildung (Pseudarthrose)

Sequesterbildung innerhalb der periostalen Reaktion liegt,
der Sequester also im Ausmaß kleiner ist als der entzündliche Prozeß. Außerdem wird unter der Wirkung des Penicillins der osteomyelitische Herd wesentlich eingeengt und,
wie die Erfolge der konservativen Penicillintherapie zeigen,
vielfach überhaupt völlig beherrscht. Die Abbildungen 9
und 10 zeigen die Intensität der Entwicklung des Regenerates abhängig vom Grad der entzündlichen Reaktion des
Periostes.

    Das Regenerat ist das Aequivalent zur Totenlade, nur
umgibt es nicht wie diese als ein oft zentimeterdicker Mantel

den Knochenschaft, sondern führt bei erhaltenem Periostschlauch zu anatomisch gerechter Wiederherstellung des resezierten Knochens. Es stellt gewissermaßen das Ergebnis einer gelenkten periostalen Knochenneubildung dar und entwickelt sich mit derselben Regelmäßigkeit wie die

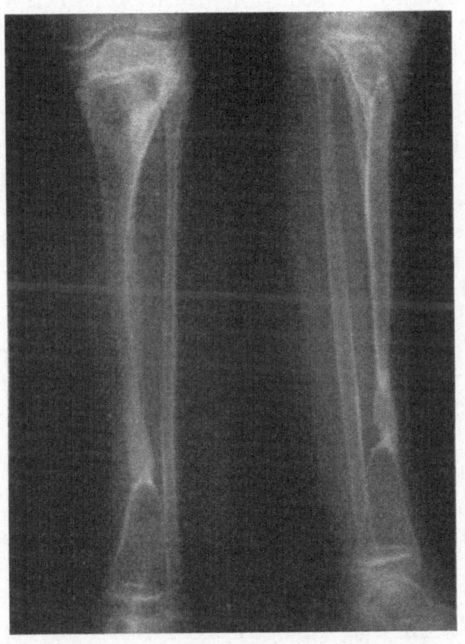

Abb. 10. Derselbe Fall 6 Wochen später: Artifiziell gesetzter entzündlicher Reiz am inaktiven Periost im Bereich der Pseudarthrose hat mächtige Kallusbildung zur Folge

periostale Knochenapposition bei Osteomyelitiden mit bereits ausgedehnter subperiostaler Abszeßbildung.

Ist der Periostschlauch durch die Eiterung teilweise zerstört, kann nicht mit der klaglosen Entwicklung eines vollwertigen Regenerates gerechnet werden. Die Bildung tragfähigen Knochens erfolgt unregelmäßig und läßt länger auf sich warten, so daß bei der Nachbehandlung diesen Umständen Rechnung getragen werden muß, um Zwischenfälle, wie Spontanfrakturen bei vorzeitiger Belastung zu vermeiden.

Von maßgeblicher Bedeutung ist die schonende Behandlung des Periostes bei der operativen Technik. Seine Skelet-

tierung von den umgebenden Weichteilen ist nach Möglichkeit zu vermeiden, um nicht die durch die myoperiostalen
Arterien sichergestellte Blutversorgung zu gefährden. Der
Periostschlauch selbst wird durch eine Reihe von Nähten
wiederhergestellt, das Operationsgebiet primär geschlossen.
Unter dem Schutz des Penicillins vollzieht sich bei der in
Gips und leichter Extension immobilisierten Extremität
die Heilung per primam intensionem, so als ob im aseptischen Gebiet operiert worden wäre.

Ausgang und Sitz der Osteomyelitis ist in überwie-
gender Zahl die Metaphyse der langen Röhrenknochen. Es
sind auch die langen Röhrenknochen, sowohl die der ein-
achsigen wie auch der zweiachsigen Extremitätenabschnitte,
die für die Resektion geeignet erscheinen. Auszunehmen
sind jene Knochenanteile, bei denen die Metaphyse am Aufbau eines komplizierten Gelenkes beteiligt, d. h. in das
Gelenk einbezogen ist. Die Resektion würde hier gleichzeitig die Eröffnung des Gelenkes bedeuten. Hierher gehören die proximale Femurmetaphyse und die gelenktragen-
den Metaphysen des Ellbogengelenkes. Ungeeignet erweisen
sich weiterhin die kurzen Knochen, wie die des Fuß-
skelets, da eine subperiostale Ausschälung infolge des
enchondralen Ossifikationsmodus von schweren Wachstums-
störungen begleitet wäre.

Nach den aufgezeigten Richtlinien wurden insgesamt
11 Kontinuitätsresektionen ausgeführt:

3 Resektionen im Bereich der Fibula,

1 Resektion der distalen Femurmetaphyse,

7 Resektionen im Bereich der Tibia.

In 8 Fällen kam es bei glattem Verlauf der Heilung zur
Bildung eines in jeder Hinsicht vollwertigen Regenerates.
3 Fälle zeigten nachstehende Störungen im Heilungsprozeß:

Resektion der proximalen Tibiametaphyse mit Pseudarthrose infolge zu ausgedehnter Resektion im Bereich des
gesunden Knochens. Der Knochendefekt konnte innerhalb
von 6 Wochen durch artifiziell gesetzten Reiz am inaktiven Periost mit ausreichender Kallusbildung über-
brückt werden.

Resektion der proximalen Tibiametaphyse mit Spon-
tanfraktur (Infraktion ohne Dislokation) infolge vorzeitiger
Belastung der Extremität. In diesem Fall zeigte das Periost
bei der Operation bereits ausgedehnte Substanzdefekte, die
eine unregelmäßige Entwicklung des Regenerates zur Folge
hatten.

Resektion der distalen Femurmetaphyse mit geringer Verkürzung des Femurs infolge bereits zur Zeit der Operation bestehender Zerstörung der Epiphysenfuge durch den osteomyelitischen Prozeß.

Wenn ich kurz zusammenfasse, so erscheint das Verfahren der subperiostalen metaphysären Resektion auf einen Kreis schwerer fortgeschrittener Erkrankungen beschränkt, die auf der Höhe der Entzündung des akuten osteomyelitischen Prozesses stehen. Es sind dies jedoch jene wenigen schweren Formen, bei denen das Penicillin allein nicht mehr den idealen Erfolg einer primären Heilung garantiert, die Resektion jedoch unter dem antibiotischen Schutz bei kritischer Beachtung der Indikationsstellung und bei Beherrschung der operativen Technik in kurzer Zeit mit Sicherheit noch einwandfreie anatomische, funktionelle und kosmetische Ergebnisse bringt.

Literatur: C a l v e t t i, P.: La resezione diafisaria precoce nella cura dell'osteomielite acuta degli adolscenti. Minerva chir., Turin, 2/6 (1947): 206—209. — D o m a n i g, E.: Die hämatogene Osteomyelitis und ihre Behandlung. Wien. klin. Wschr., 1947: 789. — K r a l l, J.: Ueber die Indikation zum operativen Eingriff bei dei mit Penicillin behandelten akuten hämatogenen Osteomyelitis. Zbl. Chir., 21 (1950): 1442. — S a l m o n, M. und L a u r e n c e, G.: Le traitement de l'ostéomyélite aiguë à staphylocoque doré. J. Chir. (Fr.), 56 (1949), 10/11: 646—659. — S a l z e r, G.: Die Penicillinbehandlung der akuten Osteomyelitis. Wien. klin. Wschr., 1947: 86. — S o r r e l, E. und S o r r e l, D.: Du traitement des ostéomyélites aiguës ou réchauffées par la pénicillinothérapie et les interventions chirurgicalles associées. Acta orthop. belg., Bruxelles, 14/5 (1949): 185—200. — D i e s e l b e n: Resection diaphysaire et pénicillinothérapie dans les ostéomyélites aiguës à staphylocoque des os longs. Rev. Orthop. etc. (Fr.), 35 (1949), 1/2: 89. — W i n k e l b a u e r, A.: Penicillinbehandlung der akuten Osteomyelitis. Wien. klin. Wschr., 1947: 238.

Klinische Beobachtungen über die Bedeutung bestimmter Coli-Serotypen für die Pathogenese der Säuglingsenteritis

Von

Dr. **P. Krepler**

Wien

Vor zwei Jahren lenkte der beste Kenner der Darmbakterien, K a u f f m a n n, von dieser Stelle aus die Aufmerksamkeit eines großen Kreises von Aerzten auf bestimmte, bei Säuglingsenteritiden vorkommende, serologisch und biochemisch weitgehend konstante Colitypen, um durch möglichst zahlreiche Untersuchungen an verschiedenen Orten ihre ätiologische Bedeutung aufzuklären.

In Zusammenarbeit mit Doz. W. Z i s c h k a (Path.-anat. Univ.-Institut, Vorstand: Prof. Dr. H. C h i a r i) sammelten wir an der Säuglingsstation des St. Anna-Kinderspitales in Wien seit bald zwei Jahren praktische Erfahrungen, indem wir von jedem Säugling bei der Aufnahme und in Abständen von wenigen Tagen während des ganzen Aufenthaltes Stuhlkulturen, neben der üblichen bakteriologischen Untersuchung, auf die Coli-Serotypen 111 B 4, 55 B 5 und seit 1. September 1951 auch 26 B 6 testeten.

Da es von geringerem allgemeinem Interesse sein dürfte, die bereits mitgeteilten genauen zahlenmäßigen Ergebnisse unserer Untersuchungen anzuführen und auf Argumentationen bezüglich der Pathogenese näher einzugehen, möchte ich an Hand unserer Beobachtungen einen kurzen Ueberblick über die bisher vorliegenden Tatsachen geben sowie auf die praktischen Auswirkungen derselben an unserem Krankengut und darüber hinaus hinweisen.

Wir stellten übereinstimmend mit den bisherigen Berichten fest, daß es leichte bis schwerste Durchfallserkrankungen mit Neigung zu epidemischer Verbreitung in Gemeinschaften, wie Säuglings- und Neugeborenenstationen, gibt, bei denen man einen der eingangs erwähnten Colitypen, am Höhepunkt der Erkrankung meist in Reinkultur, im Stuhl nachweisen kann. Es ist wahrscheinlich, daß weitere Typen hinzukommen werden, so wurden auch schon Stämme der O-Gruppe 86 und 25 bei Dyspepsien häufiger gefunden als bei den Kontrollen. Ich halte es auch für möglich, daß sich unter den übrigen Enterobacteriaceae mit deren fortschreitender bakteriologisch-serologischer Erforschung einzelne für den Säuglingsdarm relativ pathogene Typen herauskristallisieren werden. Das klinische Bild dieser Fälle weicht nicht entscheidend von anderen Enteritiden ab Die größte Neigung zur Erkrankung besteht in den ersten fünf Monaten, später sind bereits leichtere Erkrankungen und gesunde Bakterienträger häufiger und bei älteren Kindern oder Erwachsenen wurden sie nur ausnahmsweise beobachtet. Zu Kleinraumepidemien kam es meist in den Wintermonaten, im Gegensatz zur gewöhnlichen Sommerdiarrhoe. Es ist klar, daß selbst von den infektiösen, aber nicht von Salmonella oder Shigella bedingten Säuglingsenteritiden, nur ein je nach Zeit und Ort verschieden großer Teil mit diesen Colitypen in Zusammenhang gebracht werden kann. Immerhin war bei uns der größere Teil der Darmstörungen in einem längere Zeiträume umfassenden Durchschnitt mit einem dieser Typen, vor allem 111 B 4 vergesellschaftet, bei den schwersten Formen in einer Periode von acht Monaten sogar in 96%. Unter den solche Colitypen im Stuhl beherbergenden Säuglingen wurden bisher so gut wie immer in einem sehr hohen Prozentsatz Darmstörungen beobachtet, allerdings möchten wir auch betonen, daß unter den bakteriologisch positiv gewordenen Säuglingen mit dem gleichen Infektionsrisiko 20 bis 28% nicht erkrankten. Eine ähnlich hohe Anzahl von Trägern wurde aber auch schon bei Salmonella- oder Shigellainfektionen beschrieben. Schien es mancherorts, daß diese Keime so gut wie ausschließlich nur an Säuglingsstationen anzutreffen wären, so konnte von uns in unserer zweiten Serie festgestellt werden, daß man auch bei Durchfallserkrankungen von Säuglingen im Familienmilieu diese Keime nachweisen könne. Aehnliche Beobachtungen machten B r a u n und H e n c k e l, die auch bei einem Erwachsenen aus der Umgebung eines solchen Säuglings den gleichen Colityp nachwiesen. Daß es nicht öfter möglich ist, eine Infektionsquelle für den ersten erkrankten Säugling daheim oder in einer Gemeinschaft zu finden, dürfte seinen Grund darin haben, daß der Nachweis dieser Colitypen, wenn sie weniger als 10% der Darmflora ausmachen, bereits auf größere technische Schwierigkeiten stößt (S c h m i d t), während die Isolierung von Salmonellen, auch wenn sie in sehr geringer Zahl vorhanden sind, verhältnismäßig leicht ist. — Man fand bei den entsprechenden Erkrankungsfällen die betreffenden Colitypen nicht nur im Stuhl, sondern wie wir uns selbst mehrfach überzeugen konnten, besonders bei schweren Fällen, in der Regel auch im Magen und Duodenalsaft, ferner im Nasenrachenraum, bei Autopsien auch in zahlreichen inneren Organen, jedoch sind dabei agonale oder postmortale Entstehung kaum auszuschließen. Blutkulturen waren während des Lebens praktisch immer negativ, die Agglutinationsreaktionen mit dem Serum von Rekonvaleszenten negativ oder bis auf einige Ausnahmen nur bis zu einer niedrigen Titergrenze nachweisbar. Neuerdings wird von Präzipitationsreaktionen und von spezifischen Hämagglutinationsreaktionen ein besseres Resultat erhofft. Tierversuche sind bei den üblichen Laboratoriumstieren in der Regel negativ. Perorale Infektionsversuche bei Erwachsenen waren meist nicht oder nur von leichteren Darmstörungen, Blähungen usw. gefolgt. Hingegen berichteten S c h e e r schon 1928 von der Auslösung von Enteritiden bei Säuglingen nach Verfütterung von Colistämmen, die von einer Dyspepsie stammten, und in jüngster Zeit N e t e r und S h u mw a y aus New York über eine schwere Enteritis nach Verfütterung von 111 B 4-Coli bei einem zwei Monate alten Säugling mit multiplen Mißbildungen. Während nun die einen, wie A d a m und seine Schule, aber auch viele andere, Infektionen mit diesen Dyspepsie-Colistämmen eine ähnliche Bedeutung beimessen wie denen mit Salmonella oder Shigella und diese Ansicht auch durch histologische Untersuchungen bei frühobduzierten Fällen zu stützen suchen (A d a m und F r o b o e s e, I l g n e r), warnen andere vor der Ueberschätzung dieser bakteriellen Komponente, trotz der übereinstimmend festgestellten spezifischen Wirksamkeit verschiedener Antibiotika. I c h s e l b s t g e w a n n z w a r v o r a l l e m d u r c h d i e n u n m e h r z a h l r e i c h g e n u g v o r l i e g e n d e n e p i d e m i o l o g i s c h e n B eo b a c h t u n g d i e U e b e r z e u g u n g, d a ß d i e s e C o l i t y p e n e i n e s e h r b e d e u t e n d e R o l l e i n d e r P a t h o g e n e s e v i e l e r S ä u g l i n g s e n t e r i t i d e n s p i e l e n, j e d o c h g l a u b e i c h, d a ß a u c h d i s p on i e r e n d e n M o m e n t e n e i n e s e h r g r o ß e B e d e ut u n g z u k o m m e n d ü r f t e, weist uns doch schon die

von allen Untersuchern übereinstimmend festgestellte Altersdisposition in diese Richtung. Es scheint, daß alimentären
Faktoren, vorangegangenen Ernährungsstörungen anderer
Genese, Dystrophien, möglicherweise auch Rachitis und
parenteralen Infekten eine von Fall zu Fall verschieden
große Bedeutung als Schrittmacher bakterieller Darmerkran-
kungen zukommt. Wenigstens ließen sich aus unserem
Krankengut gewisse Anhaltspunkte hiefür gewinnen. Da
gerade bei hospitalisierten Säuglingen solche disponierende
Faktoren häufiger gegeben sind, tragen diese neben der Infektionsmöglichkeit zu der daselbst immer wieder beobachteten Ausbreitungstendenz von Gastroenteritiden bei.

Näher darauf einzugehen ist aus Zeitmangel nicht möglich, da ich noch gerne auf die praktisch-klinische
Bedeutung dieser Befunde hinweisen möchte. Diese
liegt 1. auf therapeutischem Gebiet: Der am Höhepunkt der Erkrankung verhältnismäßig leicht durchführbare
Nachweis eines Erregers bzw .eines ätiologischen Faktors,
setzt uns erst in die Lage, diese Enteritisformen von solchen
anderer Genese zu unterscheiden, die gefundenen Keime
in vitro gegen verschiedene Antibiotika auszutesten und
so zweckmäßig und ökonomisch zu behandeln. So hat sich
z. B. gezeigt, daß 1950/51 bis auf wenige Ausnahmen alle
111 B4-Stämme streptomycinresistent waren, während die Mehrzahl 1951/52 empfindlich war. Gegen Chloromycetin waren wohl bis jetzt alle empfindlich, auch
klinisch hat es sich bestens bewährt. Aber ebenso gute Resultate kann man mit Aureomycin und, nach der in
vitro Empfindlichkeit zu schließen, wahrscheinlich auch
mit Terramycin und Polymyxin B erzielen. In
leichteren Fällen hatten wir auch Erfolge mit Supronal
und noch überzeugender mit Formocibazol. Mit dem
Hinweis auf die in vielen Fällen komplexe Entstehung
der Säuglingsenteritis und erst recht der Toxikose möchte
ich die Notwendigkeit einer ebenso vielseitigen, vor allem auch diätetischen Behandlung
betonen. Nach Adam kann letztere ebenfalls „antibakte-
riell" gegen „Dyspepsiecoli" eingestellt werden. Hierdurch
werden nicht nur kostspielige Antibiotika eingespart, sondern auch die Erfolge wesentlich verbessert. Freilich stellen
jene den größten Fortschritt in der Therapie dar. So hatten
wir im Winter 1950/51 noch ohne Antibiotika in den ersten
vier Monaten unserer Untersuchungen sechs Enteritistodes-
fälle, alle mit 111 B4-Coli, während seither nur mehr ein
einziger Säugling mit einer Enteritis ad exitum kam und

bei diesem handelte es sich um einen plötzlichen Todesfall mit Hirnödem bei status thymicolymphaticus, ohne antibiotische Behandlung.

2. Die prophylaktische Bedeutung liegt darin, daß wir Infektionen bei der Möglichkeit einer bakteriologischen Kontrolle unserer Maßnahmen eher verhüten können. So gelang es uns bei entsprechender Technik und über 100 Untersuchungen in einigen Fällen 111 B 4-Coli an den Händen des Pflegepersonals, an Mänteln und Schürzen, auf Wickeltischen, im Bodenstaub und im Inneren von Matratzen nachzuweisen, so daß neben den Kontaktinfektionen auch Uebertragungen mit der Luft in Frage kamen, wozu der aufgewirbelte Bodenstaub, wie Tröpfcheninfektionen vom Nasen-Rachenraum der daselbst Keime beherbergenden Fälle Gelegenheit boten. Von bereits mehreren Untersuchern wurden auch solche Colitypen in der Zimmerluft, besonders während und nach der Morgenarbeit, mit ausgelegten Platten nachgewiesen. — Unsere Maßnahmen bestanden unter anderem in Formalindesinfektion der Matratzen und Pölster nach jeder Entlassung, nur feuchtes Aufwischen der Böden mit Desinfektionslösung, Belassen des Säuglings im Bett bei möglichst allen Manipulationen. Gemeinsame Wickeltische durften nur benutzt werden mit einer jedem Säugling eigenen Nylonauflage, die nach Benützung in Desinfektionslösung gelegt wurde. Unterbindung jeder Serienarbeit, besonders beim Baden bzw. Duschen, da nur so die entsprechende Händedesinfektion nach jeder Berührung zu gewährleisten ist. Stühle zur Besichtigung bei der Visite durften nur in gut verschließbaren und täglich mit Formalindampf desinfizierten Gefäßen aufgehoben werden und die Stuhlvisite mußte außerhalb der Krankenzimmer stattfinden.

Nahrungsproben waren bei uns immer keimfrei, aber ich könnte mir vorstellen, daß bei einem Versagen der Sterilisation in der Milchküche eine Infektion der Säuglingsnahrung mit solchen „Umgebungskeimen" zu katastrophalen Folgen führen müßte.

Die Aufdeckung einer Reihe von Uebertragungsmöglichkeiten und deren systematische Beseitigung führte schließlich dazu, daß auch beim Belassen eines bakteriologisch positiven Säuglings in einem Zimmer so gut wie keine Uebertragungen stattfanden, während wir früher auch bei ängstlicher, aber — wie sich zeigte — doch zu später oder ungenügender Isolierung eine Ausbreitung an der Station nicht verhindern konnten.

Aussprache: Hr. Prof. K. K u n d r a t i t z (Wien): Im Mautner-Markhofschen Kinderspital Wien konnte ich im vorigen Jahr ebenfalls eine Endemie von Enteritiden beobachten, die sicher durch 'den pathogenen Colistamm 111 (Kultivierung und Nachweis mittels Objektträgeragglutination und der spezifischen Sera) bedingt waren. Es handelte sich um 61 Erkrankungen, davon 26 leichte und 35 schwere Formen mit 11 schweren Toxikosen. 14 davon waren innerhalb einer Zeit von 10 Monaten schon krank aufgenommen worden; die ersten davon bildeten auch den Ausgang der nun folgenden Endemie; 47 wurden erst im Spital infiziert (13% der gesamten Säuglingsaufnahmen während dieser Zeit). Hinweisen will ich auf die große Infektiosität. Therapeutisch kommt den Antibioticis, vor allem Chloromycetin, und Chemotherapeuticis, wie Formocibazol, die maßgebendste Rolle zu. Seitdem wir bei den schweren und schwersten Fällen Chloromycetin anwandten, hatten wir keinen Exitus mehr (vorher 3 Todesfälle). Da das B. bifidum als Antagonist der pathogenen Colistämme erkannt wurde, wendeten wir dies als prophylaktische und heilende Maßnahme an. Das Ziel dieser unserer Therapie war die Förderung bzw. das Hervorrufen dieser dem Coli 111 antagonistischen Darmflora. Das Nahrungsmilieu, in dem wir dies stets erreichen konnten, war durch die Frauenmilch oder durch Zusatz von Dexamyl (ein Dextrin-Maltose-Cystinpräparat der Firma Töpfer) zu derselben oder zu anderen Heilnahrungen gegeben. Wenn wir unsere raschen Heilerfolge wohl vor allem der medikamentösen Therapie mit den Antibioticis und der sonst üblichen Therapie bei schweren Darmstörungen zu verdanken haben, so glaube ich, daß diese diätetische Therapie, die das Auftreten des B. bifidum im Darm ermöglicht, auch zu unseren Heilerfolgen und besonders aber auch zur Eindämmung der Coli 111-Endemie und Schutz der Gefährdeten beigetragen hat.

Beitrag zur Entwicklung des Hüftgelenkes und zu dessen Frühplastik

Von

Dr. **Albrecht Dür**

Wien

Mit 1 Abbildung

Die folgende Mitteilung von der „Orthopädischen Station des Gottfried von Preyerschen Kinderspitals der Stadt Wien" möge als vorläufiger kleiner Beitrag zum Thema „Entwicklung des Hüftgelenkes und dessen Frühplastik" gewertet werden.

Dieses Thema hat in der Kinderorthopädie besonderes Interesse im Hinblick auf die Indikationsstellung bei der angeborenen Hüftluxation und der Dysplasie. Das Streben der Orthopädie liegt bei diesem Krankheitsbild natürlich in dessen Frühdiagnose bzw. Frühbehandlung. Nun ist es aber notwendig, möglichst früh nicht nur eine Luxation, sondern auch leichtere Fehlformen des Hüftgelenkes zu erkennen und zu behandeln!

Von den Teilerscheinungen der Hüftdysplasie sind die Veränderungen des Pfannendaches die wichtigsten. Nach S t r a c k e r handelt es sich dabei entweder um das Fehlen des präformierten Knorpeldaches oder um dessen mangelnde Ossifikation. Die Steilheit des Pfannendaches, seine mangelnde Wölbung und das Fehlen der oberen Pfannenecke sind in einem guten Röntgenbild relativ leicht zu erkennen und zu beurteilen.

Da nun einerseits bei der erwähnten Frühbehandlung das wichtigste die Ausbildung normaler Pfannen ist und anderseits die Steilstellung des knöchernen Pfannendaches das wichtigste Röntgenmerkmal der Präluxation darstellt und das Ausbleiben der Pfannendachentwicklung entschei-

dend für ein frühes Auftreten der Hüftarthrosis ist, haben
wir an 500 Hüftaufnahmen bei Kindern von 0 bis 5 Jahren
den Pfannendachwinkel gemessen. Von diesen 500 Röntgen-
hüftaufnahmen stammten über 300 von normalen und der
Rest von dysplastischen Hüften. Als Pfannendachwinkel
galt uns der Winkel zwischen dem bereits ossifizierten Teil
des Pfannendaches und der Horizontalen durch beide Y-
Fugen. Dabei haben wir nun folgende Werte gefunden
(siehe Abb. 1):

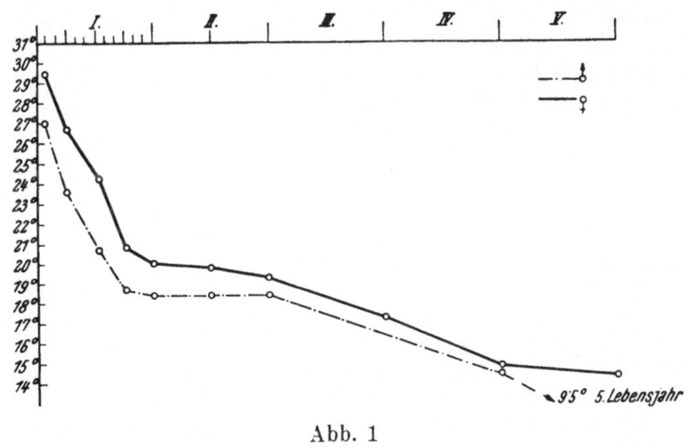

Abb. 1

   Beim weiblichen Geschlecht fanden wir im ersten
Lebensquartal einen Pfannendachwinkel von im Durchschnitt 26·7° mit einem Maximum von 29·5° für den ersten
Lebensmonat. Dieser Winkel fällt dann bis zum Ende des
ersten Lebensjahres rasch bis auf 20° ab, sicher ein Zeichen
für die stürmische Entwicklung des Pfannendaches, besonders in diesem Zeitabschnitt. Ab dem ersten Lebensjahr war nur mehr ein langsames Kleinerwerden des Pfannendachwinkels festzustellen, bis ungefähr mit dem fünften
bis sechsten Lebensjahr bei einem Winkel unter 15° die
Entwicklung des Pfannendaches abgeschlossen erscheint!

   Dagegen fanden wir beim männlichen Geschlecht im
ersten Lebensquartal einen Pfannendachwinkel von im
Durchschnitt nur 23·7° mit einem Maximum von 27° für den
ersten Lebensmonat und dann ebenfalls wiederum ein
rasches Kleinerwerden des Winkels bis 18·7° bis zum Ende
des ersten Lebensjahres!

Aus der Gegenüberstellung beider Zahlenreihen konnten auch wir, wie schon F a b e r, feststellen, daß der weibliche Pfannendachwinkel im Durchschnitt um 2 bis 3⁰ größer ist als der männliche. F a b e r bezeichnet dies als „physiologische Geschlechtsdifferenz“ des Pfannendachwinkels.

Auffallend ist weiter die rasche Entwicklung des Pfannendaches gerade im ersten Lebensjahr mit seinem besonders formenden und neubildenden Wachstum, wobei uns das rasche Kleinerwerden des Pfannendachwinkels als verläßliches Kriterium gilt. Deshalb wäre auch ein Versäumen dieser Zeit des ersten Lebensjahres mit ihrem Maximum an funktioneller Anpassung ein großer Fehler und daher auch die notwendige Forderung nach Frühbehandlung!

Bei unserem Röntgenmaterial der dysplastischen Hüften fanden wir 97 einseitige gegenüber 39 doppelseitigen Hüftluxationen, was einem Verhältnis von 2·5 : 1 entspricht. Dabei stehen 116 Hüftluxationen beim weiblichen Geschlecht nur 20 beim männlichen gegenüber. Dies entspricht dem bekannten Verhältnis von 6 : 1 (genau 5·8 : 1).

Der mittlere Luxationswinkel betrug 32⁰ und wir glauben daher bei einem Pfannendachwinkel über diesem Wert beim Neugeborenen zumindest von einer Dysplasie der Hüftpfanne sprechen zu können.

Wenn neben anderen auch S c h n e i d e r die Aetiologie der Lux. cox. cong. in einer Hypoplasie der Gelenkenden, also in einer Dysplasie sowohl der Pfanne als auch des koxalen Femurabschnittes sieht, so können wir dies durch die Feststellung bestätigen, daß mit der Steilheit des Pfannendaches der Zeitpunkt des Auftretens der Femurepiphysenkerne parallel geht, das heißt, daß wir bei einem Pfannendachwinkel über dem normalen Durchschnittswert immer auch ein Fehlen bzw. ein verspätetes Auftreten der Femurepiphysenkerne feststellen konnten!

Den größten Pfannendachwinkel konnten wir bei einer doppelseitigen Hüftluxation messen mit 45⁰ rechts und 41·5⁰ links. Dieses 2 Monate alte Kind kam nach unblutiger Reposition in Lorenzsche Primärstellung und zeigte dann anschließend schon im 9. Lebensmonat eine überraschend gute Pfannendachbildung mit einem Winkel von 23⁰ rechts und 22⁰ links, also annähernd normale Werte. Gerade dieser Fall zeigt deutlich, daß die Entwicklung des Pfannendaches auch bei Luxationshüften in diesem Zeitabschnitt eine stürmische sein kann und oft wieder zur Norm zurückkehrt!

Nun noch eine kurze Bemerkung zur „Frühplastik des Hüftgelenkes mit Elfenbeinstiften", wie sie an unserer orthopädischen Station von Prof. S t r a c k e r durchgeführt wird. Während bekanntlich S p i t z y einen Tibiaspan zur Pfannendachplastik benützt und bei der Methode nach L a n c e - S c h e d e aus der Darmbeinschaufel ein dreieckiger Span heruntergehobelt und dann durch ein Knochendreieck gestützt wird, verwendet S t r a c k e r, besonders bei der Frühplastik des Pfannendaches, einen Elfenbeinstift! Die Nachteile, sowohl der Methode nach S p i t z y als auch der nach L a n c e - S c h e d e sind, besonders bei Kleinkindern, die Schwere des Eingriffes und die öfters eintretende Resorption des Eigenspanes; zudem ist die Spongiosa des Tibiaspanes bei Kleinkindern nicht so kräftig und der Span nicht so stabil, wie es wünschenswert wäre. Die Vorteile der „Frühplastik mit Elfenbeinstift", über die S t r a c k e r in einer eigenen Arbeit ausführlich berichtet, liegen in der Kürze und Einfachheit des Eingriffes, in der Verbreiterung der Pfanne durch den vorragenden Elfenbeinstift und dessen Ossifikationskappe, weiter in der nur sehr langsamen Resorption des Elfenbeinstiftes (diese war in keinem Falle im Verlaufe von 3 Jahren zur Gänze erfolgt) und dem damit zeitlich langen Vorhandensein des aktiven Wachstumsreizes auf das Pfannendach, der in einer besseren Ausbildung der oberen Pfannenecke, einer stärkeren Wölbung des Pfannendaches und damit auch in einer Verminderung des Pfannendachwinkels seinen Ausdruck findet.

Die zeitliche Indikation zur Frühplastik liegt für uns am Ende des ersten Lebensjahres, da wir bis zu diesem Zeitpunkt, wie das Kurvenbild von der Entwicklung des Pfannendachwinkels und das Beispiel bei einer doppelseitigen Hüftluxation zeigt, auch bei einem dysplastischen Hüftgelenk bei entsprechender Frühbehandlung noch eine Normalisierung der Pfannendachentwicklung erwarten dürfen!

Fortschritte in der Chirurgie
der Netzhautablösung

Von

Dozent Dr. **K. Hruby**

Wien

In der Chirurgie der Netzhautablösung wurden bisher zwei getrennte Wege gegangen: Auf der einen Seite stehen die thermischen, chemischen und elektrischen Methoden des operativen Rißverschlusses, von welchen die E l e k t r o - k o a g u l a t i o n nach W e v e und Š a f á ř heute als die Standardmethode bezeichnet werden kann. Auf der anderen Seite sehen wir das Bemühen, die Wiederanlegung der Netzhaut durch Verkleinerung der Sklera und durch Lockerung des Glaskörpergefüges herbeizuführen, ein Verfahren, das hauptsächlich von L i n d n e r entwickelt und als „B u l b u s - v e r k ü r z u n g" bekannt geworden ist.

Die E l e k t r o k o a g u l a t i o n kann in allen Fällen angewandt werden, in welchen Netzhautdefekte aufgefunden wurden, doch führt diese Operationsart allein nicht zum Erfolg, wenn die Netzhaut selbst geschrumpft ist oder wenn sie durch den geschrumpften, abgehobenen Glaskörper fixiert wird, Zustände, die wir in der Regel mittels Ophthalmoskopie oder Spaltlampenmikroskopie klinisch feststellen können. Die B u l b u s v e r k ü r z u n g ist angezeigt in Fällen ohne sichtbaren Netzhautdefekt, nach erfolgloser Elektrokoagulation und bei Netzhaut- und Glaskörperschrumpfung, in Fällen also, die jedem Augenarzt als wenig aussichtsreich bekannt sind. Demgemäß stehen die Mühen dieser schwierigen Operation zu den erzielten Erfolgen statistisch in einem ungünstigen Verhältnis. So konnte M e j e r von den in den Jahren 1944/45 an unserer Klinik operierten infausten 36 Fällen nur 6 als unmittelbar und 8 als dauernd geheilt ermitteln, während 10 bzw. 7 Fälle nur gebessert werden konnten und 20 bzw. 21 Fälle als ungeheilt verzeichnet werden mußten.

Der Gedanke, beide Prinzipien der Ablatiochirurgie miteinander zu verknüpfen, war nicht fernliegend. In den anerkannten Lehr- und Handbüchern der Ablatiochirurgie wird die kombinierte Ablatiooperation allerdings nicht erwogen. Im Vorjahre haben L. Paufique und R. Hugonnier in der französischen Ophthalmologischen Gesellschaft über gute Erfolge mit der Kombination einer lamellären Skleralexzision mit Elektrokoagulation berichtet und eine Erfolgsziffer von 31 unter 57 komplizierten Fällen angegeben; es ist allerdings aus dem verfügbaren Referat nicht klar ersichtlich, ob es sich dabei um eine Kombination in unserem Sinne, nämlich um gezielten Rißverschluß zusammen mit einer Bulbusverkürzung handelt. Weve hat in jüngerer Zeit die Kombination einer Lederhautreffung mit Elektrokoagulation empfohlen, doch gewährleistet die Reffung in der Regel nur eine vorübergehende Bulbusverkürzung, die inzwischen eine solide Vernarbung der koagulierten Rißstellen ermöglichen soll. Die Operationserfolge Weves sind uns vorläufig noch nicht bekannt.

Ich selbst habe eine kombinierte Ablatiooperation, nämlich einen gezielten diathermischen Rißverschluß zusammen mit einer durchgreifenden Skleralexzision an unserer Klinik erstmalig im November 1948 ausgeführt. Da die damaligen Erfahrungen die Wiederholung dieser eingreifenden Operation ohne Penicillinschutz nicht ratsam erscheinen ließen, habe ich das Verfahren erst ein Jahr später wieder aufgenommen und die kombinierte Ablatiooperation bisher an 22 Fällen 24mal vorgenommen. Nachdem ich meine erste Operationsserie im Juni 1951 in der Wiener Ophthalmologischen Gesellschaft mitgeteilt hatte, griff auch Prof. Lindner selbst die kombinierte Operation auf und er hat bisher 18 Operationen an 17 Fällen ausgeführt, so daß wir gegenwärtig über Erfahrungen an insgesamt 42 Operationen verfügen. Von diesen liegen 4 so kurze Zeit zurück, daß sie bei der Beurteilung der Erfolge hier ausscheiden.

Die kombinierte Operation ist technisch schwierig und zeitraubend. Zuerst wird in der Regel die Elektrokoagulation der aufgefundenen Netzhautdefekte vorgenommen, dann die Bulbusverkürzung angeschlossen. Andernfalls kann infolge der durch die Elektrokoagulation bewirkten Lederhautschrumpfung und intraokularen Drucksteigerung ein Aderhautvorfall oder eine Aderhaut- und

Netzhautruptur verursacht werden. Die Verkürzung wird zumeist entsprechend einer Bulbushälfte, gelegentlich auch nur in einem Quadranten, manchmal aber sogar ringsherum ausgeführt. Ich selbst ziehe es vor, die Skleralexzision außerhalb des koagulierten Bereiches vorzunehmen, doch hat Lindner gezeigt, daß die Verkürzung sogar im vor- koagulierten Gebiet möglich ist. Liegen Koagulation und Verkürzung sehr nahe aneinander, entstehen allerdings leicht Netzhautfalten; sofern sich diese auf die Peripherie be- schränken, und nicht die Netzhautmitte betreffen, sind sie praktisch bedeutungslos; anscheinend gleichen sie sich auch späterhin weitgehend wieder aus.

Die kombinierte Operation hat den Nachteil, daß er- hebliche postoperative Verwachsungen entstehen können, durch welche die Stellung und Beweglichkeit des Augapfels beeinträchtigt wird. Anderseits haben wir aber die Möglich- keit, eine bestehende Myopie durch die Bulbusverkürzung zu verringern, so daß wir es in Fällen von myopischer Netz- hautablösung in der Hand haben, nicht nur die Ablösung selbst mit mehr Aussicht auf Erfolg zu operieren, sondern gleichzeitig auch den Grad der Kurzsichtigkeit wesentlich zu vermindern. Es kann schließlich sein, daß der Patient das operierte Auge als sein besseres Auge empfindet. In solchen stark myopen Fällen empfiehlt sich eine zirkuläre Bulbus- verkürzung, ein Eingriff, der allerdings hohe Anforderungen an das Operationsteam stellt und infolge der langen Dauer des Eingriffes in Allgemeinnarkose ausgeführt werden muß. Hier hat sich die intratracheale Narkose bewährt. Die post- operative Behandlung erfordert in allen kombiniert operier- ten Fällen mehr Aufmerksamkeit als nach einfachen Ablatio- operationen.

Von unserem Krankengut konnten bisher von 35 Fällen 27 unmittelbar anatomisch geheilt werden, die meisten mit gutem oder doch mit praktisch brauchbarem Sehvermögen und Gesichtsfeld. Einer der geheilten Fälle mußte zweimal kom- biniert operiert werden, ein zweiter geheilter Fall wurde nach der kombinierten Operation noch einmal verkürzt. Zwei geheilte Fälle haben Rezidive erlitten, darunter ein Fall, in welchem sogar eine zirkuläre Skleralexzision ausge- führt worden war. Die durch die anatomische Beschaffenheit des Glaskörpers und der Netzhaut gegebene Ablatiobereit- schaft kann eben durch keine unserer Operationen beseitigt werden. In einem an sich ungeheilten Fall trat 1 Monat nach der Operation aus nicht ganz geklärten Gründen eine intra- okulare Spätinfektion auf, die zwar beherrscht werden konnte, aber zum praktischen Verlust des Auges geführt haben dürfte. Im übrigen sind ernste Zwischenfälle nicht vorgekommen.

Nur 2 Einzelfälle möchte ich aus unserem Krankengut herausgreifen, um die Leistungsfähigkeit der kombinierten Ablatiooperation aufzuzeigen. Eine hochmyope, jugendliche Orientalin hatte einen Abriß der Netzhaut im Bereiche fast der ganzen oberen Fundushälfte und die abgerissene Netzhaut war oben nach vorne umgeschlagen, so daß der Fall aussichtslos erscheinen mußte. Trotzdem kam auch diese Netzhautablösung durch eine kombinierte Operation und eine nachträgliche zweite Bulbusverkürzung mit guter Funktion und beträchtlicher Abnahme der Kurzsichtigkeit überraschend zur Heilung. Im anderen Fall bestand die Netzhautabhebung schon seit über 3 Jahren und war seinerzeit zweimal erfolglos mit Elektrokoagulation operiert worden. Nachdem eine Netzhautablösung im zweiten Auge durch kombinierte Operation geheilt worden war, bat die Patientin, auch das erste Auge nochmals zu operieren. Nach Koagulation eines aufgefundenen Netzhautdefektes im Verein mit einer Bulbusverkürzung konnte auch diese veraltete, vollständige und unten bis an die Linse heranreichende Abhebung noch anatomisch geheilt werden, die Netzhautfunktion besserte sich aber nach so langer Zeit begreiflicherweise nicht mehr.

Die Netzhautablösung ist nach wie vor ein ernstes Augenleiden und fast jedes ungeheilte Ablatioauge verfällt früher oder später der praktischen oder völligen Erblindung. Hinzu kommt, daß ein nicht geringer Hundertsatz der Ablatiopatienten im Laufe des Lebens an beiden Augen befallen wird und der Krankheitsverlauf an beiden Augen nicht selten ein recht ähnlicher ist. Gerade die schwierigen Fälle haben daher auch in dieser Hinsicht eine ernste Prognose. Unsere Bemühungen um die Verbesserung der Heilungsquote bei Netzhautablösung stellen somit einen Teil des Kampfes gegen die Späterblindung dar.

Das I n d i k a t i o n s g e b i e t für die kombinierte Ablatiooperation läßt sich leicht umreißen: Sie ist in erster Linie angezeigt in allen komplizierten und prognostisch ungünstigen Fällen, wie sie jeder Augenchirurg zur Genüge kennt. Darüber hinaus besteht, wie erwähnt, bei hoher Myopie die Möglichkeit, nicht nur die Netzhautablösung erfolgversprechend zu operieren, sondern gleichzeitig auch den Grad der Kurzsichtigkeit zu verringern. Die Bulbusverkürzung als Myopieoperation am unversehrten Auge ist nämlich nicht ohne Gefahren und kann daher nicht ohneweiters empfohlen werden. Bei allen Patienten bietet die kombinierte Operation die Möglichkeit, die postoperative Bettruhe abzukürzen. Vielleicht wird sich aber das gesamte Indikationsgebiet der kombinierten Ablatiooperation allmählich noch ausweiten.

Die Ablatiostatistiken aller bedeutenden Kliniken weisen im Durchschnitt Erfolgsziffern von etwa 60% aller operierten Fälle auf. F a n t a konnte kürzlich eine Erfolgsziffer von 65% bei allen in den Jahren 1947 bis 1949 an unserer Klinik operierten Abhebungsfällen mitteilen. Die Erfolgsquote der komplizierten Fälle lag aber bisher noch niedriger. Wenn es nunmehr mit Hilfe der kombinierten Operation gelungen ist, bei vorwiegend prognostisch infausten Fällen mehr als zwei Drittel zu heilen, so mögen Sie daraus entnehmen, daß die kombinierte Operation der Netzhautablösung tatsächlich einen Fortschritt bedeutet.

Aussprache: Hr. K. L i s c h (Wörgl): Ich bin mir voll bewußt, daß es nicht einfach ist, vor einer nichtophthalmologischen Zuhörerschaft über die verschiedenen Indikationen der Anwendung von operativen Verfahren bei Netzhautabhebung zu sprechen. Trotzdem möchte ich kurz zu einigen Fragen Stellung nehmen. Jeder Versuch, unsere operativen Erfolge bei Netzhautablösung zu erhöhen, kann nur begrüßt werden. Es ist das große Verdienst G o n i n s, gefunden zu haben, daß in erster Linie der Verschluß des Netzhautrisses für den Erfolg der Behandlung einer Netzhautablösung von entscheidender Bedeutung ist. G o n i n s Verfahren des Rißverschlusses mit dem Glühkauter wurde durch andere, bessere Methoden ersetzt. Besondere Verbreitung hat das Verfahren der Elektrokoagulation von W e v e und L a r s e n gefunden. Dabei wird der Riß durch Elektrokoagulationen eingekreist bzw. abgeriegelt; der behandelte Bezirk ist relativ klein. Seit vielen Jahren bin ich zur Flächenkoagulation übergegangen und habe dadurch sehr gute Resultate erzielt. W a l s e r und E n g e l k i n g bedienen sich ebenfalls dieses Verfahrens mit gutem Erfolg, ersterer erzielte damit in 82% Erfolge. Eine dabei von L i n d n e r befürchtete Hitzeschädigung der Netzhautmitte besteht auf Grund thermoelektrischer Messungen von W a l s e r nicht. Ich verweise deshalb auf diese Flächenkoagulation der Netzhaut bei Ablatio retinae, weil damit meine Resultate gegenüber dem Abriegelungsverfahren viel zufriedenstellender geworden sind. Die Netzhaut wird durch flächenhafte Verlötung besser an die Aderhaut geheftet, der Rißverschluß und die endgültige Anlegung der Netzhaut werden in höherem Grade gewährleistet. Vor Ausführung einer Bulbusverkürzung müssen alle Möglichkeiten der Beseitigung der Netzhautablösung erschöpft sein, dazu gehört nach meinen Erfahrungen die Flächenkoagulation. Die Indikation zur Bulbusverkürzung wird sich immer auf eine verhältnismäßig kleine Zahl infauster Fälle beschränken. Ich lehne die Bulbusverkürzung nicht ab, möchte aber doch zu bedenken geben, daß der technisch nicht besonders schwierige Eingriff für das Auge recht tiefgreifend ist. Ob es gerechtfertigt ist, primär die rißverschließende Operation mit einer Bulbusverkürzung zu kombinieren, muß wohl noch einer sehr genauen Prüfung unterzogen werden. Die bei Netzhautablösung auftretenden Sternfalten bilden keine Indikation zur Bulbusverkürzung, bevor nicht nach Wewe eine Röntgenbestrahlung (200—400 r) durchgeführt wurde. Die damit erzielten Resultate sind recht ermutigend. Bisher hat sich die Bulbusverkürzung keiner besonderen Beliebtheit erfreut. Als ultima ratio kann sie aber bei infausten Fällen versucht werden, wenn alle bisherigen Möglichkeiten erschöpft sind, wozu ich die Flächenkoagulation und die Röntgenbestrahlung der Sternfalten rechne. Von der Bulbusverkürzung bei Myopie ist nicht allzuviel zu erwarten, wenn wir uns ihrer keimplasmatischen Entstehung bewußt sind und nicht einer rein mechanistischen Auffassung verfallen. Deshalb und wegen des noch hinzukommenden operativen Risikos halte ich bei hoher Myopie allein die Indikation zur Bulbusverkürzung für nicht gegeben.

Hr. Doz. Dr. K. Hruby (Schlußwort): Die flächenhafte Elektrokoagulation der Lederhaut bei Netzhautablösung bringt eine erhöhte Gefahr intraokularer Blutungen mit sich und verbaut in dem vorkoagulierten Gebiet die Möglichkeit einer allenfalls noch notwendigen Bulbusverkürzung. Für die kombinierte Operation werden nur jene Fälle bestimmt, bei welchen die Beschaffenheit der Netzhaut und des Glaskörpers eine gewöhnliche Ablatiooperation als aussichtslos erscheinen lassen.

Zur Therapie der Hypertension

Von

Dozent Dr. **E. Hueber**

Wien

Im folgenden soll in Kürze über die Wirkung eines neuen Mittels, das sich bei der Behandlung der Hypertension bewährt hat, berichtet werden. Das neue Alkaloid, Protoveratrin, wurde als Reinalkaloid aus der Pflanze Veratrum album dargestellt. Die Veratrinsubstanzen wurden zuerst von Jarisch und später von Krayer eingehend pharmakologisch geprüft. Krayer und Meilman und andere haben später klinische Studien mit Protoveratrin mitgeteilt.

Protoveratrin setzt bei allen Patienten in einer Beobachtungsreihe von 8 Kranken mit Hochdruck die Pulsfrequenz herab. Eine Dosis von etwa 0·3 mg erniedrigt die Frequenz durch etwa 4 Stunden. Die Senkung der Pulsfrequenz spielt die größte Rolle bei der Herabsetzung der Herzleistung. Nur ein Medikament, das diese Eigenschaft besitzt, wird sich erfolgreich zur Behandlung der Kreislaufstörung bei der Hypertension erweisen.

Bei intravenöser Verabreichung erniedrigt Protoveratrin den Sauerstoffverbrauch und die A-V-Differenz recht bedeutend. Gleich nach der Injektion wird der Sauerstoffverbrauch deutlich gesenkt und der Herzindex (Minuten-Volumen-Frequenz-Produkt) und damit also die Herzarbeit geringer.

Das neue Alkaloid bewirkt eine Abnahme der Clearance und ein Zurückgehen des Glomerulusfiltrates im Rahmen der Blutdrucksenkung im großen Kreislauf. Dieses vorübergehende Absinken der Nierenleistung soll zur Vorsicht bei der Anwendung von Protoveratrin bei Hypertension mahnen, besonders, wenn etwa eine Niereninsuffizienz vorliegt oder es sich um ein sehr altes Individuum mit deutlichen Arteriosklerosezeichen handelt. Auch der Harnfluß nimmt im Anschluß an die Einschränkung der Nierenleistung vorübergehend ab.

Die Frage der Dosierung von Protoveratrin ist etwas schwierig, da die therapeutische Dosis, die eine mittlere Blutdrucksenkung bewirkt, manchmal sehr nahe bei der toxischen Dosis mit gefährlicher Blutdrucksenkung liegt. Es ist vorteilhaft, nach Feststellung der individuellen Empfindlichkeit mit kleinsten Dosen (0·1 mg), alle 3 bis 4 Stunden verteilt 0·2 mg Substanz, zu verabreichen, am Morgen mit 0·3 bis 0·5 mg zu beginnen und am Abend als letzte Dosis die Wirkung für die Nacht durch eine Depottablette (Geloduratkapsel) zu verstärken.

Protoveratrin hat vor den anderen Veratrinpräparaten, wie Vertavis oder Verloid, welche aus Gemischen verschiedener Veratrum-Alkaloide bestehen, den Vorteil, eine einheitlichere und besser dosierbare Wirkung zu besitzen.

Z u s a m m e n f a s s u n g : Es wird über Erfahrungen mit dem Reinalkaloid Protoveratrin bei der Behandlung der Hypertension berichtet. Die Substanz setzt den arteriellen Druck herab und bremst die Herzfrequenz. Die Nierenleistung, gemessen an der Paraaminohyppursäure-Clearance, und der Harnfluß werden vorübergehend etwas verringert. Protoveratrin soll am besten in kleinsten Dosen (0·4, 0·2, 0·2, 0·2, 0·2, 0·5 mg) über den Tag in Abständen von 3 Stunden verteilt, verabreicht werden. Damit kann bei einer großen Anzahl von Patienten mit Hypertension eine gleichmäßige Senkung der 24-Stunden-Blutdruckkurve erzielt werden und durch eine solche Maßnahme das Hochdruckleiden dauernd günstig beeinflußt werden.

Zur Vasoaktivität der Anticoagulantia

Von

Dr. **P. Matis** und Dr. **J. Scheele**

Mit 1 Abbildung

Tübingen

Die zunehmende Verwendung von Antikoagulantien in der modernen Thromboemboliebehandlung und -prophylaxe macht es erforderlich, sich mit den sogenannten N e b e n - w i r k u n g e n dieser Substanzen zu befassen. Hier interessieren natürlich besonders solche, die als Ursache von Komplikationen in Frage kommen mögen. So hat man im Hinblick auf die Blutungen nicht nur der g e r i n n u n g s - h e m m e n d e n, sondern auch einer auf die G e f ä ß e gerichteten Wirkung der Antikoagulantien Beachtung zu schenken.

Für das D i c u m a r o l hat man bereits sehr früh[1] eine gefäßschädigende Komponente vermutet. N e u m a y r und S c h m i d[2] haben unseres Wissens dann erstmals genauere quantitative Angaben zur Frage der dicumarolbedingten Kapillarschädigung machen können, während z. B. K u - s c h i n s k y[3] und wir[4] ganz besonders noch neben den quantitativen, den zeitlichen Verhältnissen Aufmerksamkeit gewidmet hatten.

Mit der Gefäßwirkung des H e p a r i n s haben sich A h l q u i s t[5], A b r a h a m s[6] und für das Heparinoid T h r o m b o c i d K o n c z und B ü c h e r l[7] befaßt. Von besonderem Interesse sind hier auch die Untersuchungen von G i l b e r t und N a l e f s k i[8], die beweisen konnten, daß die Zugabe von Heparin und Dicumarol zu der das Herz durchströmenden Flüssigkeit im Tierexperiment das koronare Durchblutungsvolumen erheblich steigert, wobei es sich nach Auffassung dieser Autoren zumindest für das Dicumarol um eine direkte Wirkung auf die Gefäßwand handelt.

Zur weiteren Untersuchung dieses vasotropen Heparin-(Heparinoid-) Effektes, insbesondere neben seiner qualitativen und quantitativen auch zeitlichen Determinierung, bedienten wir uns der E m p f i n d l i c h k e i t   d e r   H a u t für u l t r a v i o l e t t e   S t r a h l e n. B o d e[9] konnte bekanntlich zeigen, daß die Strahlenempfindlichkeit der Haut von deren Durchblutungsgröße abhängt.

Man sieht in der Tat, daß nach Injektion von Heparin (10.000 bis 20.000 E.) nur eine geringere Zeit zur Erzeu-

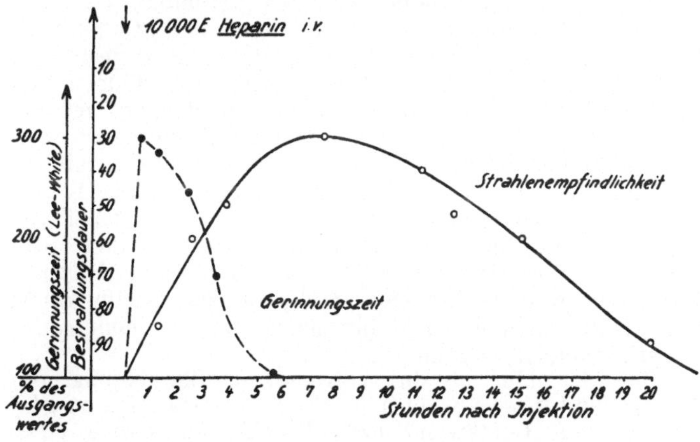

Abb. 1

gung eines Ultravioletterythems der Haut benötigt wird als vorher: Die E r y t h e m s c h w e l l e   wird h e r a b g e s e t z t.

Die Auswertung der gemeinsam mit U h l m a n n durchgeführten Bestrahlungsergebnisse an 40 gesunden Versuchspersonen ergab ganz bestimmte charakteristische Einzelheiten (Abb. 1).

a) Die Strahlenempfindlichkeit nimmt bereits in der ersten Stunde nach der Heparin- (Heparinoid-) Injektion zu. Der Gipfel wird im allgemeinen zwischen der 6. und 12. Stunde p. i. erreicht. Diese gesteigerte Strahlenempfindlichkeit ist in der Regel bis zur 18. bis 24. Stunde nachweisbar.

b) Der zeitliche Ablauf des gerinnungshemmenden Heparineffektes deckt sich n i c h t mit dem der Heparinwirkung auf die ultraviolette Strahlenempfindlichkeit der Haut.

c) Der beschriebene Effekt tritt auch ein, wenn man die gerinnungsphysiologische Heparinwirkung durch Injektion entsprechender Mengen Protaminsulfat kurz nach der Heparingabe ausschaltet. Auch eine der Heparininjektion vorgeschaltete Protaminsulfatinjektion ändert an dem beschriebenen Kurvenverlauf nichts.

d) Polysaccharid-Schwefelsäureester verschiedenen Polymerisationsgrades — natürlich nur, soweit diese für eine Injektion am Menschen in Frage kamen — zeigten kein sicher verwertbares unterschiedliches Verhalten.

e) Durch wiederholte Heparin- (Heparinoid-) Gaben wird die Strahlenempfindlichkeit der Haut zunehmend gesteigert.

Die unter a bis e erhobenen Befunde bestätigen und ergänzen die Untersuchungsergebnisse der eingangs genannten Autoren[5-8]. Wir möchten durchaus offenlassen, inwieweit die Gefäßwirkung des Heparins therapeutisch mit ins Gewicht fällt. Auf jeden Fall muß aber eine etwaige S u m - m a t i o n   v a s o a k t i v e r   E f f e k t e   im Falle einer Heparinbehandlung in Kombination mit entsprechenden Medikamenten, etwa Penicillin[4, 10] — um nur einen therapeutisch sehr weit verbreiteten Stoff, dessen Gefäßwirkung man im allgemeinen leicht übersehen mag, zu nennen —, mitberücksichtigt werden.

Bei der hier absolut notwendigen Betrachtung von G e f ä ß   und   G e f ä ß i n h a l t   als   E i n h e i t   (N a e g e l i) muß die auf Gefäßwand bzw. Durchblutungsgröße eines Organs gerichtete Wirkung eines Antikoagulans in anderem Lichte als bisher, jedenfalls nicht mehr als Nebenwirkung[11], erscheinen.

Die einmal als   k a p i l l a r t o x i s c h   empfundene Wirkung des Dicumarols und die   g e f ä ß e r w e i t e r n d e, durchblutungsfördernde des Heparins, Thrombocids bzw. des Dicumarols entsprechen einer bestimmten, aus der physiologischen   Einheit: Gefäß — Gefäßinhalt   abzuleitenden   V a s o a k t i v i t ä t   g e r i n n u n g s a k t i v e r   Substanzen.

L i t e r a t u r :   [1]   O v e r m a n   und Mitarbeiter: J. biol. Chem. (Am.), 142 (1942): 291. — [2]   N e u m a y r   und   S c h m i d : Schweiz. med. Wschr., 1948, 78: 616. — [3]   K u s c h i n s k y   und   L u d e w i g : Arch. exper. path. (D.), 210 (1950): 404. — [4]   M a t i s   und   H a g e r : Z. exper. Med., 118 (1951): 131. — [5]   A h l q u i s t : Amer. J. pharmacol., 1950: 370. — [6]   A b r a h a m s : Brit. Heart. J., 1950: 429. — [7]   K o n c z   und   B ü c h e r l : Klin. Wschr., 1951: 650. — [8]   G i l b e r t   und   N a l e f s k i : J. Labor. a. clin. Med. (Am.), 34 (1949): 797. — [9]   B o d e : Arch. Dermat. 188 (1950): 676, 683. — [10]   B l a i c h   und Mitarbeiter: Arch. Dermat., 188 (1950): 676, 683. — [11]   M a t i s : J. internat. Chir. (Belg.), 1952.

Zur Frage der L. e.-Zellenbildung

Von

Dr. **H. Dittrich** und Dr. **E. Frühmann**
Wien

1948 beschrieben H a r g r a v e s sowie H a s e r i c k und deren Mitarbeiter eine neue Zellform, die sie im heparinisierten Knochenmark von Patienten fanden, die an Lupus erythematodes disseminatus acutus erkrankt waren.

Eine eingehende Bearbeitung dieser Frage war jedoch erst möglich, als H a s e r i c k im gleichen Jahr nachwies, daß sich das L. e.-Zellenphänomen am besten dadurch darstellen läßt, daß man zellfreies Plasma des Patienten mit frischem Knochenmark eines Menschen oder auch eines Tieres mischt, bei Zimmertemperatur stehen läßt und nach $^{1}/_{2}$ bis 2 Stunden Ausstriche anfertigt. In diesen finden sich dann, wenn ein Lupus erythematodes acutus disseminatus — und nur ein solcher — oder eine seiner Verlaufsformen, wie das Libman-Sacksche Syndrom, vorliegt, folgende Veränderungen:

1. Die L. e.-Zelle: Es handelt sich in der Regel um einen segmentkernigen Leukozyten, der eine homogene Masse phagozytiert hat, wodurch der Kern mitunter ganz platt an den Rand gedrängt sein kann. Dieser Einschlußkörper ist auf Grund seines histochemischen Verhaltens als Zellkerneiweiß identifiziert worden. Mitunter kann diese Erscheinung auch bei den eosinophil granulierten Leukozyten gefunden werden.

2. Das Clumping- oder Rosettenphänomen: Neben der eigentlichen L. e.-Zelle wurde von H a r g r a v e s eine zweite Veränderung in den Präparaten beschrieben, die jedoch als viel weniger charakteristisch zu bezeichnen ist. Um eine größere, homogene Eiweißmasse, die mit den Ein-

schlußkörpern identisch zu sein scheint, finden sich rosetten-
förmig angeordnet segmentkernige Leukozyten.

Mit Hilfe der Versuchsanordnung von H a s e r i c k
und der Elektrophorese konnte festgestellt werden, daß die
Veränderungen durch den sogenannten L. e.-Faktor verursacht werden, einem Eiweißkörper, der mit der Geschwindigkeit der γ-Globuline wandert und beim Kaninchen als Anti-
gen wirkt. Die gewonnenen Antikörper verhindern in vitro
den positiven Ausfall der Haserick-Reaktion. Es sei nur
noch kurz erwähnt, daß der Faktor schließlich auch in
Pleura-, Perikard- und Gelenksergüssen sowie im Liquor und
selbst im Harn solcher Patienten nachgewiesen werden
konnte.

Mit fortschreitender Kenntnis der Morphologie ergaben
sich sofort zwei wesentliche Fragen: Ist die L. e.-Zellen-
bildung wirklich spezifisch, und wie ist der dynamische Ablauf ihrer Entstehung? Die erste Frage ist zwar heute immer
noch umstritten, doch wird eine strenge Spezifität im allgemeinen abgelehnt, da die Veränderungen auch bei anderen — vor allem Pilzerkrankungen — wenn auch nur
ganz vereinzelt und in geringfügiger Anzahl gefunden werden konnten. Führende Forscher auf diesem Gebiet, wie
B e r m a n in Amerika, vertreten derzeit den Standpunkt,
daß erst etwa 10 L. e.-Zellen auf 500 normale Zellen als so
gut wie beweisend für einen Erythematodes zu betrachten
sind, während das Rosettenphänomen sicher unspezifisch ist.

Ein Problem wird unserer Meinung nach in diesem Zusammenhang von vielen Autoren noch immer viel zu wenig
beachtet. Das ist die Bedeutung, die dem im Versuch verwendeten Knochenmark zukommt. So haben B e r m a n,
A x e l r o d und Mitarbeiter zahlreiche quantitative Untersuchungen mit dem gleichen L. e.-Plasma unter gleichen
Bedingungen, aber stets mit verschiedenem Knochenmark
durchgeführt und dabei Schwankungen zwischen über 40
und Null L. e.-Zellen festgestellt. Unsere eigenen Erfahrungen decken sich mit diesem Bericht völlig, so daß es uns
illusorisch erscheint, eine Art Titerbestimmung des L. e.-
Faktors durch Auszählung der L. e.-Zellen durchführen zu
wollen.

Die zweite, vorhin aufgeworfene Frage nach dem dynamischen Ablauf der L. e.-Zellenbildung war im besonderen
der Ausgangspunkt unserer eigenen Untersuchungen, von
denen wir einige herausgreifen möchten.

M o y e r und F i s h e r sowie R o h n und B o n d berichteten vor einigen Monaten, daß es ihnen gelungen war,

den Vorgang bei entsprechender Supravitalfärbung unmittelbar zu beobachten. Er läuft nach den Autoren in folgender gesetzmäßiger Weise ab: Zuerst kommt es zu einer Schwellung und Verdichtung der Chromatinstruktur, weiter zu einer Auflösung des Kernes, bei Erhaltenbleiben der Kernmembran, und schließlich zu einer Umwandlung des Kernes in eine homogene, annähernd runde Masse mit noch intaktem Zytoplasma. Von dieser Veränderung werden in erster Linie die reiferen Stufen der neutrophilen Leukozyten betroffen. Schließlich geht zum Teil auch das Plasma verloren und diese Zellen- bzw. Kernreste werden nun von noch intakten neutrophilen Leukozyten phagozytiert.

Unsere eigenen Untersuchungen mit Supravitalbeobachtung, die wir unabhängig davon begonnen haben, sind fehlgeschlagen, wahrscheinlich weil wir andere Farben verwendet haben. Wir haben daher eine andere Versuchsanordnung gewählt. Die Probe wird sofort nach Mischung schnell auf 0⁰ abgekühlt, einige Stunden stehengelassen und dann langsam und stufenweise die Temperatur wieder erhöht. Bei etwa 8 bis 10⁰ zeigten sich bereits die von Moyer und Fisher beschriebenen Veränderungen: Allmähliche Auflösung und Verflüssigung einzelner Kerne, mit Bildung von „freien L. e.-Körperchen“. Weiter gehen die Veränderungen bei dieser Temperatur auch nach einigen Stunden nicht. Erst bei etwa 15 bis 20⁰ setzt die Phagozytose dieser Kernreste mit Bildung typischer L. e.-Zellen ein. Zeitlich etwa im gleichen Punkt ist auch das Auftreten des Rosettenphänomens, wahrscheinlich durch Zusammenfließen mehrerer solcher Kernreste zu beobachten. Damit konnten wir die Ansichten der Autoren auf einem anderen Wege weitgehend bestätigen.

In einer weiteren Versuchsgruppe haben wir uns bemüht, durch künstliche Veränderungen eines normalen Serums oder Plasmas Bedingungen zu schaffen, die gleichfalls zur Bildung von L. e.-Zellen führen. Den ersten Schritt auf diesem Gebiet hat 1951 Haserick mit Pilzkulturen erfolgreich unternommen. Aufschlußreicher erscheinen uns jedoch die Arbeiten von Inderbitzin.

Durch einen Zufall konnte er beobachten, daß es im normalen Blut, das mit Liquoid. Roche ungerinnbar gemacht wird, ebenfalls spontan zur Bildung von L. e.-Zellen kommt. Wir haben diese Angaben nachgeprüft und können die erhobenen Befunde leider nicht bestätigen. Es wäre dies an sich durchaus erklärbar, da schon vor einigen Jahren Allgöwer in ausgezeichneten Untersuchungen zeigen konnte, daß die Phagozytosefähigkeit der Leukozyten im Bereich der verwendeten Liquoid-Konzentration zumindest gegenüber Colibazillen so gut wie Null ist.

Wir haben schließlich nach weiteren Bedingungen gesucht, L. e.-Zellen in einem normalen Serum bzw. Plasma und normalem Knochenmark hervorzurufen und erstmalig unter anderem folgende Beobachtungen gemacht.

Mischung von Plasma der Blutgruppe A 1 und Mark der Blutgruppe B führte ab und zu zu einer schwachen, aber eindeutigen L. e.-Zellenbildung. Bei der Auswertung von L. e.-Präparaten müßte somit auch auf diese Beobachtung in Zukunft Rücksicht genommen werden. Doch verliefen unsere quantitativen Vergleiche in dieser Richtung ohne Ergebnis, da, wie schon oben betont, jedes Mark von sich aus anders reagiert und eine zahlenmäßige Auswertung unmöglich ist.

Bei einer anderen Serie haben wir normale Proben mit Schlangengift, und zwar Russelitoxin der Firma Winter in Innsbruck, versetzt. Hier zeigte sich in einigen Präparaten eine echte, lebhafte Erythrophagie, in anderen wieder eine ganz typische L. e.-Zellenbildung. Allerdings waren auch eine Reihe von angesetzten Proben völlig negativ, ohne daß ein Grund dafür faßbar gewesen wäre. Versuchsansätze mit Kobratoxin, das wir dem Serotherapeutischen Institut in Wien verdanken, blieben stets negativ.

Obwohl bereits in einzelnen Arbeiten immer wieder der Gedanke aufgetaucht ist, daß das Phänomen der L. e.-Zellenbildung in irgend einem Zusammenhang mit Antikörpern, insbesondere Leukozyten-Agglutininen stehen könnte, ist uns bis jetzt beim Studium der Literatur weder ein direkter noch indirekter Beweis dieser Auffassung bekannt geworden.

Wir haben uns daher für eine weitere Versuchsreihe folgende Arbeitshypothese zurechtgelegt: Durch Besetzung der Zelloberfläche mit Antikörpern oder durch proteolytische Einflüsse kann es, wie schon oben geschildert, zu der charakteristischen Kolliquation der Leukozytenkerne kommen. Vereinzelt war es außerdem, vielleicht durch eine erhöhte Phagozytosebereitschaft, zu einer Aufnahme dieser Eiweißsubstanzen und damit Bildung von L. e.-Zellen gekommen.

Wenn nun tatsächlich Antikörper an der Zelloberfläche eine entscheidende Rolle spielen, so sagten wir uns, müßte es dann, wenn wir zu einem L. e.-Plasma so veränderte Erythrozyten hinzufügen, zur Erythrophagie kommen. Dieser Beweis ist gelungen, da wir durch einen glücklichen

Zufall gerade über eine Patientin mit Loutitscher Anämie mit hoch positivem Coombs-Test verfügten. Man sieht die eindeutige Phagozytose der Erythrozyten, die im Kontrollversuch, nach Eluierung der Antikörper nicht eintrat. In einem anderen ähnlich gelagerten Fall fanden wir sogar L. e.-Zellen und Erythrophagie nebeneinander, so daß wir der Meinung sind, daß Antigen-Antikörperreaktionen eine wesentliche Bedeutung bei der L. e.-Zellenbildung zukommt.

Zusammenfassung: Wir haben uns gestattet, Ihre Aufmerksamkeit auf das Problem der Bildung der Lupus erythematodes-Zellen zu lenken. Nach einem kurzen Ueberblick über die Entwicklung dieser Frage haben wir uns erlaubt, Ihnen erstmalig über einige Ergebnisse unserer hämatologischen Untersuchungen zu berichten. Wegen der Kürze der Zeit konnten jedoch nur einzelne Ausschnitte gebracht werden und auch Literaturhinweise und Diskussionen mußten auf ein Minimum beschränkt werden. Wir glauben einen wesentlichen Beitrag dafür geliefert zu haben, daß die L. e.-Zellenbildung in einem engen Zusammenhang mit Antigen-Antikörperreaktionen steht und werden darüber an anderer Stelle ausführlich berichten.

Literatur beim Verfasser.

Untersuchungen über zerebrale Erregungs- und Hemmungsvorgänge

Von

Dr. O. Eichhorn

Graz

Es ist heutzutage noch eine sehr weit verbreitete Anschauung, daß die Behandlung der Geisteskrankheiten und die psychiatrische Forschung überhaupt zu den wenig befriedigenden Gebieten der Medizin gehört. Doch ist diese Meinung schon angesichts der Tatsache nicht zu vertreten, daß der weitaus größere Prozentsatz der Psychosen durch eine entsprechende Behandlung auf Jahre hinaus zum Stillstand oder gar zur Heilung gebracht werden kann. Auch die Auffassung, daß die Forschung auf dem Gebiet der Psychiatrie bisher zu keinem brauchbaren Ergebnis geführt hat, welches uns nähere Einzelheiten über Wesen und Grundlage der Psychosen vermitteln könnte, ist heute unbegründet. Freilich beschränkte sich die psychiatrische Forschung jahrzehntelang auf die Beschreibung von Einzelsymptomen, auf psychopathologische Darstellungen und erbpathologische Studien, obzwar man schon seit langem vermutete, daß die Psychosen nicht eigentlich eine Krankheit der „Seele" schlechthin sei und man den spekulativen Theorien auf diesem Gebiet mißtraute, so geistreich sie auch sein mochten; doch gelang es erst mit den modernen Mitteln der Neurophysiologie, der Biochemie und der Endokrinologie, etwas weiter in das bisher unbekannte Gebiet der Pathophysiologie der Psychosen einzudringen.

Ich möchte hier nur einige wichtige Ergebnisse dieser Forschungsrichtung erwähnen: von zahlreichen Untersuchern konnten Störungen der Leberfunktion bei psychotischen Erkrankungen gefunden werden. Tatsächlich hat eine regelrechte L e b e r s c h u t z t h e r a p i e a l s A d - j u v a n s zur übrigen Behandlung recht gute Erfolge gezeitigt. Häufig wurden die somatischen Symptome der akuten K a t a t o n i e z u r H i s t a m i n v e r g i f t u n g in Beziehung gebracht und daraus die Vorstellung abgeleitet, daß eine histaminähnliche, aus dem Eiweißstoffwechsel stammende Substanz bei manchen Psychosen eine pathogenetische Rolle spielen könnte. Behandlungsversuche mit Antihistaminkörpern sind allerdings fehlgeschlagen. Der Histamingehalt im Blut und Liquor wurde häufig erhöht und der von Azetylcholin manchmal erhöht, aber zeitweise erniedrigt gefunden. Ebenso sind zahlreiche Veränderungen der morphologischen Zusammensetzung des Blutes sowie seiner O_2- und CO_2-Spannung und das Vorhandensein von Antistoffen, unbekannten Toxinen und noch viele andere Einzelbefunde beschrieben worden. Besonderes Interesse verdienen die Arbeiten von P i n c u s und H o a g l a n d und anderen Autoren, welche eine fehlerhafte Funktion der Nebennierenrinde bei Schizophrenie ergaben, sowie die Vorstellungen R i e b e l i n g s über permeabilitätsbeeinflussende Faktoren, welche bei Psychosen eine gewisse Bedeutung haben könnten.

In e i n e r e i g e n e n a u s g e d e h n t e n U n t e r - s u c h u n g s r e i h e schließlich, über die ich andernorts auszugsweise berichtet habe, konnte ich feststellen, daß bei b e s t i m m t e n P s y c h o s e g r u p p e n c h a r a k t e r i - s t i s c h e E l e k t r o l y t v e r s c h i e b u n g e n stattfinden. Besonders auffallend waren Veränderungen der K a l i u m - i o n e n k o n z e n t r a t i o n e n i m L i q u o r. Es zeigte sich nämlich, daß ein e r h ö h t e r K-Gehalt im Liquor den a k i - n e t i s c h e n Psychosen sowie den zerebralen Erschöpfungsphasen nach epileptischen Anfallsserien und nach Erregungsregungszuständen zuzuzählen war, während ein e r n i e d - r i g t e r K-Gehalt im Liquor den h y p e r k i n e t i s c h e n Psychosen, den Phasen vor und am Beginn epileptischer Anfallsserien und pathologischen Erregungszuständen entsprach. Auf Grund einer feststehenden Regelung der Elektrolytverteilung zwischen Blut und Liquor, dem sogenannten D o n n a n - G l e i c h g e w i c h t, ist es offensichtlich, daß dieses Verhalten der Mineralstoffe direkt auf Ionenkonzentrationsänderungen innerhalb der Hirnstruktur zurückzuführen ist.

In Anbetracht dieser hier kurz skizzierten Ergebnisse kann man annehmen, daß am E r s c h e i n u n g s b i l d der genannten Psychosegruppen sich zerebrale E r r e g u n g s -

und Hemmungsmechanismen maßgeblich beteiligen. Ich meine damit, daß die Psychomotorik, die ja bei vielen Geisteskranken zum Unterschied vom motorischen Verhalten gesunder Menschen so augenfällig gestört ist, der Steuerung von Erregung und Hemmung innerhalb bestimmter Prozesse des Hirnstoffwechsels unterliegt. Die fehlerhafte Steuerung einer krankhaften Psychomotorik ist offenbar, wie unsere Untersuchungen zeigen, an den erwähnten Elektrolytverschiebungen abzulesen. Wenn wir uns nun fragen, wie diese fehlerhafte Steuerung von zerebraler Erregung und Hemmung zustande kommt, so muß ich zunächst einige grundsätzliche Probleme des Neurochemismus vorausschicken, deren Kenntnis wir besonders Dale, Hill, Höber, v. Muralt, Nachmansohn, Wyss und anderen Autoren verdanken.

Die Erregung von Nervensubstanz ist durch zwei integrierende Vorgänge, die nahe aneinandergekoppelt sind, bestimmt: durch einen gut registrierbaren bioelektrischen und durch einen schwerer bestimmbaren chemischen Vorgang. Neben einer ausschließlich elektrischen Erscheinung, welche die Erregungswelle in Form einer fortschreitenden Depolarisation und Repolarisation begleitet, findet eine Freisetzung chemischer Substanzen, sogenannter Aktionssubstanzen (v. Muralt), statt. Als solche kennen wir das Azetylcholin, das Aneurin, das Kalium und einen Stoff A_4, der dem Aneurin nahesteht und mit den Erholungsvorgängen etwas zu tun hat. Diese Stoffe steuern den Erregungs- und Erholungsvorgang und sie sind untereinander in ihrer Wirkung teils antagonistisch, teils synergistisch verbunden. Es ist sehr wahrscheinlich, daß das Kalium und das Azetylcholin den Aktionszustand primär einleiten und daß die übrigen Aktionssubstanzen in die Reihe der Erholungs-, der Auflade- und der Resyntheseprozesse gehören. Im Grunde entspricht dieser Vorgang der alten Vorstellung, daß Erregung eine reversible Zunahme der Ionenpermeabilität ist, hervorgerufen durch eine begrenzte und vorübergehende Dispergierung der Plasmamembran. An dieser Auflockerung der Membran, sozusagen als „chemische Vorläufer", beteiligen sich nach Untersuchungen von Hill im besonderen Spaltprodukte von Membranbestandteilen. Es sind dies vor allem eine Reihe von ungesättigten Fettsäuren aus den Lipoiden der Nervensubstanz, die zufolge der polar-nichtpolaren Konfiguration ihrer Moleküle desintegrierende, auflockernde Eigenschaften haben.

Für die Aufrechterhaltung der molekularen Organisation der Membranen und damit eines dynamischen Gleichgewichtes zwischen Erregung und Hemmung ist die Anwesenheit von Sauerstoff notwendig; denn O_2 baut, wie Versuche am Riesenaxon des Tintenfisches gezeigt haben, die Membran nach Erregung wieder auf und bewirkt den Rücktransport verlorenen Inhaltes. Ein entscheidender Katalysator des O_2-Verbrauches ist die Cocarboxylase, das Coferment der Carboxylase, die u. a. eine wichtige Funktion des Hirnstoffwechsels, nämlich die Beseitigung von Brenztraubensäureanhäufungen auf anaerobem und aerobem Wege bewirkt. In dieses System der Ketosäuren schalten sich auch, wie Grinschgl kürzlich gezeigt hat, Transaminierungsvorgänge, also Abbau- und Umbauwege des Eiweißstoffwechsels, ein, welche überhaupt für eine geordnete Hirnfunktion unerläßlich sind.

Wenn ich vorhin das Kalium und das Azetylcholin als primäre Aktionssubstanzen genannt habe, müssen wir uns fragen, welche Substanzen des Gehirnstoffwechsels die Permeabilität bzw. die Zerstörung und Resynthese dieser Stoffe katalysatorisch beeinflussen können. Azetylcholin selbst fördert offenbar den K-Austritt. Eigene Versuche haben gezeigt, daß bei Zugabe von Azetylcholin zur Ringerlösung aus Hirnbrei weit mehr als die Hälfte des überhaupt diffusiblen Kaliums austreten. Adrenalinzusatz verhindert den K-Austritt fast völlig, während Glukose und Glutaminsäure ebenfalls die K-Auswanderung aus den Zellen hemmen können. Anwesenheit von K-Ionen fördert die Freisetzung von Azetylcholin offenbar durch Hemmung von Cholinesterase (Mendel und Mitarbeiter). Glukose übt dagegen eine bremsende Wirkung auf die Azetylcholinwirkung aus und schließlich beschleunigt Glutaminsäure die Azetylcholinsynthese um das Fünffache.

Ich kann in diesem Rahmen nicht näher auf das komplizierte Geschehen der Hirnstoffwechselprozesse eingehen, doch kann man aus diesen wenigen Einzelheiten erkennen, daß die Nervenzellen eine beträchtliche Energie aufwenden müssen, um den dynamischen Zustand einer normalen und gesunden Hirnfunktion aufrechtzuerhalten. Jedenfalls sehen wir, daß der Erregung als chemischen Vorgang Austritt von K-Ionen und Freisetzung von Azetylcholin aus den Zellen entspricht, und während der refraktären Periode erfolgt unter Aufwendung energieproduzierender Substanzen die Wiederaufnahme der K-Ionen entgegen dem Diffusionsgradienten und die Resynthese des Azetylcholins aus dem Cholin der Phosphatide und den Azetylradikalen in Gegenwart von Adenosin-Triphosphat und Phosphorkreatin. Daraus geht hervor, daß während Depolarisation und Repolarisation, d. h. während des Zusammenbrechens und der Erholung der Nervenmembran eine Kette chemischer Reaktionen abläuft, deren jedes einzelne Glied für die Aufrechterhaltung einer geregelten Hirntätigkeit notwendig ist.

Wenn wir nun zu unseren klinischen Befunden zurückkehren, können wir sagen, daß offenbar die Steuerung des Aktionszustandes der Hirnzellen bei jenen Psychosen mit krankhafter Psychomotorik in charakteristischer Weise gestört ist. Hyperkinetische Psychosen sind durch eine Störung des primären Erregungsmechanismus gekennzeichnet, es gelingt den Zellen von sich aus nicht mehr, adäquate Depolarisationsvorgänge einzuleiten, während bei akinetischen Psychosen der Auflade- und der Erholungsmechanismus, der normalerweise während der Refraktärperiode stattfindet, gestört ist, und es den Zellen unmöglich wird, Repolarisationsvorgänge in genügender Weise einzuleiten. Man kann natürlich nicht sagen, welche spezifische Substanz oder Substanzengruppe es ist, die diese Prozesse des Hirnstoffwechsels spezifisch stört, aber doch kann diese nur zu jenen biochemischen Ketten gehören, welche die Steuerung der nervösen Aktion zu beeinflussen vermögen. Die Veränderungen des Elektrolytmetabolismus, die wir feststellen konnten, sowie alle jene biochemischen Befunde, die bisher von den verschiedensten Autoren bei Psychosen gefunden wurden, sind selbstverständlich nicht spezifisch, d. h. daß damit nichts über die eigentliche und ursprüngliche Ursache der Psychosen ausgesagt werden kann. Aber ich möchte sie doch als eine Art „Indikator" bezeichnen, durch den stoffwechselphysiologische Prozesse ablesbar werden, die bei psychotischen Vorgängen von Bedeutung sind. Diese Befunde ermöglichen die Arbeitshypothese, daß einerseits die Erregungsbildung und anderseits der Resyntheseprozeß pathologisch gehemmt wird, und zwar bei den Psychosen in einem Ausmaß gehemmt wird, der weitgehend irreversibel zu sein scheint, während bei der Epilepsie diese Vorgänge in Form eines vorübergehenden Anfalles offenbar nur flüchtig und reversibel sind. Das ist möglicherweise auch eine brauchbare Erklärung dafür, daß therapeutisch applizierte epileptische Anfälle auf Psychosen eine günstige Wirkung haben.

Ich hoffe, Ihnen mit diesen kurzen Ausführungen gezeigt zu haben, daß der heutige Stand der psychiatrischen Forschung uns durchaus nicht zu einer resignierenden Einstellung berechtigt, wenn wir auch über die eigentliche Ursache der Geisteskrankheiten, über die ursprüngliche Noxe, sofern eine solche überhaupt denkbar ist, gegenwärtig noch nichts Bestimmtes aussagen können.

Das Fokalgeschehen
im Blickfeld gynäkologisch-
geburtshilflicher Erkrankungen

Von

Dr. med. **Hans Nahmmacher,**
Facharzt für Frauenheilkunde und Geburtshilfe

Bad Reichenhall

Die auf dem Gebiete der Fokalinfektion in bezug zu
gynäkologischen Leiden von mir seit fast 25 Jahren gesammelten praktischen Erfahrungen in meiner Fachpraxis
und in meiner eigenen Klinik geben mir zu meinen heutigen
Ausführungen Veranlassung, zumal ich gerade in dem Er-
fahrungsaustausch zwischen den einzelnen ärztlichen Disziplinen und zwischen Fachärzten und praktischen Aerzten
im Interesse der Erkrankten das wertvollste Bindeglied in
der ärztlichen Zusammenarbeit ersehe.

Die Klärung und die Bearbeitung des umfassenden
Problems der Herderkrankungen bedarf unbedingt einer
G a n z h e i t s b e t r a c h t u n g, zumal sich ja die Fokalinfektion nicht allein auf die Zähne und Mandeln oder
die Nebenhöhlen, sondern in einer Vielzahl auch auf die Erkrankungsprozesse des Magen-Darmtraktus sowie des Genitale u. a. zurückführen läßt.

Erschwerend bei der Erkenntnis der Herderkrankung ist
die außerordentliche Problematik, die einer einwandfreien
Diagnose der Herderkrankungszusammenhänge anhaftet, zumal es bei weitem nicht so ist, daß jede Erkrankung, die
eventuell durch einen Herdinfekt bedingt sein könnte, nun
auch wirklich stets herdbedingt sein muß. Die Arbeit auf
diesem Gebiet erfordert eine umfangreiche, jahrelange
Kenntnis dieser Krankheitsvorgänge, und es bedarf einer
besonders kritischen Einstellung des behandelnden Arztes
zu diesen Krankheitsgeschehnissen, bevor die Entscheidung

über die ärztliche Behandlung in dem Einzelfall endgültig festgelegt werden kann.

Bei der Betrachtung des Herderkrankungsgeschehens steht die A n a m n e s e an e r s t e r Stelle. Ein weiterer bedeutungsvoller Punkt ist nach den Ausführungen von P a r a d e die W e r t u n g der diagnostischen Methoden, d. h. die Entscheidung, in welcher Beziehung ein aufgefundener Herd zu dem vorliegenden, fokalverdächtigen Krankheitsbilde steht. Dabei sind Kritik und Vorsicht am Platze, ein Hinweis, den H a n s e n auch für die verschiedenen Testmethoden empfiehlt.

Erst nach Einzelabwägung und Abwägung in der Gesamtheit sollte die Diagnosestellung der Herdinfektion mehr oder weniger das E n d s t a d i u m d e r G e s a m tu n t e r s u c h u n g darstellen. Die Untersuchungsergebnisse der einzelnen Fachärzte, wobei die Beurteilung durch den Internisten unbedingt mit erforderlich erscheint, müssen dann in der Gesamtheit verwertet werden und die endgültige Diagnose und Therapie fest untermauern. Denn schon heute finden wir wieder in der Literatur, so z. B. in dem jüngsten Bericht von G o o d s über das Problem des Rheumatismus, daß die fokale Infektion überhaupt nicht mehr erwähnt wird. Diese Entwicklung verdichtet sich, wie E s s e r und auch M a a s s e n schreiben, zu grundsätzlichen Zweifeln an der Lehre von der Herdinfektion, und zwar nicht nur in ihrer Beziehung zu den rheumatischen Erkrankungen, sondern auch in ihrer Gültigkeit bzw. Bedeutung überhaupt. Im besonderen gälte dies auch für einen mancherorts jahrzehntelang geübten Exodontismus für die dentale Herdinfektion.

Ich glaube allerdings nicht, daß diese grundsätzlichen Zweifel an der Lehre von der Herdinfektion, wie sie hier und dort berichtet werden, wirklich berechtigt sind. Denn wenn wir diesem Arbeitsgebiet mit der notwendigen Kritik, aber anderseits mit der notwendigen Aufgeschlossenheit den möglichen und vielseitigen Zusammenhängen gegenübertreten, dann dürfen wir, die wir schon viele Jahre hindurch diese Zusammenhänge studieren, mit W i l d e einiggehen, der in seiner Arbeit zur Definition der Lehre von der Herderkrankung betont, daß ein der Diagnose und Therapie aufgeschlossen gegenüberstehender Arzt heute in seinem Denken und Handeln die Lehre von den Herderkrankungen nicht mehr ignorieren kann.

Und so habe ich an einem umfangreichen Krankengut seit über 20 Jahren, unter Berücksichtigung des von Hans

Päßler (Dresden) auf dem Internistenkongreß 1909 inaugurierten Krankheitsgeschehen der Fokalinfekte in bezug zu körperlichen Erkrankungen verschiedenster Art, insbesondere die Beziehungen zwischen tonsillären und dentalen Fokalinfekten zu gynäkologisch-geburtshilflichen Erkrankungsprozessen beobachten und studieren können, wobei es mir zur Vervollständigung meiner Ausführungen wichtig erscheint, die Bemerkungen von Siegmund (Münster) zur allgemeinen pathologischen Problematik der Fokalerkrankungen und einiger Testverfahren mit zu erwähnen. Siegmund sagt: „Der Herd selbst ist ein in der Regel durch Bakterien hervorgerufener Entzündungsprozeß, der sterilisiert werden kann. Die Fernwirkungen, z. B. in den Gelenken oder in Herzmuskeln, sind durchwegs die Folge von Durchblutungsstörungen terminaler Strombahngebiete mit folgender Exsudation in das angrenzende Gewebe. Es kommt nicht darauf an, darüber zu diskutieren, ob eine Infektion, eine Intoxikation, eine allergische Umstimmung, eine über das vegetative Nervensystem auf afferenten oder efferenten und nervalen Bahnen zur Auswirkung kommende Neurodystrophie oder eine über humorale Mechanismen in die Peripherie wirkende Zellstoffwechselstörung das Wesen der Fokalerkrankung ausmacht, sondern sich darüber klar zu sein, daß bei jedem Krankheitsvorgang, insbesondere bei den Rückwirkungen eines Herdes, sämtliche Faktoren nebeneinander beteiligt sind, wobei freilich die Präponderanz des einen oder des anderen im Einzelfall verschieden sein kann. Eine einseitige neural-pathologische Betrachtung des Herdgeschehens ist ebenso unzulänglich wie eine zellular-mechanistische. Wir müssen uns daran gewöhnen, die Gesamtheit der Faktorenkonstellation zu berücksichtigen und die verschiedenartigen zellulären, neuralen, hormonalen und humoralen Verknüpfungen vom inneren Standpunkt aus als Gemeinschaftsreaktion zu betrachten."

Veranlassung zu diesem mich ganz besonders interessierenden ärztlichen Arbeitskreis in meinem Fachgebiet gaben mir Beobachtungen am Krankenbett bei gynäkologisch Erkrankten, die kurvenmäßig längere Zeit subfebrile Temperaturen aufwiesen, bei denen in vielen Fällen gleichzeitig eine erhöhte Blutsenkung zu verzeichnen, aber nicht allein ausschlaggebend war, die aber bei der gynäkologischen Untersuchung keinerlei krankhafte Veränderungen aufwiesen, trotz der immer und immer wieder geklagten Schmerzen nach vorausgegangener intensiver, teils ambulanter, teils stationärer Behandlung.

Ich habe schon 1937 auf dem Deutschen Gynäkologen-
kongreß meine ersten Beobachtungen über die vorerwähnten
Vorgänge vorgetragen und habe in den nachfolgenden
15 Jahren weiterhin dieses Krankheitsgeschehen verfolgt
und kritisch beobachtet. Erst ganz allmählich erschienen
auf diesem Arbeitsgebiet in der Fachliteratur der Gynäkologie und Geburtshilfe einzelne Arbeiten, so z. B. von
H e n k e l, von v. G ü n t h'e r und P a s c h k e, B a d e r s -
w e i l e r, S c h u l z e - R o n h o f f und B e r n h a r d. In
letzter Zeit haben als Gynäkologen auch ihre Beobachtungen
F r a n k e, W a l l a u und B a a t z veröffentlicht und vorgetragen.

Ich glaube fest, daß wir uns als Gynäkologen auf
einem Arbeitsweg befinden, der, selbstverständlich unter
voller Berücksichtigung a l l e r medizinischen Forschungs-
ergebnisse im Interesse des gesundheitlichen Geschehens
unserer Kranken, doch noch mehr Allgemeingut werden
müßte, als es bisher der Fall gewesen ist, zumal ich behaupten möchte, daß es sich nicht nur um einen kleinen
Teil von gynäkologischen Erkrankungen handelt, die in der
Betrachtung der Fokalinfektionen ihre Klärung und in der
Behandlung dieser Infekte auch in der Mehrzahl ihre Ausheilung erfahren.

Gerade diese, vielleicht in der Allgemeinpraxis nicht
so ins Auge springenden Zusammenhänge eines Fokalherdes mit gynäkologisch-geburtshilflichen Erkrankungsprozessen, wie sie sich vielleicht am Krankenbett bei
einem reichen klinischen Krankengut ergaben, veranlassen
mich, betont auf diese tatsächlichen Vorgänge hinzuweisen,
da sich die Aufschlüsselung dieser Erkrankungszusammen-
hänge im Interesse der oft jahrelang unzufriedenen und immer wieder von Schmerzen geplagten Patientinnen lohnt.

Es wäre nun absolut falsch, zu behaupten, daß jede Entfernung eines schlechten Zahnes oder einer vereiterten Man-
del unbedingt ausschlaggebend für die Heilung der geklagten
gynäkologisch-geburtshilflichen Erkrankungsprozesse sei.
Genau so, wie es bei einem völlig einwandfreien Unter-
suchungsbefund der Mandeln und der Zähne nicht von vornherein abzulehnen ist, ob nicht doch von diesen gesund erscheinenden Organen oder deren Umgebung eine krankheitsauslösende Streuung im Bereiche des Genitales erfolgen
könnte. Unter diesem Gesichtspunkt darf ich nochmals
besonders auf die Ganzeitsbetrachtungen hinweisen.

Wie ängstlich werde ich oft von meinen Patientinnen

angesehen, wenn ich nach Erhebung der Anamnese meine Aufnahmeuntersuchung als Gynäkologe zunächst mit einer Inspektion der Mundhöhle und des Rachens beginne. Fast immer wird mir von einem Teil meiner Patientinnen beteuert, daß er gerade in Zahnbehandlung stünde, ein anderer Teil behauptet, daß er weder Zahn- noch Mandelschmerzen habe. Trotz dieser oft ängstlich gegebenen Hinweise nehme ich dennoch immer wieder Zuflucht während der Behandlung zu einer Inspektion der Mundhöhle und des Rachens, insofern meine Befunde und Beobachtungen des Krankheitsgeschehens doch die Möglichkeit einer diesbezüglichen Fokalinfekterkrankung nicht ausschließen. Denn gerade die S c h m e r z f r e i h e i t eines latent schlummernden, aber auch eines subakut aufflackernden Erkrankungsprozesses gaben mir Veranlassung, grundsätzlich diese Dinge bei allen konservativen und operativen Behandlungsfällen eingehend zu überprüfen, im gleichen Sinne, wie ich, abgesehen von akuten Operationen, seit über 20 Jahren keinen, auch nicht den kleinsten operativen Eingriff ausführe, ohne daß ich mich nicht über den Blutsenkungswert, neben der allgemeinen Untersuchung, vergewissere. Jede noch so leicht erhöhte Blutsenkung, insbesondere in der zweiten Phase der Ablesung — wobei ich der Blutsenkung nach L i n s e n m e y e r den Vorzug gebe —, gibt mir Veranlassung, genaue Nachforschung nach einer damit im Zusammenhang stehenden Ursache eventueller Fokalinfektion vorzunehmen.

Soweit ich mir als Gynäkologe überhaupt eine kritische Beurteilung bei einer Inspektion der Zähne und Mandeln erlauben darf, so läßt dieselbe überaus wechselvolle und verschiedenartige Befunde erheben. Ich habe bei dem Studium der dentalen und otologischen Literatur meine Beobachtungen durch fachärztliche Mitteilungen auf diesen Gebieten voll und ganz bestätigt gefunden, wobei ich insbesondere die chronische Tonsillitis, die außerordentlich häufig ist, erwähnen darf. T h e i s s e n erwähnt als Nasen-, Hals- und Ohrenarzt, daß es weder dem Histologen noch dem Kliniker mit absoluter Sicherheit möglich ist, die Frage zu klären, wie man eine herdverdächtige von einer harmlosen, chronischen Tonsillitis unterscheiden kann. In gleichem Sinne der Mahnung und Vorsicht in der Behandlung äußert sich H a n s e n als Zahnarzt, der wohl die Bedeutung der Herdinfektion betont, aber doch anerkennt, daß das Wirkungsfeld des Herdgeschehens heute noch nicht klar abgegrenzt ist, und daß es auf diesem Gebiete, neben der von mir schon erwähnten Kritik und Vorsicht, noch manche Schwierigkeiten und Ausweitungen geben wird.

Aus den entsprechenden gesammelten Erfahrungen heraus ergibt sich die Tatsache, daß es grundfalsch wäre, für die Behandlung der Fokalerkrankungen den Standpunkt einzunehmen, alle Mandeln und alle Zähne restlos zu entfernen, weil sie krankheitsverdächtig oder nach Ansicht des einen oder anderen Facharztes krank sind. Es bedarf, wie überall im Leben, aber gerade in der Medizin, auch im Fokalgeschehen des sogenannten goldenen Mittelweges, der am sichersten zu der festfundamentierten Diagnose und der sich daraus ergebenden, nutzbringenden Therapie führt und der in der ärztlichen Gemeinschaftsarbeit seine volle Berechtigung findet.

Eine Grundbedingung in der Therapie der Fokalerkrankung aber ist die restlose Entfernung des Fokalherdes, wenn er als solcher tatsächlich erkannt ist, d. h. kranke Tonsillen und Zähne sind in toto zu entfernen, wobei gleichzeitig dem gegebenen lokalen Krankheitsgeschehen eine entsprechende Wundbettbehandlung, die bei allen operativen Eingriffen in der Medizin neben einer planvollen operativen Vor- und Nachbehandlung den Behandlungserfolg weitgehendst bestimmt, anzuschließen ist. Hierbei möchte ich nochmals hervorheben, daß die jeweilige operative Entscheidung und operative Handlungsweise allein dem einschlägigen Facharzt, entsprechend vorhergehender gemeinschaftlicher ärztlicher Beurteilung über den von ihm erhobenen lokalen Herdbefund, überlassen bleibt. Die hinweisgebende Bitte, einer Zahnextraktion eine eventuelle Exkochleation, Knochenglättung, Wurzelrestentfernung usw., selbstverständlich unter voller Berücksichtigung der durch den lokalen Befund gegebenen Möglichkeiten, mitanzuschließen, basiert auf den in Einzelfällen festgestellten Befunden, daß wohl Zähne entfernt worden sind, daß aber auf Grund ungenügender Wundbettbehandlung eine Hautbrücke sich über dem als besonders herdkrank anzusprechenden apikalen Gebiet geschlossen hat und in diesem Gebiet der Infekt nun trotz der Zahnextraktion weiter schlummerte und sein Unwesen zum Nachteile des Kranken trieb.

Aus diesen Tatsachen erhellt, daß ein Anbehandeln und eine nicht vollständige Beseitigung des Erkrankungsprozesses meist viel schwerwiegendere Folgen mit sich bringt gegenüber einer vielleicht zunächst überaus schwierig oder gar gefahrdrohend erscheinenden Totalsanierung eines Herdinfektes. Diese Gefahrenmomente lassen sich durch eine umsichtige und vorbereitende Vor- und eine entsprechende nachoperative Behandlung auf ein ganz geringes Maß in den meisten Krankheitsfällen reduzieren.

Bei den gynäkologisch-geburtshilflichen Erkrankungsgebieten, die als Ausdruck einer Fokalerkrankung angesprochen werden können, stehen an erster Stelle die Adnexerkrankungen, die Beckenzellgewebsentzündungen und die Bauchfellreizzustände neben Störungen der Regelblutungen, Gebärmutterblutungen und Gebärmutterschleimhautentzündungen sowie Ausfluß. Alles Erkrankungsprozesse im direkten Bereich des weiblichen Genitale und somit in der Mehrzahl Erkrankungsprozesse, bei denen gleichzeitig die Konzeptionsfähigkeit der Frau ohneweiters aus den hervorgerufenen Störungen und deren Graden Bedeutung erhält. Aber auch auf die in das Fachgebiet des Gynäkologen fallenden, oft sehr schmerzhaften und immer wiederkehrenden Blasenerkrankungen, Nierenbeckenentzündungen sowie Kreuzschmerzen der Frauen, die Anämien und nicht zuletzt auf das thrombotische Geschehen in bezug zu Fokalinfekten sei besonders hingewiesen.

Nicht nur das Fachgebiet der Frauenheilkunde, sondern auch das Gebiet der Geburtshilfe und insbesondere des Wochenbettes stehen nicht allzu selten mit ihren umfangreichen Gefahren (Mastitis, Thrombophlebitis, puerperale Endometritis) unter dem Einfluß der Fokalinfekterkrankungen, wobei in der Schwangerschaft überstandene Anginen und tonsilläre Abszesse, sei es längere oder kürzere Zeit vor der Entbindung, als besonders gefahrdrohend anzusprechen sind.

Ferner habe ich, gerade wiederum in jüngster Zeit, Zahnschäden, Zahnfisteln und Zahnabszesse als ursächliche Momente eines fieberhaften Wochenbettes feststellen können.

Es empfiehlt sich daher, unter dem Gesichtspunkt der sich insbesondere für das Wochenbett ergebenden großen Gefahren, nach Möglichkeit schon b e i B e g i n n der Schwangerschaft und bei der diesbezüglichen ersten Untersuchung die Frage eventueller Zahn- und Mandelschäden auch in der Schwangerschaft mit in den Bereich der Betrachtungen einzubeziehen. Ich habe bisher bei all den sich eventuell als notwendig erwiesenen operativen Eingriffen während der Schwangerschaft, ganz gleich, zu welchem Zeitpunkt derselben, noch nie einen Schaden im Sinne einer Fehl- oder Frühgeburt oder die Auslösung fieberhafter Geschehnisse feststellen können.

Wenn ich in meinen Ausführungen mit besonderer Betonung darauf hingewiesen habe, daß die Unterleibserkrankungen in sehr vielen Fällen durch Fokalinfekte ausgelöst werden können, so möchte ich aber die Tatsache nicht übersehen und unerwähnt lassen, daß auch gynäkologische Erkrankungsprozesse sehr wohl als Streuherd verantwortlich gemacht werden können, wobei besonders als auslösender Faktor die Adnexerkrankungen, die Metroendometritis und die Parametropathia genannt werden sollen.

Bei diesen zuletzt erwähnten Möglichkeiten, daß auch gynäkologische Erkrankungsprozesse als Fokalinfekt anzusprechen sind, glaube ich allerdings, unter ganz besonderer Berücksichtigung der weiblich-körperlichen und seelischen Geschehnisse eine meist verstümmelnde Operation als Mittel zum Zweck zunächst als primäres oder einziges therapeutisches Rüstzeug, auch wenn tatsächlich der gynäkologische Fokalherd absolut gesichert wäre, ablehnen zu müssen, gegenüber meiner sonstigen aktiven Einstellung zum erkannten Fokus, solange nicht a l l e anderen therapeutischen Möglichkeiten, die der Ausheilung des gynäkologischen Erkrankungsprozesses im Sinne eines Fokus, förderlich und entscheidend dienlich sind, voll erschöpft sind. Gerade in der Gynäkologie kommen wir mit den konservativen Methoden, wenn auch vielleicht zeitlich langsamer, und was besonders wichtig erscheint, a b e r   u n t e r   A u s s c h a l t u n g   a l l e r   o p e r a t i v e n   G e f a h r e n q u e l l e n   u n d   u n t e r   E r h a l t u n g   d e r   G e n i t a l f u n k t i o n e n in den meisten Prozessen zu einem vollwertigen Erfolg. Somit trägt auch ein gynäkologischer Konservativismus bestimmt mit dazu bei — und dies wiederum über den Weg der Ganzheitsmedizin —, den andernorts gelagerten Erkrankungsprozeß bei einer Frau mit günstig zu beeinflussen bzw. sogar endgültig zu beseitigen, ohne durch das Risiko eines großen operativen Eingriffes die Gefahren zu verdoppeln und die Heilung fraglich zu gestalten.

Ich darf meine diesbezüglichen Ausführungen dahingehend zusammenfassen, daß die Einflüsse der Fokalinfekte auf gynäkologisch-geburtshilfliche Erkrankungen, aber ebenso die Einflüsse gynäkologisch-geburtshilflicher Erkrankungsprozesse im Sinne der Bewertung als Fokalinfekt keinesfalls abzustreiten sind, und daß sie im Gegenteil mehr, als dies bisher der Fall war, in den Blickpunkt der therapeutischen Maßnahmen unseres Fachgebietes aufgenommen werden müssen. Ich habe bewußt auf die Mitteilungen von Krankengeschichten verzichtet, das Kurvenbild ist so eindeutig und die Erfolge sind so klar. Ist als Ursache des gynäkologisch-geburtshilflichen Erkrankungsprozesses ein Fokalinfekt erkannt und entfernt, dann gehen die Temperaturen schlagartig, oft auch lytisch, zur Norm zurück, die Schmerzen im Genitalbereich entfallen, lokale Tatbefunde bessern sich und sind nicht mehr therapeutisch resistent. Die wieder zur Norm zurückkehrenden Blutsenkungswerte zeigen eindeutig die Vorgänge des gesundheitlichen Ausgleiches.

Die Erstüberprüfung dieser meist in der Mundhöhle und im Rachenraum liegenden Fokalerkrankungen sollte bei jeder unsere gynäkologische Sprechstunde aufsuchenden oder in unseren Kliniken liegenden Patientin auch von dem Gynäkologen mit ausgeführt werden. Diese Mehrarbeit lohnt sich bestimmt; denn das gynäkologische Krankheitsgeschehen ist keineswegs allein auf die Gegend des kleinen Beckens beschränkt. Die endgültige Beurteilung allerdings muß stets dem einschlägigen Facharzt zuerkannt und überlassen werden. Die Ausheilung der bei den einschlägigen Krankheitsfällen oft jahrelang bestandenen Beschwerden und Schmerzen, aber auch die Abwendung von gefahrdrohenden und fieberhaften Zwischenfällen bei operativen Eingriffen und Entbindungen durch Fokalstreuungen ist, neben dem Dank unserer Patientinnen, der beste Lohn für unsere Bemühungen als Gynäkologe und Geburtshelfer, wobei wir uns als Vertreter der Ganzheitsmedizin mitfühlen müssen. Ich möchte an dieser Stelle noch mit besonderem Nachdruck auf die diesbezüglichen Forschungen und unverkennbaren großen Erfolge Z a b e l s und seiner Mitarbeiter hinweisen.

Ich darf Sie, meine Damen und Herren, bitten, die von uns gesammelten Erfahrungen in Ihrem Krankengut zu überprüfen und die daraus erzielten Erfolge auch zum Wohle Ihrer Patientinnen in Ihren therapeutischen Schatz mitaufzunehmen, wobei es für uns alle selbstverständlich bleiben muß, nach wie vor als pflichterfüllende Aufgabe des Krankheitsgeschehens in jedem Einzelfall a l l e diagnostischen und therapeutischen Möglichkeiten r e s t l o s zu erschöpfen. Ich bin deshalb gewiß, daß auch Sie in gleich günstigem Sinne in der G e m e i n s c h a f t s a r b e i t die Möglichkeiten erweiterter ärztlicher Hilfe, auch für den Kreis der von Ihnen zu betreuenden kranken Frauen, erblicken und für die Zukunft gegeben sehen.

Ergebnisse
der ambulanten Koagulationsbehandlung bei Erosio portionis, bei Ektropion und beim zervikalen Fluor

Von

Dr. **R. Bayer**

Graz

Trotz der außergewöhnlichen Verbreitung der Elektrokoagulationsmethode im Ausland mit Hilfe moderner Kurzwellendiathermieapparate, die bei einer maximalen Netzbelastung eine Leistung von 800 Watt bei Wellenlängen um 6 m haben und ein unipolares Arbeiten gestatten, wie dies aus der amerikanischen, französischen und italienischen Literatur hervorgeht, ist diese Behandlung in Deutschland und Oesterreich nur wenig geübt.

Der verdienstvolle Versuch T i s c h e r s, die ambulante Elektrokoagulation zur Behandlung therapieresistenter Portioerosionen zu propagieren, wie der Bericht F r o m m o l d s über die elektrochirurgische ambulante Ausschneidung der Lazerationsektropien blieben praktisch ohne Echo, so daß ich mir gestatten möchte, auf die a b s o l u t e B r a u c h - b a r k e i t dieser Methoden hinzuweisen, die wir für die Behandlung der großen Portioerosion, für die Behandlung mittlerer und kleinerer Lazerationsektropien und für die Behandlung der abakteriellen, zervikalen Hypersekretion als die M e t h o d e d e r W a h l bezeichnen können.

Die Möglichkeit der ambulanten narkosefreien Anwendung und die daraus erwachsende Oekonomie sowie die Verläßlichkeit des Erfolges mit einer Heilungszahl von 95% bis 97% verdient die volle Anerkennung dieser Methoden.

Ohne auf die theoretischen Grundlagen der pathogenen Aeußerungen von Erosionen und Ektropien eingehen zu können, möchte ich hier nur betonen, daß die Ursache für die Therapieresistenz und für das Bestehenbleiben des Epitheldefektes bekanntlich die Ausbildung der sogenannten Erosionsdrüsen ist, die, als versuchter Selbstheilungsvorgang im Bereich der Plattenepithelgrenze gegenüber dem zervikalen Zylinderepithel durch ein gegenseitiges Ueber- und Unterwachsen, die volle Epithelisierung verhindert.

Hierzu kommen die Sekretionsimpulse mechanischer, chemischer, nervöser und hormonaler Natur auf das zervikale Drüsenfeld und erzeugen einen Fluor, der als zervikaler Fluor oft Ursache der Epithelmazeration und des Auftretens einer Erosion ist, anderseits aber nun auch wieder als Folgezustand der ständigen Reizwirkung durch die epithelbedingten Veränderungen der Drüsen in Erscheinung tritt.

Die Heilung kann mit einem Schlag dadurch erreicht werden, daß wir die Erosionsdrüsen mit Stumpf und Stiel ausrotten und damit das Reizfeld vernichten. Bisher stand hierfür entweder die Verkochung mit dem Paquelin oder die chirurgische Ausschneidung zur Verfügung; Methoden, die alle Narkose und ein längeres stationäres Krankenhausverweilen erforderten.

Mit Hilfe der modernen Kurzwellengeräte mit kleiner elektrochirurgischer Einrichtung gelingt es, bei unipolarem Arbeiten eine genügend tiefe Koagulation des Portiogewebes zu erzielen, um sämtliche Erosionsdrüsen zu zerstören; ferner eine Koagulationswunde zu schaffen, die eine plastische Formierung der Portio ermöglicht und durch eine Koagulation der zervikalen Drüsenfelder über die Vernichtung der zervikalen Drüsen die Hypersekretion zu beeinflussen.

Elektroden

Ich demonstriere Ihnen hier die Elektroden, wobei ich für die Koagulation der Erosion die 3 mm starke Kugelektrode benütze, während das Lazerationsektropion mit der Schlinge elektrochirurgisch ausgeschnitten und koaguliert wird. Zur Behandlung der zervikalen Hypersekretion verwende ich die Glühschlinge, die mit einem kleinen Transformator über den Lichtstromkreis betätigt wird, da damit die Verkochung des Zervikalkanals schonender erfolgt als mit der Kurzwellenelektrode.

Die Technik ist einfach. Nach Ausschluß entzündlicher Prozesse am Genitale von akuter oder subakuter Form sowie nach Ausschluß metropathischer oder sonst blutungsbereiter Situationen wird die Patientin einer genauen Karzi-

nomuntersuchung mit S c h i l l e r scher Jodprobe, Kolpo-
skopie, Smear-Test, eventuell Probeabschabung oder Probe-
exzision unterzogen und ausschließlich postmenstruell zur
Behandlung bestellt, um überstarke Blutungen zur folgenden
Regel zu vermeiden.

Nach Einstellung im Selbsthalterspekulum erfolgt 5- bis
10%ige Sodareinigung vom zervikalen Schleim und Koagu-
lieren im 2 mm Luftabstand unter hörbarem Zischen und
unter Weiß-Gelb-Färbung des Gewebes, wobei bei der Erosion vom Außenrand nach innen punktweise koaguliert wird,
während beim Ektropion mit der Schlinge das Ektropion
oberflächlich ausgeschnitten und das Tiefengewebe automa-
tisch mitkoaguliert wird. Bei vorsichtiger Arbeit und einiger
Uebung gelingt es, die Portio neu zu formieren und in der
Endabheilung ideale plastische Ergebnisse zu erhalten.

Die Tiefenwirkung demonstrieren Ihnen die zwei Abbildungen, welche die befriedigende Zerstörung der zervikalen Drüsen bis in eine Tiefe von 4 mm zeigen. Anderseits
aber möchte ich an Hand dieser Abbildungen darauf verweisen, daß die Karzinomdiagnostik v o r der Behandlung
gemacht werden muß, da die durch die Behandlung erfolgte
Gewebszerstörung oder die elektrochirurgische Ausschneidung der Erosion oder des Ektropions eine histologische
Gewebsdifferenzierung im Hinblick auf das Karzinom infolge
der Strom- und Hitzewirkung n i c h t zuläßt.

Die Verkochung des zervikalen Drüsenfeldes kann ebenfalls mit der unipolaren Elektrode gemacht werden, wobei
die Elektrode stromlos in den C. K. eingeführt wird und,
als „Durchhuschen" bekannt, stromführend gegen den
Muttermund gezogen wird. Ich koaguliere mit der Glühschlinge, die ich median in den zervikalen Schleimpfropf ein-
führe und so eine Verkochung des Pfropfes und der Wand-
partien erreiche.

Das Ergebnis dieser Behandlung demonstrieren Ihnen
die folgenden Tabellen.

An einem Patientengut von rund 10.000 Fällen fanden
sich 1449 behandlungsbedürftige Fälle von Erosionen, die
mit gebräuchlichen konservativen Methoden nicht beeinflußbar waren, von Ektropien und Fälle mit hartnäckigem
zervikalem Fluor, deren Altersverteilung Ihnen diese Abbildung zeigt, wobei der Gipfel für die Erosionen zwischen dem 3. und 4. Lebensjahrzehnt typisch ist.

Von diesen 1449 Fällen waren 876 Erosionsfälle, unter
diesen 22 Graviditäten bis MI IV, 116 Ektropien und 457
Fälle mit zervikaler Hypersekretion. An Komplikationen

waren lediglich zwei leicht aufflackernde Adnexitiden zu verzeichnen, während die Heilung für Erosion und Ektropion mit 97% zu verzeichnen war, und die Heilung der zervikalen Hypersekretion 91% betrug.

Die Aufschlüsselung der Rezidive oder der unbeeinflußbaren Fälle ergibt nun die erwartbare Ursache vornehmlich in der psychogenen Kausalbeziehung des zervikalen Fluors, der mit der Schädigung des zervikalen Drüsenfeldes oft nicht beeinflußbar erscheint. Ebenso stellt die Hyperfollikulinie einen Hemmungsfaktor dar. Sonst ist noch die senile Portio mit ihrer fehlenden Heilungsneigung zu nennen, so daß hier die Radiumbehandlung zur Behandlung der Wahl wird.

In 2 Fällen traten einmal in 5 Monaten, einmal in 8 Monaten trotz vorhergegangener genauer Karzinomvoruntersuchung Erosionsrezidive auf, die sich als nunmehr manifestierte präinvasive Karzinome deklarierten.

Diese Beobachtung und die Tatsache, daß sehr häufig die Narbenbildung der Portio leukoplakiforme Veränderungen zeigt, erfordern mehrere halbjährige Kontrollen nach der Behandlung. Die normale Narbe ist, wie dies gezeigt werden kann, von einer ausgezeichneten Epithelisierung eines wohl dünnen, jedoch festen Plattenepithelüberzuges getragen, der nach der Koagulation durch Selbstheilung in 3 bis 6 Wochen oder mit Unterstützung von einigen Lapistuschierungen und Lebertran-Follikelhormontampons entsteht.

Die Gravidität stellt für die Erosionsbehandlung keine Kontraindikation dar, denn die unter 22 Fällen beobachteten 3 Abortus hatten ihre Ursache in dem Vorliegen von Fehleiern. Lazerationsektropien dürfen natürlich in der Gravidität nicht behandelt werden, da jeder zervikale oder gar intrazervikale Eingriff den von H o f f und mir aufgedeckten isthmisch-zervikalen nervösen Verschlußmechanismus stört und die Gefahr einer Abortusauslöse beinhaltet.

Bornholmsche Krankheit

Von

Dr. **Roman Laß**

Mayrhofen

In dem infektiösen Nachkriegsgeschehen Europas ist eine große Veränderung eingetreten. Die bakteriellen Erkrankungen, insbesondere ihre schulmäßigen Formen, treten immer mehr in den Hintergrund, während das Virus in seiner Vielfalt stetig im Anwachsen begriffen ist. In der täglichen Praxis steht man häufiger unklaren, bestimmt infektiösen Krankheitsfällen gegenüber, mit denen man zuerst nichts anzufangen weiß. Erst deren gehäuftes Auftreten formt ein klareres klinisches Bild und damit eine mögliche Behandlung. Aus dem Kreise der neuen, unbestimmten Viruserkrankung haben sich bereits einige klar geformte Krankheitsbilder herauskristallisiert, unter ihnen auch die B o r n h o l m s c h e K r a n k h e i t (Bornh. Kr.), über deren Auftreten auch in Tirol ich heute berichten kann.

Man liest in der Literatur meist über jugendliche Fälle dieser Erkrankung, und auch ich konnte die typisch beschriebene Form derselben besonders rein beim Kinde beobachten. Wenn die Bornh. Kr. auch absolut harmlos verläuft, so ist man beim ersten selbstbeobachteten Fall dieses hoch akuten, a n s c h e i n e n d lebensbedrohlichen Zustandsbildes doch so beeindruckt, daß man das Erlebnis dieser Stunde bestimmt nie vergessen wird. Zur Erläuterung schildere ich gleich meinen ersten Fall:

Inmitten einer vielbeschäftigten Zeit im Sommer 1950 läutet vormittags während der Ordination das Telephon: Ich soll sofort zu einem 3jährigen Kind kommen, es sei beim Ersticken. Da das Kind nicht weit weg wohnt, sage ich der Mutter, sie möge lieber gleich selbst mit dem Kind zu mir kommen. Schon nach wenigen Minuten stürmt die höchst aufgeregte Mutter mit ihrem Kind am Arm durch das vollbesetzte Wartezimmer hindurch ohne Anklopfen

in meine Ordination und schreit: „Mein Kind erstickt, mein Kind
erstickt!" Beim Anblick des Kindes sehe ich auch sofort, daß die
Mutter anscheinend recht hat. Das Kind hat einen hochroten Kopf
und ringt in einer inspiratorischen Dyspnoe krampfhaft nach
Atem. Kurz unterbrochen von stöhnenden Hustenstößen irrt sein
verängstigter Blick unstet umher. Diphtherie kann ich wegen
Fehlens eines exspiratorischen Stridors ausschließen, ebenso klinisch einen Fremdkörper. Die Mutter wird wegen meiner bloßen
Betrachtung des Kindes schon recht ungeduldig und fängt laut
zu weinen an. Also schnell zur Untersuchung auf die suspekte
Pneumonie. Und da kommt meine große Enttäuschung. Außer der
schmerzhaften Atmung ist weder perkutorisch noch auskultatorisch der leiseste Befund zu erheben. Trotz eingehender Untersuchung, einschließlich des Harnes, ergibt sich auch kein weiterer
pathologischer Organbefund. Als letzte Rettung das nun schreiende
Kind vor den Röntgenschirm, der aber außer einer leichten Hilus-
vermehrung der einen Seite nur eine schnellatmende, sonst reine
Lunge mit eingeengter Zwerchfellexkursion zeigt. Die Temperatur
beträgt 40⁰ C. Jetzt ist guter Rat teuer! Ich weiß absolut nicht,
was dem Kind fehlt und ich erinnere mich noch lebhaft meiner
Angst in dieser allseits aufgeregten Situation. Sollte ich nach
20jähriger Praxis ein akut bedrohliches Zustandsbild nicht erkennen? Und nun folge ich einfach meinem Gefühl und tue etwas,
was sich später auch als richtig herausgestellt hat: Ich beruhige
die Mutter. „Das Kind habe eine neuartige Grippe, die bestimmt
nicht bösartig sei. Sie solle nur ruhig nach Hause gehen, ich würde
nachmittags wieder bei ihr vorbeischauen." Ut aliquid schreibe ich
Sulfonamidzäpfchen auf. Trotz meiner Bemühungen verläßt mich
die Mutter mit sehr gemischten Gefühlen. Auch ich denke in den
nächsten Stunden immer wieder an dieses Kind.

Stellen Sie sich aber meine große Ueberraschung vor, als
ich nachmittags zu dem Kind komme und es unbeaufsichtigt und
spielend im Garten vorfinde! Es ist wohl noch etwas blaß und
hat 37·2⁰ Temperatur, aber das ist auch alles. Komischen Gedanken nachhängend, verlasse ich das Haus.

Am übernächsten Tag kam die Mutter wegen eines neuerlichen und analogen, diesmal aber nicht mehr so heftigen Anfalls
wieder mit dem Kind in meine Ordination. Die Symptome waren
die gleichen. Aber jetzt konnte ich die Mutter wirklich beruhigt und
zufriedengestellt fortgehen sehen. Der Anfall war nach 2 Stunden
vorüber, die hohe Temperatur bis zum Abend wieder normal. Das
Kind erholte sich innerhalb der nächsten Tage rasch und blieb
in der Folgezeit bis heute gesund.

Die weiteren 5 Fälle, die ich bei Kindern fast gleichen
Alters im Laufe des nächsten Jahres sah, boten das gleiche
Symptomenbild, nur spielten sie sich auf Grund meiner
gemachten Erfahrung wesentlich ruhiger ab.

Als ich dann ein Referat des Hygienikers M. K a i s e r
über eine Arbeit des Engländers P i c k l e s: „Epidemiology

in Country Practice" las und meinen oben angeführten Fall in fast spiegelbildlicher Ausführung als Bornh. Kr. beschrieben fand, da konnte ich wieder e i n e der so merkwürdigen neuen Viruskrankheiten wenigstens sicher diagnostizieren.

Die Bornh. Kr. oder Myalgia epidemica wird in der Literatur in zwei Formen beschrieben:

1. Krampf des Zwerchfelles und der Interkostalmuskulatur,

2. Krampf der Bauchmuskulatur.

Die erste Form tritt häufiger beim Kinde auf und habe ich oben mit einem Falle ausführlich dargetan.

Ueber die zweite Form, die meist Erwachsene betrifft, möchte ich aus der Erfahrung von 11 Fällen der letzten zwei Jahre folgendes mitteilen. Die Symptome sind hier nicht so akut wie beim Kinde und die Krampfzustände der Bauchmuskulatur nie so bedrohlich, daß man etwa von einem akuten Abdomen sprechen könnte. Der immerhin gespannte Bauch aber bietet doch differentialdiagnostische Schwierigkeiten. Gegenüber der Appendizitis fehlt hier ein axillar-rektaler Temperaturunterschied und die nur mäßige Druckempfindlichkeit bei fehlendem Entlastungsschmerz ist immer diffus und oft sogar stärker linksseitig. Betroffen ist meist der Mittelbauch, während Ober- und Unterbauch weniger in Erscheinung treten. Selten wird über Brechreiz geklagt. Dazu aber kommen oft krampfartige Schmerzen der Interkostalmuskulatur, und diese Kombination eines Bauch- und Seitenschmerzes ist geradezu typisch für die Bornh. Kr. Der Zustand kommt plötzlich und dauert einige Stunden, um sich dann in zwei- bis dreitägigem Intervall noch ein- bis zweimal in leichterem Grade zu wiederholen. Das Allgemeinbefinden ist wenig gestört, das Fieber steigt ohne Schüttelfrost parallel mit den Schmerzen an und ab. Objektiv ist nur selten pleuritisches Reiben von kurzer Dauer zu hören.

Komplikationen sah ich bei meinen Fällen bisher keine. Es werden Perikarditis, Orchitis, Peritonitis, Nephritis und insbesondere eine abakterielle Meningitis myalgica beschrieben. In diesem Zusammenhang wird auf Beziehungen zu anderen neurotropen Virusarten hingewiesen.

Ich habe meine Fälle auch blutmäßig durchuntersucht und nie ein entzündliches Blutbild dabei gefunden. Ich kann sagen, daß eine fehlende Leukozytose oder gar Leukopenie, eine nur vorübergehend und leicht erhöhte Blutsenkung und ein normales Differentialblutbild mit Neigung zur Eosinophilie charakteristisch für die Bornh. Kr. sind.

Da die Bornh. Kr., auch in ihren Komplikationen, absolut harmlos verläuft, ist die Therapie eine rein symptomatische. Stärkere Analgetika und notfalls Narkotika erwiesen sich wohltuend. Von Sulfonamiden sah ich keinen Vorteil, für Antibiotika war keine Veranlassung gegeben.

Die Inkubation beträgt nur wenige Tage und nach Ueberstehen der Krankheit soll meist eine Immunität zurückbleiben.

Der Erreger der Bornh. Kr. ist ein neurotropes Virus der Coxsackie-Gruppe, so benannt nach der gleichnamigen Stadt im Staate New York. In USA. wurden auch bereits verschiedene Virustypen aus dieser Gruppe isoliert, gezüchtet aus dem Stuhl, dem Nasenrachenraum oder dem Blute der Erkrankten. Sie ließen sich auf säugende Mäuse oder Hamster übertragen, wo sie ausgedehnte Myositiden mit Zellvermehrung im Sarkolemm sämtlicher Muskeln und des Zwerchfelles hervorriefen. Es gelang auch die Rückübertragung des Virus und im Blute der Erkrankten konnte man Antikörper nachweisen, die eine Komplementbindungsreaktion ergaben. Serologisch ist die Bornh. Kr. bei uns derzeit noch nicht nachweisbar.

Die Bornh. Kr. wurde 1732 zum erstenmal von dem Dänen H a n n a e u s, einem praktischen Arzt, als Eyderstädtsche Krankheit beschrieben. Anscheinend wurde sie in Holstein schon zu Beginn des 18. Jahrhunderts beobachtet. Seit der ersten eingehenden Beschreibung als Myalgia epidemica durch S y l v e s t im Jahre 1930 ist sie in den nordischen Ländern gut bekannt und es wurden dort Epidemien, bis zu 12.000 Fälle fassend, gesehen. In der Schweiz kannte man die Erkrankung schon 1879, damals noch als „Wiggentaler-" oder „Oltener-" oder „Wangener-Krankheit" bezeichnet. Die ersten näheren Schweizer Berichte stammen aus dem Jahre 1940, wobei bei der damaligen Epidemie auf einen Zusammenhang mit dem dänischen Endemiegebiet hingewiesen wurde. Seit 1946 trat sie dann in der Schweiz in mehreren Endemien auf. Neuere Berichte kommen aus England, USA. und Australien. In Deutschland machten R i m p a u 1930 und später B i e l i n g auf das Vorkommen der Bornh. Kr. in Süddeutschland aufmerksam, und erst kürzlich wurde von G ä r t n e r eine Epidemie in Württemberg im Bodenseegebiet beschrieben.

Zusammenfassung: Ich habe über meine Erfahrungen aus 17 Fällen von Bornh. K. in Oesterreich berichtet. Die in unserem Lande bisher nicht beobachtete Erkrankung verdient insofern unser Interesse, als sie besonders beim Kinde in einer hochakuten, anscheinend lebensbedrohlichen Form auftritt, während beim Erwachsenen mehr differential-diagnostische Schwierigkeiten im Vordergrunde stehen. Die Bornh. Kr. ist in ihrem Verlaufe absolut harmlos, benötigt aber doch oft stärkere Analgetika. Trotz bisherigen Fehlens eines serologischen Nachweises ermöglicht das nun ziemlich feststehende klinische Bild dem Praktiker meist die richtige Diagnose.

Literatur: Bieling: Viruskrankheiten des Menschen. Leipzig: J. A. Barth. — Derselbe: System. u. ätiolog. Untersuchungen auf dem Virusgebiet. Wien. klin. Wschr., 1952, 27: 481. — Fanconi: Poliomyelitis u. verwandte neurotrope Viruskrankheiten. Handb. d. inn. Medizin, I. Bd. Berlin: Springer-Verlag, 1952. — Gärtner: Die Bornholmer Krankheit. Dtsch. med. Wschr., 1952, 5: 151. — Gsell: Meningitis myalgica. Schweiz. med. Wschr., 1949, 11: 241. — Rimpau: Zur Geschichte der Myalgia acuta epidemica (Sylvest) oder Bornholmschen Krankheit. Münch. med. Wschr., 1938, 6: 221. — Windorfer und Born: Ueber die meningitische Form der Bornholmer Krankheit „Meningitis myalgica". Dtsch. med. Wschr., 1952, 35: 1012. — Referate: Findley und Howard (London): Das Coxsackie-Virus und die Bornholmsche Krankheit. Münch. med. Wschr., 1950, 19/20: 795. — Hopkins: Bornholmsche Krankheit. Münch. med. Wschr., 1950, 19/20: 795. — Pickles: Epidemiology in Country Practice. Bristol: J. Wright & Sons, 1949. — Rimpau: Bornholm-Krankheit. Münch. med. Wschr., 1930, 39: 1697. — Zweymüller: Coxsackie-Virusbefund bei einem Kind mit Dermatomyositis. Prot. d. Ges. d. Aerzte in Wien. Wien. klin. Wschr., 1952, 26: 479.

Aussprache: Hr. E. Zweymüller (Wien): Die Bedeutung dieser Beobachtung wird hervorgehoben, da es auf diese Weise möglich ist, Erfahrungen über die Verbreitung des Coxsackie-Virus zu sammeln. Durch die Entdeckung dieses Virus entstand die paradoxe Situation, daß man wohl einen Erreger, nicht aber die dazugehörige Krankheit kannte. Heute weiß man bereits, daß dieses Virus eine aseptische Meningitis, die Bornholmer Krankheit und die Herpangina hervorrufen kann. Bei einem an der Universitäts-Kinderklinik Wien von uns beobachteten Fall einer schweren Haut-Muskelerkrankung nach Art einer Dermatomyositis konnten im Stuhl der Patientin ein Coxsackie-A_2-Stamm und im Blutserum neutralisierende Antikörper gegen denselben nachgewiesen werden. Mitteilungen über die Verbreitung dieses Virus werden dazu beitragen, die ätiologische Bedeutung derartiger Virusbefunde richtig abzuschätzen.

Zur Indikation moderner hörverbessernder Operationen und ihrer technischen Durchführung

Von

Dozent Dr. **K. Mündnich**

Steyr

Gestatten Sie mir, daß ich Ihnen über drei neue Wege operativer Hörverbesserung berichte und gerade vor diesem Forum spreche, da nicht nur die Otologen, sondern die breite, medizinische Oeffentlichkeit von diesen neuesten Möglichkeiten unterrichtet sein soll.

Wenn wir das Gehör verbessern wollen, so vermögen wir nur die Schallzuleitung, nicht aber den bioelektrischen Vorgang der Schallperzeption und ihrer nervalen Aufnahme zu beeinflussen.

Sie wissen, daß wir heute bei der Fixation des Steigbügels im ovalen Fenster, wie dies vorzüglich bei der Otosklerose vorkommt, und bei anderen Prozessen unter dem Mikroskop ein neues Fenster in der Labyrinthkapsel anlegen, mit zarten Plastiken decken und damit den Schallzufluß zum Innenohr erneut ermöglichen. Diesen operativen Vorgang nennen wir Fenestration. Die technische Durchführung dieser Ohroperationen wird immer schwieriger, ohne das Mikroskop kommt man dabei nicht mehr aus, Operationszeit und -apparatur werden entsprechend länger und zahlreicher. Wenn auch diese moderne Otochirurgie bei uns in Oesterreich nur an ganz wenigen Stellen erfolgreich betrieben wird, so möchte ich doch nicht darüber, sondern als ersten Punkt meines Vortrages auf ihre Indikation unter neuen Gesichtspunkten zu sprechen kommen.

Verbreitet ist die Meinung, daß bei der Fenestration nur dann mit entsprechenden Erfolgen zu rechnen ist, wenn man bei noch erhaltener Flüstersprache operiert. Ich bin in der Lage, Ihnen eine Reihe von Fällen zu zeigen, denen ich durch die Fensterungsoperation auf Grund dieser Indikation ein nahezu normales Gehör wiedergeben konnte. Die erstgenannte Ansicht, daß man nur bei noch erhaltener Flüstersprache gute Erfolge haben könne, ist aber nicht absolut richtig.

Ich habe mich bei dieser 54jährigen Frau zur Operation entschlossen, obzwar sie gar keine Flüstersprache hörte und Umgangssprache nur lautest dicht am Ohr, so daß sie für das tägliche Leben praktisch untauglich war. Außerdem bestand furchtbares Ohrensausen. Nach der Entlassung aus dem Krankenhaus konnte sie daheim nicht schlafen, da sie das Uhrticken störte. Sie hat das Ohrensausen verloren, hört mehrere Meter Flüstersprache und kann sich wieder ohne jede Schwierigkeiten verständigen. An den Hörkurven, die ich absichtlich von einem anderen Facharzt durchführen lasse, sehen Sie den enormen Hörgewinn im unteren und mittleren Frequenzbereich. Die höheren Frequenzen fehlen bei ihr wohl infolge des Alters und der fortgeschrittenen Erkrankung, die allmählich zu einer Zerstörung des Innenohres führt. Eigenartigerweise bessert sich auch das Hörvermögen des nichtoperierten Ohres, worauf ich beim nächsten Fall noch zu sprechen komme.

Zum zweiten Fall: Dieser 16jährige Lehrling wurde wegen an Taubheit grenzender Schwerhörigkeit vom Arbeitsplatz entlassen. Zuerst heilte ich ihm eine Cholesteatomeiterung des rechten Ohres aus und verbesserte damit bereits wesentlich das Gehör. Das linke Ohr war im Mittelohrbereich nach jahrelanger Eiterung vernarbt und trocken, jedoch auch für lauteste Umgangssprache und Schreien völlig taub. Da das Innenohr noch perzeptionsfähig war, was man aus der verhältnismäßig guten Knochenleitung schließen konnte, wagte ich die Fenestration des tauben Ohres. Ueber den merkwürdigen Operationsbefund kann ich an dieser Stelle nicht berichten. Ich zeige Ihnen nur die Hörkurven vor und nach der Operation. Sowohl Luft- als auch Knochenleitung haben sich bis zu 35 Decibel in den Frequenzen 500—2000 gebessert, die für das Hören am wichtigsten sind. Und nun kommt das Eigenartige. Er hört zwar am operierten, früher tauben Ohr nur wenige Frequenzen. Sie allein wären zum allgemeinen Sprachverständnis, für das besonders die hohen Töne und auch die tiefen so wichtig sind, ungenügend. So versteht er tatsächlich am operierten, früher tauben Ohr nur Zahlen, deren Frequenzbereich vorzüglich in der Mitte liegt. Dennoch hört er beim binauralen Hören wesentlich besser, da das operierte, früher taube Ohr in den Frequenzen 500—2000 gewissermaßen als Lautverstärker des nichtoperierten, besser hörenden Ohres dient. Dazu kommt, daß er mit Hilfe der gebesserten Knochenleitung — also schon ohne die Luftleitung des operierten Ohres — deutlicher hören kann, wie das Zangemeister in anderem Zusammenhang nachweisen konnte. Mit einem Hörapparat, der ihm früher nichts genützt hätte, kann der Junge heute sogar dem Unterricht in der Berufsschule folgen.

Als zweiten und dritten Punkt meines Vortrages komme ich auf die neuesten Perspektiven zu sprechen, welche uns die Otochirurgie eröffnet. Wenn ich die Fenestrationsmethoden als die Chirurgie des ovalen Fensters bezeichnen möchte, so könnte man die neuesten Methoden, die ich jetzt schildern will, die „Chirurgie am runden Fenster" nennen. Wir wissen, daß sich die Schallwelle, welche über das ovale Fenster der Labyrinthflüssigkeit mitgeteilt wird, nur auswirken kann, wenn diese an der Membran des runden Fensters elastisch ausschwingt. Es ist daher nicht nur notwendig, daß die Membran des runden Fensters schwingungsfähig ist, sondern daß auch keine Schallwellen durch die Luft an das runde Fenster gelangen können, da sie die Schwingungen der Membran aufheben oder beeinträchtigen würden.

Das „künstliche Trommelfell", das wir in Form von Wattekügelchen oder anderer Prothesen an Stelle des Trommelfelles schon seit Jahrzehnten einfügen und damit Hörverbesserungen erreichen, ist nichts anderes als ein Schallschirm für das runde Fenster.

Nach diesen Ueberlegungen müssen wir also versuchen, Trommelfellöcher zum Verschluß zu bringen. Nicht bei allen Fällen werden wir Hörverbesserungen erzielen, doch darauf einzugehen, würde zu weit führen. Wullstein hat nun als erster eine chirurgische Methode angegeben, Trommelfellöcher plastisch zu verschließen. Ich stelle Ihnen hier einen Auslandösterreicher aus Amerika vor, bei dem ich eine solche Plastik bei einem riesigen, randständigen Defekt des Trommelfelles durchgeführt habe. Bis auf ein kleinstecknadelkopfgroßes Loch ist die Transplantation gelungen. Schon damit ist eine Hörverbesserung von 5 bis 30 Decibel festzustellen. Der Patient ist zufrieden, er hört bedeutend besser.

Zöllner in Freiburg hat zu Pfingsten dieses Jahres in Reichenhall über Plastiken der Gehörgangshaut berichtet, mit deren Hilfe er ebenfalls einen Schallschirm für das runde Fenster erreicht, während Moritz einen gestielten Lappen in die Pauke einschlägt. Unabhängig von beiden habe ich im Februar dieses Jahres ähnliche Versuche unternommen, die Thiersch-Plastiken zur Grundlage hatten, über deren genaue, technische Durchführung ich jedoch infolge Kürze der Zeit an anderer Stelle berichten muß. Ich stelle Ihnen einen Herrn vor, der an einer Cholesteatomeiterung gelitten hat. Er hörte lauteste Umgangssprache nur 10 bis 20 cm dicht am Ohr, und war somit auf diesem Ohr praktisch taub. Nach der Operation, also wohlgemerkt nach operativer Entfernung des ganzen Trommelfelles und der Gehörknöchelchen, hört er heute mit Hilfe meiner Plastik am runden Fenster 10 bis 15 m Flüstersprache für Zahlen. Das ist ein ganz erstaunliches und wirklich einmaliges Ergebnis. Die Radikaloperation des Ohres hat immer einen verstümmelnden Eingriff dargestellt, wenn man gezwungen war, die Gehörknöchelchen und das Trommelfell zu entfernen, da sie stets zu größten Hörverlusten geführt hat. Mit dieser neuen Technik wird sie sich zu einem segensreichen Eingriff bei vielen Patienten umgestalten lassen. Noch sind große Schwierigkeiten zu überwinden, noch können wir das runde Fenster selbst nicht erneuern. Die Marschrichtung aber liegt schon fest und die bereits erzielten Erfolge berechtigen uns zu der Hoffnung, daß sich am runden Fenster eine ebenso routinemäßige Technik entwicken wird, wie dies für das ovale Fenster mit der Fenestration schon heute der Fall ist.

Aussprache: Hr. E. H. M a j e r (Poliklinik, Wien): Die Indikationsstellung zu hörverbessernden Operationen wird ständig weiterentwickelt; eine ganz besonders sorgfältige Untersuchung des Hörvermögens für reine Töne mit Hilfe des Audiometers bzw. des Sprachhörvermögens ist notwendig, um eine entsprechende Operationsprognose stellen zu können. Unter besonderen Umständen werden wir gegebenenfalls auch bei hochgradigst Schwerhörigen die Fenestration durchführen, um durch eine, wenn auch geringe Hörverbesserung das Tragen eines Hörapparates zu ermöglichen.

Zur Durchführung der Fensterung am horizontalen Bogengang bei Otosklerose wurde von L e m p e r t, New York, bei seinen zirka 2000 Fällen stets nur eine Operationslupe mit zirka dreifacher Vergrößerung verwendet und damit gute Resultate erzielt. Wir verwenden das von V y s l o n z i l konstruierte Operationsmikroskop nach Anlegung der Fistel zur Splitterentfernung, die unter der starken Vergrößerung wesentlich einfacher und gefahrloser für das häutige Labyrinth durchgeführt werden kann. Die neuesten Angaben empfehlen nach Anlegung der Fistel möglichst wenig mehr operativ an den Knochenrändern der Fistel vorzunehmen, um nicht durch den neuerlichen Reiz eine frühzeitige Knochenregeneration und damit Fistelverschluß hervorzurufen.

Die Abschirmung des runden Fensters nach der Radikaloperation wurde früher durch Wattekügelchen in der Fenstergegend durchgeführt. Die von W u l l s t e i n, Z ö l l n e r und

heute von M ü n d n i c h mitgeteilte Möglichkeit einer plastischen
Deckung wird dazu beitragen, die Hörresultate nach der Radikaloperation zu verbessern.

Die ganze Frage der hörverbessernden Eingriffe spielt eine
bedeutende soziale Rolle, da wir dadurch imstande sind, eine
Reihe von hochgradig Schwerhörigen wieder dem Berufsleben zuzuführen.

Hr. E. V y s l o n z i l (II. HNO.-Klinik, Wien): Es ist von
Herrn M. sehr verdienstvoll, die allgemeine Aerzteschaft auf
Möglichkeiten aufmerksam zu machen, in einem Gebiet helfen zu
können, in dem wir lange Zeit zu einer ärztlichen Lethargie ver-
urteilt waren. Es ist tatsächlich heute möglich, einen Großteil
von Schwerhörigkeiten durch operatives Vorgehen zu bessern
oder zu beseitigen. Zu zwei Punkten sei es gestattet, Stellung
zu nehmen:

Wenn die Fenestrationsoperation, sicher ein technisch schwie-
riges Vorgehen, von den Pionieren dieser Operation mit relativ
schwach-optisch bewaffnetem Auge (Brillen mit 2—3facher Vergrößerung) mit Erfolg durchgeführt wurde, so hängt dies wohl
einerseits mit einer großen manuellen Begabung wie mit einer
hochgradigen Spezialisierung auf diese Operation zusammen. Wir
gingen von dem Gedanken aus, daß wir um so sicherer operieren
können, je besser wir sehen, geht es doch darum, im Bereich des
nur wenige Millimeter großen Operationsfeldes (horizontaler Bogengang) in nächster Nähe des zartesten Organs (häutiges Labyrinth)
am knöchernen Labyrinth zu operieren. Gemeinsam mit
der Firma Reichert haben wir daher ein Fenestrationsmikroskop
konstruiert, das bei einer Vergrößerung von 10—14fach einen
genügenden Arbeitsabstand und eine große Tiefenschärfe mit
günstigen Bedingungen zum Arbeiten bietet. Es möge jedoch erwähnt werden, daß es eines gewissen Einsehens und Einarbeitens
in das Instrument bedarf.

Ein wesentliches Moment beim Fenestrieren ist dadurch gegeben, daß jede Blutung im Operationsfeld dieses minutiöse Operieren stark stört. Gemeinsam mit dem Anästhesisten der Klinik
Prof. S c h ö n b a u e r, Dr. K u c h e r, haben wir das Verfahren
des kontrollierten Unterdruckes (Depressin der Linzer Stickstoff-
werke) für unsere Operation ausgebaut, wodurch wir unter opti-
malen, völlig blutleeren Arbeitsbedingungen wie am Präparat
fenestrieren können. Es sei hier jedoch besonders aufmerksam gemacht, daß das Verfahren des kontrollierten Unterdruckes, so angenehm und so richtig es bei entsprechender Indikationsstellung
sich auswirkt, unbedingt in die Hand eines gewiegten Anästhesisten gehört.

Hr. Doz. M ü n d n i c h (Schlußwort): Ich möchte die Ausführungen von Herrn V y s l o n z i l über die Notwendigkeit eines
Mikroskopes zur Durchführung dieser operativen Eingriffe unterstreichen. Obzwar ich mich schon seit dem Jahre 1938 mit der

Technik der Fensterungsoperation beschäftige und damals schon die Experimente Gunnar H o l m g r e n s am lebenden Affen in Stockholm mitmachen konnte, wagte ich die operative Durchführung am Menschen erst, als ich ein Operationsmikroskop besaß. Ich kenne mehrere Operationsmikroskope und halte das von V y s l o n - z i l entwickelte Mikroskop für außerordentlich zweckmäßig.

Proctalgia fugax

Von

Dr. **A. Zängl**

Wien

Da der Schmerz und seine Bekämpfung das Leitmotiv der diesjährigen Tagung der Van Swieten-Gesellschaft abgibt, scheint es berechtigt, auf ein Syndrom hinzuweisen, das bisher in der deutschsprachigen Literatur nur wenig Beachtung fand. In England und Amerika hingegen ist der Begriff der Proctalgia fugax (P. f.) längst ein anerkanntes Element der Diagnostik und Differentialdiagnostik rektaler Schmerzzustände geworden. Die Bezeichnung P. f. stammt von dem holländischen Arzte T h a y s e n, der eine exakte Schilderung dieses charakteristischen Symptomenbildes im L a n c e t publizierte. Im deutschen Schrifttum stammt die erste eingehende Beschreibung dieses Syndroms von L a u d a, der — ohne Kenntnis der Arbeit T h a y s e n s — im Jahre 1931 seine Beobachtungen mitteilte und dafür die Bezeichnung „nervöse Rectalgie" vorschlug. Die Tatsache, daß zwei Forscher vollkommen unabhängig voneinander fast wörtlich übereinstimmende Beschreibungen eines bestimmten Symptomenkomplexes an Hand zahlreicher Kasuistiken lieferten, legt die Vermutung nahe, daß es sich hier um ein wohldefiniertes Krankheitsbild mit Selbständigkeitsrecht in diagnostischer und klinischer Hinsicht handelt. Es ist eigentlich verwunderlich, daß von chirurgischer Seite diesbezügliche Beobachtungen nicht mitgeteilt wurden, obwohl Patienten mit den Beschwerden der P. f. sicherlich auch Rat und Hilfe beim Operateur gesucht haben. Mancher Mißerfolg kleiner proktologischer Verlegenheitseingriffe dürfte auf Unkenntnis dieses funktionellen Krankheitsbildes zurückzuführen sein. Es soll daher in dieser Mitteilung für die Aufnahme des Begriffes Proctalgia fugax in das diagnostische und therapeutische Rüstzeug der Aerzteschaft plädiert werden.

Seit dem Jahre 1949 hatte ich Gelegenheit, 15 Fälle von P. f. zu untersuchen und meist durch längere Zeit zu beobachten. Das Symptomenbild war bei allen Patienten so charakteristisch, daß ich mich darauf beschränken kann, eine typische Krankengeschichte ausführlicher mitzuteilen:

Im Herbst 1950 kam ein jugoslawischer Chirurg nach Wien, um sich einer Rektumoperation zu unterziehen. Er hatte bei sich die Diagnose eines schmerzhaften, intermittierend stenosierenden Prozesses im oberen Mastdarm gestellt. In erster Linie dachte er an einen Polypen mit temporärer Inkarzeration und Zerrung des Stieles. Bei längerer Befragung wurde seine Angst, an einem Karzinom erkrankt zu sein, evident. Aus der Anamnese ging eine wahrscheinliche Dysenterie während des zweiten Weltkrieges hervor, ansonsten bestand immer ausgezeichnete Gesundheit. Der 44jährige Arzt erkrankte vor 1 Jahr aus voller Gesundheit an ganz typischen Schmerzsensationen, die von gewöhnlichen Darmkrämpfen, die der Patient von der seinerzeitigen Ruhr her kennt, grundverschieden sind. Die Schmerzen beginnen ohne ersichtlichen äußeren Anlaß mit einem leisen Ziehen im Rektum, das etwa 10 cm oberhalb des Anus lokalisiert wird. Innerhalb weniger Minuten verstärkt sich dieses Ziehen zu einem bohrenden, an- und abschwellenden Schmerz, der mit dem Gefühl des Verlegtseins des Darmlumens einhergeht. Der Patient hat dabei den Eindruck, als ob ein Keil oder ein Pfahl in das Rektum eingetrieben würde. Meist bleibt der Schmerz im oberen Mastdarm lokalisiert, bei besonders heftigen Anfällen strahlt er jedoch entlang dem Sigma in den linken Unterbauch aus. Die Schließmuskelregion bleibt immer schmerzfrei. Der Anfall erreicht nach etwa $1/_4$ Stunde seine Akme, dabei besteht Nausea, Schwindel, Schweißausbruch und Kollapsneigung. Während zu Beginn des Anfalls der Patient meist absolute Ruhe einhält, krümmt er sich am Höhepunkt der Schmerzattacke zusammen und läuft unruhig auf und ab. Patient hat sich wiederholt zu Beginn oder während eines Anfalls rektal untersucht in dem Bestreben, die vermutete Blockierung des Darmlumens digital zu beseitigen. Wenn auch ein objektiver Befund nie erhoben werden konnte, so fühlte der Patient nach dieser Manipulation eine gewisse Erleichterung. Auch der Abgang eines Kotballens oder eines Flatus wurde als deutliche Erleichterung vermerkt. Durch ein heißes Sitz- oder Vollbad konnte der Anfall häufig kupiert, immer jedoch in seiner Intensität herabgesetzt und erträglich gehalten werden. Spasmolytika waren ohne Wirkung, Alkaloide halfen weniger als heiße Bäder. Kam es aus irgend einem Grunde zur Obstipation, so nahm die Anfallsbereitschaft und Frequenz zu. Die Attacken erfolgen durchschnittlich zweimal monatlich. Während eines längeren Urlaubes mit reichlich sportlicher Betätigung blieben die Schmerzen vollständig aus.

Die digitale Austastung, die Rektoskopie und die Irrigoskopie ergaben außer geringfügiger Noduli interni einen normalen Befund. Blutbild, Senkung, WaR. sowie neurologische Spezialuntersuchung einschließlich Liquorbefund zeigten keinerlei Anhaltspunkt für eine organische Erkrankung. Seit der Patient die Gewißheit hat, organisch gesund zu sein, blieben die schweren Schmerzparoxysmen aus. Leichtere Anfälle treten nach wie vor durchschnittlich zweimal monatlich auf, sprechen jedoch auf heiße Sitzbäder und Koffeinmedikation gut an.

Alle von mir beobachteten Fälle enthalten die wesentlichen diagnostischen Kriterien der oben mitgeteilten Krankengeschichte. Eine besondere neurotische Konstitution konnte nicht festgestellt werden. Bei vielen Patienten, deren Leiden sich über Jahre hinzog, war jedoch eine deutliche Krebsfurcht nachweisbar. Auffallend ist, daß es sich bei diesem Krankenkreis durchwegs um Personen mit Intelligenzberufen handelte. Aerzte scheinen besonders prädestiniert zu sein, da drei meiner Patienten diesem Berufe angehören. Ein weiterer Fall betraf die Mutter eines Kollegen. Das Alter der Patienten lag zwischen 31 und 55 Jahren. Es handelte sich um 9 Männer und um 6 Frauen.

Das klinische Bild ist also durch anfallsweise auftretende Rektalschmerzen gekennzeichnet, die die Sphinkterregion freilassen und die mit dem Gefühl der Pfählung und des Verlegtseins der Darmlichtung einhergehen. Der Schmerzcharakter zeigt keinerlei Aehnlichkeit mit gewöhnlichen Darmkrämpfen. Der Beginn ist meist schleichend, im Höhepunkt des Anfalles sind die Kranken oft schwer schokkiert. Die objektive Untersuchung während der Schmerzattacke kann infolge diffuser Abwehrspannung im Bereiche des Unterbauches den Verdacht auf eine Darmperforation erwecken. Die rektale Untersuchung oder das Einführen eines Rektoskops bringt meist eine deutliche Erleichterung. Ebenso günstig wirken heiße Bäder oder ein warmer Einlauf. Obstipation und alle Zustände, die zu einer Hyperämie der Beckenorgane führen, fördern die Anfallsbereitschaft und Frequenz. Sport und Vermeidung einer sitzenden Lebensweise sowie Sorge für regelmäßige und vollständige Stuhlentleerung führen in günstig gelagerten Fällen zur Heilung, in hartnäckigen Fällen jedoch immer zu einer wesentlichen Linderung der Beschwerden. Medikamentös ist die Verabreichung von Coffetylintabletten oder von Bohnenkaffee nach Lauda erfolgversprechend. Die psychische Beeinflussung des Patienten, vor allem die Versicherung, daß kein Krebs vorliegt und daß es sich um ein eminent gutartiges Leiden handle, ist ein wesentlicher Bestandteil der Therapie.

Die Diagnose kann meist schon aus der sehr charakteristischen Anamnese gestellt werden. Dies enthebt den Untersucher jedoch nicht von der gewissenhaften Anwendung aller diagnostischen Möglichkeiten zum Ausschlusse einer Organerkrankung. Hämorrhoidalknoten im Stadium II und III gehören operativ beseitigt, ebenso Fisteln und Fissuren.

Bezüglich der Pathogenese dieses Krankheitsbildes sind wir über Vermutungen noch nicht hinausgekommen. Sicher besteht eine gewisse Aehnlichkeit mit der von Ortner beschriebenen Dyspragia intermittens intestinalis angiosclerotica. Ferner wäre zu erwägen, ob es sich nicht um einen Zustand handelt, der dem Formenkreis der Enteralgie im Sinne Strassburgers zuzuordnen ist. Auch mechanische Momente sowie Venenkrämpfe infolge passiver Hyperämie wurden als Erklärungsversuch dieses eigenartigen Schmerzphänomens herangezogen.

Es liegt in der Natur dieser Erkrankung, daß der Arzt nur selten Gelegenheit hat, den Kranken während des Höhepunktes eines Schmerzanfalles zu untersuchen. Ich konnte 3 Patienten im Anfall digital explorieren. Dabei war jedesmal die Puborectalisschlinge spastisch kontrahiert, so daß sich die Pars perinealis recti mit einem scharfen Knick gegenüber den proximaleren Mastdarmpartien abgrenzte. Gleiche Beobachtungen stammen von Gabriel und Morgan.

Es erhebt sich daher die Frage, ob nicht ein Spasmus des Diaphragma pelvis, vor allem im Bereiche der muskelkräftigen Puborectalisschlinge, als auslösende Ursache des oben beschriebenen Schmerzphänomens anzusprechen ist. Untersuchungen an einer größeren Anzahl von Patienten während des Schmerzanfalles könnten diese Frage der Lösung näherbringen.

Wenn auch die therapeutischen Erfolge in hartnäckigen Fällen nicht ganz zufriedenstellend sind, so befreit schon die Versicherung, daß es sich um ein absolut gutartiges Leiden handle, die oft sehr verzweifelten Patienten von einer schweren seelischen Belastung. Die Kenntnis des charakteristischen Krankheitsbildes der P. f. wird sich daher nützlich für den Arzt und segensreich für den Patienten erweisen.

Literaturverzeichnis beim Verfasser.

Die synkardiale Massage als Therapie der peripheren Gefäßerkrankungen

Von

Dr. **M. K. Arthold**

Hallein-Wien

In den letzten Jahren hat sich überraschenderweise das Interesse fast aller Zweige der Medizin den peripheren Gefäßerkrankungen zugewandt.

Es mag dafür zum Teil das besonders gehäufte Auftreten der diversen Krankheitsbilder dieses einst so vernachlässigten Leidens verantwortlich zu machen sein, sicher ist aber auch der Fortschritt in der histopathologischen Forschung mit dem erhöhten Interesse für alle Fragen der vegetativen Innervation mit Ursache und nicht zuletzt die zunehmende Bedeutung der Neurochirurgie und ihres Sonderzweiges, der Sympathicuschirurgie. Es wundert auch nicht, daß dabei gleichzeitig die pharmakologische Forschung Schritt gehalten hat und uns laufend ganze Reihen gefäßwirksamer Medikamente zur Verfügung stellt.

Dieser nach verschiedenen Richtungen hin erfolgte forscherische Fortschritt hat begreiflicherweise auch eine große Mannigfaltigkeit der Behandlungsmethoden ergeben.

So finden wir die verschiedentlichsten konservativen, in der Regel mehr internistischen Behandlungsmaßnahmen, im Wechsel und Widerstreit mit rein operativen, in der Regel sympathicochirurgischen.

Daß aber chirurgische Maßnahmen, zu geeigneter Zeit und in geeigneter Form ausgeführt, den Vorrang vor einer oft zu lange fortgesetzten internen Therapie haben, ist zunächst allgemeine Ansicht.

Ein abschließendes Urteil jedoch über die beste Form der Therapie kann im gegenwärtigen Zeitpunkt objektiv wohl kaum gegeben werden.

Zu allen bereits vorhandenen und geübten Behandlungsmethoden ist nun vor nicht allzu langer Zeit ein neues Verfahren getreten, das an sich jung, bereits den Weg um die Welt macht:

Die synkardiale Massage (s. M.) nach dem Schweizer Forscher Maurice Fuchs.

Was ist nun die synkardiale Massage und worauf beruht ihre Wirkung?

Sie ist, wie schon der Name sagt (Massage) ein mechanisches Verfahren und geht von der alten Behandlungsmethode, dem physikalischen Gefäßtraining aus. Wir erinnern uns dabei an die intermittierende venöse Blutsperre nach Collens, an die intermittierende, arterielle, als Bürgersches Gefäßtraining bekannt, ebenso an alle alten Verfahren der Druck- und Saugbehandlung an den Extremitäten. Aber auch alle hydrotherapeutischen und hydrothermischen Verfahren gehören dazu wie die längst verlassenen Wechselbäder oder die neuartigeren heißen Fernteilbäder. Alle diese mechanischen Verfahren sind ihre Vorläufer.

Ihr Grundprinzip besteht, in groben Umrissen ausgedrückt, darin, daß im individuellen Herzrhythmus (synkardial) an der erkrankten Extremität, am Orte der Behinderung der Blutzirkulation, zusätzlich rhythmische Druckimpulse ausgeführt werden in der Absicht, dem Blutstrom so durch peripher zugeführte kinetische Energie über das Hindernis besser hinwegzuhelfen. Die s. M. ist so eine Methode zur Unterstützung der Blutzirkulation von der Peripherie her.

Diesem genialen Gedankengang folgend hat Fuchs eine äußerst präzise arbeitende Apparatur geschaffen — das Synkardon.

Mit ihr werden alle diese Grundbedingungen erfüllt und vollzogen. Vom individuellen Herzrhythmus dirigiert und von der R-Zacke des Ekg. des Patienten ausgelöst, erfolgen an der Peripherie der erkrankten Extremität die rhythmischen Druckimpulse. Sie werden mittels Luftdruckmanschetten nach Art derer, wie wir sie beim Blutdruckmesser in Verwendung haben, ausgeführt.

Diese Impulse werden wohl durch die R-Zacke ausgelöst, es ist aber ebenso klar, daß sie erst bei wieder geschlossenen Aortenklappen einzusetzen haben, wenn die Pulswelle bereits am Behandlungsort der Peripherie eingelangt ist. Es könnte sich sonst der Druck ins Herzinnere fortpflanzen. Ebenso müssen sie während der ganzen Behandlungsdauer auf die Phase der Gefäßkontraktion beschränkt bleiben.

Die Zeit nun, die die Pulswelle bis zum Eintreffen am Behandlungsort der Peripherie benötigt, ist zu allernächst festzustellen. Es ist im Prinzip erwiesen, daß die Pulswellengeschwindigkeit in der erkrankten Extremität eine geringere ist. Die Verzögerungszeit der Pulswelle ist nun gleichfalls mit einem Meßgerät des Synkardons genau festzustellen und nach dem gefundenen Wert kann man die Apparatur über die ganze Behandlungszeit darauf einstellen.

Auf diese Weise ist auch Stärke und Grad der Verzögerung feststellbar, welche Tatsache wieder auf die vorhandene Intensität der Behinderung schließen läßt.

So ermöglicht es das Synkardon, mit allergrößter Genauigkeit den Grad der Erkrankung festzustellen, ebenso aber auch ist durch Anlegen der Manschette in verschiedener Höhe und jeweilige Messungen die Lage des Verschlusses feststellbar.

Diese Methodik ist allen bisherigen diagnostischen Methoden weitaus überlegen, so allen Messungen der Temperaturunterschiede usw. Sie erspart sogar oft die zu diagnostischen Zwecken notwendig gewesene Angiographie.

Daß im Verlaufe der Behandlung, wenn die Durchblutung besser geworden ist, auch die Pulswellengeschwindigkeit größer wird, läßt ebenso prognostisch bedeutsame Schlüsse zu.

Zusammenfassend ist zu sagen: Das Synkardon wirkt wie ein auxiliäres peripheres Herz.

Was bewirkt nun die synkardiale Massage?

1. Sie verbessert den arteriellen Zufluß zu den Kapillaren, wobei es von besonderer Bedeutung ist, daß sich diese Wirkung auch auf die Vasa vasorum erstreckt und so wieder Elastizität der Gefäßwand und alle Faktoren, die für das normale Funktionieren peripherer Gefäße von Bedeutung sind, gebessert werden.

2. Ebenso kommt es zu einer Verbesserung des venösen Rückflusses.

3. Zu einer Verbesserung der Lymphströmung.

Aus diesen Tatsachen leiten sich die Anwendungsmöglichkeiten der s. M. von selbst ab.

Es eignen sich zur Vornahme der s. M. auf Grund dieser Erkenntnisse im allgemeinen alle Arten von Durchblutungsstörungen. Sie findet somit mit Erfolg Anwendung bei:

Der Gangrän auf arteriosklerotischer, aber auch diabetischer Basis.

Bei allen Arten des Mal perforants, auch beim Ulcus cruris, das ja zum Großteil auf begleitenden Ernährungsstörungen beruht.

Bei allen Erkrankungen im Sinne R a y n a u d s :

So bei der typisch spastischen Gefäßerkrankung, dem Digitus mortuus und bei der nicht allzu seltenen Brachialgia paraesthetica, die sich auch bei uns sehr oft nicht rechtzeitig erkannt findet.

Beim Morbus Bürger.

Ebenso auch bei allen Arten von Erfrierungen, darunter auch bei den Perniones.

Im Sinne der Verbesserung auch der Lymphströmung ist sie oft allein in der Lage, ein posttraumatisches oder postoperatives Oedem zur Abheilung zu bringen.

Die subjektiven Symptome einer Besserung sind entsprechende:

1. Es verschwinden oft erstaunlich rasch die lästigen Schmerzen, namentlich auch der so schwer zu bekämpfende Nachtschmerz.

2. Deutliches Wärmegefühl in den behandelten, schlecht durchbluteten Akren.

3. Bei der Endangiitis hören alsbald mit zunehmender Besserung der Gehfähigkeit die Wadenkrämpfe auf.

4. Gebesserte Toleranz gegen thermische Einflüsse, namentlich Kälte, die ja oft ein ganz frühes Symptom der Erkrankung ist.

Ebenso finden wir bald eine Besserung des objektiven Befundes:

1. Temperaturzunahme an der behandelten Extremität, die lange erhalten bleibt. Die Erhöhung der Temperatur beträgt 2 bis 4 Grad.

2. Analog bessert sich der oszillometrische Index.

3. Besserung der wie erwähnt deutlich meßbaren Pulswellengeschwindigkeit im Sinne der Vergrößerung.

4. Abnahme der Akrozyanose und sonstiger trophisch bedingter Hautverfärbungen.

5. Rasches Schwinden der durch Lymphstauungen bedingten Oedeme.

6. Ebenso verschwinden und heilen oft in erstaunlich kurzer Zeit alle Arten trophischer Ulzerationen ebenso wie

bereits vorhandene Gangränen, und zwar trockene, aber auch feuchte.

So habe ich Ihnen, meine Damen und Herren, in groben Zügen das Verfahren der synkardialen Massage, das sich würdig allen bisherigen therapeutischen Verfahren anreiht, vorgetragen. Es ist wohl unter allen bisher geübten zum führenden geworden. R a t s c h'o w selbst hat ihm als Geleitwort um die Welt die Prognose gestellt, daß es das Mittel der Wahl in der Therapie der peripheren Gefäßerkrankungen werden wird.

Bei uns in Oesterreich ist die s. M. nur zum Teil und hauptsächlich nur aus der Literatur bekannt geworden. Ich selbst habe sie anfangs unter Maurice F u c h s' Leitung an geeigneten Fällen und einem großen Material vorerst erlernen, erproben und erleben dürfen. Die Genialität der Methodik ist einmalig, die von F u c h s in einer Lebensarbeit konstruierte Apparatur wohl d a s medizinisch-technische Meisterwerk der Gegenwart. Daß die s. M. nur dann die versprochenen Erfolge aufweist, wenn sie in der Hand besonders geschulter Aerzte bleibt, ist einzusehen. Medizinisches Hilfspersonal kann die Gewissenhaftigkeit, die diese Methodik erfordert, wohl kaum ergründen und erlernen.

Nach eigenen zusätzlichen Erfahrungen bin ich überzeugt, daß die s. M. mit gewissen modernen chirurgischen Verfahren auch kleineren Ausmaßes vergesellschaftet, so z. B. in Kombination mit dem sehr brauchbaren Verfahren von C a s t e x und d i C i o, das Maximum an Heilmöglichkeit dieses Leidens in der Gegenwart darstellt.

L i t e r a t u r : B ü r g i, S. und F u c h s, M.: Behandlung spastischer Paresen mit der synkardialen Massage. Schweiz. med. Wschr., 1947, 46: 1200. — F u c h s, M.: Zur Wirkung der synkardialen Massage bei peripheren Durchblutungsstörungen. Verh. dtsch. Ges. Kreisl.forsch., 15, 1949. — D e r s e l b e : Neue Methode zur Förderung der lokalen Blutzirkulation: „Synkardiale Massage." Schweiz. med. Wschr., 1945: 24: 542. — D e r s e l b e : Die Wirkung der synkardialen Massage bei Zirkulationsstörungen der Extremitäten. Dermatologica, 94 (1947), 3. — D e r s e l b e : Die synkardiale Massage als Methode zur Verbesserung der Blutzirkulation. Helvet. med. Acta, 15 (1948), 4/5: 386—392. — D e r s e l b e : Das Prinzip der synkardialen Massage und seine Anwendung. Schweiz. med. Wschr., 1945, 44: 971. — D e r s e l b e : A New Method of Treating Peripheral Vascular Diseases „Compterendu général", II: 134—138, du XIe Congrès international de médecine et de pharmacie militaires, Bâle, 2.—7. Juni 1947. — D e r s e l b e : Le traitement des artérites par la méthode syncardiale. „Journées Thérapeutiques de Paris 1948." — L o t t e nb a c h, K. und S t u c k i, N.: **Die Pulswellenverzögerung** bei peripheren Durchblutungsstörungen. Cardiologia, 1950: 7. — M e i s t e r, Th.: Behandlungsergebnisse der synkardialen Massage bei peripheren Zirkulationsstörungen. Schweiz. med. Wschr., 1949, 3: 61 — O b r i s t, W. und P u l v e r, W.: Klinische Erfahrungen mit der synkardialen Massage bei peripheren Durchblutungsstörungen. Ther. Umschau, VII (1950), 1. — R a t s c h o w, W.: Die peripheren Durchblutungsstörungen. A. Auflage, 1949: 186 ff.

Erfahrungen mit der Schilddrüsen- implantation bei Gelenkerkrankungen

Von

Dr. **G. Stepantschitz** und Dr. **B. Schreiner**

Graz

Seitdem man die große Bedeutung der Hypophysen-Nebennierenachse bei der Pathogenese der rheumatischen Krankheitsbilder erkannt hat, sind die verschiedensten Versuche unternommen worden, um diese theoretischen Erkenntnisse der Praxis nutzbar zu machen. Dabei hat schon die Kostspieligkeit einer gezielten Hormonbehandlung mit ACTH oder Cortison den Gedanken nahegelegt, durch Verabfolgung eines anderen Hormons in den gestörten innersekretorischen Regulationsmechanismus einzugreifen und eine Normalisierung zu erreichen. So liegen denn auch schon zahlreiche Berichte über die mehr oder minder erfolgreiche Verwendung der verschiedensten Hormone vor, wobei freilich bei Beurteilung der Ergebnisse das allfällige Auftreten einer unspezifischen Reizwirkung nicht außer acht gelassen werden darf.

Klinische Beobachtungen legten es nahe, bei der Behandlung von Gelenkerkrankungen auch Schilddrüsenpräparate zu verwenden. Die hierbei an unserer Klinik schon seit längerer Zeit gewonnenen Erfahrungen zeigen bereits eindeutig, daß sie eine wertvolle Bereicherung der therapeutischen Möglichkeiten bei der Behandlung von Gelenkerkrankungen darstellen, wenn auch die von uns beobachteten Erfolge nicht derart verblüffend sind, wie sie von M a n d l nun schon zweimal veröffentlicht wurden.

Wir sind bei unseren Behandlungen meist so vorgegangen, daß wir bei Strumektomien frisch gewonnenes

Strumagewebe von Patienten, bei denen das Vorliegen einer malignen oder spezifischen Erkrankung ausgeschlossen werden konnte, in einem hochtourigen Mixer zerkleinerten und den gewonnenen Gewebsextrakt mit physiologischer Kochsalzlösung derart verdünnten, daß bei Verabreichung von 10 ccm des Extraktes jeweils etwa 15 g fester Substanz verwendet wurden. Wir verabreichten das Präparat durch tiefe intragluteale Injektion und gaben jeweils 50.000 E. Penicillin zum Schutz vor allfälligen Infektionen bei. Auf diese Art konnte das Schilddrüsengewebe einfach und für die Patienten schmerzlos implantiert werden und wir mußten in keinem einzigen Fall Komplikationen irgend welcher Art feststellen.

Wir haben bisher insgesamt 187 Implantationen bei 69 Patienten durchgeführt, wobei Material von 43 Strumen verwendet wurde. Es soll vorweggenommen werden, daß wir eine deutliche Abhängigkeit der Wirkung von der Art des verwendeten Schilddrüsengewebes feststellen konnten: Bei 32 hyperthyreoten Strumen konnte in 26 Fällen eine deutliche Beeinflussung des Krankheitsbildes festgestellt werden, während nach Verwendung von euthyreotem Schilddrüsengewebe nur 5 von 11 Strumen eine geringe Wirksamkeit zeigten.

In der Folge sei nun über die Erfolge berichtet, die wir bei den einzelnen Krankheitsbildern erzielen konnten. Es kann hier die Art des verwendeten Strumagewebes insofern vernachlässigt werden, als wir immer dann, wenn die Implantation von euthyreotem Gewebe erfolglos geblieben war, noch mindestens einen Versuch einer Behandlung mit hyperthyreotem Strumagewebe anschlossen.

Von unseren Patienten litten 14 an einer primär chronischen und 3 an einer sekundär chronischen Polyarthritis, 2 Patienten an einer Monarthritis und 40 an einer deformierenden Arthrose.

Was nun die 17 behandelten Rheumatiker betrifft, so war bei Durchführung von durchschnittlich 3 bis 4 Implantationen nur bei 8 Patienten ein Erfolg zu verzeichnen und auch hier kam es nur zu kurz dauernden, einige Stunden nach der Implantation auftretenden und 10 Stunden bis 3 Tage anhaltenden Besserungen, die sich in subjektivem Wohlbefinden und Nachlassen der Spannung in den erkrankten Gelenken äußerten. Die Wirkung war somit zwar nicht so deutlich, aber doch ähnlich jener, wie wir sie nach Implantation von Kalbshypophysen sehen.

War also der therapeutische Erfolg bei den Rheumatikern jedenfalls nicht darnach angetan, dieser Behandlungsmethode einen besonderen Wert beizumessen, so gelang es anderseits, bei der Behandlung von deformierenden Arthrosen überzeugende Effekte zu erzielen. Bei 40 Patienten dieser Gruppe kam es bei Verzicht auf jede zusätzliche Therapie in 12 Fällen zu einer mehrere Monate andauernden Besserung, bei 14 Patienten war ein 1 bis 3 Wochen anhaltendes deutliches Nachlassen der Beschwerden festzustellen, in 6 Fällen kam es zu kurz dauernden Intervallen von Schmerzlinderung und nur 8mal war ein Erfolg nicht eindeutig zu erkennen.

Um die oft erstaunliche Art der Wirkung deutlich zu machen, sei hier kurz über einen Fall berichtet.

Es handelt sich um einen 67jährigen Patienten, der schon seit 6 Jahren an Schmerzen in beiden Hüftgelenken und hierdurch bedingter hochgradiger Bewegungseinschränkung litt. Bei einer Röntgenaufnahme sah man Zeichen einer fortgeschrittenen deformierenden Arthrose. Patient hatte überaus starke Beschwerden und konnte nur mit Stockhilfe mühsam gehen. Am 5. April 1952 wurde eine Schilddrüsenimplantation durchgeführt und es kam schon am folgenden Tag zu einer deutlichen Besserung. 1 Woche später gingen nach einer neuerlichen Implantation die Schmerzen weiter zurück und Patient konnte bereits mühelos längere Wegstrecken zurücklegen. Diese auffallende Besserung hält jetzt bereits 5 Monate an, Patient unternimmt größere Bergtouren und klagt nur mehr über geringe Beschwerden bei Witterungsumschlägen.

Von besonderem Interesse erscheint nun die Frage nach dem Wirkungsmechanismus dieser Behandlungsmethode. Wenn Mandl den Erfolg der Schilddrüsenimplantation auf das Zustandekommen einer vermehrten Cortisonausschüttung zurückführt, so hat diese Annahme zweifellos viel für sich. Wir wissen heute, daß der Hypophysenvorderlappen nicht in der Lage ist, alle seine Hormone gleichzeitig in optimaler Menge zu bilden und daß es bei verminderter Produktion eines Hormons zu einer vermehrten Ausschüttung der anderen Wirkstoffe kommt. Thyroxinzufuhr hemmt nun die Thyreotropinproduktion und es wird also eine vermehrte Bildung der anderen Vorderlappenhormone, unter denen das ACTH eine besondere Rolle spielt, erreicht. Dies erklärt auch die Tatsache, daß bei Hyperthyreosen nur äußerst selten rheumatische Erkrankungen beobachtet werden, während es anderseits bekannt ist, daß man beim Tier nach Entfernung der Schilddrüse schon mit viel kleineren Mengen von Mineralokortiko-

iden als sonst Arthritiden erzeugen kann. Diese den Forschungen S e l y e s zu verdankenden Erkenntnisse wurden
durch die Beobachtungen J a h n s weiter untermauert, daß
es bei Vorliegen einer kortikoprälobären Insuffizienz zu einer
durch die vermehrte Thyreotropinausschüttung hervorgerufenen kompensatorischen Hyperthyreose kommt.

Trotz dieser theoretischen Ueberlegungen, die den Zusammenhang auch des Thyroxins mit der ACTH-Cortison-
Produktion deutlich machen, sind wir der Ansicht, daß die
Wirksamkeit höchstens teilweise als eine Hypophysenneben-
nierenwirkung aufzufassen ist.

Schon die Tatsache, daß wir gerade bei Arthritiden nur
mäßige Erfolge feststellen konnten, spricht dafür. Wir haben
auch bei unseren klinischen Beobachtungen jener Fälle, die
ein deutliches Ansprechen zeigten, eine Cortisonwirkung
nicht nachweisen können. Trotz regelmäßiger Kontrollen des
Verhaltens der Eosinophilen in allen behandelten Fällen
konnten wir nur selten einen eindeutig verwertbaren Eosinophilensturz feststellen, wobei freilich betont werden muß,
daß die Brauchbarkeit des Thorntestes in letzter Zeit berechtigt angezweifelt worden ist. Vor allem aber läßt das
Fehlen einer Zunahme der 17-Ketosteroidausscheidung im
Harn zumindest eine massive Vorderlappenhormonwirkung
unwahrscheinlich erscheinen. Auch zeigten unsere Patienten
nicht die sonst bei Hormonbehandlung immer wieder beobachtete deutliche Euphorie.

Wir würden vielmehr annehmen, daß es durch Schild-
drüsenwirkstoffe zu einer direkten Beeinflussung des gerade bei degenerierenden Prozessen gestörten Zellstoff-
wechsels kommt. Es darf in diesem Zusammenhang daran
erinnert werden, daß man neueren Beobachtungen zufolge
auch bei den — bei Hyperthyreotikern nur verhältnismäßig
selten beobachteten — Karzinomen durch Thyroxinzufuhr
eine günstige Beeinflussung des krankhaften Geschehens
annehmen kann.

Da wir bei versuchsweise durchgeführten Behandlungen
von deformierenden Arthrosen mit chemisch reinem Thyroxin nicht annähernd so gute Erfolge erzielen konnten
wie durch Schilddrüsenimplantation, scheint die Annahme
berechtigt, daß nicht nur die stoffwechselsteigernde Wirkung des Thyroxins maßgebend ist, sondern daß auch andere Wirkstoffe der Schilddrüse von Bedeutung sind.

Wenn es auch — wie schon unsere oben angeführte
Statistik zeigt — nur in einem Teil der Fälle gelingt, wesent-

liche Besserungen zu erzielen, so sind die Erfolge dennoch derart, daß man die Durchführung einer Schilddrüsen-implantation bei den so hartnäckigen und überaus schwer einer wirksamen Therapie zugänglichen deformierenden Arthrosen durchaus empfehlen kann.

Prof. Dr. H i t t m a i r als Vorsitzender beschließt die
Sitzung mit den Worten: Der Schmerz ist ein sehr wichtiges Thema, etwas, was dem Arzt alle Tage wieder unter-
kommt, immer wieder an das Herz rührt, an das Tiefste
seines Arztseins. Wir haben heute viel darüber gehört, so
daß wir wieder mit frohem Mut den Patienten gegenübertreten in dem Bewußtsein, daß wir ihnen helfen können.
Ich danke Ihnen und schließe die heutige Sitzung.

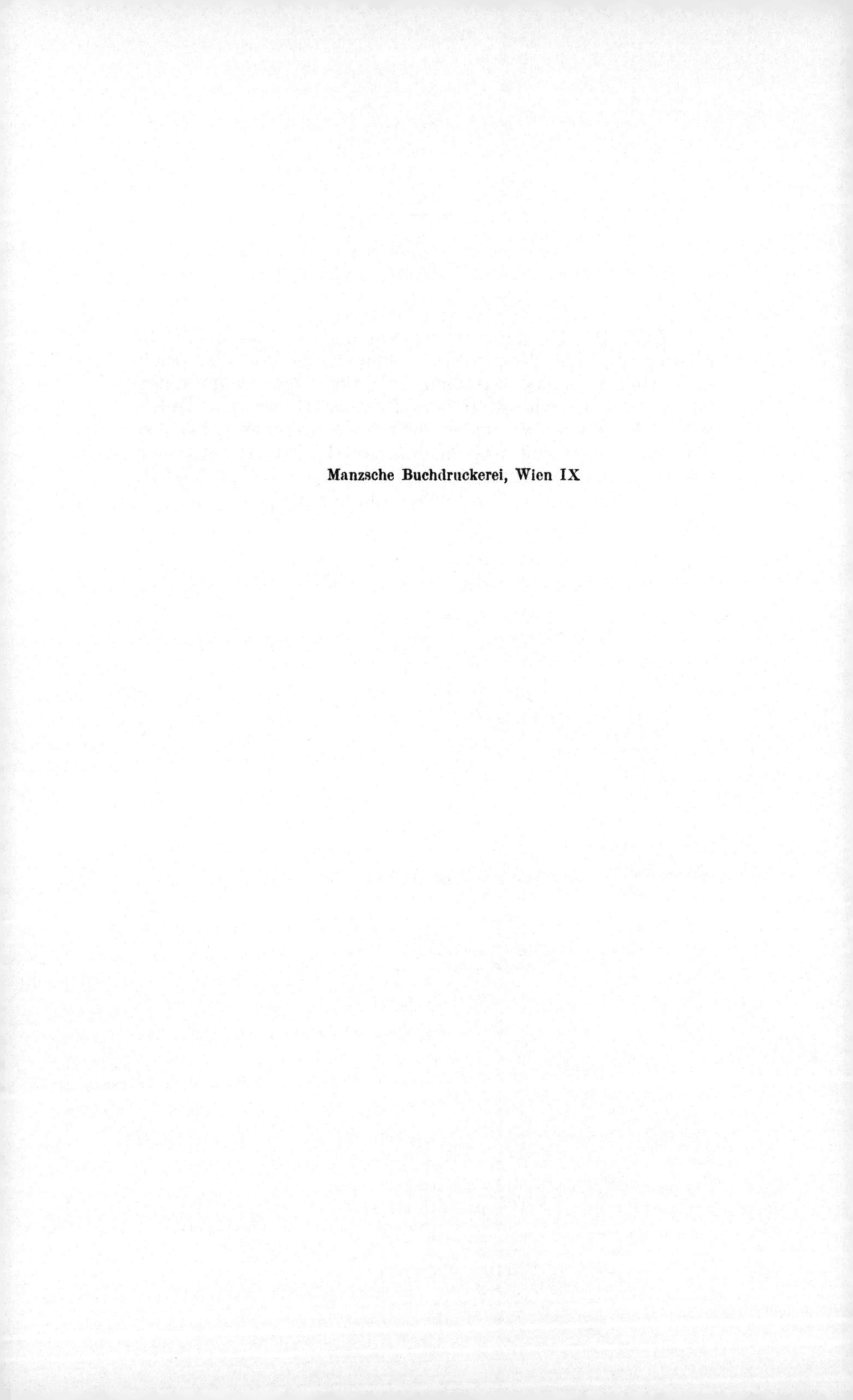

Manzsche Buchdruckerei, Wien IX